U0362878

岭南特色药材薄层色谱指纹图谱

丁　平　主编

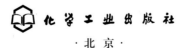

化学工业出版社

·北京·

内容提要

岭南地区是全国药材的主要产区之一，本书收集了编者团队自2000年以来对岭南常见药用植物以及混伪品进行的薄层色谱的研究工作，概论中介绍了薄层色谱指纹图谱技术的形成、特点、操作方法与应用；高效薄层色谱的操作技术及薄层色谱技术的发展等内容，各论中将搜集到的常见的38种岭南特色中药材，在严格实验条件下，分别做成薄层色谱指纹图谱，本书不仅有各种药材指纹图谱制备的方法与结果分析，还有药材的别名、学名、英文名、来源、产地及栽培、化学成分、形态特征及药材鉴别、性味功能介绍，并配有野生照片与药材成品照片。

本书主要作为农林和中医药高等院校、岭南中药材使用或生产的相关企业和科研单位的参考书，亦可供有关中药材生产经营、中药资源开发利用以及其他经济植物研究和生产的专业技术人员参考。

图书在版编目（CIP）数据

岭南特色药材薄层色谱指纹图谱/丁平主编. — 北京：化学工业出版社，2020.8
ISBN 978-7-122-36820-1

Ⅰ. ①岭… Ⅱ. ①丁… Ⅲ. ①中药鉴定学-薄层色谱-指纹-图谱 Ⅳ. ①R282.5-64

中国版本图书馆CIP数据核字（2020）第081979号

责任编辑：李　丽　　　　　　　　　　加工编辑：孙高洁
责任校对：张雨彤　　　　　　　　　　装帧设计：百彤文化传播有限公司

出版发行：化学工业出版社（北京市东城区青年湖南街13号　邮政编码：100011）
印　　装：天津画中画印刷有限公司
710mm×1000mm　1/16　印张 24¼　字数 500 千字　2020 年 10 月北京第 1 版第 1 次印刷

购书咨询：010-64518888　　　　　　售后服务：010-64518899
网　　址：http://www.cip.com.cn
凡购买本书，如有缺损质量问题，本社销售中心负责调换。

定　价：198.00 元

编写人员

主　　编：丁　平

主　　审：杨得坡

秘　　书：杨　丽

参编人员：丁　平　　邵艳华　　梁英娇　　仰铁锤　　屈敏红

李　倩　　廖慧君　　应　鸽　　吴向维　　伍彩虹

胥爱丽　　冯　冲　　杨　丽　　徐吉银　　邱金英

刘　瑾　　代　蕾　　高俊丽　　章润菁　　刘梦云

蔡苗苗　　杨得坡　　刘美廷

摄　　影：丁　平　　叶华谷　　朱　强　　叶育石　　王　斌

王少平　　郑悠雅

前　言

薄层色谱及薄层色谱指纹图谱是色谱领域一个相对新兴的分支学科，与发展较早的柱色谱相比，薄层色谱的应用知识常常让年轻人感到陌生。近十几年来，随着现代科技、数字计算机技术、自动化技术的发展，薄层色谱得到很大的发展，如高效薄层色谱法、反相薄层色谱法、微乳薄层色谱法、胶束薄层色谱法、二维薄层色谱法等方法越来越广泛地应用于中药材、中成药等方面的鉴别和质量评价。薄层色谱技术也是《中华人民共和国药典》收载的主要内容，《中华人民共和国药典》从20世纪50年代到现在已走过了60多年时光，更新了10版，基本形成了以性状、鉴别、检查和含量测定为核心的中药质量控制体系。从历版《中华人民共和国药典》的变迁中可以看出，先进的技术和方法逐步得到应用，落后和不适宜的方法逐渐被淘汰，中药质量控制更加合理。如性状鉴定、理化鉴定、色谱鉴定、薄层鉴定，甚至包括先进的DNA条形码鉴定、蛋白质电泳鉴定等。尽管如此，薄层色谱方法却在《中华人民共和国药典》中的应用逐版增加，甚至有进一步扩大之势。中药新药研发以及经典名方制剂的开发等内容中都明确要求有薄层色谱鉴别方法。《美国药典》和《欧洲药典》在植物药记录中均有该项的检测内容。

笔者对于薄层色谱的热爱，始于刚开始工作的启蒙。1993年硕士研究生毕业后被分配到了广州市药品检验所，面对纷繁的检品，感到不知所措。在前辈的指导下，从最基本的薄层色谱和显微鉴定开始做起，慢慢对检品产生了兴趣，看到自己也能做出漂亮的薄层图谱，自信心增强。在学习的过程中，中药二室主任谢培山教授、中药一室主任朱品业主任药师和全体同仁给予我极大的帮助，他们认真、谨慎的工作态度让我至今难忘！以后由于种种原因，回到了母校广州中医药大学工作，在教学与科研之余，开始指导研究生和本科生从事这项工作，每当他们做出一张漂亮的图谱、脸上露出开心的笑容时，我就想起了自己，其实年轻人的成长都有惊人的相似之处！小小薄层，虽然不起眼，但却包含了很多中药学的基础知识，如中药中化学成分的极性、有机溶剂的特点，展开技术、点样技术等，很多同学在此基础上，又继续从事天然产物的分离工作，感到受益匪浅！

岭南属东亚季风气候区南部，具有热带、亚热带季风海洋性气候特点。岭南的大部分地区属亚热带湿润季风气候，雷州半岛一带、海南岛和南海诸岛属热带气候，岭南地区是我国植物资源最丰富的地区之一。岭南地区的气候和地理环境适合植物生长，蕴藏着极为丰富的中药资源，是全国药材的主要产区之一，也是"南药"和"广药"的重要产地。自2000年以来，我们开始对岭南常见的药用植物以及混伪品进行了薄层色谱的研究，作为研究生入校期间练习的基础、本科生在校期间的毕业论文。很欣慰的是这些工作得到了国内同行的认可，他们的成果分别发表在《中国药学杂志》《华西药学杂志》《中药材》等国内著名的期刊上。为此，我们将他们的工作聚集成册，以便参考。目前薄层色谱的工作已越来越广泛地用于各个领域，除药学外，还有法医、农学、食品等的鉴别研究，技术应用也逐渐拓展，如结合各种质谱、红外光谱等，甚至结合药效学进行药理活性的筛选等的研究。相信在科技与信息高速发展的年代，薄层色谱技术将会更加蓬勃发展。

本书在出版过程中得到国家科技部重点研发计划"2017中医药代化研究"重点专项（南药阳春砂、广陈皮与巴戟天规模化生态种植及其精准扶贫示范2017YFC1701100，主持人：杨得坡）和广东省农业农村厅现代农业技术体系南药创新团队（首席专家：杨得坡）项目的支持！

本书主要供农林和中医药高等院校、岭南中药材生产者使用或作为相关企业和科研单位的参考书，亦可供有关岭南中药材生产经营、岭南中药资源开发利用以及其他经济植物研究和生产的专业技术人员参考。

由于编者水平有限，疏漏和不足在所难免，希望广大读者提出宝贵的意见，以便今后修订。

丁平

2020年1月

目　录

第五章 各论

第一章　概论

第一节　薄层色谱法理论的发展与起源

薄层色谱法（Thin-Layer Chromatography，TLC），是色谱法的一种。色谱法是目前常用的一类分离技术，它利用不同结构或不同性质的物质在不相混溶的二相中分布不同而进行分离。该方法公认系俄国植物学家Tsweet[1]，于20世纪初发明，用碳酸钙作吸附剂分离植物色谱素，并最先提出色谱概念。当将其中一相固定（称为固定相），而使另一相流过（称为流动相）时，则这些物质被流动相带动，以不同速率向前移动，经过一段距离后，不同物质因性质不同所移动的距离有明显的差异，而达到分离。色谱法最早是以一种分离方法的方式出现，复杂的样品通过装有吸附剂的玻璃柱管可以被分离成一条一条的色带，从而按照不同的色带取出不同的成分、溶出，以获得较纯的组分。有几项获得诺贝尔奖的工作与色谱法有关[2]，如R.Kuhn（胡萝卜素）、A.W.K. Tiselius（电泳及吸附色谱）、A.J.P. Martin 与 R.L.M. Synge（分配色谱）、S. Moore 与 W.H. Stein（氨基酸分析）等的工作。该方法在20世纪初至40年代，由单一的吸附色谱发展到分配色谱，以后又发明了纸色谱（PC）、气相色谱（GC）、离子交换色谱（IEC）、薄层色谱（TLC）、凝胶过滤色谱（GF）、凝胶渗透色谱（GPC）、亲和色谱（AC）、高效液相色谱（HPLC）、离子色谱（IC）等，其应用范围早已超过任何其他分离和分析方法，很多方法各自都发展成为专业的技术。经过80年的发展，色谱学已成为一门专门学科，色谱法集分离、分析于一体、简便、快速、微量，成为分离、分析复杂样品的理想方法之一，并广泛用于医药、生化、农业、有机化学和植物化学等学科，对科学的发展做出了巨大贡献。

这个方法目前有多种操作，由于分离效能好、操作方便，在许多领域广泛使用。色谱法主要有以下几种。

柱色谱法（Column Chromatography）：将固定相装在一金属或玻璃柱中或是将固定相附着在毛细管内壁上做成色谱柱，样品从柱头到柱尾沿一个方向移动而进行分离的方法。

纸色谱法（Paper Chromatography）：利用滤纸作固定相的载体，把试样点在滤纸上，然后用溶剂展开，试样中各组分因极性不同在滤纸上位置也不同，以显色剂或荧光显色，根据滤纸上斑点位置和大小，进行定性或定量分析的方法。

薄层色谱法（Thin-Layer Chromatography）：是将固定相均匀涂抹在玻璃板上（或其他支物上，如塑料片或铝制薄板）成膜，然后用适当的点样器将样品点加在薄层的起始线上，待溶剂挥去后，置入展开槽中，用一定的溶剂展开，当展开到适当距离时取出，晾干，显色后定性或定量。根据比移值（R_f值）与适宜的对照物按同法所得色谱图的R_f值作对比，用以进行药品的鉴别、杂质检查或含量测定的方法。

薄层色谱法的发展可追溯到19世纪末，1938年，Izmailov 和 Shraiber[3]最先使用薄层色谱法，当时是用显微镜玻片上涂铺的氧化铝薄层进行圆心式展开，分离酊剂中的成分。1949年 Meinhard 和 Hall[4]用以淀粉为黏合剂的氧化铝和硅藻土板进行无机离子的分离。Kirchner 等人[5]使用硅胶为吸附剂，煅石膏为黏合剂，制成较坚固的薄层板，此方法可进行双向展开，也可用显示剂显示样品的各组分的斑点，这种方法将柱色谱与纸色谱的优点结合在一起，奠定了薄层色谱的基础。在1950年，由 Kirchner 等人[6, 7]在经典柱色谱法和纸色谱法的基础上发展了薄层色谱技术，将他们用的薄层板叫做"色谱条"（Chromatostrip），后来称之为"色谱板"（Chromatoplate）。此时，薄层色谱法已初具规模。到了1956—1958年，该方法得到普遍承认和使用，Stahl[8, 9]进行了较系统的研究，在吸附剂硅胶的规格、性能和薄层吸附剂的厚度等对于分离的影响等方面做了对比，得到了总结性的理论，而德国的生产厂家 Merck 和 Desaga 开始供应薄层分离用的硅胶和涂布薄层的涂铺器及其他有关设备，使分离效果的重现性和稳定性得到较好的保证。1965年Stahl 出版了《薄层色谱手册》，该方法得到广泛的宣传和使用，并正式采用了"薄层色谱法"的名称，并由欧洲向世界推广。但由于仪器的自动化程度低、分辨率及重复性不理想等问题，TLC 较长时间内都停留在定性和半定量的水平上。直到70年代开始，薄层色谱向仪器化、高效化发展，逐步形成了仪器化平面色谱及现代化薄层色谱。薄层色谱也出现了很多新的技术类型[10]，如高效 TLC、反相 TLC、假相 TLC 和微乳 TLC 等。TLC 应用领域较广，涉及农业[11]、橡胶工业[12]、有机合成[13]、食品[14]和医药[15, 17]等，特别在医药领域中的药物分析[18, 19]和中药检验[20, 21]方面使用较多，成为中药材及饮片、中成药、中药提取物、化学药品等质量控制的重要内容之一。《中华人民共和国药典》（以下简称作《中国药典》）1985年版（一部）中药及中成药的鉴别除理化鉴别外，薄层色谱鉴别的使用频率很高。当时的薄层色谱鉴别全部是以化学对照品作对照，要求供试品色谱中应有与对照品一致的斑点。使用的器材虽然比较简单、操作比较粗糙，但已经初步成为药材和中成药鉴别、检查的法定基本技术方法，在质量评价和控制方面发挥着重要作用。

20世纪80年代后，经过十几年的发展，薄层色谱法逐渐成熟，进而发展成为一种专门学科。它集分离、分析于一体，同时以简便、快速、微量等特点，很快成为分离分析复杂混合物的较理想的方法，广泛用于许多科学领域。国内和国际的天然药物及其制剂量均有采用，国际的如德国、法国、美国、英国、瑞士及欧洲药典等。《中国药典》1977年版首次收载，开始采用薄层色谱法进行中药材的鉴别，以后使用量逐版大幅度增加。尤其是近几年随着高科技与计算机的发展，薄层色谱法在原有的基础上进入了仪器化、自动化、计算机化和与其他色谱技术联机化的快速发展，不仅可自动点样，还可以进行色谱斑点的定性分析与定量分析，使薄层色谱方法的发展逐渐走向自动化、科学化和现代化，薄层色谱的理论也逐渐成熟。

第二节 薄层色谱指纹图谱技术的形成与特点

薄层色谱技术在20世纪70年代后，由于计算机的发展和联用，以及分离材料的发展，该技术得到了快速的发展，在缩短分离时间、提高分离效率、提高检测灵敏度、保证定量精度和与其他方法联用等方面取得了较大的进展，并初步形成了薄层色谱指纹图谱的技术。

一、薄层指纹图谱技术的形成

"指纹（fingerprint）"鉴定开始于19世纪末20世纪初的犯罪学和法医学。人类的指纹具有不同的类型，包括拱形、环形和螺纹形等基本模式，这是共性，但每一个人的指纹在细微处却绝对不同，从而形成了指纹的"绝对唯一性"。由于基因学的发展，近代将指纹分析的概念结合生物技术延伸到DNA指纹图谱分析，应用范围从犯罪学扩大到医学和生命科学的领域。生物样品的DNA指纹图谱分析根据目的的不同既强调个体的"唯一性"，也可侧重于整个物种的"唯一性"，忽略个体之间的差异。而利用色谱技术进行指纹图谱分析的中药材鉴别所依据的化学成分是后天的代谢产物，它对生态环境等因素的依赖性很强。因而同一种植物药材所含代谢产物的组成因生长年限、生态环境的变化而产生较明显的差异。但是生物的代谢既然也具有遗传性，个体之间就必然有群体共有的相似性（similarity）。这种具有物种唯一性和个体相似性的色谱（图像）具有指纹意义。它借用了法医学的指纹鉴定的概念，但不是概念的重复，即色谱指纹图谱（图像）不强调个体的绝对唯一性，而强调同一药材群体的相似性，即物种群体内的唯一性。

相似性是通过色谱的整体性和模糊性来体现，这是中药色谱指纹图谱（图像）分析的最基本的属性。分析色谱指纹图谱强调的是"准确的辨认（accurate recognition）"而不是"精密的计算（precise calculation）"；比较图谱强调的是相似而不是"相同（identical）"。在不可能将中药复杂成分都搞清楚的情况下，指纹图谱的作用主要是反映复杂成分的中药及其制剂内在质量的均一性和稳定性[22]。这一点非常符合中医药理论中的"整体性"。

《中国药典》1990年版修订时，尝试增加了对照药材的薄层色谱鉴别。经过实践，证明可以解决化学对照品不足，以及单靠1种化学对照品难以准确鉴别等急待解决的问题。而且对照药材的色谱给出的信息远比单一化学对照品要多得多。例如仅仅依靠人参皂苷Rb 1、Re或Rg 1不能区别人参、西洋参、三七以及它们的根或茎叶，但是以各自的对照药材为鉴别依据，可以给出人参、西洋参、三七药材各自薄层色谱图谱的全部特征，依此对照，可以从完整的指纹色谱图像中区分上述三种药材的种间差异，它们的色谱图像既有共同的特征说明它们的近缘关系，又各有自己的特点，尤其在复方制剂中可以判断原料药材的来源。同时，在检验复方制剂时，可对照药材的取样要求与实际样品中该药材的处方量是否相当，从完整的色谱中还可以得到投料药材的量化信息。薄层色谱目前已在新药研制中被广泛应用。这种操作方法已经初步具备了"指纹图谱技术"的雏形。

　　美国 FDA 允许草药保健品申报资料可以提供色谱指纹图鉴别资料[23]，已为大家熟知，此外，WHO 在 1996 年草药评价指导原则[24]中也有规定，如在"Plant preparations"及"Finished product"的章节中都提到"如果不可能鉴别有效成分，则鉴别 1 种或几种特征成分（如色谱指纹图谱）以保证制剂和产品质量的一致"。欧共体在草药质量指南的注释[25]中提到"草药的质量稳定性单靠测定已知的有效成分是不够的，因为草药及其制剂是以其整体作为有效物质的。因此，应该通过色谱指纹图谱显示其所含的各种成分在草药及其制剂中是稳定的，其含量比例能保持恒定，例如欧山楂（花叶）的薄层色谱指纹图谱所显示的结果。90 年代后，在 10 年广泛实践的基础上，国内外关于薄层图谱技术也逐渐提高，发表论文的水平也越来越高，该技术也逐渐得到国内外学者的认可，如 Bauer[26] 在 1998 年对草药的质量标准进行了了讨论。

　　2001 年我国学者谢培山等[27~29]提出色谱指纹图谱的概念，并指出色谱指纹图谱分析是中草药质量控制的可行策略，指出中药色谱指纹图谱是一种综合的、可量化的鉴别手段，是符合中药特色的评价中药真实性、稳定性和一致性的质量控制模式之一。并指出，从严格意义上讲，指纹图谱本身并不是技术，而是以各种波谱、色谱技术为依托的一种质量控制模式。色谱指纹图谱应满足专属性、重现性和实用性的技术要求，整体性和模糊性是它的基本属性。整体性是指中药的一个色谱指纹图谱是在特定的"环境"中由若干指纹特征"峰"（或平面色谱的图像的斑点）组成，离开周围的"环境"，孤立的单个峰或斑点就失去了指纹特征的意义和作用，具有整体性质；模糊性是指中药样品本身存在化学成分复杂和差异，难以精确地测量，因此，每一个指纹图谱中得到的每一个峰都具有不确定性（每个峰是否是单一成分，不同实验室得到的图谱是否一致），或者所有的特征成分不可能全部都在一张指纹图谱中表达出来，因此，色谱指纹图谱存在一个"灰色地带"，具有不确定性，这种个性的差异会"包容"在共性特征之中，即这些差异不会影响对该药材的整体辨认。在早期从人参蜂王浆和生脉饮中鉴别人参时，就是将制剂与典型的指纹图谱比较，追踪得知人参皂苷的分布、分解和变化规律[27]。自此以后，随着中药现代化技术的不断推进，薄层色谱指纹图谱技术得到了快速的发展。

　　从方法学而言，中药指纹图谱主要包括色谱法，如薄层色谱、气相色谱、高效液相色谱、超临界流体色谱（SFC）；光谱法，如紫外光谱、红外光谱、核磁共振谱（NMR）和联用技术（如 GC-MS/LC-MS/LC-NMR/LC-DAD-MSn 等得到的图谱），其中色谱指纹图谱是主流方法，薄层色谱指纹图谱是色谱法中重要的基础技术。

二、薄层色谱指纹图谱技术的研究进展

　　由于高效薄层板的研发，薄层色谱指纹图谱技术得到了快速的发展。高效薄层板，是利用优质的薄层层析硅胶原料（平均孔径为 5~6 μm），经过研磨、颗粒分级、除杂质、分类包装等多个工序精细加工而成，使薄层板表面更加光滑，分离效率更高，可获得更窄的色带。高效薄层板提高了薄层色谱指纹图谱的准确性和分辨率，降低了成本，缩短了时间，可在较短时间内合理、准确估算药物中的活性成分[30]。但由于其影响因素（湿

度、温度等）较多，尤其是重现性、稳定性差等问题对操作者基本技术要求较为严格。许多学者在此方面做了较多的研究和探索，如Loescher等[31]分别运用HPTLC（高效薄层色谱）与HPLC对金盏菊的提取物进行分析，发现HPTLC比HPLC更适合于定性分析。对于重现性的影响，李向军等[32]做出一系列相应的解决方案，包括在冰箱中或密封能控温的装置中展开实验来降低温度的影响以及在展开缸的一端加入不同比例的硫酸来控制湿度等。丁平等[33]利用硫酸和水调节不同比例的方法控制展开槽内的湿度进行灵芝的薄层色谱指纹图谱的研究，获得了较好的稳定性和重现性。Patil等[34]建立了决明子Cassia tora L. 石油醚提取物的HPTLC指纹图谱，结果表明，其叶、种子、花含有的成分种类分别为10种、7种和11种，因此该方法可用于决明子的真伪鉴别。肖宏华等[35]采用薄层色谱法结合质谱法，建立了升麻Cimicifuga foetida L. 中色原酮、有机酸和三萜皂苷薄层色谱指纹图谱，同时对16批次5种来源的升麻样品进行相似度分析、聚类分析以及主成分分析，为升麻质量控制提供了依据。Guzelmeric等[36]以乙酸乙酯-甲酸-乙酸-水（30∶1.5∶1.5∶3）为展开剂，开发了洋苷菊Matricaria recutita L. 的活性标志物芹菜素-7-葡萄糖苷的HPTLC指纹图谱，可作为洋甘菊质量评估的主要指南。Bazylko等[37]建立了牛膝菊Galinsoga parviflora Cav. 中5种黄酮类化合物万寿菊苷、槲皮黄苷、六羟黄酮、咖啡酚酸以及绿原酸的HPTLC指纹图谱，该方法可以用于牛膝菊的识别。Ethanolic等[38]采用HPTLC确立了儿茶Acacia catechu（L.f.）Willd. 叶的乙醇提取物指纹图谱，对提取物中的芦丁和槲皮素进行简单、快速的定量评估。

2011年后，基于薄层的快速、简单等特点，结合生物活性的筛选等技术，开展了薄层色谱-生物自显影技术的研究，该方法是一种将薄层色谱分离技术与生物鉴定技术相结合的一种快速活性筛选方法，用于抗氧化[39]、抗菌[40~42]及抑制胆碱酯酶[43,44]等生物活性的筛选与测定。Agatonovic-Kustrin等[45]运用HPTLC对小白菊Chrysanthemum parthenium（L.）Smith、德国洋甘菊Matricaria chamomilia L. 和金盏菊Calendula officinalis L. 的叶和花提取物中的芹菜素、母菊薁以及甜没药萜醇进行定量分析，并且与DPPH法联用，比较这些成分的抗氧化能力，该方法简单、快速、可靠并且价格低廉，同时可以用于筛选植物提取物的抗氧化活性。该技术可以弥补一般薄层色谱的不足，不仅可以反映样品间的化学成分的差异，更能反映薄层色谱上获得分离的成分间活性的强弱，且该方法操作简单、耗费低、灵敏度和专属性高，便于普[46]。

随着人们对自由基和天然抗氧化剂研究的不断深入，从中药中寻找天然抗氧化剂引起人们的日益关注，采用薄层色谱-生物自显影技术对中药中抗氧化成分进行导向分离的研究已有较多的报道[47,48]。近年来，与活性相结合的中药的质量评价受到关注，薄层色谱-生物自显影已逐步应用于具有抗氧化活性的中药质量评价，2010年版《中国药典》中也首次引入该法作为检测方法。在薄层色谱方法研究的基础上，联用其他技术也广泛用于生物制品等方面，如利用薄层色谱方法联用显微红外光谱法（Micro IR）定性检测减肥保健食品中非法添加盐酸芬氟拉明，结合气相色谱-质谱（GC-MS）法评价市售功能糖质量等技术也得到广泛应用[49,50]，拓宽了薄层色谱法的研究范围。

三、薄层色谱指纹图谱技术的特点

由于高效薄层板的应用，使薄层色谱指纹图谱的方法在定性方面更具有优势，主要有以下几方面。

①提高分辨效率：分辨率与吸附剂微粒半径的平方成反比。$100\,\mu m$ 的吸附剂制成的薄层，理论增板数为 200 左右，而小于 $20\,\mu m$ 硅胶制板其增板数可增至数千至上万，而 $5\sim10\,\mu m$ 硅胶板的增板数还要更高。

②缩短分析时间：展开速度与吸附剂颗粒半径成正比，故颗粒越小，展开速度越慢，但分离效率提高了之后可以大大缩短展开距离。

③增加检出灵敏度：采用程序多级展开技术，可以克服因吸附剂颗粒小造成的拖尾现象，并可使圆或椭圆斑点集中在一条线，使斑点的单位面积中样品浓度增加，从而提高检出灵敏度。要求点样体积小于 $0.1\,\mu L$，原点直径小于 $1.0\,mm$，甚至小到 $0.1\,mm$。

④方法简便易行，容易掌握，一般实验室即可进行。

⑤薄层板使用后即可弃去，所以只要样品中的杂质不影响测定的进行，就不必考虑杂质的污染问题，因此对样品的净化要求低，样品前处理较容易。

⑥在一块薄层板上可以同时展开多个样品，所以样品分析时间短。并且在展开后，薄层板上很多组分的斑点中，可以只选择其中部分或几个斑点进行测定。而气相或液相色谱中，则必须等一个样品所有组分均流经色谱柱分离和检定后，才能注入第二个样品进行测定。

⑦展后的薄层可以用不同的扫描条件反复扫描比较，只要所测斑点稳定，还可以存放到需要的时候再进行扫描。

⑧由于薄层色谱可选用不同显色剂喷射雾显色，有助于定性鉴别。在获得典型色谱图后，可以直接扫描进行测定，也可通过彩色摄影制成图谱或利用计算机图像处理系统进行处理后作为规范性文件永久保存。

第三节　薄层色谱指纹图谱技术的应用

薄层色谱法是目前国内外药典中收载最多的鉴别与有关物质检查的方法之一，具有设备简单、操作简便、分离速度快、灵敏度和分辨率高、可以同时分离多个样品、分析成本低、对样品预处理要求低等特点，在定性鉴定、半定量以及定量分析中发挥着重要作用。在药物分析、有机化合物的分析鉴定、植物药有效部位的分离精制、有机合成、结构分析、生物测定等方面均应用广泛，下面主要介绍薄层色谱法在药物方面的应用。

一、薄层色谱法用于药品定性鉴别

根据药物的分子结构与理化性质，采用化学、物理化学或生物学方法来鉴别药物，是检验工作的首要任务，是杂质检查和含量测定的前提。因此，药物鉴别在药物质量检查中有着至关重要的地位。另外，薄层色谱法是药物鉴别最基本、最简便、使用最广泛的方法，分别在化学药品、抗生素、中药材、中成药以及基层药品的鉴别检查中起重要作用。

1. 化学药品及其复方制剂

近年来，在化学药物成分的研究中，包括原料药的纯度检查、降解产物分析以及制剂的有关物质检查等方面，均可通过薄层色谱法进行。应用薄层扫描法，可以很容易地对合成药物复方制剂或单方制剂进行原料分析和含量测定。如以 TLC 同时鉴别处方中的利血平、利眠宁和盐酸异丙嗪三种成分[51]：取三种对照品及供试品制成溶液，分别点于硅胶GF$_{254}$板上，以苯-丙酮（3∶2）为展开剂，置 254 nm 紫外灯下检视，供试品与对照品的3个斑点位置一致、R_f 值适中、斑点明显。Hamryt 等用薄层色谱法研究了12个精神类药物的亲脂性化学成分[52]，应用 MerckC18 硅胶 GF$_{254}$ 高效薄层板，考察了多种流动相组合，结果表明，最好的流动相为甲醇、水、0.01 mol/L的SDS-10%的乙酸盐缓冲液（pH=4.75）、甲醇、水、1%的氨水，乙腈、水、1%的氨水和二氧六环、水、1%的氨水。波兰克拉科夫雅盖隆大学的 Ekiert 等[53]用薄层色谱法测定唑类抗真菌剂，这是抗真菌唑类药物成分检测的新方法，较少有报道。该实验对酮康唑、联苯苄唑、氟康唑和伊曲康唑 4 种抗真菌剂进行了测定，薄层板选择用硅胶 60F$_{254}$ 荧光板，展开剂选用正己烷-乙酸乙酯-甲醇-水-冰乙酸（42∶40∶15∶2∶1），UV 检测波长260 nm。该方法准确简便，且专属性强，可作为抗菌素类药物快速检测的参考。

2. 植物药成分的检测

薄层色谱法在植物药成分鉴别方面的应用已极为广泛。印度 M.S.大学的 Murthy 等[54]在2008年首次报道了关于荇菜属植物中桦木酸的薄层色谱检测方法，将2.5 g *Nymphoides macrospermum* 根粗粉用 25 mL 甲醇溶液水浴加热回流提取 30 min，同法提取4次后合并提取液，滤过、离心后制成一定浓度的甲醇溶液；将该样品溶液与桦木酸甲醇对照液同时在 TLC 硅胶G60F$_{254}$预制板上点样，用环己烷-乙酸乙酯-冰乙酸（7∶3∶0.03）溶剂系统展开，30 min 后取出吹干，并用茴香醛硫酸溶剂喷淋，110℃加热3 min 显色，斑点在紫外可见光下检视。结果显示，分离效果良好，R_f为0.60。该方法在桦木酸的检测方面以快速、简便、准确的特点优于其他方法。布达佩斯的Ligor 等学者[55]研究了多种茶叶中活性物质黄酮类的薄层色谱检测法，并将经典液相萃取提取方法（liquid extraction，LE）和超临界液体萃取法（supercritical fluid extraction，SFE）作比较，利用薄层色谱法检测在不同提取方法下黄酮类成分的量。该实验中检测的植物有红茶、绿茶和路依保斯茶，对照成分包括芦丁、儿茶酚、咖啡因、橡黄素、山柰酚等。LE法为甲醇溶液浸泡24 h后除去不溶杂质，低温贮藏；SFE法采用 SE-1 提取器，CO_2 气体加压（1151 × 10^7 Pa）、50℃提取。展开剂选用丙酮-氯仿-水（80∶20∶10），衍生试剂为10 g/L硼酸甲醇溶液和50 g/L 质量浓度的乙醇溶液，100℃下加热 5 min。结果显示，用普通液相萃取提取方法得到黄酮的量较高，分离效果比较理想，R_f在0.28～0.87之间。

3. 药材及中成药的鉴别

用薄层色谱进行定性鉴别，它们之间的关系是共性与个性的关系。制备药材样品-

共性化合物-特征指纹图谱、表征共性（R_f值、颜色），为药材提供了快速、便捷的鉴别"身份"。薄层色谱指纹图谱方法还可以用在中成药中主要药材的鉴别和应用，如药材品种的鉴别、主要有效成分研究、中成药批次间含量的对批、采收期与炮制方法等对成分与含量的影响等。此方法还可以直接在薄层板上进行中药成分的快速定量分析，其扫描图谱也可作为中药材的质量评价、鉴别依据。例如：用薄层扫描法可以鉴别黄连品种，并对其所含生物碱进行定量测定；用薄层扫描法测定土荆皮中乙酸的含量，以帮助鉴别其真伪等。以上例子都是对中药材进行的测定。中成药相对复杂，不仅仅包含一味药材制剂，多数为复方制剂，所以在薄层扫描法中，依据色谱峰的归属对中成药中各味药材的鉴别一般是通过阴、阳双对照法进行的。郑志伟[56]采用双波长扫描法，硅胶G板点样，以正丁醇-冰乙酸-水（7:1:2）为展开剂，测定波长425 nm，测定尿塞通片中盐酸小檗碱的含量，线性范围为0.063～0.318 μg，平均回收率为96.97%，RSD为1.71%。结果表明，该方法操作简便、准确，可用于尿塞通片的质量监控。赵志军等[57]建立了益康胶囊的TLC鉴别方法，对方中组成药物人参、黄芪、何首乌、丹参及甲基橙皮苷进行鉴别。结果显示，斑点清晰、分离效果好、专属性强、阳性对照无干扰。金阳[58]研究破壁灵芝孢子粉胶囊的TLC鉴别方法，通过对集中提取及展开系统的比较，对破壁灵芝孢子粉的鉴别选择GF$_{254}$板，以石油醚（60～90℃）-甲酸乙酯-甲酸（15:5:1）的上层溶液为展开剂。结果表明，该法鉴别效果好，能很好地把破壁灵芝孢子粉和灵芝区别开来。

4. 抗生素及其制剂

薄层色谱法在抗生素及其制剂的鉴别以及基层药品快速检验中也常常使用。如同类抗生素的结构很相似，主要显色基团也是一致的，采用颜色反应将其区分比较困难，利用薄层色谱法区分结构相似品有很好的优势。如对于结构类似的同类化合物（十四元环大环内酯类抗生素）检测，具有简便、灵敏、快速、专属性强等的特点，周志凌等[59]建立了一种简单的薄层色谱系统，采用硅胶GF$_{254}$板，以乙酸乙酯-正己烷-氨水（10:1.5:1.5）为展开剂，碘蒸气中显色，用于十四元环大环内酯类抗生素快速鉴别。通过对全国30家生产企业的样品分析，证明该方法的R_f值适中、实验室重现性好，适宜于基层及现场快速鉴别。

朱晓宇[60]等采用薄层色谱法与表面增强拉曼光谱（SERS）联用技术，建立猪尿中磺胺类抗生素残留的快速筛查方法。用阴性猪尿样本模拟阳性样品，以氯仿-乙醇-石油醚（1:1:2）为展开剂，利用TLC将猪尿中的抗生素与猪尿基质初步分离，然后以785 nm激光为激发波长、金溶胶为表面增强剂，采用SERS技术对分离出的抗生素沉积斑点进行检测。结合密度泛函理论，得到定性定量分析猪尿中磺胺嘧啶分子特征峰877 cm^{-1}和994 cm^{-1}、磺胺二甲嘧啶分子特征峰661 cm^{-1}、磺胺噻唑分子特征峰862 cm^{-1}和1127 cm^{-1}。该方法检测猪尿中磺胺嘧啶、磺胺二甲嘧啶和磺胺噻唑的最低检测浓度分别为0.1 mg/L、0.1 mg/L、0.2 mg/L。且薄层色谱法技术可实现猪尿中混合抗生素的分离，当猪尿中3种混合抗生素点样沉积量为0.01 μg时，各抗生素的特征峰均清晰可辨。TLC-SERS技术结合可用于猪尿中混合抗生素残留的快速筛查。

二、薄层色谱法用于药品中杂质检查

有关物质检查通常采用色谱法，如超高效液相色谱-质谱（UPLC-MS）、高效液相色谱、液相色谱-质谱（LC-MS）等，这些方法存在处理复杂、操作技术性强、检测成本高等缺陷，难以满足现场实时快速检测需求。薄层色谱法操作较为简单、灵敏、快速等特点广泛用于药品中杂质的快速检查。涂莉等[61]采用 TLC 法，建立了雌三醇栓中有关物质的检查方法：以硅胶 G 板为吸附剂，以氯仿-甲醇-丙酮-冰乙酸（9∶0.5∶0.5∶0.5）为展开剂；展开后，晾干，喷以体积分数为 30% 的硫酸乙醇液，在 100℃ 加热至斑点清晰。结果表明，三种有关物质与原药完全分离，R_f 值适中，最低检出量为 0.2 pg，且重复性好。采用反相薄层色谱法，建立了阿德福韦酯有关物质检查法：以反相高效 F_{254} 薄层板（HPTLC RP-18 F_{254}）为吸附剂，以甲醇-水（3∶1）为展开剂；在 254 nm 紫外灯下检视。结果表明，阿德福韦酯与其有关物质的分离状况良好，检测灵敏度高，最小检测限为 0.1 μg。Dao[62]采用薄层色谱（TLC）与表面增强拉曼光谱（surface-enhanced Raman spectroscopy，SERS）相结合的方法，建立一种快速、灵敏、选择性地鉴别中草药和膳食补充剂中西地那非掺假的方法。该方法成功应用在当地市场上流通的 9 种传统药物制剂和草药膳食补充剂中的 2 个样品中昔多芬掺假的检测。这种结合发挥了两种技术的优点：TLC 有效地分离了目标物成分，SERS 显著提高了 TLC 检测的选择性和灵敏度。

三、用于药品的含量测定

薄层扫描法也可以测定芪黄胶囊剂中黄芪甲苷的含量。用定量毛细管吸取黄芪甲苷对照品溶液、供试品溶液点样于薄层板上，以氯仿-甲醇-水（13∶6∶2）下层溶液为展开剂，上行展开；在 10% 的硫酸乙醇中显色，于 105℃ 烘箱中烘至斑点显色清晰；分别于 390～700 nm 范围内进行扫描。采用双波长反射锯齿扫描法，狭缝 0.4 mm × 0.4 mm，进行斑点光谱分析，得最大吸收波长为 520 nm，因此，选定 λ_S=520 nm，λ_R=700 nm。在含量测定中曾有人采用高效液相紫外检测器检测，结果不理想，而薄层扫描法简便、结果可靠、稳定性好，可作为该制剂的质量控制方法[16]。

四、用于中药指纹图谱分析

色谱指纹图谱除液相色谱外，还有最常用于中药鉴别的 TLC。TLC 指纹图谱是以原来《中国药典》的薄层色谱鉴别为依据，通过薄层色谱扫描仪建立的。中药薄层图像指纹图谱 TLC 的一大优势是提供直观形象的可见光或荧光图像，特征图像非常直观、专属性好、判断速度快，非常适合基层日常分析与现场检验使用。色谱法是中药指纹图谱的主流方法，主要有 GC、HPLC、TLC 法。但 TLC 法因其便宜、快速、开放性、灵活性等特点，被广泛用于中药指纹图谱分析中。例如白芍总苷，它的 HPLC 指纹图谱共检出 8 个色谱特征峰，而 TLC 色谱指纹图谱在香草醛-硫酸试剂显色的条件下，可见原点部位在内的大约 15 个有色条斑。丁平等[63]以赤芝为基础建立灵芝三萜类化合物高效薄层荧光色谱指纹图谱，并与赤芝的近缘种无柄灵芝、平盖灵芝等的指纹图谱进行比较分析。具体方法为：以硅胶GF$_{254}$高效预制薄层板，以正己烷-乙酸乙酯-甲醇-甲酸（30∶30∶2∶0.2）为展开剂展开，展至约5cm，再以正己烷-乙酸乙酯-甲醇-甲酸（30∶30∶1∶0.2）为展开剂进行二次展开。10%硫酸乙醇溶液显色后获得薄层荧光色谱指纹图谱，经指纹图谱系统解决方案软件（ChromafingerTM）生成共有模式，并进行相似度和主成分分析。结果赤芝薄层荧光色谱指纹图谱由 9 个特征荧光条斑组成。荧光色谱图像与轮廓扫描图谱结合分析比较，建立了赤芝指纹图谱模式。结果表明该方法可用于赤芝与紫芝、无柄灵芝、平盖灵芝、薄树芝、黑芝等的区别和鉴定。邹淑君等[64]用高效硅胶G薄层板，以三氯甲烷、甲醇-乙酸乙酯-甲酸-水（9.5∶10∶20∶0.5∶5）为展开剂，以10%浓硫酸乙醇溶液为显色剂，于恒温鼓风干燥箱里 100℃条件下加热至斑点清晰，置于365nm紫外线下照射获得其显色后的荧光高效薄层色谱图，经软件组合处理生成斑点灰度峰曲线，建立共有模式，并进行相似度分析及聚类分析建立辽东楤木叶总皂苷高效薄层色谱指纹图谱，并分析不同产地不同采收期的辽东楤木叶成分的差别。辽东楤木叶总皂苷薄层色谱指纹图谱共有模式由 10 个共有斑点峰组成，并指认了其中的 4 个斑点峰代表的具体成分。分析表明，不同地区 8 月初至 9 月中旬的辽东楤木叶相似度较高；聚类分析将 11 个不同批次的样品聚为一大类。该方法简单、快速、可靠，可用于辽东楤木叶药材的鉴定和质量控制评价。

参考文献

[1] Tsweet M. Proc. Warsaw Soc. Nat. Sci., Biol. Sect., 14, minute 6, 1903.

[2] 周同惠，等.纸色谱和薄层色谱[M].北京：科学出版社，1989.

[3] Izmailov N A, Shraiber M. S. Farmatsiya（Sofia），1938, 1（3）：1.

[4] Meinhard J E, Hall N F. Anal. Chem. 1949, 21（2）：185.

[5] Kirchner J G, Keller G J J. Anal. Chem. Soc. 1950, 72：1867.

[6] Kirchner J G, Miller J M. *Ibid*. 1957, 283：5.

[7] Reitsema R H. *Anal. Chem.* 1954, 26：1867.

[8] Stahl E G, Schroeter G, Krafg R. Renz. Pharmazie, 1956, 11：633.

[9] Stahl E. Chem. Ztg. 1958, 82：323.

[10] 李薇，肖翔林，张丹雁.常用中药薄层色谱鉴定[M].北京：化学工业出版社，2005.

[11] 李世庆.薄层色谱法在筛选油菜低芥酸品系上的应用[J].色谱，1988, 6（1）：59-60.

[12] 范山鹰，李淑娟，周乃东.薄层色谱法在橡胶工业分析中的应用[J].橡胶科技市场，2006（16）：23-26.

[13] 李海霞，陈丽珍，翟锐锐，等.薄层色谱法在二氢杨梅素螯合锰合成工艺中的应用[J].海南医学院学报，2011, 17（4）：445-447.

[14] 李晴媛，吴青．高效液相色谱和薄层色谱法在食用色素分析中的应用[J].中国石油和化工标准与质量，2012，33（15）：23.

[15] 黄丹．薄层色谱法在药品分析中的应用研究[J].化学工程与装备，2009（8）：139-140.

[16] 尹丽，宗兰兰，蒲晓辉，等．薄层色谱法在药物分析中的应用[J].河南大学学报（医学版），2016，35（2）：77-80.

[17] 冯雅斌，杜靓，温静．薄层色谱法在药物分析中的应用及研究进展[J].疾病监测与控制，2011，5（1）：60-63.

[18] 吕长淮．薄层色谱法在药物分析中应用进展[J].中国药房，2006，17（22）：1748-1749.

[19] 靳朝东，刘舒扬．薄层色谱法在药物分析方面的应用[J].现代药物与临床，2009，24（6）：331-335.

[20] 向金莲，王伟，任飞宇．薄层色谱技术在中药检验中的应用[J].中国医药指南，2018，16（11）：237-238.

[21] 王雷，李祥，朱晨．薄层色谱法在中药定性定量研究中的应用[J].天津药学，2004，16（4）：50-52.

[22] 谢培山．中药色谱指纹图谱鉴别的概念、属性、技术与应用[J].中国中药杂志，2001，26（10）：653-655.

[23] ECDR of FDA .Guidance for Industry Botanical Drug products（Draft guidance）. 2000.

[24] WHO .Guidelines for the Assessment of Herbal Medicines. 1996.

[25] EMEA. Final Proposals for Revision of the Note for Guidance on Quality of Herbal Remedies. 1998.

[26] Bauer R. Quality Criteria and Standardization of Phytopharmaceuticals：Can Acceptable Drug Standard be Achieved？ Drug. Information. [J]. 1998, 32：101.

[27] 谢培山．中药色谱指纹图谱质量控制模式的研究和应用－若干实质性问题的探讨（一）[J].世界科学技术－中药现代化，2001，3（3）：18-23.

[28] 谢培山．中药质量控制模式的发展趋势[J].中药新药与临床药理，2001，12（3）：188-191.

[29] 梁逸曾，谢培山．指纹图谱的化学模式识别分析——若干实质性问题的探讨（三）[J].世界科学技术－中药现代化，2002，4（5）：47-51.

[30] Rashmin P, Mrunali P, Nitin D, Nidhi D, Bharat P. HPTLC method development and validation: Strategy to minimize methodological failures[J]. Food Drug Anal. 2012, 20：794-804.

[31] Loescher C M，Morton D W，Razic S，et al. High performance thin layer chromatography（HPTLC）and high performance liquid chromatography（HPLC）for the qualitative and quantitative analysis of *Calendula officinalis*-Advantages and limitations[J]. J. Pharm. Biomed. Anal., 2014, 98：52-59.

[32] 李向军，王超，王永，等.中药薄层色谱影响因素分析及应用[J].中国药业，2011，20（14）：13-15.

[33] 丁平，余琼希，梁英娇，等.灵芝及其近缘种高效薄层色谱指纹图谱的研究[J].中国药学杂志，2009，44（24）：1854-1857.

[34] Patil S D, Wankhade S J, Maknikar P P. HPTLC Fingerprint profile of petroleum ether extracts from wasteland herb *Cassia tora* L.[J]. Int. J. Life. Sci., 2014, 2（1）：23-29.

[35] 肖宏华，孙磊，金红宇，等.5种升麻中有机酸、色原酮和三萜皂苷的薄层色谱指纹图谱分析[J].药物分析杂志，2014，34（3）：547-553.

[36] Guzelmeric E, Vovk I, Yesilada E. Development and validation of an HPTLC method for apigenin 7-*O*-glucoside in chamomile flowers and its application for fingerprint discrimination of chamomile-like materials[J]. J. Pharm. Biomed. Anal., 2015, 107：108-118.

[37] Bazylko A, Boruc K, Borzym J, et al. Aqueous and ethanolic extracts of *Galinsoga parviflora* and *Galinsoga ciliata*. Investigations of caffeic acid derivatives and flavonoids by HPTLC and HPLC-DAD-MS methods[J]. Phytochem. Lett., 2015, 11：394-398.

[38] Ethanolic C. Chromatographic fingerprint analysis of *Acacia catechu* Ethanolic leaf extract by HPTLC technique[J]. Int. J. Drug. Dev. Res., 2012, 4（1）：180-185.

[39] Wang J, Yue Y D, Tang F, et al. TLC screening for antioxidant activity of extracts from fifteen bamboo species and identification of antioxidant flavone glycosides from leaves of Bambusa. Textilis McClure[J]. Molecules, 2012, 17（10）：12297-12311.

[40] Choma I M, Grzelak E M. Bioautography detection in thin-layer chromatography[J]. J. Chromatogr. A, 2011, 1218（19）：2684-2691.

[41] Suleimana M M, McGaw L J, Naidoo V, et al. Detection of antimicrobial compounds by bioautography of different extracts of leaves of selected South African tree species[J]. Afr. J. Tradit. Complement. Altern. Med., 2009, 7（1）：64-78.

[42] Liu C S, Cham T M, Yang C H, et al. Antibacterial properties of Chinese herbal medicines against nosocomial antibiotic resistant strains of *Pseudomonas aeruginosa* in Taiwan[J]. Am. J. Chin. Med., 2007, 35（6）：1047-1060.

[43] Zheng X Y, Zhang Z J, Cheng X M, et al. Identification of acetylcholinesterase inhibitors from seeds of plants of genus Peganum by thin-layer chromatography-bioautography[J]. J. Planar. Chromat., 2011, 24（6）：470-474.

[44] Zheng X Y, Zhang Z J, Chou G X, et al. Acetylcholinesteras inhibitive activity-guided isolation of two new alkaloids from seeds of *Peganum nigelastrum* Bunge by an in vitro TLC- bioautographic assay[J]. Arch. Pharm. Res, 2009, 32（9）：1245-1251.

[45] Agatonovic-Kustrin S, Ortakand D B, Morton D W, et al. Rapid evaluation and comparison of natural products andantioxidant activity in calendula, feverfew, and German chamomile extracts[J]. J. Chromatogr. A, 2015, 1385：103-110.

[46] 谷丽华，吴弢，张紫佳，等.应用薄层色谱-生物自显影技术评价乌药等三种中药的抗氧化活性[J].药学学报，2006，41（10）：956-962.

[47] Gu L H，Wu T，Wang Z T. TLC bioautography-guided isolation of antioxidants from fruit of *Perilla frutescens* var. *acuta*[J]. LWT-Food Science and Technology，2009，1（42）：131-136.

[48] Xiao G，Li G，Chen L，et al. Isolation of antioxidants from *Psoralea corylifolia* fruits using high-speed counter-current chromatography antioxidant activity guided by thin layer chromatography-antioxidant autographic assay[J]. J. Chromatogr .A，2010，1217（34）：5470-5476.

[49] 许凤，冯钰，付双，等.薄层色谱-显微红外光谱（TLC-Micro IR）联用技术检测减肥保健食品中非法添加盐酸芬氟拉明[J].中国医院药学杂志，2016，36（5）：358-361.

[50] 陈凌霄，钟如此，赵静，等.薄层色谱结合气相色谱-质谱法评价几种市售功能糖质量[J].药物分析杂志，2018，38（1）：29-33.

[51] 董海彦.复方降压胶囊的薄层色谱鉴别[J].药物分析杂志，2001（1）：55-56.

[52] 尹丽，宗兰兰，蒲晓辉，等.薄层色谱法在药物分析中的应用[J].河南大学学报（医学版），2016，35（2）：77-80.

[53] Ekiert R J，Krzek J，Rzeszutko W，et al. Evaluation of a TLC densitometric method for analysis of azole antifungal-agents[J]. Chromatographia，2008，67（3）：995-998.

[54] Murthy K，Mishra S. TLC Determination of betulinic acidfrom *Nymphoides macrospermum*：A new botanical source for Tagara[J]. Chromatographia，2008，68（9）：877-880.

[55] Ligor M，K ornysova O，Maruska A，et al. Determination of flavonoids in tea and rooibos extracts by TLC and HPLC[J]. J. Planar. Chromatogr. Mod. TLC，2008，21（5）：355-360.

[56] 郑志伟.双波长薄层扫描法测定尿塞通片中盐酸小檗碱的含量[J].安徽中医学院学报，2003，22（3）：51-53.

[57] 赵志军，李敬荣，赵志强.益康胶囊的鉴别方法研究[J].中国药事，2004，18（5）：296-297.

[58] 金阳.破壁灵芝孢子粉胶囊TLC鉴别研究[J].安徽医药，2006，10（2）：117-118.

[59] 周志凌，冷智生，金建平，等.十四元环大环内酯类抗生素薄层鉴别方法研究[J].中国药事，2004，18（7）：437-438.

[60] 朱晓宇，上官新晨，艾施荣，等.TLC-SERS法快速筛查猪尿中磺胺类抗生素[J].现代食品科技，2019，35（2）：238-246.

[61] 涂莉，冉兰.薄层色谱法检查雌三醇栓剂中的有关物质[J].华西药学杂志，2004，19（6）：460-461.

[62] Dao T C M, Le A T, Nguyen Thi T H, et al. Detection of sildenafil adulterated in herbal products using thin layer chromatography combined with surface enhanced Raman spectroscopy："Double coffee-ring effect" based enhancement[J]. Journal of Pharmaceutical and Biomedical Analysis, 2019, 174：340−347

[63] 丁平，余琼希，梁英娇，等．灵芝及其近缘种高效薄层色谱指纹图谱的研究[J]．中国药学杂志, 2009, 44（24）: 1854−1857.

[64] 邹淑君，许树军，孙楠，等．辽东楤木叶总皂苷高效薄层色谱指纹图谱分析[J]．中国实验方剂学杂志, 2019, 25（3）: 151−155.

第二章　薄层色谱指纹图谱技术的方法

薄层色谱指纹图谱，与其他色谱技术的原理一样，是一种利用样品中各组成成分的不同物理特性把它们分离开来的技术。这些物理特性包括分子的大小、形状、所带电荷、挥发性、溶解性及吸附性等。薄层色谱分离一般是几种分离机理综合的结果，最多的是吸附和分配，也有离子交换或凝胶渗透。对于薄层色谱，固定相和流动相的特性因分离原理的不同而差别较大。薄层色谱指纹图谱与常规的薄层方法的区别主要是前者采用更细、更均匀的改性硅胶和纤维素为固定相，对吸附剂进行疏水和亲水改性，可以实现正相和反相的薄层色谱的分离，对薄层板的要求更高。薄层色谱指纹图谱，可根据作为固定相的支持物不同，分为薄层吸附层析（吸附剂）、薄层分配层析（纤维素）、薄层离子交换层析（离子交换剂）、薄层凝胶层析（分子筛凝胶）等，一般实验中应用较多的是以吸附剂为固定相的薄层吸附层析。

第一节　薄层吸附层析

一、薄层吸附层析的原理

吸附是表面的一个重要性质。任何两个相都可以形成表面，吸附就是其中一个相的物质或溶解于其中的溶质在此表面上的密集现象。在固体与气体之间、固体与液体之间、吸附液体与气体之间的表面上，都可能发生吸附现象。物质分子之所以能在固体表面停留，是因为固体表面的分子（离子或原子）和固体内部分子所受的吸引力不相等。在固体内部，分子之间相互作用的力是对称的，其力场互相抵消。而处于固体表面的分子所受的力是不对称的，向内的一面受到固体内部分子的作用力大，而表面层所受的作用力小，因而气体或溶质分子在运动中遇到固体表面时受到这种剩余力的影响，就会被吸引而停留下来。吸附过程是可逆的，被吸附物在一定条件下可以解吸出来。在单位时间内被吸附于吸附剂的某一表面积上的分子和同一单位时间内离开此表面的分子之间可以建立动态平衡，称为吸附平衡。吸附层析过程就是不断地产生平衡与不平衡、吸附与解吸的动态平衡过程。

薄层吸附层析是将吸附剂在光洁的表面，如玻璃、金属或塑料等表面上均匀地铺成薄层，而后在上面点上样品，以流动相展开，这样，组分不断地被吸附剂吸附，又被流动相溶解，解吸而向前移动。由于吸附剂对不同组分有不同的吸附能力，流动相也有不同的解吸能力，与吸附剂结合较紧密的组分较难被流动相解吸，而与吸附剂结合较松散的组分则较容易被流动相解吸。因此在流动相向前流动的过程中，不同组分移动距离不同，原有的混合物就可以得到分离。分离度一般用比移值R_f值来表示，其数值可以通过被分离组分斑点中心离原点的距离与流动相前沿离原点的距离之比计算出来。

常用硅胶和氧化铝作支持剂，其主要原理是吸附力与分配系数的不同，使混合物得以分离。当溶剂沿着固定相移动时，带着样品中的各组分一起移动，同时发生连续吸附与解吸作用以及反复分配作用。由于各组分在溶剂中的溶解度不同，以及固定相对它们的吸附能力的差异，最终将混合物分离成一系列斑点。如作为标准的化合物在层析薄板上一起展开，则可以根据这些已知化合物的R_f值（后面介绍R_f值）对各斑点的组分进行鉴定，同时也可以进一步采用某些方法加以定量。

二、薄层吸附层析中对固定相的要求

薄层吸附层析中的固定相常称为吸附剂。目前最常用的吸附剂是硅胶和氧化铝，其次是聚酰胺、硅酸镁等，还有一些物质如氧化钙（镁）、氢氧化钙（镁）、硫酸钙（镁）、磷酸钙（镁）、淀粉、蔗糖等，但因碱性太大或吸附性太弱，致使用途有限。具体要求如下：

①具有较大的表面积和足够的吸附能力；

②对不同的组分有不同的吸附性，因而能较好地分离不同的化学成分；

③在所用的溶剂和展开剂中不溶解；

④性质稳定，不影响供试品中各组分，不与供试品中溶剂和展开剂起作用；

⑤颗粒大小均匀，一般要求直径小于70 μm（250目）且在使用过程中不会碎裂；

⑥具有可逆的吸附性，既能吸附样品组分，又易于解吸附。

三、薄层吸附层析中对流动相的要求

流动相也可称为溶剂系统或洗脱剂，在薄层色谱中通常称之为展开剂，即是在平面色谱中用作流动相的液体。其主要任务是溶解被分离的物质、在吸附剂薄层上转移被分离物质使各组分R_f值在0.2～0.8之间并对被分离物质有适当的选择性。

作为展开剂用的溶剂应满足以下要求：合适的纯度、适当的稳定性、低黏度、线性分配等温线、很低或很高的蒸气压以及尽可能低的毒性。但选择展开剂并不受可能干扰检测器响应或可能破坏固定相等考虑的限制。为达到理想的分离效果，常需通过多次试验或借助个人经验，或查阅有关文献找到较合适的展开剂。根据薄层分离机制不同，选择及优化展开剂的原则也不相同。

绝大多数的薄层分离都是在硅胶薄层上进行的，有时也用氧化铝，其分离机制是由于分离物质在吸附薄层上吸附、解吸附能力的不同而得到分离。在吸附薄层上往往先用单一的低极性溶剂展开，然后再按溶剂洗脱顺序依次更换极性较大的溶剂进行试验。用单一溶剂不能分离时，可用两种以上的多元展开剂，并不断改变多元展开剂的组成和比例，因为展开剂中每种溶剂在展开过程中都有一定的作用。

流动相（展开剂）的选择应根据被分离物质与所选用的吸附剂性质这两者综合起来

考虑。如在用极性吸附剂进行色谱分离时，当被分离物质为弱极性物质时，一般选用弱极性溶剂为展开剂；被分离物质为强极性成分时，则需选用极性溶剂为展开剂。如果对某一极性物质使用吸附性较弱的吸附剂（如以硅藻土或滑石粉代替硅胶），则展开剂的极性亦必须相应降低。其原则如下：

①展开剂中比例较大的溶剂，极性相对较小，具有溶解物质和基本分离的作用，一般称之为底剂。由于物质的化学结构不同，因而有不同的极性，准确地确定每一种物质的极性既不可能，也没必要，但近似地知道物质的极性是很有必要的。

②展开剂中比例较小的溶剂，极性较大，对被分离物质有较强的洗脱力，帮助化合物在薄层上移动，可增大R_f值，但不能提高分辨率，可称为极性调节剂。

在吸附薄层中，调节剂在吸附和解吸附过程中起主要作用。选择哪一种溶剂为调节剂，直接影响物质的分离效果。加入极性太强的调节剂，则调节剂较物质优先占领吸附点，加入极性太弱的溶剂，则物质较溶剂优先占领吸附点，这两种情况都不利于物质的分离，只有加入的溶剂与分离物质有相同或相似的官能团，分离效果才会好。这样，一方面有利于物质和调节剂竞争吸附点，另一方面物质与调节剂的相似性结构增加，物质在展开剂中溶解度也增加。

加入调节剂时应注意以下几个方面，且这些方面是互相联系的。

①加入的调节剂与被分离物质应具有相同或相似的官能团。

②被分离物质具有两种或两种以上的官能团时，加入一种调节剂，调节剂的官能团和被分离物质中一种官能团相似或相同，当加入第二种调节剂时，调节剂的官能团与被分离物质的各种官能团相同或相似均可。

③设分离物质具有多种官能团。一般情况下，选择极性最强的官能团，即加入的调节剂的官能团与物质的极性最强的官能团相同或相似。

④被分离物质具两种强极性官能团时，任选一种官能团即可。

⑤展开剂中加入少量酸、碱，可抑制某些酸、碱性物质或其盐类的解离而产生斑点的拖尾，故称这类溶剂为拖尾抑制剂。

⑥展开剂中有时加入丙酮等中等极性的溶剂，主要是促使不相混合的溶剂混溶，并可以降低展开剂的黏度，加快展开速度。

⑦改变展开剂的选择性。根据以上选定的展开剂虽然极性适中，但分离效果并不理想，则可以寻找不同种溶剂组成但极性相当的展开剂增加选择性。在吸附薄层中通过简易的计算可以改变展开剂的选择性，其方法的依据是：

a.据溶剂的洗脱能力同它们的介电常数成比例，拟定了计算溶剂极性强度近似值；

b.已知化合物及常用的150种展开剂的极性强度近似值（∈s）都在2～7之间，并且在这样的溶剂强度时R_f值在0.3～0.7之间；

c.同时根据J. Touchstone的观点，两种溶质不能被一定强度的展开剂分开时，可被强度相当的不同组成的展开剂分开。

虽然平面色谱展开剂的选择更多是用经验方法或根据溶剂分类及溶剂强度等基本原

则选择。但有关展开剂优化的新方法也有许多报道，如系统分析法、溶剂系统极性强度法、数值分类-信息量选取法等。但是由于被分离物质的组成复杂，同时在常规展开室中进行时受溶剂蒸气、相对湿度等因素的影响。因此期待出现更科学、更简便、更实用的展开剂优化方法。

第二节　薄层分配层析

一、薄层分配层析的基本原理

分配色谱法是利用混合物的各个组分在两相溶剂中的分配系数不同而达到分离的一种色谱方法。但需将两相溶剂中的一相，设法固定在某一固体物质上。这样的固体物质，如硅藻土、纤维素粉等，常称为载体。被载体吸收的溶剂，称为固定相。第二相缓慢地在固定相表面上流动，故被称为流动相。然而，这两相必须是平衡以后相互饱和，否则将会在色谱分离过程中出现所用溶剂系统的浓度变化。在色谱过程中，当展开剂流经原点时，被测混合物中的不同物质即在两相之间进行分配，每展开一点距离，被分离物质都接连不断地重复地进行着分配。溶质在固定相中的物质的量浓度与其在流动相中的物质的量浓度之比常称为分配系数，分配系数小的物质，即在流动相中溶解得多的物质，随流动相移动的距离就较大，R_f值大；反之，分配系数大的物质，移动的距离较小，R_f值小。所以经过一定距离展开后，分配系数不同的物质逐渐拉开距离，进而达到分离的目的。一般常用于极性大的成分，如糖、氨基酸、羧酸类、酚类等。在分配色谱法中的两相系统内，如一相含有机溶剂较多，而另一相含水较多。水相通常固定在固体亲水性载体上，例如硅胶、硅藻土、淀粉、亲水性凝胶、粉状纤维素、滤纸等。有机相通常是流动相，这种方法称为正向色谱法。如果以疏水性材料的载体用有机相浸渍饱和，而水相是流动相的话，那么这种方法就称之为反向色谱法。在一些特殊的情况下，用这种方法可以获得更好的分离效果。

二、薄层分配层析中对固定相的要求

分配色谱的固定相常被称为载体，最常用的载体有纤维素和硅藻土等。作为分配色谱的载体需要具备以下条件。

①应为中性多孔粉末，对样品组分无吸附性或吸附性极弱。在色谱过程中不溶于展开剂系统中，与展开剂和样品组分不起化学反应。

②能吸住一定量的固定相，对固定液是惰性的，并不改变其组成，而流动相又能自由通过。

③表面积大，吸住的固定相应尽量多，最好能达到载体重量的50%以上。如硅藻土作为分配色谱的载体效果很好，因为硅藻土可吸收其重量的100%的水，而几乎无吸附性能，它们主要应用于分离蛋白质、核酸、酶、糖等物质，在生化方面应用较多。

三、薄层分配层析中对流动相的要求

构成分配色谱的溶剂系统种类繁多，一般针对被分离化合物的性质进行选择，大多数是采用复合的溶剂系统，可通过调节溶剂系统的性质，使之与被分离的化合物性质相适应。例如，一个强极性溶剂A与一个弱极性溶剂B混合，通过改变其组成比例，可得到一系列中极性强度的流动相系统。表2-1就是根据被分离化合物的性质得到固定相与流动相之间的关系。

表2-1 被分离成分性质和溶剂系统的关系

成分性质	溶剂系统	
	固定相	流动相
亲水性成分如亲水性苷	强极性溶剂如水、醇、缓冲液	极性由小到中等，常用正丁醇、异戊醇等
稍亲水性如强心苷、甾体成分	甲酰胺、二甲酰胺等	极性由小到中等，常用苯、苯－氯仿[（9∶1）～（1∶9）]、氯仿、氯仿－乙醇等
亲脂性如高级脂肪酸	10%～20%煤油－石油醚石蜡油/苯	极性由大到中，常用醇为流动相

第三节 薄层离子交换层析

一、薄层离子交换层析的基本原理

离子交换色谱适用于氨基酸、蛋白质、蛋白质水解物以及其他离子型化合物。以离子交换树脂作为固定相，用水或与水混合的溶剂作为流动相。在流动相中存在的离子性物质与树脂进行离子交换反应而被吸附，代替了因吸附表面活性所产生的吸附作用。离子交换色谱的分离原理主要表现在以下3个方面：①利用样品组分的选择性系数不同而进行分离；②利用各组分解离度的差别而进行分离；③形成络离子后进行离子交换分离。当树脂的种类、性质和实验条件保持一定以及流动相的各离子强度保持一定时，被分离组分离子在固定相（树脂）和流动相（溶液）之间的浓度之比是一个常数，此常数称为分配系数。分配系数值的大小决定组分离子在树脂上的保留时间，分配系数值大，则溶质的保留时间长。

二、薄层离子交换层析中对固定相的要求

离子交换树脂分为两大类，即阳离子交换树脂与阴离子交换树脂。离子交换树脂的树脂核是由苯乙烯通过二乙烯基苯链聚合而成。二乙烯基苯在离子交换树脂中所占的重量百分比称为交联度。交联度可反映树脂的网眼大小。交联度越大，树脂内的孔洞就越小，大分子物质就不易进入树脂颗粒之内。例如分离氨基酸或小分子肽（二肽或三肽），以8%交联度的树脂为宜；而对分子量较大的肽，则以选用2%～4%交联度较小的树脂

为适宜。一般只要不影响分离的完成，以采用交联度较高的树脂比较适宜。因为交联度高、网眼小、组成紧密、性质较稳定、不易破坏、寿命长。但由于网眼小，分子小的离子可进去，分子大的离子进不去，也就是交换不上，因此表现为交换容量小，而选择性强。

一般情况下，将离子交换树脂按交联度的大小分为三级，根据不同需要选择应用。如制造离子交换水以选用高交联度树脂较好，分离大分子物质则需应用低交联度的树脂，见表2-2。

表2-2　离子交换树脂的等级及应用范围

等级	阳离子交换树脂/%	阴离子交换树脂/%
低交联度	3～6	2～3
中等交联度	7～12	4～5
高交联度	13～20	8～10

三、薄层离子交换层析中对流动相的要求

离子交换色谱展开剂的选择要依据被分离化合物的酸碱性，可用各种类型的缓冲液或盐溶液作为展开剂。选择展开剂的前提是根据被分离化合物是酸还是碱，是阴离子还是阳离子来选择。为了使这些离子型化合物得到较好的分离，点样前必须用水或0.1 mol/L氯化钠溶液对薄层板展开一次，即可使离子交换薄层得到再生或活化。

由于水是优良的溶剂并具有电离性，因此大多数用离子交换树脂进行色谱分离时，都是在水溶液中进行的。有时亦采用水/甲醇混合溶剂，因为在水相展开剂中加入少量能与水混溶的有机溶剂可以增加样品组分的溶解度并且改变溶剂的分离选择性、还可以减少某些组分的拖尾现象。缓冲液用来控制展开剂的pH值，如在阳离子交换树脂中，经常采用乙酸、枸橼酸、磷酸缓冲液；在阴离子交换树脂中，则采用氨水、吡啶等缓冲液。另外也可通过加入某些盐类溶液来调节展开剂的离子浓度。

常用的离子交换色谱展开剂有四种类型：

①pH=3.0～8.0的各种离子强度的缓冲溶液，如pH 8.0的0.005 mol/L磷酸缓冲液或pH 3.4的2 mol/L氯化钾或氯化钠溶液；

②盐溶液，如0.1～2.0 mol/L氯化钾或氯化钠溶液；

③蒸馏水；

④在上述各展开剂中加入少量有机溶剂如甲醇、四氢呋喃、乙腈等。

第四节　薄层凝胶层析

一、薄层凝胶层析基本原理

凝胶层析又称分子筛过滤、排阻层析等。它的突出优点是层析所用的凝胶属于惰性

载体，不带电荷，吸附力弱，操作条件比较温和，可在相当广的温度范围下进行，不需要有机溶剂，并且对分离成分理化性质的保持有独到之处。对于高分子物质有很好的分离效果。凝胶层析是按照蛋白质分子量大小进行分离的技术，又称之凝胶过滤、分子筛层析或排阻层析。凝胶层析的原理如下：单个凝胶珠本身像个"筛子"，不同类型凝胶的筛孔的大小不同，如果将这样的凝胶装入一个足够长的柱子中，可做成一个凝胶柱。当含有大小不同的蛋白质样品加到凝胶柱上时，比凝胶珠平均孔径小的蛋白质就要连续不断地穿入珠子的内部，这样的小分子不但其运动路程长，而且受到来自凝胶珠内部的阻力也很大，所以越小的蛋白质，把它们从柱子上洗脱下来所花费的时间越长。凝胶中只有很少的孔径可接受大的蛋白，因此，大的蛋白质直接通过凝胶珠之间的缝隙首先被洗脱下来。凝胶过滤所用的凝胶孔径大小的选择主要取决于要纯化的蛋白质分子量。

薄层凝胶层析以凝胶为固定相的色谱，称为凝胶色谱。葡聚糖凝胶的分离原理是葡聚糖凝胶在吸水后形成凝胶粒子，在其交联键的骨架中有许多一定大小的网眼。网眼大，大分子物质能进入网眼内；网眼小，只有小分子物质才能进入网眼，而超过一定限度的大分子物质，就被排阻在凝胶粒子的外部而不能进入网眼。这就使得能进入凝胶内部与不能进入凝胶内部的分子，如同按照分子大小过筛一样，所以称为分子筛。操作时首先将凝胶在适宜的溶剂中浸泡，使其充分膨胀，然后再铺成薄层，加入样品后，再以同一溶剂洗脱，则样品中大分子化合物不能进入凝胶颗粒内部，只在凝胶颗粒间移动，因此阻力小，行动快，走在前面；而小分子化合物能自由扩散进入到凝胶内部，因此在色谱时受到的阻力较大，行动慢，走在后面。如此经过一段时间的洗脱，混合物中各组分就会按照分子的大小而获得分离。

凝胶色谱常用的凝胶是葡聚糖凝胶，葡聚糖凝胶常被分为亲水性葡聚糖凝胶、亲脂性葡聚糖凝胶和葡聚糖凝胶离子交换剂三大类。葡聚糖凝胶是指由天然高分子——葡聚糖与其他交联剂交联而成的凝胶。葡聚糖凝胶主要由 Amersham Pharmacia Biotech 生产，常见的有两大类，商品名分别为 Sephadex 和 Sephacryl。

葡聚糖凝胶中最常见的是 Sephadex 系列，它是葡聚糖与3-氯-1，2环氧丙烷（交联剂）相互交联而成，交联度由2环氧丙烷的百分比控制。Sephadex 的主要型号是 G-10～G-200，后面的数字是凝胶的吸水率（单位是 mL/g 干胶）乘以10，如 Sephadex G-50，表示吸水率是5 mL/g 干胶。Sephadex 的亲水性很好，在水中极易膨胀，不同型号的 Sephadex 的吸水率不同，它们的孔穴大小和分离范围也不同。数字越大的，排阻极限越大，分离范围也越大，Sephadex 中排阻极限最大的 G-200 为 8×10。Sephadex 在水溶液、盐溶液、碱溶液、弱酸溶液以及有机溶液中都是比较稳定的，可以多次重复使用。Sephadex 稳定工作的 pH 一般为为2～10，强酸溶液和强氧化剂会使交联的糖苷键水解断裂，所以要避免 Sephadex 与强酸和强氧化剂接触。Sephadex 在高温下稳定，可以煮沸消毒，在100℃下40 min 对凝胶的结构和性能都没有明显的影响。Sephadex 由于含有羟基基团，故呈弱酸性，这使得它有可能与分离物中的一些带电基团（尤其是碱性蛋白）发生吸附作用。但一般在离子强度大于0.05的条件下，几乎没有吸附作用。所以在用Sephadex进行凝胶层析实验时常使用一定浓度的盐溶液作为洗脱液，这样就可以避免Sephadex与蛋白发生吸附，但应注意如果盐浓度过高，会引起凝胶柱床体积发生较大的变化。Sephadex有各种颗粒大小（一般有粗、中、细、超细）可以选择，一般粗颗粒流速快，但分辨率较差；细颗粒流速慢，但分辨率高。要根据分离要求来选择颗粒大小。Sephadex的机械稳定性相对较差，它不耐压，分辨率高的细颗粒要求流速较慢，所以不能实现快速而高效的分离。另外，Sephadex G-25和G-50中分别加入羟丙基基团反应，形成LH型烷基化葡聚糖凝胶，主要型号为Sephadex LH-20和LH-60，适用于以有机溶剂为流动相，分离脂溶性物质，例如胆固醇、脂肪酸激素等。

Sephacryl是葡聚糖与甲叉双丙烯酰胺（N, N'-methylenebisacrylamide）交联而成，是一种比较新型的葡聚糖凝胶。Sephacryl的优点就是它的分离范围很大，排阻极限甚至可以达到108，远远大于Sephadex的范围。所以它不仅可以用于分离一般蛋白，也可以用于分离蛋白多糖、质粒，甚至较大的病毒颗粒。Sephacryl与Sephadex相比另一个优点就是它的化学和机械稳定性更高，Sephacryl在各种溶剂中很少发生溶解或降解，可以用各种去污剂、胍、脲等作为洗脱液，耐高温。Sephacryl稳定工作的pH一般为3～11。另外Sephacryl的机械性能较好，可以以较高的流速洗脱，比较耐压，分辨率也较高，所以Sephacryl相比Sephadex可以实现相对比较快速而且较高分辨率的分离。

二、薄层凝胶层析对固定相的要求

制备凝胶薄层时与一般薄层有所不同，首先用于薄层色谱的凝胶颗粒要细（小于40μm），交联度要低（G-50以下），因交联度大的凝胶不易制板。此外，在制备凝胶薄层时还应注意以下几点。

①凝胶预先必须用水或缓冲液浸泡，使之充分膨胀后，经放置沉降，再倾去上层浸泡液即可铺制薄层，不需黏合剂，但玻璃板必须洁净，否则铺不好。

②铺好的湿薄层需置于特制的展开槽中，薄层的上、下两端连上厚滤纸条，以下行法（薄层与水平约成20°角）从薄层上端将展开剂引到薄层上，使薄层饱和或达到平衡（约需12h），然后洗脱液由薄层下端流入储液槽内。

③薄层达到平衡后，需通过展开槽盖上的小孔点样品溶液。

④由于凝胶薄层一直为潮湿状态，所以展开剂的前缘不容易察见。

⑤展开速度很慢，一般不超过4cm/h。

葡聚糖凝胶只能用于水溶性物质，但在葡聚糖分子上引入有机基团，则可使之成为亲脂性葡聚糖凝胶。如在G-25凝胶上引入羟丙基基团，与糖分子以醚键相连，使之成为既有亲水性又有亲脂性的LH-20葡聚糖凝胶，适用于有机物，如黄酮、蒽醌、色素等成分的分离。

葡聚糖凝胶离子交换剂在G-25或G-50葡聚糖凝胶上引入羧甲基、磺乙基、磺丙基（SP，$-C_3H_7SO_3H$）、二乙基氨乙基及季铵乙基等制成的既具有凝胶的优点又具离子交换性质的载体，在生化及天然化合物方面得到广泛应用。这些离子交换剂在水、盐溶液、弱碱溶液、弱酸溶液及有机溶液中较稳定，但在强酸溶液中易水解，所以应避免在pH值小于2的溶液中操作。

三、薄层凝胶层析对流动相的要求

凝胶薄层常用于高分子的非离子化合物的分离，如蛋白质及核酸等，用此法可以分离不同分子量的混合样品，常用的展开剂是水或盐类的水溶液、缓冲液等。在凝胶薄层展开剂中常加入适量的盐类，以保持其离子强度，避免在离子型样品通过凝胶薄层时导致凝胶收缩及渗透率减低。

第三章 高效薄层色谱的操作技术

高效薄层色谱诞生于20世纪70年代，目前已经成为平面色谱（planar chromatography）里最重要的一种。高效薄层色谱的分离能力比薄层色谱法高得多，因为薄层色谱过程中的分辨率与吸附剂半径的平方成反比，高效薄层色谱的吸附剂颗粒细小（5 μm），颗粒粒径分布窄，一般为3～8 μm，可用喷雾法喷在薄板上制成；点样方式有所改进，和毛细管点样器相比可以自动或半自动完成，使得在同一块板上点样数增加；展开方式除了同普通薄层色谱一样直线展开外，还可采用圆心式展开和向心式展开。随着点样技术、板技术的改进以及检测灵敏度的提高，高效薄层色谱的分离能力大大提高。高效薄层色谱方法还有成本低和分析方法简单等优点。

第一节 高效薄层板概念及其分类

高效薄层色谱采用粒度分布很窄的微粒硅剂（5～10 μm）制备高效薄层板，用程序多级展开或圆形展开技术使薄层色谱的灵敏度和分辨率大大提高。利用高效薄层色谱薄层板所进行的薄层色谱称为高效薄层色谱（high performance TLC，简称HPTLC）。高效薄层色谱的优点是加样量少、快速、分辨力高、检出限度可达毫微克至微微克水平。一般薄层色谱的塔板高为30 μm，而高效薄层可低至12μm，这样在展开距离为3～7 cm时，塔板数可达数千之多，因此分离效能大为提高。一般薄层展开10～15 cm的距离需30～200 min，而高效薄层只需3～20 min展开3～7 cm，即可获得满意结果[1]。高效薄层色谱之所以能达到高效，主要取决于吸附剂的性能及铺板技术。吸附剂要求颗粒度小（5～7 μm）和粒度分布范围窄，较大颗粒对溶质斑点的质点传递起阻碍作用，容易使斑点拉长、拖尾，或形成不规则状。对黏合剂要求为亲水性，并具有化学惰性、高强度的黏着力及抗磨性能等。应用于高效薄层的黏合剂，主要有两大类，即含羧基的烯类多聚物（如Carpobol 934）和聚丙烯酰胺（如Cyanamer P250）。在应用过程中高效薄层板主要有以下几个特点：

（1）**提高分辨效率**　分辨率与吸附剂微粒半径的平方成反比。100 μm的吸附剂制成的薄层，理论增板数为200左右，而小于20 μm硅胶制板其增板数可增至数千至上万，而5～10 μm硅胶板的增板数还要更高。

（2）**缩短分析时间**　展开速度与吸附剂颗粒半径成正比，故颗粒越小，展开速度越慢，但因分离效率提高了之后可以大大缩短展开距离。

（3）**增加检出灵敏度**　采用程序多级展开技术，可以克服因吸附剂颗粒小造成的拖尾现象，并可使圆或椭圆斑点集中在一条线，使斑点的单位面积中样品浓度增加，从而提高检出灵敏度。要求：点样体积小于0.1 μL，原点直径小于1.0 mm，甚至0.1 mm。

高效薄层板一般为商品预制板，由颗粒直径5～7 μm的固定相，用喷雾法制成板。常用的有硅胶、氧化铝、纤维素和化学键合相薄层板。从表3-1中列出的高效薄层色谱和普通薄层色谱的薄层板的比较可以看出，高效薄层板较普通薄层板颗粒直径小、颗粒度分布窄、分辨率提高、展开距离缩短，因而展开时间缩短，3～20 min可以完成一次分析。HPTLC较常规TLC分离度、灵敏度和重现性提高，适用于定量测定。高效薄层板以默克公司出品和应用的较多，其HPTLC薄层板颗粒粒度为5～6 μm、粒度较细、硅胶板表面较为光滑、分离效率更高，可获得更窄的色带。而仅有100 μm或200 μm的涂层厚度，使分离速度更快、灵敏度更高。常见的薄层板种类有：以硅胶为固定相的，如HPTLC Silica gel 60、HPTLC Silica gel 60 F25、HPTLC Silica gel 60 F254s、HPTLC Silica gel 60 WR F254s；反相薄层层析板——含键合相的薄层层析板，可以使用含水流动相系统，分离行为和液相色谱比较相似，不会和不稳定的物质发生任何反应。RP-2、RP-8、RP-18都键合在Si 60上，不同长度的碳链决定了其所用溶剂系统中水相比例的高低及其保留性能。随着碳链的增长，保留时间也逐渐增加，如Silica gel 60 RP-2、Silica gel 60 RP-8 F254s、Silica gel 60 RP-18F 254s、HPTLC Silica gel 60 RP-18、HPTLC Silica gel 60 RP-8 F254s、HPTLC Silica gel 60 RP-18 F254s、HPTLC Silica gel 60 RP-18 WF254s等。反相薄层层析在实际工作中用得较少，约80%的薄层色谱法都可以用正相硅胶薄层板来建立。正相硅胶薄层板可以完成各种不同的分离工作，如生物碱、糖类化合物、脂肪酸、糖苷、油脂、毒枝菌素、核苷、多肽、杀虫剂、固醇、磺胺类药物、表面活性剂、四环素等。

表3-1　HPTLC与TLC薄层板的比较

固定相参数	TLC	HPTLC
平均粒度	10～15 μm	5～7 μm
粒径分布	5～20 μm	4～8 μm
涂层厚度	250/200 μm	200/100 μm
塔板高度	30 μm	12 μm
分离时间	30～200 min	3～20 min
试剂消耗	50 mL	5～10 mL
吸收检测限	100～1000 ng	10～100 ng
荧光检测限	1～100 ng	0.1～10 ng

注：数据来自于Merck Millipore/EMD Millipore网站和TLC手册（2013）。

在定量检测上，一般使用薄层色谱扫描仪来完成，薄层色谱扫描仪是对展开的斑点进行扫描测量的光密度计。其原理是用一定波长、一定强度的光束照射薄层上的斑点，用仪器测量照射前后光束强度的变化，测量方法可以分为透射光测定、反射光测定及透射光和反射光同时测定三种。扫描所用的光线可以用可见光、紫外线和荧光三种。它可以有多种扫描方式如单光束扫描、双光束扫描和双波长扫描。

薄层分析的误差包括四个方面：点样误差、展开误差、定位误差和检测误差。采用自动点样器控制点样误差；采用预制的高效薄层板以提高铺板的均匀性和样品展开效果；采用双波长锯齿扫描，也能有效降低展开误差；斑点的扩散、拖尾等产生定位误差，需要有好的样品预处理方法和优化展开系统来减小，检测误差的减小需要精密的先进的仪器系统支持。

第二节　供试品的制备

供试品溶液的制备是关键步骤。实验中样品尤其一些中成药，成分复杂，待测成分常受到其他"杂质"的干扰而影响分离效果，进而影响定性、定量分析。因此，在保留药味鉴别信息的同时适度净化供试品溶液，可以获得较好的色谱效果。目前常用的净化方法有溶剂提取法、液-液萃取法和固-液萃取法，其中液-液萃取法和固-液萃取法比较常用，操作影响因素较多[2]。

液-液萃取法在多次萃取时，前几次要轻轻振摇，不宜剧烈摇晃，最后1次萃取时可以用力摇晃。实验过程中若产生乳化现象，可以采取以下方法消除，长时间静置将乳浊液放置过夜，一般可分离成澄清的两层；水平摇动，向乳化混合物中缓慢地补加水或溶剂，再进行水平旋转摇动，则容易分成两相；将乳化混合物移入离心管中，进行高速离心分离；用电吹风加热乳化层可以起到加快分层目的。固-液萃取法（柱色谱法）的操作注意事项为，根据预纯化样品和预除去杂质性质，选择合适的固定相填料种类；固定相填料粒径大小（目数）、填料用量（商品柱规格）、柱的直径及长度要合适、合理。若填料粒径目数过大，粒径过小、过细，洗脱过程中色谱柱容易堵塞；若填料粒径目数过少，粒径过大、过粗，达不到理想分离纯化效果；使用前一定要将固定相填料进行活化和处理；上柱时应尽可能选用极性小的溶剂装柱和溶解样品，以利于样品在吸附柱上形成狭窄的原始谱带。

第三节　展开溶剂的制备

展开溶剂在色谱展开中是否合适直接影响着薄层色谱效果。展开剂优化主要考虑溶剂极性和溶剂选择性两个方面，前者要求使待分离的主成分斑点的 R_f 值能在 $0.2 \sim 0.8$ 的范围内，后者要求使其具有最佳的分离度。实验中展开剂尽量减少使用有毒溶剂，如苯、氯仿等。

点样后的薄层要用适当的展开剂使样品中的各组分随展开剂的流动选择性地保留在薄层色谱的原点到溶剂前沿之间，理想的分离是得到 R_f 值在 0.2～0.8 之间、清晰集中的一组斑点。选择展开剂，要依据溶剂的极性和它们的混溶性、溶剂对被分析物的注解性，以及被分析物的结构。

1. 展开剂选择的一般原则

溶剂强度是指单一溶剂或混合溶剂洗脱某种溶质的能力。在正相色谱中，它随溶剂极性的增加而增大；在反相色谱中则相反。展开剂溶剂强度在建立色谱条件时是必须了解的至关重要的因素，溶剂强度大的溶剂洗脱能力强。

溶剂强度可将洗脱顺序的概念定量化。如果把溶剂的洗脱能力看作是溶剂的一种物理性质，则洗脱能力强的溶剂称为强溶剂。在吸附薄层上往往先用单一的低极性的溶剂展开，然后再按照溶剂洗脱顺序依次更换极性较大的溶剂进行试验，用单一溶剂不能分离时，可用两种以上的多元展开剂，并不断地改变多元展开剂的组成和比例，因为每种溶剂在展开过程中都有其一定的作用。例如：

①展开剂中比例较大的溶剂极性相对较小，起溶解物质和基本分离的作用，一般称为底剂。

②展开剂中比例较小的溶剂，极性较大，对被分离物质有较强的洗脱力，帮助化合物在薄层上移动，可以增大工业 R_f 值，但不能提高分辨率，可称其为极性调节剂。

③展开剂中加入少量酸、碱，可抑制某些酸、碱性物质或其盐类的解离而产生斑点拖尾，故称之为拖尾抑制剂。

④展开剂中加入丙酮等中等极性溶剂，可促使不相混合的溶剂混溶，并可以降低展开剂的黏度，加快展速。

在聚酰胺薄层上的分离是由于氢键的形成能力，这取决于化合物本身及展开剂的极性，在水中形成氢键能力最强，在有机溶剂中形成氢键能力较弱，在碱性溶液中形成氢键能力最弱，因此在聚酰胺薄层上单一溶剂洗脱能力的顺序是：水＜乙醇＜甲醇＜丙酮＜稀氢氧化铵（钠）溶液＜甲酰胺＜二甲基甲酰胺。常用的多元展开剂有：水－乙醇（50：50）、水－甲醇（50：50）、水－丁酮－甲醇（40：30：20）、水－乙醇－丁酮－乙酰丙酮（15：15：15：5）、水－乙醇－乙酸－二甲基甲酰胺（30：20：10：5）、苯－甲醇－丁酮（60：20：20）等。

分配薄层有正相分配薄层及反相分配薄层两种，由于固定相性质不同，作用的展开剂性质也不相同。用纤维素作为支持剂，水作固定相的正相分配薄层，其分离机制与纸色谱相同。常用的展开剂有水饱和的酚、水饱和的正丁醇、正丁醇－乙酸－水（4：1：5）、异丙醇－氢氧化铵－水（45：5：10）等；纸或以纤维素为支持剂，用亲水性有机相，如甲酰胺、丙二醇或聚乙二醇等为固定相的正相分配色谱，常用正己烷、己烷－苯（1：1）、苯－氯仿（1：1）等为展开剂。在 C_2、C_8、C_{18} 等硅胶化学键合固定相的预制薄层板上分离多环芳烃、油、脂等高分子非极性化合物进行反相分配薄层时，常用的展开剂为乙腈-水（60：40）、丙酮-水（60：40）等极性溶剂。

离子交换薄层展开剂的选择要依据被分离化合物的酸碱性，可用各种类型的缓冲液或盐溶液作展开剂。凝胶薄层常用的展开剂为水或盐类的水溶液、缓冲液等。

2. 展开剂选择的方法

在实际工作中，选择展开剂的方法经常是借助个人经验或查阅文献来找到较合适的展开剂，除此之外，还有一些简单快速的初步确定展开剂的方法，供实验者参考。

（1）**三角形法**　按照展开剂、固定相及被分离物质三者间的相互影响，设计了三因素的组合。如将三角形的一个顶点指向某一点，其他两个因素将随之自动地增加或减少，以帮助选择展开剂的极性或固定相的活度。例如，用吸附薄层色谱分离极性化合物时，要选用活度级别大，即吸附活度小的薄层板及极性大的强洗脱剂展开，否则化合物不易被展开，R_f 值太小；而非极性化合物在吸附薄层色谱分离时要采用活度级别小，即吸附活度大的薄层板及非极性溶剂的弱洗脱剂展开。中等级性的化合物的分离则应采用中间条件展开，以得到的大多数斑点的 R_f 值在 0.2～0.8 之间为宜。

对于正相分配色谱，溶剂的极性及溶剂强度与吸附色谱相同，两者是平行的，溶剂的极性大，洗脱能力强，溶剂极性小，洗脱能力弱；对于反相分配色谱，溶剂的极性与其脱能力相反，极性大的溶剂，洗脱能力弱，因此在选择时必须注意，且虽然这种方法比较粗略，但至少可以作为初步选择展开剂时的一种依据。

（2）**点滴试验法**　本法非常简单，但是很实用。将要被分离的物质的溶液间隔地点在薄层板上，等溶剂挥干后，用吸满不同展开剂的毛细管点到不同样品点的中心，借毛细管作用，展开溶剂从圆心向外扩展，这样就出现了不同的圆心色谱。如果各色谱圈清晰可辨，就说明此展开剂较合适，可以进行下一步的实际薄层展开实验。

（3）**其他方法**　CAMAG VARIO-KS 展开室是近年来开发的薄层色谱新产品。这种展开室至少有五个溶剂室，可以在同一薄层板上同时筛选至少五种展开剂。水平向下放置的薄层表面有多个条状小槽，展开时根据不同需要向小槽中放入各种溶剂，如想要改变流动相及固定相的性质可放置不同极性的溶剂；如想要控制薄层活度，可放入不同比例的硫酸-水的混合液，以造成不同的相对湿度；如想要调节薄层的 pH 值，可放入不同挥发性酸碱等。总之，用此装置可以较快地找到合适的展开剂及最佳展开条件。

3. 展开剂的优化

虽然薄层色谱展开剂的选择有很多方法，关于展开剂优化的方法也有许多报道，如系统分析法、溶剂系统极性强度法、数值分类信息量选取法、系统差值-信息量分类法、逐步组合法、择优组合法等，但是由于被分离物质的组成复杂，同时在常规展开室中进行展开时受溶剂蒸气、相对湿度等因素的影响，各种优选方法难以将这些复杂因素考虑在内，因此在选择展开剂以及优化方面，主要还是依靠反复的实践。

第四节　自动点样

目前多使用自动点样，以下问题应注意和考虑，一是点样量，二是原点残存溶剂。由于原点位置对样品容积的负荷量有限，点样体积不宜太大，一般为 0.5～10μL，样品的浓度通常为 0.5～2mg。点样量较小时，可采用点状点样；点样量过大时，点状点样原点处无法负荷，此时建议采用条带状点样。实验中选择合适点样量至关重要，点样量过少，斑点不够清晰，斑点信息缺失；点样量过大影响斑点分离度，所以具体的点样量要在实践中不断摸索后才可以确定。供试液的溶剂在原点残留会改变展开剂的选择性，亲水性溶剂残留在原点吸收大气中的水分（特别在高湿度环境）对色谱质量也会产生影响，因此除去原点残存溶剂非常必要。实际操作时除去原点残存溶剂可用吹风机冷风吹干，避免热风或者直接高温加热，原因：①对遇热不稳定和易挥发的成分，避免成分被破坏或损失，如薄荷脑、冰片等；②高温加热，样品变为固态后，部分或全部强烈地吸附在吸附剂的颗粒上，而促进了硅胶的有催化作用的活性表面固态化学反应，实验过程中有时出现单一的成分展开后在原点仍有部分滞留不能展开，一个原因可能就是这种催化作用引起。

目前 CAMAG 公司的 ATS 4（全自动 TLC 点样仪）可提供用于定性和定量分析、筛选、高通量分析及制备分离的高精度点样，并提升产率和节省人力成本，适用于常规使用和大量分析的高样品通量。

第五节　样品的展开

点样后的薄层板需置入密闭的加有展开剂的展开槽中进行展开，展开时展开剂渗过薄层板的固定相，多数情况下借毛细管作用力的影响，偶尔也借助于压力或离心力的作用，样品与展开剂及固定相之间相互作用的结果使样品中各成分沿展开剂流动的方向被分开。展开时展开室需要溶剂饱和，实验室常用展开方式有①加入展开剂后随即放入薄层板展开；②展开剂（或规定的溶剂）蒸气在展开缸中预平衡一定时间再上行展开；③展开剂（或规定的溶剂）蒸气在展开缸中达到饱和后再展开（可在展开缸内壁贴上与展开缸高、宽同样大小的滤纸，一端浸入展开剂中，密闭一定时间，使溶剂蒸气达到饱和）；④薄层板和展开剂蒸气在展开缸中预平衡一定时间再上行展开。操作人员可根据具体的薄层色谱效果选择合适的方式。

1. 展开槽中湿度的控制

硅胶之所以具有吸附力，是由于其表面含众多的硅醇基亲水性基团，很容易吸附水而成为水合硅醇基而失去活性。薄层板常常需要在 105～110℃ 活化，使水合硅醇基变为游离硅醇基。一般情况，湿度越低，斑点 R_f 值越低。实验室控制相对湿度方法为①可在双槽展开箱的一侧槽中加入适当浓度的硫酸（或饱和盐溶液），将点样后的薄层板放入另一侧槽中，密闭放置 15～30min，即刻移于盛有展开剂的展开箱中展开；②另一种方法是在预先准备好的条件控制箱（如平卧式展开箱）放置 15～30 min，再于盛有展开剂的展开箱中展开；③可用适宜大小的干燥器，用不同浓度的硫酸或饱和盐溶液作干燥剂，或用五氧化二磷真空干燥器，隔板上放置薄层板，密闭一定时间后取出，即刻移入展开箱中展开；④自动展开设备，一般用饱和盐溶液调节相对湿度。

湿度控制的常用方法如下：

（1）**硫酸溶液法**　在双底展开室的一侧中加入适当浓度的硫酸，点样后的薄层板放在一侧槽中，密闭放置 30 min 左右，再加展开剂展开。控制相对湿度用的硫酸溶液配制见表3-2。

表3-2　硫酸溶液配制

相对湿度/%	硫酸/mL	水/mL
88	10.8	100
72	27.4	100
65	33.8	100
47	50	100
42	57.2	100
32	67.8	100
18	100	95.5
14	100	79
9	100	60

注：硫酸 $\rho=1.86\,\text{g/cm}^3$（96%～97%）。

（2）**无机盐饱和溶液法**　将点样后的薄层放在含有无机盐饱和溶液的密闭的干燥器内，经过 30 min 左右取出，再进行展开。不同无机盐的饱和溶液其相对湿度不同，因此可根据需要选择（见表3-3）。

表3-3　无机盐饱和溶液的相对湿度（20℃）

无机盐	相对湿度/%	无机盐	相对湿度/%
$H_3PO_4 \cdot 1/2H_2O$	9	KSCN	47.0
$ZnCl_2 \cdot 1.5H_2O$	10	NaCl	75.7
$CaCl_2 \cdot 6H_2O$	32.3	KCl	85.0

另外，在点样前薄层板在110℃活化30 min，然后用另一块玻璃板盖在活化后的薄层上，只有原点区露出以便点样。总之在相对湿度50%～60%时，平衡后的硅胶含水量约13%，在多数情况下，只要注意掌握暴露操作的时间，还是可以得到满意的结果的。

2. 展开槽中温度的控制

温度不同，展开剂中各有机溶剂因沸点、蒸气压、相对密度等不同而蒸发程度各异，各有机溶剂的蒸气比例也发生变化，在相对湿度恒定的条件下，一般在较高温度展开，斑点的R_f值高；反之，斑点的R_f值低。实验时可以根据待分离物质的实际情况，通过改变展开环境的温度或者展开剂分层温度来改善色谱分离效果。可应用常温或低温冰箱展开，比如挥发油类成分可尝试在低温冰箱中展开，可以达到理想的效果。

目前高效的 AMD 2-全自动薄层色谱多级展开仪可进行以往的 TLC 无法完成的任务。使用梯度洗脱可使分离度达到传统高效薄层色谱的三倍，并且提高了精度和可靠性。可完成自动展开、时间进程控制及湿度控制，并且所有操作都可追溯，无需操作者监控。

第六节　薄层板的显色

常用显色方式主要有喷雾、浸渍、蒸气熏蒸显色等。喷雾显色的显色剂用量要适当，过多显色剂会从薄层板上流下，导致斑点变形；过少则斑点反应不完全，显色不清晰或者某些斑点不显色。浸渍法显色，操作时注意动作要迅速，防止显色剂溶解样品造成损失、斑点变形及板面的破损。蒸气熏蒸显色，要取新鲜配制的试剂或试液，置密闭容器中放置一段时间。显色后的薄层板如需进行扫描，为使其与空气隔绝，避免水分或氧气等进一步参与反应，可在板上覆盖一块同样大小的洁净玻璃板，周围用胶布密封再进行扫描。具体方法如下：

一、光学显色方法

有些化合物如各种染料、蒽醌或萘醌类化合物等对可见光（400～800 nm）有吸收，因此在自然光下就可以观察到不同颜色的斑点。

多数化合物在可见光下不能显色，但可吸收紫外线，在紫外灯（254 nm 或 365 nm）下可显示不同颜色的斑点。

还有一些化合物吸收了较短波长的光（紫外线和可见光），在瞬间发射出较照射波长更长的光，进而在色谱上显出不同颜色的荧光亮点。这种荧光斑点灵敏度高，在普通薄层板上检出灵敏度为 0.1 ng，在高效薄层板上检出灵敏度为 0.01 ng，分别比可见光及紫外线的灵敏度高 50～100 倍，并且有很高的专属性。

对可见光、紫外线都不吸收，也没有合适的显色方法的化合物可以用荧光猝灭技术进行检测，将样品点在含有无机荧光剂的薄层板上，展开后，挥去展开剂，置紫外灯下观察，被分离的化合物在发亮的背景上显示暗点，这是由于这些化合物减弱了吸附剂中荧光物质的紫外吸收强度，引起了荧光的猝灭。也可以将样品点在普通薄层板上，展开后挥去展开剂，用有机荧光剂，如 2′, 7′-二氯荧光素、荧光素、桑色素或罗丹明 B 等配成 0.01%～0.2% 的乙醇溶液喷在薄层上，也可以收到与荧光薄层板同样的效果。

光学显色定位法不仅使用方便，而且被检出物质不被破坏，因此适用于双向展开、多次展开等色谱的定位，也适宜应用于洗脱定量时的定位。此法对于薄层色谱法是首选的显色定位方法。

二、蒸气显色方法

利用一些物质的蒸气与样品作用生成不同颜色或产生荧光，这种反应有可逆和不可逆两种情况。展开后的薄层板挥去溶剂后，放入贮有晶体碘并充满碘蒸气的密闭玻璃容器中，大多数有机化合物吸附碘蒸气后显不同程度的黄褐色斑点，此时取出薄层，立即将斑点位置标下，当薄层离开碘蒸气后，黄褐色斑点逐渐消退，这是可逆反应，不会改变化合物性质，而且灵敏度很高，所以是在薄层定位时常用的简便方法。

另有一些化合物，当薄层放置在碘蒸气中几秒钟后，就立即产生不可逆的化学反应，如元胡中的四氢棕榈碱荧光很弱，但与碘经过瞬间蒸气接触，四氢棕榈碱立即被氧化成棕榈碱，由于脱氢增强了共轭体系，因此在紫外灯下可以发出稳定强烈的黄绿色荧光。此法常用于薄层的定位及定性，但在制备薄层分离某些化合物时，一定要注意是否与碘蒸气发生了不可逆反应而改变了原来化合物的性质。

挥发性的酸、碱，如盐酸、硝酸、浓氨水、二乙胺等蒸气也常用于蒸气显色。

三、试剂显色方法

若分离后的化合物在紫外线或可见光下不能显示斑点，可根据被检出化合物的理化性质选择适当的显色剂使之生成颜色或荧光稳定、轮廓清楚、灵敏度高、专属性强的斑点。这种显色法是通过一种或几种试剂与被检物质产生化学反应，进而生成有色物质。显色法是薄层色谱中广泛使用的定位方法。

在显色时，应注意含有腐蚀性试剂的显色剂不适用于含有机黏合剂的薄层的显色，此外，有的显色反应还有反应条件的限制，比如需要加热，将喷显色剂后的薄层置100～115℃烤箱内加热10～15 min，有的还需要更高温度。如果温度过高或加热时间过长也不适于含有机黏合剂的薄层，因为过高温度可使斑点炭化或者使背景颜色过深。

显色方法通常使用的是喷雾显色和浸渍显色两种。

1. 喷雾显色

实验室常用于定性的喷雾器有喉头喷雾器或橡皮喷雾器，为单部件或两个部件组成。这两种喷雾器使用都很方便，容易清洗，均为常用的喷雾工具。

喷雾显色法务必在通风柜中或者是特制的喷雾专用箱中进行，避免有毒或刺激性溶剂对人体的毒害和污染环境。

2. 浸渍显色

使用适当的设备，将展开后挥去展开剂的薄层板垂直地插入装有显色剂的浸渍槽中，设定浸板抽出速度和规定其在显色剂中停留的时间，待板抽出后可用干净的滤纸小心地吸去薄层表面过量的试剂，并擦干背面玻璃上残留的溶液。用这种方法显色，由于浸渍条件可以精确地标准化，并且薄层各部位可以均匀地接触显色剂，因此对改善定量时的重现性极为有利，此外，在环境保护方面也优于喷雾法，故常被采用。

如果没有特制的浸渍设备，还可以自制浸渍槽。方法是用有机玻璃按规格粘制后，在浸渍槽内壁均匀地涂上薄薄的一层蜡，以免某些试剂对有机玻璃的侵蚀，浸板时手动控制速度和时间。这种设备价格低廉、方便实用，常在实验室内使用。

浸渍法只适用于薄层中的硬板，不含黏合剂的软板显色不宜使用此法。

3. 显色试剂

显色剂种类繁多，可以分成两大类，一类是检查一般有机化合物的通用显色剂；另一类是根据化合物分类或特殊官能团设计的专属性显色剂。

四、生物自显影方法

生物自显影定位法包括生物与酶检出法。具有生物活性的物质，如抗生素等，在薄层上分离后与有相当微生物的琼脂培养基表面接触，经过一定温度培养后，有抗菌活性物质处的微生物生长受到抑制，琼脂表面出现抑菌点而得到定位。如有人将芽孢杆菌接种在琼脂介质中制成的琼脂平面，然后将点有新霉素的薄层展开后，将薄层板紧压于琼脂表面 5～10 min，使新霉素斑点扩散到琼脂表面，经过培养可以观察到与新霉素相对应的地方出现抑菌点，由此可以确定新霉素斑点的位置。另外，如果将血液-明胶悬液涂在展开后的薄层上，经过一定时间如果看到在红色背景上呈现透明无色斑点时，则可以认为样品中含有皂苷类成分。

薄层-酶法是生化定位的一种简便、快速、需样量少的检测方法，除在农药中的应用外，在药物分析中也有很多应用的实例。

五、放射自显影方法

在薄层上分离放射性同位素的辐射线，可以使照片底片感光，在相同感光条件下，胶片所呈暗度与斑点的放射活性成正比，因此得到的放射显迹图可以进行定性、定量。此外也有用放射线计数器记录纸或薄层上放射线同位素的活度进行定性、定量。

以上操作方法可利用薄层色谱电动喷雾器或全自动衍生喷雾箱完成，可使喷雾液滴保证在 0.3～10 mm 范围，有效地对展开之后的薄层板进行均匀显色，并且配备针对不同黏度的喷头，保证雾化效果。除此以外，CAMAG 公司开发了专为高效薄层板上通过生物发光检测进行复杂混合物毒性筛选的新型检测系统——BioLuminizer 高效薄层色谱板生物发光检测，将展开后的薄层板用发光细菌悬浮液浸渍，在很短的时间内便会发生反应，所有含抑制性或毒性效应的斑点在发光色谱图中显示为暗色斑点，该方法能以低成本快速地显示生物活性。

第七节　摄像及数据分析

通过相机或薄层色谱数码成像系统记录下来标准图像。标准图像一般要求：固定尺寸（分辨率/缩放）、固定强度（曝光时间、感光度、增益值）、固定白平衡、固定色彩空间，确保原始数据真实完整；杜绝"PS"。摄像后进行数据分析。

一、定性检测

样品通过薄层分离，并用适当方法定位后的斑点，常用以下几种方法达到定性的目的。

1. 计算斑点的 R_f 值

在一定条件下，化合物的 R_f 值应该是个常数，但由于薄层色谱是开放型不连续的离线操作，因此除固定相、流动相有一定规范外，不同的操作技术以及环境（如温度、湿度等），对化合物的 R_f 值都有较大的影响。因此每次进行定性时，必须比较对照品，即使被分离的化合物与对照品的 R_f 值一致，也不能立即下结论。因为仅根据一种展开剂展开后的 R_f 值作为定性依据是不够的，需要经过两种以上不同组成的展开剂展开后得到的 R_f 值均与对照品一致时，才可认定该斑点与对照品是同一化合物。

2. 斑点的显色特性

在自然光下观察斑点的颜色，或在紫外线下观察斑点的颜色或荧光，或用专属性显色剂后斑点显色的情况与对照品比较可以定性。通常将 R_f 值及斑点颜色记录或用笔描绘结果即可，但如需要作为重要原始资料保存，则需将薄层色谱图用现代先进的视频数码相机和数据处理系统（如CAMAG公司的VideoStore成像系统）进行处理，使得色谱成像技术不仅可快速、方便地获得处理、贮存的图像或数据，并且可随时调出在档的文件，符合GLP/GMP规范，作为定性的标准原始资料随时进行比较。

3. 斑点的原位光谱扫描

薄层色谱–紫外可见光谱扫描法：展开后的薄层色谱，根据斑点的性质在薄层扫描仪上用不同光源进行斑点的原位扫描，如为颜色斑点，选用钨灯为光源，从400～780 nm扫描；如斑点有紫外吸收，则选用氘灯为光源，从200～400 nm扫描。得到的斑点扫描光谱与对照品的光谱比较其光谱图形的相似度以及最大吸收波长的位置，借此作为依据定性。

此外，还可利用Camag II 薄层扫描仪/计算机系统进行三维光谱扫描，在光源允许的范围内，可选择多达9种波长，依次自动扫描，用不同颜色绘制出三维图，可以直观地看到各组分在不同波长下的吸收强度及变化情况，选择在一定波长下同时扫描测定样品中各成分的含量。通过自动多波长扫描可对没有完全分离的组分，通过改善"光学分离"来进行定性或定量的测定。

薄层色谱法除了上述 R_f 值、显色特性及原位光谱扫描图可提供被分离物质的定性信息外，还可以与其他分离分析技术联用，如薄层色谱与高效液相色谱法联用、与气相色谱法联用等。通过这些技术与薄层色谱法的联用，更有利于对被分离物质的检测效率的提高，进而获取更丰富、更准确的定性鉴别的特征性图谱和数据。

二、定量检测

经薄层色谱法分离得到的化合物的斑点，可利用薄层扫描法进行直接定量检测。

1. 目测法

样品经色谱分离后，直接观察所得斑点的大小和颜色的深浅，并与标准品在相同条件下展开所得到的系列已知不同浓度的标准斑点相比较，进而近似地判断样品中所测成分的含量。

由于色谱条件与最后形成的斑点形状有很大的关系，故样品与标准品的色谱条件要尽可能一致。对展开后所得斑点形状有较大影响的因素有：薄层吸附剂的性质、薄层厚度、点样溶液体积与原点大小、原点距离展开剂液面的距离、展开速度与展开距离、展开时溶剂蒸气饱和情况与显色情况等。为了减少色谱条件差异所造成的误差，一般采用在同一块薄层板上点加样品及不同浓度的标准品，然后展开分离，加以比较，以提高方法的准确性。目测法简便，但只是一种粗略的近似的定量方法，误差较大。

2. 测定斑点面积法

展开后色谱上的斑点面积与化合物含量之间存在一定关系，所以可以用测定斑点面积的方法来测定样品含量。

斑点面积A与样品量W间的关系，由于化合物的性质和色谱条件不同，可以符合下述线性关系中的一种，即W-A，$\lg W$-A，$\lg W$-$\lg A$。究竟哪一种关系适用于所测化合物，需通过所测数据具体比较后确定。

斑点面积测量方法常用的是直接测量法，也可以用透明纸将斑点画下，再将透明纸印在坐标纸上，由相当于多少小格计算面积。斑点面积定量法同样是一种比较粗略的定量方法，误差一般较大，在5%～15%范围以内。

3. 仪器测定法（薄层扫描法）

薄层色谱定量可用薄层扫描仪直接扫描定量。近年来，由于仪器的不断发展和完善，用薄层扫描仪扫描测定斑点中化合物含量的方法已成为薄层定量的首选方法，也是最主要的方法。薄层扫描仪的工作原理可根据测定方式、扫描光波束数以及扫描轨迹的不同进行分类。具体方法主要是将展开后的薄层，用一定波长的光束进行扫描，记录其吸光度变化，得到扫描曲线。曲线上每个色谱峰相当于薄层上的一个斑点，色谱峰的峰高或峰面积与样品量之间有一定关系，利用样品扫描曲线上峰高或峰面积与标准品相比较，可得出样品的含量。

三、中药指纹图谱的数据分析及进展

中药指纹图谱是指药材、饮片、提取物或中药成方制剂等经适当处理后，采取一定的分析技术和方法得到的能够标示其化学的、生物学的或其他特征的图谱，用于中药的质量评价、质量控制和新药研究[3]。从 1988—2017 年，有关中药指纹图谱和中药色谱指纹图谱文献数量呈上升趋势[4]。色谱法是中药质量分析研究领域中发展最快、应用最广泛、普及程度适合我国国情的分析方法之一，色谱技术灵敏度高、准确性好、方法科学，是中药产业现代化的关键质量控制技术，是建立中药指纹图谱最常用方法。其中最常用的色谱指纹图谱技术就是薄层色谱指纹图谱，除此之外尚有液相色谱指纹图谱、气相色谱指纹图谱、高效毛细管电泳指纹图谱等。各种技术均有各自的优点和缺点，适用范围也各有差别，选择何种色谱指纹图谱技术取决于供试品的性质和研究目的，其中薄层色谱指纹图谱具有快速、简便等特点而备受关注。根据色谱指纹图谱研究的实际情况，可把我国中药色谱指纹图谱相似度评价的研究历程分为3个阶段，即直观比较阶段（1988—1999年）、相似度评价起步阶段（2000—2009年）和相似度评价发展完善阶段（2010—2019年）。

1. 直观比较阶段（1988—1999年）

随着中药现代化、国际化理念的不断深入，迫切需要一种从中药材到中药制剂进行全面质量控制以及对中药复杂成分检出的方法，指纹图谱技术应运而生[5]。指纹图谱从1959年开始相关研究至1988年，相关文献报道较少。从1988—1999年，指纹图谱的研究逐渐增多。薄层色谱法的研究报道也逐渐增多，如1991年苏薇薇[6]采用薄层色谱法对5种黄芩10个样品的化学成分进行了分析，同时对斑点信息进行了特征提取，使定性信息数量化，便于进行数学运算和聚类分析，准确区分了正品黄芩和非正品黄芩。利用数学运算和聚类分析进行薄层斑点数据处理是在斑点直接进行比较定性基础上的一个进步。1993年颜玉贞等[7]经优化展开剂，采用薄层色谱经2次展开，分离出黄连所含原小檗碱型生物碱，以其9~13个荧光斑点作为黄连的指纹图谱来鉴别不同黄连样品，这是较早使用薄层指纹图谱技术进行鉴别的相关报道。

在这一阶段，关于中药指纹图谱以及数据分析的理论体系尚未形成，还没有指纹图谱相似度的报道，评价方法较为单一，大多应用直观对比法，即待测样品与标准图谱的特征比较，也有引入相对指数、重叠率、八强峰等量化数据，较直观对比法更为科学、准确。

2. 相似度评价起步阶段（2000—2009年）

国家食品药品监督管理局于2000年下达"关于印发《中药注射剂色谱指纹图谱研究的技术要求（暂行）》的通知"（国药管注〔2000〕348号）文件。国家药典委员会从2000年12月起开始组织实施，进行了可行性调研（重点是色谱指纹图谱）、规范性技术文件起草与研究，同时进行了科技部立项。2000年屠鹏飞[8]阐述了中药指纹图谱的概念，即中药材经适当处理后，采用一定的分析手段，得到的能够标示该中药材特性的共有峰的图谱。同时对中药指纹图谱的检测标准及起草说明进行了说明，促进了指纹图谱在中药领域的深入研究与应用。罗国安等[9]认为中药色谱指纹图谱是到2000年为止借助现代技术手段能够最好地表达中药复杂体系的方法，可用于成品、工艺操作和原药材的质量控制，可实现对原药材 GAP 的质量要求。

2001年梁逸曾[10]通过对几种不同层次中药指纹图谱的分析认为，光谱指纹图谱虽可用于不同药材的鉴别，但色谱指纹图谱能更充分、准确、明显地表达中药材内在化学成分的浓度分布等整体状况。因此，将中药色谱指纹图谱作为中药的质量控制手段，对GAP、GMP 及 GLP 都产生深远影响，是在中医药事业现代化和中药产业现代化上迈开的坚实一步，是中药质量控制的里程碑[11]。谢培山[12]对中药色谱指纹图谱鉴别的概念、属性、技术与应用进行了阐述，强调了色谱指纹图谱是中药鉴别技术的循序发展与延伸，相似性是色谱指纹图谱最基本的属性，是中药及制剂内在质量的稳定性和均一性的有效评价方法。

薄层色谱法引入数据分析的报道主要从21世纪开始，2001年李彩君等[13]建立了高良姜药材的薄层色谱指纹图谱，以高良姜素和山柰素等8个指标成分荧光斑点的大小及其扫描峰强度为评价指标，对12种不同来源的高良姜进行了鉴别并评价了其质量。相对于苏薇薇[6]和颜玉贞等[7]的研究，评价指标增加了扫描峰强度。2002年聂孝平等[14]，采用薄层色谱全程扫描法，以指纹图谱为对照，以克癌宁胶囊中延胡索和夏天无的特征峰归属为依据进行鉴别，为薄层色谱指纹图谱对照法的应用提供了参考。2004年谢培山等[15]建立了10批白芍总苷TLC指纹图谱全谱图像，显示批间相似性高，白芍总苷质量一致、稳定。特别是白芍总苷的HPLC指纹图谱共检出8个特征峰，而TLC指纹图谱（香草醛－硫酸试剂显色）可见15个有色条斑（含原点），质量信息更丰富，HPLC和TLC在指纹图谱的应用中各有特色、互为补充。

这一阶段，中药色谱指纹图谱的相似度评价主要是单纯地通过指纹图谱的峰的多少和峰的大小进行直观定性比较或采用共有峰和非共有峰之比值的人工计算方法。这些评价方法带有个人的人为性和主观性，仅考虑人为选定的几个特征峰的相似性，即将完整的事物割裂开进行比对，未能全面反映中药内在成分的整体特征。因此，要创建一种能定量反映中药内在质量的指纹图谱相似度工具。

2002年程翼宇等[16]提出指纹图谱相似性测度概念，借助计算机仿真比较了6种相似性测度，并应用于参麦注射液指纹图谱相似性评价，结果表明夹角余弦测度更适于不同批次间药品质量稳定性的分析评价。陈闽军等[17]阐述了指纹图谱相似性的计算原理并借助计算机仿真实验及实验分析，证明谱峰面积比较法比谱图数据点比较法更稳定可靠，是适合中药指纹图谱相似性研究的方法。张南平等[18]提出了在中药质量标准中使用"对照指纹图谱"作为中药指纹图谱相似度比较的参照系，这为中药色谱指纹图谱相似度软件的开发、利用及发展奠定了基础。

2004年3月19日，由浙江大学药学院、中国食品药品检定研究院和天津天士力制药股份有限公司等联合承担的国家"十五"科技攻关重大项目"指纹图谱应用示范研究"正式通过国家科技部和国家中医药管理局验收。该攻关项目成果"复方丹参滴丸指纹图谱分析及质量控制技术"通过国家技术鉴定。这项技术已经成为代表当今现代中药质量控制技术领域世界最高水平的标志，它的诞生预示着一场中药产业的革命正在悄然来临。

在此期间，浙江大学和中南大学开发的两种中药色谱指纹图谱相似度评价软件应用较多。此外，还有大连化物所王龙星的《大连化物所指纹谱相似度软件》、珠海科曼中药研究有限公司谢培山、第二军医大学和清华大学联合开发的《中药指纹图谱工作站》软件、田润涛的《Chromap Chromafinger》、中国药品生物制品检定所的《中药色谱图分析和数据管理系统》、沈阳药科大学董鸿晔的《中药色谱指纹图谱辅助分析系统》、沈阳药科大学孙国祥的《中药色谱指纹图谱超信息特征数字化评价系统》[19]。国家药典委员会推荐使用中南大学和浙江大学开发的指纹图谱相似度计算软件。中南大学开发的软件采用相关系数和相合系数作为相似度的评价指标，浙江大学开发的软件采用夹角余弦作为相似度的评价指标[20]。

在前期工作的基础上，2004年国家药典委员会组织沈阳药科大学、浙江大学、中南大学、清华大学、北京大学医学部医药科技开发中心、西北大学、中国食品药品检定研究院、第二军医大学8家单位，集中测试、修改、定型《计算机辅助中药指纹图谱相似度计算软件》。中药指纹图谱是表征中药复杂成分与其质量关系的重要手段，在表征过程中，相似度评价起着关键作用。在相似度评价中常用的方法有峰重叠率法（Nei系数法）、相关系数法、距离系数法、向量夹角余弦法与峰重叠率和共有峰强度结合法（改进的Nei系数法）。通过大量计算化学方面的比较与验证，综合考虑受指纹图谱波动的影响程度、受小峰及大峰缺失的影响程度，选择了夹角余弦法，并对数据标准化方法及对照模式，即平均矢量（重心）及中位数矢量的计算进行了考察，最终开发出了《中药色谱指纹图谱相似度评价系统》研究版（2004 A）和检验版（2004 B）。其中A版应用于科学研究，具有生成对照图谱功能；而B版应用于指纹图谱的检验工作，不具有生成对照图谱功能。国家药典委员会《中药色谱指纹图谱相似度评价系统》的使用为中药色谱指纹图谱技术的深入研究与推广使用起到了积极的推动作用。

2001年在广州举行的国际色谱指纹图谱评价中药质量研讨会对中药色谱指纹图谱的发展起了引导作用，促使国家药品监督管理局正式将指纹图谱的研究纳入考察某一中药材质量标准的行列中[21]。随着中药现代化的不断深入及对中药指纹图谱技术的极大关注，中药领域科研人员充分认识到中药指纹图谱实施的重要性和必要性[22]。经过近十年的发展，中药指纹图谱技术从学术探讨到引入中药产业，并在实践中应用，由此带动中药质量控制的技术革新与进步，建立起我国自主的中药指纹图谱质量控制体系。在相似度评价方法应用的过程中，科研工作者发现了相似度评价方法存在的一些不足并提出了解决的办法。

3. 相似度评价发展完善阶段（2010—2019年）

《中国药典》2010年版对人参茎叶总皂苷等14种植物油脂、提取物，天舒胶囊等6种成方制剂和单味制剂采用高效液相色谱指纹图谱进行相似度评价。在《中国药典》2010年版及《中药色谱指纹图谱相似度评价系统》2004版的基础上，国家药典委员会于2012年推出了《中药色谱指纹图谱相似度评价系统》2012年版，2012年12月1日国家药典委员会正式在网上提供中药色谱指纹图谱电子标准图谱及其相似度评价软件系统供各相关单位使用。《中国药典》2015年版对羌活等2种药材，人参茎叶总皂苷等23种植物油脂、提取物（含红曲、猴头菌丝体），三七通舒胶囊等38种成方制剂和单味制剂采用高效液相色谱指纹图谱进行相似度评价。从《中国药典》2010年版到2015年版，采用中药色谱指纹图谱进行质量评价的中药由20种增加到63种，得益于这个阶段科研人员对高效液相色谱指纹图谱研究的高度重视。

2010年钟敬华等[23]以九节茶全草与地上部分分析为例，建立了色谱指纹图谱相近中药材类别定量评价相似度计算的新方法，弥补了现有色谱指纹图谱整体相似度法无法进行类别相似程度评价的局限。王康等[24]利用偏最小二乘方法从中药色谱或光谱数据中提取大量信息预测一个响应值，计算色谱指纹图谱的相似度，结果明确可靠，计算量少。詹雪艳等[25]以土茯苓为例，以最大峰比例同态性为指标，通过组合相似度引入非共有峰对相似度的合适权重及贡献，解决当两样本色谱峰面积相差较大时，夹角余弦不能灵敏地反映数据的差异性的问题，已成为药材质量相似度评价的新方法。2011年孙国祥等[26]以同一样品多波长指纹图谱信号加和的均值建立均谱法，可改善指纹信号，实现指纹信息最大化。2013年詹雪艳等[27]通过新程度相似度来反映样本多个共有峰峰面积的平均差异及差异的离散程度，控制样本成分群配比波动，评价样本内在成分的稳定性。通过深度挖掘指纹图谱内在信息，改善指纹信号响应值是此期间在相似度评价上研究的主要内容。2015年吴璐等[28]开发的商权法计算江栀子药材与标准模式的相似度，扩展了指纹图谱应用领域。2016年彭晶晶等[29]以系统指纹定量法的宏定性相似度、宏定量相似度为评价指标，采用均方开方法权衡各个指纹信息，清晰、全面地反映49批芪参益气滴丸的整体质量。2017年李国强等[30]以超高效液相色谱－紫外（UPLC-UV）法结合超高效液相色谱－四级杆－飞行时间串联质谱（UPLC-Q-TOF-MS）法建立了11批当归芍药散含药血浆指纹图谱，相似度在0.933以上，并对15个成分进行了分析。该研究将指纹图谱结合质谱联用技术应用到含药血浆成分的辨识上，为体内成分的深度分析奠定了基础。在这个阶段主要是在最大获取指纹图谱信息量、提高夹角余弦在数据差异性问题上的灵敏度，以便更好地评价中药整体质量及指纹图谱结合质谱联用技术建立含药血浆指纹图谱等方面进行更深入的探讨，对完善中药指纹图谱在中药质量控制上的应用起到了积极的推动作用。

薄层色谱指纹图谱的数据分析在此阶段也取得了相应的发展。《CHROMAP色谱指纹图谱相似度计算软件》以及《ChemPattern化学计量学系统解决方案软件》，均广泛用于分析薄层色谱指纹图谱的数据。

彩色图谱直观视觉评估是薄层色谱的独特优势。CAMAG公司开发的TLC Visualizer 2可用于薄层色谱的专业级色谱图像采集和存档。Visualizer 2能完美呈现薄层色谱这一特点，通过高度重现的图谱采集和无限逼真的数码信号转换，轻松实现不同波长、不同处理状态（如衍生前后）薄层色谱图像的采集和存档，最大程度实现薄层色谱的现代化和标准化。

参考文献

[1] 陈嬿，方圣鼎．自制高效薄层预制板及其在分离天然产物中的应用[J]．分析化学，1981，9（1）：27-30.

[2] 王秀芹，林彤，江英桥．薄层色谱法标准化操作要点及实例分析[J]．中成药，2018，40（7）：1655-1659.

[3] 杭太俊. 药物分析[M]. 第8版. 北京：人民卫生出版社，2016：478.

[4] 邹纯才，鄢海燕. 我国中药色谱指纹图谱相似度评价方法30年（1988—2017年）研究进展与展望[J]. 中国中药杂志，2018，43（10）：1969-1977.

[5] 谢培山. 色谱指纹图谱分析是中草药质量控制的可行策略[J]. 中药新药与临床药理，2001，12（3）：141-151.

[6] 苏薇薇. 聚类分析法在黄芩鉴别分类中的应用[J]. 中国中药杂志，1991，16（10）：579.

[7] 颜玉贞，林巧玲，谢培山. 黄连薄层指纹图谱研究[J]. 中国中药杂志，1993，18（6）：329-331.

[8] 屠鹏飞. 中药材指纹图谱的建立及技术要求实例解说[J]. 中国药品标准，2000，1（4）：22-29.

[9] 罗国安，王义明，饶毅，等. 中药注射剂指纹图谱建立实践分析[J]. 中国药品标准，2000，1（4）：36-40.

[10] 梁逸曾. 浅议中药色谱指纹图谱的意义、作用及可操作性[J]. 中药新药与临床药理，2001，12（3）：196-200.

[11] 任德权. 中药质量控制的里程碑——中药指纹图谱[J]. 中成药，2001，23（1）：1-2.

[12] 谢培山. 中药色谱指纹图谱鉴别的概念、属性、技术与应用[J]. 中国中药杂志，2001，26（10）：653-655.

[13] 李彩君，林巧玲，谢培山，等. 高良姜中黄酮类成分薄层色谱指纹图谱鉴别[J]. 中药新药与临床药理，2001，12（3）：183-187.

[14] 聂孝平，向大雄，李焕德，等. 薄层扫描指纹图谱法对克瘾宁胶囊中延胡索和夏天无的鉴别[J]. 湖南中医学院学报，2002，22（1）：34-35.

[15] 谢培山，林巧玲. 白芍总苷的薄层色谱指纹图谱实验研究[J]. 中药新药与临床药理，2004，15（3）：171-173.

[16] 程翼宇，陈闽军，吴永江. 化学指纹图谱的相似性测度及其评价方法[J]. 化学学报，2002，60（11）：2017-2021.

[17] 陈闽军，程翼宇，林瑞超. 中药色谱指纹图谱相似性计算方法的研究[J]. 中成药，2002，24（12）：3-6.

[18] 张南平，肖新月，张萍，等. 建立中药"对照指纹图谱"的可行性探讨[J]. 中国药事，2003，17（6）：19-22.

[19] 孙国祥，毕雨萌，刘金丹，等. 柴胡高效液相色谱数字化指纹图谱研究[J]. 中南药学，2007，5（1）：79-82.

[20] 刘永锁，孟庆华，蒋淑敏，等. 相似系统理论用于中药色谱指纹图谱的相似度评价[J]. 色谱，2005，23（2）：158-163.

[21] 元四辉. 国际色谱指纹图谱评价中药质量研讨会在广州召开[J]. 中药材，2001，24（3）：198.

[22] 谢培山.刍议中药指纹图谱的现状、发展和问题[J].中药材,2007,30(3):257-259.

[23] 钟敬华,侯晓蓉,范骁辉.化学指纹图谱类别相似性计算方法研究[J].中国中药杂志,2010,35(4):477-480.

[24] 王康,李华.偏最小二乘方法在中药指纹图谱相似度研究中的应用[J].计算机与应用化学,2010,27(12):1681-1683.

[25] 詹雪艳,史新元,段天璇,等.色谱指纹图谱组合相似度的算法[J].色谱,2010,28(11):1071-1076.

[26] 孙国祥,车磊,李闫飞.一种评价多波长中药色谱指纹图谱新方法——均谱法[J].中南药学,2011,9(7):533-538.

[27] 詹雪艳,史新元,袁瑞娟,等.基于相似系统理论色谱指纹图谱相似度算法的研究[J].计算机与应用化学,2013,30(9):1033-1037.

[28] 吴璐,黎晓丽,刘婧,等.基于熵权相似度计算法的"江栀子"指纹图谱研究[J].江西中医药,2015,46(12):66-68.

[29] 彭晶晶,李晓稳,李东翔,等.双波长超高效液相色谱指纹图谱鉴定芪参益气滴丸质量[J].中南药学,2016,14(11):1188-1193.

[30] 李国强,王运来,周敏,等.当归芍药散含药血浆 UPLC-UV 指纹图谱研究[J].中草药,2017,48(19):4017-4023.

第四章　薄层色谱技术的发展与展望

薄层色谱自1938年发明以来，自身的理论和技术得到了长足的发展，其应用范围极其广泛，成为现代实验室不可或缺的一种技术手段。TLC法被许多国家药典用于药物中杂质的检查、药物分析等方面，且是目前药典中收载最多的鉴别与有关物质检查的方法之一，具有设备简单、操作简便、分离速度快、灵敏度和分辨率较高等优点，可以同时分离多个样品，分析成本低，对样品预处理要求低，对固定相、展开剂的选择自由度大，适用于含有不易从分离介质脱附或含有悬浮微粒或需要色谱后衍生化处理的样品分析，在定性鉴定、半定量以及定量分析中发挥着重要作用。薄层色谱技术从1970年开始向仪器化、高效化发展，逐步形成了仪器化平面色谱及现代化薄层色谱。当今，薄层色谱已出现了很多新的技术类型，如高效TLC、高效TLC指纹图谱、薄层色谱－质谱联用、二维TLC、微乳TLC等。这些技术广泛应用在医药领域中的药物分析和中药检验，为中药材及饮片、中成药、中药提取物、化学药品等质量控制奠定了基础。

第一节　薄层色谱与其他技术的联用

近年来，随着新化合物的迅速增加，样品的复杂程度越来越高，复杂体系的分离和测定已成为分析工作者所面临的艰巨任务。由液相色谱、气相色谱、超临界流体色谱和毛细管电泳等组成的色谱学可以解决现代分离、分析的许多问题，因此色谱学正在飞速发展；以色谱、光谱技术和质谱为基础所发展的各种联用技术已成为当今分析化学研究的热点之一。1990年2月在比利时召开的第一届国际色谱联用技术会议上，有关气相色谱、高效液相色谱、毛细管电泳等分离技术与傅立叶变换红外、质谱、原子光谱的联用均有报道[1]。在众多的联用技术中，薄层色谱与各种技术的联用出现得较晚，但近几年，薄层色谱技术也已由传统的普通薄层色谱发展到高效薄层色谱、二维薄层色谱[2]、微乳薄层色谱[3,4]、加压薄层色谱[5]、离心薄层色谱[6]、包合薄层色谱[7]等，并逐渐向联用检测的方向发展，如薄层色谱－质谱联用[8]、薄层色谱－红外光谱联用[9]、薄层色谱－生物自显影、薄层色谱－核磁共振联用检测等。新技术、新方法的使用，使得薄层色谱分离度得到大大提高，影响薄层色谱效果的因素将逐步控制到最少，薄层色谱在不同实验室可以获得良好的重现性，薄层鉴别指标成分将更加明确。下面介绍几种常见的联用技术。

一、薄层色谱－质谱联用技术

薄层色谱（TLC）是一种分离效率高、成本低、样品用量少、应用广泛的微量分离手段；而质谱（MS）是一种灵敏度高、选择性好、可进行有效定性分析的现代仪器。因此两者的联用，实现了优势互补，为复杂样品的定性提供了一条有效的途径。实现TLC与MS联用对薄层色谱来说，总希望待测混合物能真实并毫无损失地在薄层板上有效分离，每一个斑点只代表一种纯净的组分，以便于设计同质谱联用的接口。但是，由于分离后的薄层色谱体系包括过量吸附剂、黏和剂、荧光指示剂、残余溶剂和盐等，每一个斑点都很难达到完全纯净，因而对接口提出了更高的要求。要么，接口能够除去过量的吸附剂，使待测组分从吸附剂上有效解吸，并浓缩精制；要么，质谱对待测组分有高的选择性，在检测色谱体系时，仅对待测组分有高的分辨率，不受其他无关物质的影响，这样，就需要优化样品注入体系。其次，实现TLC与MS联用，还要考虑质谱中样品分子的电离方法。使分子电离的方法很多，传统的电子轰击源（EI）和化学电离源（CI）均可应用于TLC-MS。此外，还有一些新的分子离子化方法，诸如快原子轰击（FAB），二次离子质谱（SIMS），基质辅助激光解吸（MALD）等。这些新的离子源的使用使TLC-MS在化合物定性方面更加快速、准确、灵活，大大扩展了薄层色谱的应用。

TLC-MS的偶联方式关系到从分离到鉴定过程中待测组分的转移。可分为下列三种：①将待测化合物从吸附剂中洗脱提取、精制收集，然后作为纯组分进入质谱，称之为"手动方式"。在这种方式下，薄层色谱只是一种提纯工具。②样品不必同吸附剂分离，将样品斑点刮下后，将其同吸附剂粉末一起引入质谱电离室，或将一小块薄层板切除坯连同斑点一起引入质谱电离室。③将整个色谱体系放置于质谱的电离室并直接进行分析。该方法难度较大，需要对质谱计进行大的改进，但可以提供理想的质谱数据。后两者称为"仪器方式"。

要建立薄层色谱同质谱的偶联，首先要解决两者之间的接口问题。接口的方式多种多样，一个优秀的接口由被分析物质的特性和所采用的电离方法而定。常用的接口技术有：①提纯直接引入法。这是实现TLC-MS联用的最简单方法，也是广泛采用的方法。在这种方法中，TLC和MS的联用是离线的，薄层色谱仅作为一种分离提纯方式。样品经薄层色谱分离后，斑点从板上移除，用适当的溶剂洗脱，蒸去溶剂后精制得纯品，再将纯品注入质谱计进行分析。苟莉萍等[10]用所述方法分离并鉴定了4,4'-二氨基二苯砜，确定了其分子结构。Henion等[11]用TLC-MS离线分析鉴定了多种用于治疗马类疾病的药物。Schmidtchen等[12]使用包括TLC-MS在内的多种联用技术，分析了从一种野生植物中提取出来的复杂酰胺类化合物，使用了包括化学衍生、UV、FTIR在内的检测方法，并对各种方法进行了比较。该方法的不足之处是组分在转移过程中易损失、易氧化、容易被污染、操作周期长等。②热蒸发法。该方法适用于易挥发、热稳定、分子量小的样品，样品分子受热蒸发从而直接同吸附剂分离。Parkhurst等[13]将薄层板置于一试管中，周围绕上加热线圈，可对薄层板进行选择性加热；或者将薄层板放置在靠近质谱计的平台上，平台可移动，用固定强度的光源或激光对薄层板分离区域依次加热，再用气流将蒸发解吸的样品吹入质谱计。Xiao等[14]将斑点从薄层板上刮下直接置于试样池中进行加热萃取，并以He作载气，GC-MS测定了七种萘化物、四种多环芳烃（PAH）及三种杀虫剂。热蒸发法方便迅速、连续性好，是一种比较好的TLC-MS接口。如果色谱基质不挥发而样品是挥发的，可以将样品和色谱基质一起放在质谱的直接进样探头中，当探头受热时，样品挥发，从而可以用传统的EI源或CI源将样品分子电离而得到质谱图。Hutzinger等[15, 16]曾用这种技术鉴定了吲哚类物质。Kraft等[17]用该法分析了酚类、甾族化合物、核苷及氨基酸类混合物。③特殊洗脱技术。特殊的洗脱技术包括许多设计巧妙的仪器装置和方法，使溶剂能有效将样品洗脱并迅速转移至质谱计，连续性好。该技术的一种较简单的TLC-MS接口就是将移除的吸附剂和样品同时装柱，溶剂从上往下对样品进行洗脱，并通过一个玻璃毛细管直接引入质谱计的电离室。适用于直接进行FAB分析的一种接口是将样品经薄层色谱分离后，将一种具有双层胶带（double-stick tape）的探头按在斑点上，将待分析的吸附剂斑点粘贴，再将合适的溶剂加到粘在探头顶端的吸附剂上，充分提取后，直接进入FAB源分析[18]。Somoyi等[19]使用改进的灯芯-量杆技术进行了TLC-MS分析。斑点定位后从薄层板上刮除，将样品和吸附剂放入浓缩装置中，将氯化铵三棱体浸入容器底部的溶剂中，当溶剂从三棱体顶端挥发出来的时候，样品也从吸附剂中洗脱出来。当溶剂蒸发完全后，切除三棱体顶端，碾碎，将样品和氯化铵粉末一同由直接进样探头送入质谱检测。Oka等[20]使用了一种特殊的洗脱技术，即利用"梯形"对样品进行浓缩，使样品斑点浓缩成一条直线，再用FAB质谱检测。他们已用这种技术测定了酸红、霉菌素、胱氨酸等物质在正相和反相薄层板上的R_f值，并作出其FAB质谱图。

对质谱来说，和薄层色谱偶联的电离方法还有其他种，除了传统的EI和CI源外，还有如FAB、SIMS、MALD、ESI等。现将各种电离技术与TLC联用的情况作简要介绍。

1. 快原子轰击电离（FAB）

FAB是质谱中广泛应用的电离方法之一。胡耀铭等[21]曾介绍过FAB质谱与纸色谱和薄层色谱的联用，并举例说明了极性大、难挥发和热不稳定的多组分体系的分析方法。TLC-FABMS的缺点是只包含少量信息，仅能提供分子量和有限的碎片离子，存在背景和共色谱干扰等。因此，考虑用串联质谱来提高检测质量。

2. 二次离子质谱（SIMS）

SIMS以其高灵敏度、宽的动态范围和优良的深度分辨，已逐步发展成为一种很有特色的表面分析手段，特别适于和TLC联用，可详细提供薄层板上斑点的样品分布图象。在TLC-SIMS中，一般需将离子从薄层斑点表面溅射出来，再由四极滤质器加速后，送入SIMS源进行质谱分析。SIMS包括液相SIMS（LSIMS）和飞行时间SIMS（TOFSIMS）。Masuda[22]等用浸有石蜡的氧化铝铺板，有效分析了酸红、叶红素和焰红，用三甘油定位浓缩后进行SIMS分析，0.1 μg样品即可得到满意的质谱图。Kushi等[23]用三乙胺作洗脱剂、吲哚或考马斯蓝定位，用TLC-SIMS分析了类脂。Unger等[24]用TLC分离了蘑菇组织中的四元生物碱，不用洗脱溶剂，直接将蕈毒碱从纤维素板上溅射出来，得到SIMS质谱图。Yang等[25]用TLC-SIMS分析了有机锍盐的结构。Nukagawa等[26]用扫描TLC-LSIMS分析了药物抗生素和其他有机化合物的混合物。Dunphy等[27]利用TLC-LSIMS技术鉴定了胆汁酸盐的结构，并提供了该物质的正离子和负离子在薄层板上的三维图象。TOF SIMS用高速宽直径离子束从表面溅射二次离子，保留了样品在薄层表面的空间分布，可获得高分辨率的空间分布图。潘永艺等[28]，用银载体分离并用TOF-SIMS测得环氧树脂的质谱。Busch等[29]用TLC-TOF SIMS测出有机锍盐、氢氧化物等多种试样的质谱图。

3. 基质辅助激光解吸电离（MALD）

MALD是广泛用于在TLC板上直接进行分析的一种电离方法，特别适用于极性大、体积大、难挥发的生物大分子，可用来分析蛋白质、多肽、聚核苷酸、低聚糖等。它不需要洗脱溶剂，高热能激光照射到斑点表面使样品分子溅射出来。Busch等[29]用C_{18}键合硅胶G铺板，微量注射器点样，用MALD-MS分析了生物分子胆汁酸和盐、核苷和核苷酸。Kubis等[30]用聚酰胺铺板，利用MALD-MS测得了糖、嘌呤、多环芳烃等许多有机化合物的正离子和负离子质谱，Ramley等[31]用该技术测定了菲的质谱图，并说明了激光脉冲对质谱图的影响。

4. 电喷雾电离（ESI）

ESI是新近出现的一种"软电离"质谱技术，已有人研究了它与TLC的联用。ESI适于大分子化合物分子量的测定，还可对极性大、难挥发、易分解的糖苷类化合物进行分析。孙维星等[32]用TLC和ESI-MS联用成功测定了溶液中非共价复合物的化学计量数和键合常数。Anderson等[33]用TLC和ESIMS联用测得了三羧基三苯𫭼盐的正离子质谱图，检测出薄层板上2 pg量的样品。

TLC-MS联用是一种较先进的分离分析技术，它方便直接、灵敏度高、检测迅速、适用范围广，对定性分析有很高的准确度。但是，它需要特殊的样品引入技术及先进的电离源，而具有特殊电离源的质谱计往往体积大、价格昂贵。因此，TLC-MS联用的普及受到了限制，使用范围有待进一步的深入研究[34]。

二、薄层色谱－红外联用技术

薄层色谱是一种快速、简便、高效、经济、应用广泛的色谱分析方法，但常规的薄层色谱固定相如氧化铝、硅胶等在红外光区中有很强的吸收信号，极大地干扰了混合物分离后各组分的检测及分析。而红外光谱可对各种物质进行官能团识别及定性分析，其应用也极为广泛，对分离后的各组分检测起到较好的作用，但其对于混合物的检测极其困难，因此，如果两者结合，则可以取长补短，有利于对混合物组分进行分离及检测。薄层色谱与红外光谱联用（TLC-FTIR）技术可在混合物分离、检测及分析方面发挥较大的优势。

早在20世纪60年代，研究人员已开始尝试将薄层色谱和红外光谱技术联用[35]。实验方法可分为溶剂洗脱转移法和原位检测法，溶剂洗脱转移法是用溶剂将薄层上已分离的条带溶解洗脱下来，再进行红外光谱检测。刘元瑞等[36]采用此方法进行了一些中药制剂的研究。溶剂洗脱转移法由于操作复杂、费时，且易造成样品的损失和污染，阻碍了薄层色谱和红外光谱联用的发展。因此，薄层色谱－红外光谱联用的出路在于发展原位测量技术。Percival 等[37～40]在原位薄层与红外光谱联用方面进行了一系列的研究。但由于薄层固定相自身强烈的红外吸收会严重干扰样品的检测，使原位检测的薄层色谱-红外光谱联用技术几乎未得到发展。寻找无红外吸收、性质稳定的新型固定相是使原位薄层与红外光谱联用技术得以有效发展的关键。研究发现，一些无机难溶盐性质稳定，在中红外区无吸收，有成为薄层色谱固定相的潜在可能[41, 42]。刘溪等[41]用氢氧化钡与氢氟酸反应制备了氟化钡颗粒，并将其作为薄层色谱固定相，实现了混合物样品的分离和原位红外光谱检测。在以上基础上，刘微等[43]对氟化钡固定相的制备方法进行了改进，进一步缩小了氟化钡粒径，以减弱光散射效应导致的光谱基线抬高，提高了薄层板的分离能力。采用新的氟化钡固定相实现了对罗丹明B和孔雀石绿混合物的分离，并对分离后的斑点分别进行了原位红外光谱。

范晓坤[44]利用碘化银颗粒（在中红外透明且不吸水的无机盐）作为新型薄层固定相，通过制备单质硫颗粒，并运用沉降-挥发法制备了普通薄层板和窄带薄层色谱板，不仅可实现对有色混合物进行成功分离及原位显微反射红外检测，同时还能对无色混合物质进行较好的分离，同时采用红外Mapping技术对混合物成分进行了检测和分析。

显微红外光谱与常规红外光谱相比，显微红外光谱灵敏度更高，可以实现痕量样品的分析；采用溴化钾压片法会出现水的吸收峰，还会使谱图变形。而 Micro-FTIR 技术分析时不需要添加任何稀释剂，能反映样品的本质光谱；无损检测；官能团的空间分布，Micro-FTIR 能够给出吸收峰的图像，根据特征吸收峰在样品中的分布，判断官能团的空间分布。许凤等[45]采用TLC结合显微红外技术方法对减肥保健食品中非法添加的盐酸芬氟拉明进行了定性快速检测，在被检测的9批样品中有2批含有盐酸芬氟拉明，此方法专属性强、灵敏度高、准确性好，适用于对该类化合物的快速检测。刘激扬[46]利用 TLC法将消瘤丸中的可疑成分进行筛选、定位，再利用制备薄层板进行制备纯化，得到可疑成分的纯品；采用傅立叶变换红外光谱FTIR技术，测定纯品的红外光谱，利用红外光谱数据库的强大检索功能，可找到相关系数较高的抗肿瘤药物丝裂霉素，再通过TLC与丝裂霉素对照品进行比对，首次在中药制剂中检测出抗肿瘤药物丝裂霉素，该方法快速、简便。

其他还有利用薄层色谱与表面增强拉曼光谱（SERS）联用等方法，如用表面喷洒银溶胶的薄层板作为表面增强拉曼散射基底，采用原位检测的方式，可实现快速检测中药黄连、辣椒油中苏丹红 I ～ IV、染色掺伪的西红花的成分[47～49]。张彬彬等[50]利用窄带薄层色谱-表面增强拉曼光谱（TLC-SERS）分析方法来改善传统薄层色谱-表面增强拉曼光谱法在色谱展开过程中斑点横向扩散以及由于滴加SERS基底而导致的斑点二次扩散的不足，进一步提高TLC-SERS方法的检测灵敏度。本方法采用色谱层析硅胶GF$_{254}$制备并优化出宽度为2 nm的窄带TLC板，待样品在窄带TLC板上分离后，在分离斑点表面喷洒银溶胶，然后对斑点进行SERS检测。结果表明，该方法具有简便、快速、灵敏的特点，改善了传统TLC-SERS方法斑点横向扩散的不足。拉曼光谱和红外光谱一样同属于分子振动光谱，可以反映分子的特征结构，可以实现定性和半定量检测，而且降低了固定相的用量，节约了成本，具有非常广阔的应用前景。

第二节　薄层色谱用于有效成分的筛选

　　基于靶标内在活性的中药活性成分辨识技术是指用色谱技术对中药成分进行分离后，各分离成分分别与靶标作用，通过是否可以引起靶标活性产生的生化变化检测该成分是否有内在活性，进而直接辨识中药活性成分的方法。目前，薄层色谱-生物自显影法[51]广泛用于该方面的研究。

　　薄层色谱-生物自显影方法是利用靶标反应液作为薄层色谱分离的显色剂，根据色谱斑点颜色的变化判断分析样品各薄层色谱斑点是否具有相关活性。该方法可同时分析多批样品，快速、简单、容易操作，而且有机溶剂在活性检测前能被完全去除，避免了对酶活性的影响，已被广泛应用于药用植物中活性成分的筛选，包括二肽基肽酶-Ⅳ抑制药、脂肪酶抑制和葡萄糖苷酶抑制等的筛选。目前，该法在酪氨酸酶抑制药筛选中也得到广泛的应用[52]。Garca等[52]首先用响应面试验设计法对影响酶活性检测敏感性的4个因素即酪氨酸酶量（TA）、L-酪氨酸量（LTA）、反应时间和温度进行了评价，并将该条件与薄层分离相结合，从而最终得到重复性好、灵敏度高、可用于筛选复杂基质中存在的酪氨酸酶抑制药的实验方法。Zhou等[53]为了提高对酪氨酸酶抑制药筛选的薄层色谱-生物自显影法的有效性和灵敏度，采用了较传统的L-酪氨酸水溶性更好的L-DOPA为底物，从而获得了更高的灵敏度，并节省了酶消耗，最后从圣地红景天中分离得到2种酪氨酸酶抑制药。此外，Garcia等[54]将一种双亲共聚物制备的酶凝胶的反相兼容薄层色谱-生物自显影法用于酪氨酸酶抑制药筛选的实验研究。因为酪氨酸酶催化了L-酪氨酸的氧化，这种凝胶会变成棕色的"皮肤"状，棕色背景下的清晰斑点则被认为是其抑制药。薄层色谱分离能力较差，对化合物定性又主要依靠R_f值，因此，对筛选出的活性斑点成分难予以鉴定，该法主要用于天然产物活性组分的初步筛选及化学分离过程的活性成分追踪。

　　薄层色谱-生物自显影技术结合了比色法（或荧光法）与色谱分离技术两者的优点，是一种集鉴定、分离和活性测定于一体的药物筛选方法。该方法不需要特殊的仪器设备，操作简单，实验耗费低，适合一般实验室操作。人们最早采用纸色谱-生物自显影技术对抗菌药物进行筛选[55]，而后发展到采用薄层色谱与生物显色剂联合用于食品、工业污染等微生物的测定以及各类天然抗菌成分的筛选[56]，此外，在胆碱酶抑制剂[57, 58]和抗氧化剂的筛选[59, 60]等方面都得到广泛应用。1967年，Galvind等提出以1, 1-二苯基-2-苦肼基自由基（1, 1-diphenyl-2-picrylhydrazyl，DPPH）为显色剂，定量测定清除自由基活性的想法，而李培武等[61]正式在第十届国际油菜籽会议上提出该方法，指出该方法与视频扫描技术联用可以用于油菜籽的抗氧化活性评价。

　　DPPH是一种很稳定的以氮为中心的自由基，若被测物能清除它，则提示被测物具有降低羟自由基、烷自由基或过氧自由基等自由基的有效浓度，打断脂质过氧化链反应的作用[62]。DPPH本身显紫色，具有清除DPPH自由基能力的物质能使其还原成DPPH-H而呈现黄色。目前，国内外广泛采用DPPH分光光度法筛选天然抗氧化剂。以DPPH乙醇液为显色剂的薄层色谱-生物自显影技术筛选植物中的抗氧化活性成分近几年国内外报道较多，如谷丽华等[63]分别以去甲异波尔定、厚朴酚、木犀草素及芹菜素为对照成分，以DPPH自由基为显色剂，筛选乌药、厚朴和紫苏子中药抗氧化活性成分。本方法利用DPPH生物显色剂与常规的化学显色剂分别对乌药等三味中药的比较研究结果显示，薄层色谱-生物自显影法既反映了中药指标性成分的有无，既实现了传统薄层鉴别目的，又反映了各指标性成分的活性强弱；既能发现中药中存在的具有抗氧化活性的其他化学成分，又能反映不同产地或来源药材的抗氧化活性强弱即质量优劣，能够同时达到中药活性筛选与品质评价两个目的。常规抗氧化剂筛选方法ESR法、荧光法、分光光度法等技术在促进天然抗氧化剂的发展中起到重要作用，但是这些方法常需要特殊的仪器或者无法消除样品中其他成分干扰等缺点。相比之下，薄层色谱-生物自显影法用于天然抗氧化成分的筛选及用于治疗由于自由基损伤所致疾病的中药分析与评价，具有操作简便、快速、样品用量少、准确性高等优点。

该方法还广泛应用于绵茵陈、大蒜、芜菁子等抗氧化活性成分的筛选[64~66]，除此之外，还应用于乙酰胆碱酯酶和丁酰胆碱酯酶、抗菌活性、葡萄糖苷酶抑制剂和脂酶抑制剂等的筛选[67~70]。

薄层色谱-生物自显影技术将化学成分分离与活性评价有机结合，将中药指纹图谱中化学成分的变化与其生物活性联系起来，建立真正意义上的中药指纹图谱"谱效关系"，为中药的质量控制和药效评价标准提供科学依据。

第三节　反相薄层色谱法

反相薄层色谱（reversed-phase thin-layer chromatography，RP-TLC）是利用化学键合反应，将烃基硅烷键合到硅胶表面，制成非极性固定相，用极性较大的液体作流动相进行分离分析的方法，可克服疏水板对溶剂系统的限制，其流动相含水量根据键合相不同可达20%~80%不等。常用展开剂是水和甲醇混合溶剂，其次是水和乙腈，并可使用强酸或强碱作流动相。本法可用于非极性、极性化合物的分离，甚至水溶性化合物的分离，并可按理论和预期方法选用溶剂系统，因为R_f值与流动相中的有机改性剂含量之间呈线性关系。本法回收率高，重现性好，薄板可重复使用。反相改性的预制板对于所有的化合物类别都有很广的选择性，它不再需要复杂的多元展开剂配比，通常二元流动相如甲醇/水或乙腈/水即够用。调节流动相中水相的比例，保留行为即可得到系统的改变。反相吸附剂的表面活性相对较低，降低了不稳定化合物在分析过程中产生降解的风险。相对湿度对于保留行为的影响也变得非常小，这是由于吸附剂的疏水特性和所使用的是含水流动相。反相薄层的另外一个优点是色谱方法可方便地转移到HPLC法的RP-C18色谱柱上。

近几年来，反相薄层色谱法也越来越多地应用于药物分析中，尤其适用于极性成分和组分复杂的混合物的分离。按照分离机理，RP-TLC属分配色谱，利用不同组分在流动相和固定相之间的分配系数（或溶解度）不同，而使之分离。RP-TLC运用经烷基化修饰的硅胶为固定相，固定相几乎都是被化学键合在载体物质上，而不是机械覆盖在它上面，制备较为复杂（现已有商品板），但其斑点扩散小、分离效率高。化学键合相硅胶的硅烷化程度，为分离提供选择性，可根据样品性质选择适当的固定材料，实现最佳分离效果。RP-TLC的展开剂较为简单，通常选用水、甲醇、乙腈、四氢呋喃等有机溶剂，有时还需要两种以上溶剂的混合展开剂。Ohno等[71]采用RP-TLC，对人参、红参中人参皂苷Rg1，龙胆、日本龙胆中龙胆苦苷，葛根中葛根素，栀子中栀子苷，五味子中五味子素，生姜中姜辣素进行了鉴定。采用RP-18 F_{254}s薄层板，展开系统为人参、红参：硫酸钠（1→20）乙腈-甲醇（10∶7∶3）；龙胆、日本龙胆：水-乙腈（7∶3）；葛根、栀子：硫酸钠（1→20）乙腈-甲醇（10∶3∶3）；五味子：2-丁酮-正己烷（1∶3）；生姜：2-丁酮-甲醇-水（1∶1∶1）。点样量10 μL，上行展开约10 cm。人参、红参喷硫酸后110℃加热5 min显色，其余紫外线254 nm观察荧光斑点。结果在上述展开系统条件下各药材薄层斑点分离良好，且重现性好。陆懋荪等[72]建立了用RP-TLC分离金银花、山银花中绿原酸的方法，用键合反相C18薄层板，以甲醇-水-甲酸（45∶55∶1）为展开剂，可使金银花、山银花中绿原酸获得完全的分离。张子忠等[73]采用RP-TLC对蔓荆子中牡荆素和对羟基苯甲酸进行了分离，采用RP-18 F_{254}s高效反相薄层板，用70%的四氢呋喃水溶液（含0.1%TBABr）浸10 min，干燥，以四氢呋喃-水（46∶54，含0.1%TBABr）为展开剂，展开后检测，牡荆素和对羟基苯甲酸获得良好的分离。同时与正相TLC分析蔓荆子比较，RP-TLC分析蔓荆子时展开剂组成较简单，易于优化选择。有报道正相TLC分离北沙参需要两次展开，展开时间约4 h，张子忠等[74]以甲基键合硅胶GF$_{254}$板，甲醇-水（7∶3）为展开剂，一次性分离出北沙参中欧前胡素等香豆素类成分。兰亦青等[75]采用RP-18F$_{254}$s高效反相薄层板，以水作为溶剂的调节剂，并在水中加入0.1%TBABr作为离子对试剂，与四氢呋喃组成简单的展开系统，同时将白芍中丹皮酚、苯甲酸和芍药苷三组分有效分离，由于不受空气湿度的影响，此法的重现性比吸附TLC的好。

RP-TLC作为TLC新技术广泛应用于药物分析中，其具有价廉、简便、分离效率较高等优点，已成为常用的定性和定量分析方法。RP-TLC实验一般不使用毒性大的三氯甲烷、二氯甲烷等含卤素试剂，只以水、甲醇、乙腈等作为展开系统，薄层斑点即得到良好分离。由于RP-TLC的洗脱体系较为简单，与RP-HPLC的洗脱体系一致，我们还可以对所需分离的物质，预先用RP-TLC进行摸索分析条件，再转移到HPLC上去，稍加调整极性，便可得到良好的洗脱体系，可大大缩短HPLC洗脱条件的选择时间，既可节约溶剂，又可保护昂贵的色谱柱。此方法目前尚未见文献报道，可做进一步研究。随着色谱技术和药物分析技术的不断发展，RP-TLC这一薄层色谱新技术在药物分析领域必将得到更广泛的应用[76]。

第四节 胶束薄层色谱法

1979年Armstrong等[77]将表面活性剂作为流动相引入薄层色谱，开辟了薄层色谱分析的新领域——以胶束溶液为流动相的一种色谱，称为胶束薄层色谱法（micellar thin-layer chromatography，MTLC）。胶束薄层色谱法分正相胶束薄层和反相胶束薄层，正相胶束薄层是在聚酰胺、氧化铝或硅胶薄层上用低浓度的表面活性剂（如十二烷基硫酸钠）的水溶液为展开剂；反相胶束薄层是在硅烷化的硅胶薄层上，用低浓度的表面活性剂（含有少量水）的非极性有机溶剂为展开剂。由于胶束溶液对亲水性和疏水性的成分均有一定的增溶作用，因此提高了分离的选择性，被广泛应用于药物分析。MTLC与常规TLC相比具有价廉、安全、无毒及适用性广等优点。MTLC已成功用于金属离子、氨基酸和一些药物与中药的分析[78~80]。在胶束色谱中，分析物的色谱行为受胶束-水分配系数、固定相-水分配系数和固定相-胶束分配系数的综合影响[81~85]，因此，较之常规TLC，MTLC有更多的参数可以优化以提高色谱的选择性。另外，表面活性剂不但改变流动相，对固定相也有影响，胶束色谱的固定相常常会有一些新型的分离功能或具有增强荧光检测信号的功能[86~88]。因此，在复杂的分析体系中（如中药材指纹图谱分析），只有充分利用MTLC的分离机理和良好的优化方法，才能得到满意的结果。胶束溶液一般由表面活性剂与水或油组成。当溶液中表面活性剂质量分数达到临界胶束质量分数（CMC）时即可形成胶束。胶束分为W/O型和O/W型，胶束色谱中最常用的为O/W型胶束溶液。

该方法可广泛用于西药或中成药的鉴别，如赵怀清等[89]应用胶束薄层色谱法同时测定复方乙酰水杨酸片（APC）中的阿司匹林（A）、非那西汀（P）和咖啡因（C）的含量。在聚酰胺薄膜上，以2% SDS-乙腈-NaAc-Na$_2$HPO$_4$·12H$_2$O（3:1:1）为展开剂，测定波长为273 nm，单波长反射法锯齿扫描。结果表明，以2%SDS胶束溶液为展开剂时，不仅增溶效果好，而且斑点形状圆，无拖尾现象，R_f值适宜，效果较为理想。戈早川等[90]以2%氯化十六烷基吡啶（CPC）-乙酸乙酯（9:1）胶束溶液为展开剂，在聚酰胺薄膜上成功地分离了小檗碱、巴马汀和药根碱。以345 nm为测定波长、550 nm为参比波长进行扫描测定，建立了一种新的同时测定黄连及其制剂中小檗碱、巴马汀和药根碱的胶束薄层扫描法。崔淑芬等[91]以甘草对照品的R_f值、分析效能和甘草紫外扫描指纹图谱整体分离情况为评价指标，对表面活性剂浓度、醇类添加剂和酸类改性剂对胶束薄层色谱的影响进行了系统研究；对胶束薄层色谱两个溶剂前沿提出了新的解释，认为第一前沿中应不包括表面活性剂单体；采用控制加权可变步长单纯形优化法对甘草的改性胶束展开剂进行了优化，甘草的改性胶束最佳展开系统为0.23 mol·L^{-1}的SDS、16%（V/V）正丁醇和11%（V/V）甲酸组成的改性胶束。在此实验条件下，展距95 mm的条件下，可分离得到17个色谱峰，分离情况良好。

胶束薄层色谱属分配色谱，在分离过程中，首先利用胶束增溶作用，使被分离物的溶解度增加，再利用化合物在固定相、水相及胶束三相之间的分配系数不同而达到分离目的。常用的胶束溶液为溴化十六烷基三甲胺（CTAB）胶束溶液和十二烷基硫酸钠（SDS）胶束溶液等。该方法简单，重现性好，展开剂价格低廉，生物降解作用好，不易造成环境污染，可作为复方中成药或中药的常用检测手段。

第五节　微乳薄层色谱法

微乳薄层色谱法与一般常用的薄层色谱法不同，微乳薄层色谱法是以微乳液为流动相的薄层色谱法。微乳液是将不同配比的表面活性剂、助表面活性剂、油、水等组分组合在一起，使其自发生成一种无色透明、各向同性、低黏度的溶液，属于缔合胶体溶液。微乳体系的组成与胶束体系相似，但比胶束体系具有更大的增溶量。微乳液具有更大的增溶量和更低的界面张力，更有利于提高色谱效率。在微乳薄层层析过程中，溶质在固定相、微乳液的水连续相及油核和界面膜数相之间产生不同比例的分配，由于微乳液的增溶作用，极性大的分子分配于微乳水连续相中，极性小的分子分配于微乳油核或穿插排列于表面活性剂与助表面活性剂组成的膜栅栏中，加上吸附、静电、疏水、立体等其他多种综合的效应，使混合组分在微乳液中展开时迁移速度不同，使其具有独特的选择性，可同时分离亲水物质和疏水物质。此外，本法对带电成分和非带电成分亦有较好的分离选择，适用于分离差别很小的物质。

微乳（microemulson）的研究是建立在胶束理论之上的，微乳作为难溶药物的载体，具有增溶、增加药物生物利用度、增加药物透皮吸收和稳定血药浓度等作用[92]。近年来，微乳在药物分析中的应用得到了迅速发展，以微乳为流动相的色谱称微乳色谱。微乳色谱对于难以分离的复杂体系和难溶化合物的分离是一种理想的分离方法。在微乳色谱中，溶质在固定相、油或水连续相及内核和介面膜等数相之间进行分配，层析过程中，由于吸附、分配、静电、疏水、立体、萃取与反萃取等可能的效应，导致各种物质迁移速率不同。通过调节微乳系统中油、表面活性剂和助表面活性剂的含量以及流动相的pH值等参数，可以提高分离的选择性。因此，近年来在药物分析中，尤其是中药分析和中药材指纹图谱的研究方面取得了长足发展。微乳液与胶束体系皆属缔和胶体，但在基本特性上存在着明显的差别[93]。微乳体系与胶束体系相比，具有更大的增溶量（增溶量：胶束体系5%～20%，微乳体系60%～70%）和超低界面张力（界面张力：油水界面72 mN·m^{-1}，胶束体20 mN·m^{-1}，微乳体系10^{-2}～10^{-4} mN·m^{-1}）[94]，微乳体系的以上优势更有利于提高色谱的效率。

微乳色谱作为一种新型分离技术，在药物分析中，尤其在天然药物分析中，近几年得到了迅速的发展。微乳HPLC色谱在化学药物的分析中，用于片剂分析，酸、碱、两性和中性混合物的分析和不溶性化合物的分析方面已有许多报道，在天然药物分析中，尤其是在中药材指纹图谱研究方面，目前文献报道最多的为微乳薄层色谱或微乳高效薄层色谱以及微乳毛细管电动色谱等[95]。以微乳液为流动相，用薄层层析来分离和鉴定药物的有效成分的薄层色谱方法，称为微乳薄层色谱法（Microemulsion TLC）。

康纯等[96]以含水量不同的，分别具有油包水（W/O）型、油水双连续（W/O～O/W）型和水包油（O/W）型的6种SDS-正丁醇-正庚烷-水微乳液作展开剂，研究了黄连中生物碱（药根碱、小檗碱、巴马汀）的微乳薄层色谱行为，并选择了含水量75%（O/W）型的微乳液为流动相、聚酰胺薄膜为固定相，对13种黄连中药材、饮片及含黄连中成药的生物碱进行了分离和鉴定。在继微乳液在生物碱薄层色谱中的应用研究之后，康纯等[94]又对中药中广泛存在的有效成分黄酮化合物的微乳薄层色谱进行了研究。以含水量不同，具有油包水（W/O）型、双连续型（W/O～O/W）及水包油（O/W）型的6种SDS-正丁醇-正庚烷-水微乳液为流动相，研究了芦丁、槲皮素和黄芩苷的微乳薄层色谱行为，并选择了含水量75%（O/W型）微乳液-酸（9.5∶0.5）为展开剂、聚酰胺薄膜为固定相，对槐米、黄芩等7种中药材及中药饮片，复方芦丁片、双黄连口服液等7种中成药进行了分离和鉴定，得到了理想的结果。马柏林等[97]以SDS-正庚烷-正丁醇-水微乳液为展开剂，通过聚酰胺薄层色谱，研究了微乳液类型对杜仲黄酮分辨率的影响。选择含水量70%的微乳液作为展开剂，分离了杜仲黄酮得到9个斑点，检测灵敏度显著提高，分离效果理想。曾常青等[98]以SDS-正丁醇-正庚烷-水微乳液作为展开剂，通过聚酰胺薄层层析，分离和鉴定了止咳枇杷颗粒中的百部、桑白皮、白前3种药材，考察了微乳液类型、改性剂、酸度等因素对分离效果的影响。结果百部的鉴别以含水量90%微乳液-甲酸（9∶1）为最佳展开剂，桑白皮、白前的鉴别以含70%微乳液-甲酸（9∶1）为最佳展开剂。微乳薄层鉴别斑点清晰，为止咳枇杷颗粒鉴别提供了一种简便、准确的方法。Cui等[99]从改进薄层色谱重现性差和分离能力低的角度出发，以甘草为研究对象，建立了甘草的微乳薄层色谱，对微乳组成的优化以及色谱特征等进行了细致深入的探讨，并成功地用于甘草的指纹图谱及药材的质量控制。

由于胶束液和微乳液对亲水性和疏水性的成分均有不同程度的增溶作用，因此胶束色谱和微乳色谱均可以提高分离的选择性；微乳液与胶束液相比，在增溶、降低表面张力和增加光学透明度等方面更显示出其独特的优点，因此，微乳色谱对于难以分离的复杂组分和难溶化合物的分离是一种更为理想的方法。近几年来，微乳色谱在中药分析方面的用途日益广泛，尤其是在中药指纹图谱的研究方面，更显示出其独特的优点。微乳的光学透明性，使分析无生色团的样品时，使用紫末端吸收波长（最低可达190nm）进行分析成为可能。

第六节　二维薄层色谱法

薄层色谱技术成为广泛应用于各个领域的一种常用技术，在监测中药分离纯化，中药材、制剂的定性鉴别和质量控制等方面一直发挥着不可替代的作用。中药具有成分复杂多样的特点，有些药材种属来源众多，因此在中药材的采收、加工、流通等过程中容易出现伪劣掺假等行为。中药现代化主要是以现代化各种分离技术反映中药整体轮廓特征，但普通薄层色谱的峰容量十分有限，在中药等成分复杂样品的分析过程中显得力不从心，于是，更为先进的薄层色谱技术——二维薄层色谱（two-dimensional thin-layer chromatography，2D-TLC）应运而生。

　　二维薄层色谱应当满足两个条件：两个维度的分离机制是相互正交的；在第一维中已被分离开的两个物质在第二维展开的过程中依然是分离的[100]。其在扩充峰容量提高分离效果的基础上，几乎保留了一维色谱的所有优点：采用一次性固定相，样品通常无需净化精制，节约分析成本和时间；结果可视化；所需展开剂量少，节约试剂；固定相和流动相选择范围广；所有斑点贮存在薄层板上，可随时对其重复扫描检测，得出最佳结果[101]。另外还要注意，在二维薄层色谱中流动相的优化比一维要复杂得多。首先，二维薄层色谱中不同方向的展开剂必须是互补性的，这样才能使那些在一维展开中分离不佳的点得到分离；其次对两向展开剂组成也要进行优化，因此，难度相对较大。目前，关于二维薄层色谱的研究论文越来越多，关于流动相的积累也相对较成熟，下面介绍二维薄层色谱法的主要应用方法。

一、二维薄层色谱分类

　　从近年来国内外对二维色谱研究的进展可看到，较为常用的二维色谱大致有3种，单固定相二维薄层色谱、双固定相二维薄层色谱以及二维移植薄层色谱[102]。

1. 单固定相二维薄层色谱

　　单固定相二维薄层色谱（2D-TLC on one absorbent），即薄层板只有一种固定相涂层。样品在薄层板的一角点状点样，在第一个方向上展开，晾干之后，旋转90°，在第二个方向上再次展开[103]。为达到较好的分离效果，一般可选择中等极性的固定相，并在两个方向上使用不同的溶剂系统，使两个维度分别为正相展开系统和反相展开系统。当然，理论上也可以在两个维度上都使用相同的展开系统，但这样只是相当于延长了展距，对分离效果并无明显的提升，因此较少采用。这里存在着一个问题，由于两次展开都在同一块薄层板上进行，因此第一维所使用的展开剂很可能会对固定相的性质造成一定的影响，为了避免这种情况发生，在两次展开之间的流动相去除步骤十分关键。倘若第一维展开剂中含水，则干燥过程将十分耗时，且很难控制薄层板的含水量，故建议将含水展开剂放在第二维，以确保方法的重现性。De Spiegeleer等[104]用二维高效薄层色谱法对14种局部麻醉剂进行了分离，Habibi等[105]报道了以优化的二维薄层色谱来分离甾醇混合物。而Wang[106]提出了以薄层色谱分离中最难分离的两点之间的距离D_{min}为判别依据，调节两向展开剂中不同组分的比例，从而达到优化。周漩等[107]根据Wang的理论编写了计算机程序，在一维分离的基础上进一步对人参皂苷进行二维分离的优化，得到了二十几个斑点，各点之间的分离界限清楚，得到了较满意的分离结果，分离出了在一维分离中未能分离的新的组分。

2. 双固定相二维薄层色谱

　　双固定相二维薄层色谱（2D-TLC on bilayer plates），即薄层板铺有两种不同的固定相涂层，一种涂层为一窄条带，薄层板的剩余空间铺满另一种涂层。样品在条带涂层的一端点状点样，在第一个方向上展开，晾干之后，旋转90°，在第二种涂层上进行展开[108]。第一维固定相还能起到预浓缩的作用，使第二维展开的条带更细，展开结果更为美观。双固定相二维色谱也和单固定相二维色谱存在着相同的问题，即两次展开过程之间的干燥问题，但其问题更为严峻，单固定相二维色谱尚可选择将反相系统在第二维展开，但双固定相二维色谱的两个维度已被预制，第一维若为十二烷基硅胶之类的固定相，则只能选择将反相展开系统作为第一维，无法回避控制含水量的问题[109, 110]。

3. 二维移植薄层色谱

二维移植薄层色谱（2D-graft-TLC）与双固定相二维色谱有些许相似，也是在第一维的固定相展开之后，旋转90°，将样品在另一种固定相上进行展开，但不同之处在于两种固定相是相互独立的，样品从第一相到第二相的转移是通过将两块薄层板面对面放置，部分重合后用夹子固定住，利用洗脱能力较强的展开剂将样品从第一维固定相中推至第二维固定相中[111]。二维移植色谱可实现多个样品同时展开，只需在第一维展开时将样品并列点在同一块薄层板上，展开过程结束之后沿着展开方向将薄层板裁成狭窄条带，下一步分别转移至各自的相同或不同的第二维固定相进行展开即可。二维移植色谱与前两种二维色谱相比，有更为广泛的固定相类型可供选择，可在不同的分离维度上选择不同的固定相进行组合，取得更为理想的分离效果。Glensk等[112]应用该方法对豆科苜蓿属植物根中皂苷进行了分离，结果表明固相梯度TLC可以较好地分离皂苷混合物。

4. 其他二维薄层

除了上述3种方法，还有一些未被广泛应用的二维薄层技术。在第一维展开结束之后，有时很难找到一种合适的展开剂在第二维对所有的物质都能有很好的分离效果，有人提出了一种在单固定相二维薄层的基础上进行改进的展开方式，在第一维结束之后，将薄层上的样品延着第二维的方向划成几个组分，通过每次保留特定组分的底部固定相而划除其他组分的底部固定相，以保证每次只有一个组分被其专属展开剂所展开，达到每个组分独立展开的目的，其分离效果较单固定相二维薄层有了很大的提高[113]。这种方法虽然是一种新颖有趣的二维薄层技术，但其操作过程较为烦琐，在固定相的划除过程中，不同人之间操作的偏差较大，对其展开结果影响较大。另有一种二维薄层，将两块涂层不同的条状薄层板面对面放置，部分重合后用夹子固定住，样品在第一维展开结束之后直接进入第二维展开[114]。这种薄层展开方式虽然在分离方向上不垂直，但其分离机制正交，也可以被纳入二维色谱的范畴，且这种展开方式效果优于单固定相二维薄层。

二、图像处理技术

采用薄层色谱法分析样品后，获得的轮廓图可以通过摄像以图片的形式保存。传统的方式一般是通过保存的图像得到直观的视觉感官信息，寻找待测样品的特征斑点，并对不同来源的样品进行辨别，此外，也可以通过其他方式来获得更为丰富的数据信息。一种方法是通过向专业软件导入薄层照片得到相应的色谱峰信息，在导入之前，应对图像进行适当的预处理，减少由于拍摄过程中光线等影响造成的图像失真等情况。二维薄层的图像预处理与一维色谱相似，也可通过灰度变换、去噪、平滑、锐化等预处理方式达到图像复原、增强等目的，以便于在下一步的分析如聚类分析中取得更为客观的结果[115～117]。薄层色谱在很多时候被认为是一种定性或半定量技术，其实，如果能够经过适当的图像处理，尤其是抠除背景，定义斑点边缘之后，其不失为一种很好的定量技术[118]。此外，运用薄层扫描仪可在紫外线或可见光下得到薄层图谱中特征斑点的类似液相的保留时间与峰面积的对应信息。目前的二维薄层扫描使用的是与一维薄层相同的扫描仪，在一个薄层平面上最多只能呈现36条扫描通路[100, 109, 119, 120]，这对峰容量较大、样品斑点分布较为集中的二维色谱来说还不够，需要有更为先进的扫描仪器提供相同面积下更为丰富的扫描通路来展现二维薄层色谱最佳的视觉效果。对于二维薄层图像处理，Matlab 和 Image J 是目前应用最为广泛的软件。Komsta[115]等人通过 Image J 对单固定相二维薄层的结果图像进行了一系列的处理，成功地使斑点得到了客观准确的聚类分析结果。

三、与其他技术联用

通过薄层色谱得到的样品整体数据轮廓，可以对不同种属植物来源药材或相近品种进行鉴别，但要说清楚其不同的特征成分，需要对样品的特征斑点的化合物或一类化合物进行成分识别，利用传统的离线方式将斑点成分逐一提取出来，然而近年来，薄层色谱质谱联用技术尝试了一种在线的成分识别方法。其中，应用最多的是电喷雾解吸电离技术：电喷雾的发射器在距离薄层板 2 mm 左右的高度并呈一定的角度将带电离子打到薄层板上，待测样品从固定相表面解吸出来并被电离，从而进入质量分析器获得质谱图[121, 122]。现有的薄层质谱联用技术尚存在一些不足，如待分析斑点浓度较低，不足以获得特征分子量及碎片离子，质谱从薄层板上直接收集待测斑点的空间分辨率较低。还可以和其他色谱技术如气相色谱、超临界流体色谱、高效液相色谱等进行联用，但要实现与这些色谱的联用，需要解决如何将第一维所得化合物组分引到薄层板上的问题。目前二维薄层色谱与其他技术的联用对仪器设备的要求较高，现有的方法并非所有的实验室都能够实现，随着二维薄层被更多的研究者所认识和重视，我们期待更多它与其他技术联用方式的出现。

我国学者早在20世纪90年代就已开始进行二维薄层色谱的相关研究[102]，多集中于单固定相二维薄层，将其应用于单味中药及中药复方成药的研究。虽然在研究过程中取得了较好的分离效果，但展开方式较为单一，且由于当时仪器设备相对简陋，对结果的处理方式还停留在一维薄层色谱水平阶段，并未建立与二维薄层色谱技术相适应的图像分析和数据处理方法，更没有系统的成分识别方法，对其的应用也仅仅局限在作为一种化合物分离技术，并未挖掘出其在中药质量控制方面存在的巨大潜能和在其他方面的应用价值，因此并未在国内研究者中得到足够的重视，这些可能是近年来国内二维薄层色谱研究工作相对停滞的原因。而国外学者对二维薄层色谱的研究则显得更加丰富化，开发出各种展开方式，形成多种图像处理方法，将其广泛地应用于生物化学、生物学、天然药物的分离分析，并且仍在不断地进行新的尝试和探索。

　　二维薄层色谱是一种较理想的分离技术，其极高的峰容量是一维薄层和一维液相所无法媲美的，且其结果重现性也较高，在中药复杂成分质控研究中拥有极大的发展空间。目前，美国药典已经在食品补充剂一册中的西洋参等中药的监测方法中应用了单固定相二维薄层色谱，使二维薄层色谱的质控能力得到了很好的证明。美国药典注重以更加先进的方法更加全面地对可监测到的所有成分即整体轮廓进行质量控制，并以实际行动迈出了这一步，我们有理由相信，在不久的将来，这也会成为我国中药复杂体系整体轮廓质量控制的发展方向。

参考文献

[1] Radant G. Trends Anal. Chem. [J]，1990，9（6）：183.

[2] 方琳，姚帅，崔亚君，等．二维薄层色谱技术的研究进展[J]．中成药，2014，36（3）：589-592.

[3] 房德敏，高颖，严震，等．微乳薄层色谱在中药成分分析中的应用[J]．中草药，2011，42（9）：1852-1856.

[4] 康纯，闻莉毓，丁仲伯．微乳薄层色谱用于黄酮类成分分离鉴定的研究[J]．药物分析杂志，2000，20（2）：121-123.

[5] 何轶，鲁静，林瑞超．加压薄层色谱法的原理及其应用[J]．色谱，2006，24（1）：99-102.

[6] 刘洋洋，孙文，李春娜，等．离心薄层色谱及其在药物分离纯化中的应用[J]．中草药，2014，45（12）：1785-1790.

[7] 王小萍，马麦霞，双少敏，等．薄层色谱法测定大黄类药物与环糊精的包结常数[J]．分析化学，2002，30（1）：38-41.

[8] Bokka R，Maheswara SVU，Katragunta K，et al. Simultaneous determination of six marker compounds in Piper nigrum L. and species comparison study using high-performance thin-layer chromatography-mass spectrometry[J]. JPC-J. Planar. Chromat.，2015，28（4）：280-286.

[9] 汪正范，杨树民，岳卫华．色谱联用技术[M]．北京：化学工业出版社，2001：382.

[10] 荀莉萍，许金钩．光化学-荧光分析法研究——Ⅳ．磺胺嘧啶的光化学-荧光测定法[J]．分析化学，1992，（5）：499-503.

[11] Henion J，Maylin G A，Thomson B A. Determination of drugs in biological samples by thin-layer chromatography tandem mass spectrometry[J]. J. Chromatogr.，1983，271（1）：107-124.

[12] Schmidtchen A，Fransson LA. Hydrophobic interaction chromatography of fibroblast proteoglycans[J]. J. Planar. Chromatogr.，1993，7（1）：48-55.

[13] Parkhurst R M，Mcreynolds. How a US Patent Protects You，and Does Your Project Qualify for a US Patent?：J H.US，3896661[P]. 1997-09-15.

[14] Xiao Chen. J. Chromatogr. Sci.[J]. 1992，30（5）：192.

[15] Hutzinger O, Jamieson W D. Indoles and auxins. IX. Mass spectrometric identification and isolation of indoles as polynitrofluorenone complexes[J]. Anal. Biochem. 1970, 35（2）: 351−358.

[16] Hutzinger O, Heacock R A, Macneil J D, et al. Indoles and auxins: XIII. Identification and analysis of naturally occurring indoles via electron donor-acceptor complexes[J]. J. Chromatogr., 1972, 68（1）: 173−182.

[17] Kraft R, Otto A, Makower A, et al. Combined thin-layer chromatography/mass spectrometry without substance elution: Use for direct identification of phenols, steroids, nucleosides, biogenic amines, and amino acids[J]. Anal. Biochem., 1981, 113（1）: 193−196.

[18] Change T T. [J] Anal. Chem., 1984, 56（1）: 109.

[19] Somoyi G.Dinya Z.Lacziko A, et al. [J] J. Planar. Chromatogr., 1990, 3（2）: 191.

[20] Oka H, Ikai Y, Kondo F, et al.Development of a condensation technique for thin-layer chromatography/fast-atom bombardment mass spectrometry of non-visible compounds[J]. Rapid Communi Mass Spectrom, 1992, 6（2）: 89−94.

[21] 胡耀铭，任三香，温汉辉，等. 极性大、难挥发和热不稳定的多组份体系的简易分析方法——快原子轰击质谱与纸层析和薄层层析的联用[J]. 质谱学报，1998，19（1）: 18−22.

[22] Masuda K, Harada K I, Suzuki M, et al. Identification of food dyes by TLC/SIMS with a condensation technique[J]. J. Mass Spectrom., 1989, 24（1）: 74−75.

[23] Kushi Y, Handa S. Direct analysis of lipids on thin layer plates by matrix-assisted secondary ion mass spectrometry[J]. J. Biochem., 1985, 98（1）: 265−268.

[24] Unger S E, Vincze A, Cooks R G. Identification of quaternary alkaloids in mushroom by chromatography/secondary ion mass spectrometry[J]. Anal. Chem., 1981, 53（7）: 976−981.

[25] Yang X, Busch K L. J Planar Chromatogr[J]. 1998, 11（3）: 186.

[26] Nukagawa Y, Iwatani K.Scanning thin layer chromatography-liquid mass secondary ion mass spectrometry and its application in drug metabolites[J]. J. Chromatogr. A, 1991（12）, 562: 99−110.

[27] Dunphy J C, Busch K L.Thin-layer chromatography/liquid secondary ion mass spectrometry in the determination of major bile salts in dog bile [J]. Talanta, 1990, 37（5）: 471−480.

[28] 潘永艺，李越生，曹永明，等. 环氧树脂的飞行时间次级离子质谱[J]. 分析化学，1999，27（2）: 158−161.

[29] Busch K L, Mullis J O, Chakel J A. [J]. J. Planar. Chromatogr., 1992, 5（1）: 9.

[30] Kubis A J, Somayajula K V, Sharkey A G, et al. Laser mass spectrometric analysis of compounds separated by thin-layer chromatography [J]. Anal. Chem., 1989, 61（22）: 2516−2523.

[31] Ramley L, Nearing M E, Vaughan M A, et al. Thin-layer chromatographic plate scanner interfaced with a mass spectrometer[J]. Anal. Chem., 1983, 55（14）: 2285-2289.

[32] 孙维星，刘志强，刘淑莹.电喷雾质谱在非共价生物−有机分子复合物研究中的应用[J].分析化学，1998（1）: 111-116.

[33] Anderson R M, Busch K L. [J] .J. Planar. Chromatogr., 1998, 11（5）: 336.

[34] 董慧茹，张建军.薄层色谱−质谱联用技术及其进展[J].理化检验−化学分册，2001, 37（9）: 430-434.

[35] McCoy R N, Fiebig E C. Technique for Obtaining Infrared Spectra of Microgram Amounts of Compounds Separated by Thin Layer Chromatography[J]. Anal. Chem., 1965, 37（4）, 593-595.

[36] 刘元瑞，葛海生，赵康虎，等.制备薄层色谱联合FTIR检测中药制剂中添加化学药品方法的研究[J]. 中国药学杂志，2009, 44（24）, 1924-1927.

[37] Percival J C, Griffiths R P. Direct measurement of the infrared spectra of compounds separated by thin-layer chromatography[J]. Anal. Chem, 1975, 47（1）, 154-156.

[38] Fuller M P, Griffiths P R. Diffuse reflectance measurements by infrared Fourier transform spectrometry[J]. Anal. Chem, 1978, 50（13）, 1906-1910.

[39] Zuber G E, Warren R J, Begosh P P, et al.Direct analysis of thin-layer chromatography spots by diffuse reflectance Fourier transform infrared spectrometry[J]. Anal.Chem., 1984, 56（14）, 2935-2939.

[40] Danielson D N, Katon E J, Bouffard P S, et al. Diffuse reflection Fourier transform infrared detection of zirconia stationary phase in thin layer chromatography[J]. Anal. Chem, 1992, 64（18）, 2183-2186.

[41] 刘溪，潘庆华，丁洁，等.使用氟化钡作为固定相的薄层色谱−红外光谱联用研究[J]. 光谱学与光谱分析，2011, 31（7）: 1767-1771.

[42] 祝青，苏晓，吴海军，等.基于碘化银固定相的薄层色谱−红外光谱联用研究[J].光谱学与光谱分析，2012, 32（7）: 1790-1794.

[43] 刘微，吴海军，王修鹏，等.薄层色谱与红外光谱联用中新型固定相氟化钡的制备及应用[J].高等学校化学学报，2013, 34（6）: 1347-1352.

[44] 范晓坤.原位TLC-FTIR技术及新型薄层色谱板的进一步探究[D].河北师范大学，2014.

[45] 许凤，冯钰，付双，等.薄层色谱−显微红外光谱（TLC-MicroIR）联用技术检测减肥保健食品中非法添加盐酸芬氟拉明[J].中国医院药学杂志，2016, 36（5）: 358-361.

[46] 刘激扬.应用薄层色谱法联合红外光谱技术检测消瘤丸中丝裂霉素成分[J].武警后勤学院学报（医学版），2015, 24（11）: 900-901.

[47] 佟蕊, 齐颖, 扈晓鹏, 等. 薄层色谱与表面增强拉曼光谱联用快速检测辣椒油高脂肪基质中的苏丹红[J]. 中国食品学报, 2019, 19 (6): 223−229.

[48] 陈艳琼, 郝勇, 戚雪勇. 薄层色谱与表面增强拉曼光谱联用技术快速鉴别中药黄连[J]. 现代中药研究与实践, 2016, 30 (2): 10−13.

[49] 张彬彬, 史毅, 陈辉, 等. 薄层色谱−表面增强拉曼光谱法快速检测染色掺伪的西红花[J]. 药学实践杂志, 2017, 35 (3): 215−218.

[50] 张彬彬, 史毅, 朱青霞, 等. 窄带薄层色谱−表面增强拉曼光谱联用法的建立及应用[J]. 光散射学报, 2017, 29 (2): 129−132.

[51] Wu T, Cheng Z. TLC bioautography: High throughput technique for screening of bioactive natural products[J]. Comb. Chem. High T. Scr., 2013, 16 (7): 531−549.

[52] Garca P, Furlan R L E. Multiresponse optimisation applied tothe development of a TLC autography for the detection of tyrosinase inhibitors[J]. Phytochem. Anal., 2015, 26 (4): 287−292.

[53] Zhou J , Tang Q , Wu T. Improved TLC bioautographic assay for qualitative and quantitative estimation of tyrosinase inhibitors in natural products[J]. Phytochem. Anal., 2016, 28 (2): 115−124.

[54] Garcia P, Ramallo I A, Furlan R L. Reverse phase compatible TLC-Bioautography for detection of tyrosinase inhibitors[J]. Phytochem. Anal., 2017, 28 (2): 101−105.

[55] Homans A L, Fuchs A J. Directbioautography on thin-layer chromatograms as a method for detecting fungitoxic substances[J]. J. Chromatogr.A, 1970, 51 (2): 327−329.

[56] Ramirez A, Gutiérrez R, Diaz G, et al. High-performance thin-layer chromatography-bioautography for multiple antibiotic residues in cow's milk [J]. J. Chromatogr. B, 2003, 784 (2): 315−322.

[57] Rhee I K, Vande Meent M, Ingkaninan K, et al. Screening for acetylcholinesterase inhibitors from Amaryllidaceae using silica gel thin-layer chromatography in combination with bioactivity staining [J]. J. Chromatogr.A, 2001, 915 (1−2): 217−223.

[58] Marston A, Kissling J, Hostettmann K. A rapid TLC bioautographic method for the detection of acetylcholinesterase and butyrylcholinesterase inhibitors in plants[J]. Phytochem. Anal., 2002, 13 (1): 51−54.

[59] Mimica-Dukić N, Bozin B, Soković M, et al. Anti microbial and antioxidant activities of three M enthaspecies essential oils[J]. Planta Med, 2003, 69 (5): 413−419.

[60] Torres P, Avila J G, Vivar A R D, et al. Antioxidant and insect grow th regulatory activities of stilbenes andextracts from Yucca periculosa[J]. Phytochemistry, 2003, 64 (2): 463−473.

[61] 李培武, 张文, 杨湄, 等. 视频扫描测定油菜饼粕自由基清除活力方法的研究[J]. 中国油料作物学报, 2001 (1): 61−66.

[62] Zheng J Q. Advance of empirical study on antioxidant[J]. Foreign Med. Sci.（Hyg）（国外医学卫生学分册），2000，27：37-40.

[63] 谷丽华，吴弢，张紫佳，等．应用薄层色谱-生物自显影技术评价乌药等三种中药的抗氧化活性[J]．药学学报，2006，41（10）：956-962.

[64] 童珊珊，余江南，徐希明，等．薄层色谱-生物自显影技术测定绵茵陈提取液中绿原酸的含量并评价其抗氧化活性[J]．中国药学杂志，2009，44（22）：1738-1741.

[65] 李瑞瑞，赵东升，肖文俊，等．大蒜抗氧化活性成分的测定及薄层生物自显影技术分析[J]．西北药学杂志，2017，32（4）：421-426.

[66] 代文洁，孙莲．应用薄层色谱-生物自显影技术筛选芜菁子中抗氧化活性成分[J]．安徽农业科学，2014，42（26）：8944-8947.

[67] 宋波，李宗阳，刘亚旻，等．独活抑制乙酰胆碱酯酶和丁酰胆碱酯酶活性研究[J]．中南药学，2011，9（10）：721-724.

[68] 单体江，张伟豪，王松，等．TLC-生物自显影检测26种植物中的抗细菌和抗氧化活性物质[J]．植物保护，2018，44（6）：66-72.

[69] Salazar M O, Furlan R L E. A rapid TLC autographic method for the detection of glucosidase inhibitors[J]. Phytochem. Anal., 2007, 18（3）：209-212.

[70] Hassan A M S. TLC bioautographic method for detecting lipaseinhibitors[J]. Phytochem. Anal., 2012, 23（4）：405-407.

[71] Ohno T. 以反相薄层色谱法/扫描密度测定法对生药进行鉴定[J]．朱景宁，译.国际中医中药杂志，2007，29（3）：174.

[72] 陆懋苏，尹佩玉，毛小菲，等．金银花、山银花中绿原酸的反相薄层分析方法研究[J]．青岛大学学报，1995，8（4）：26-30.

[73] 张子忠，袁久荣，卫云，等．蔓荆子反相薄层色谱分析的研究[J]．药物分析杂志，1995，15（2）：13-16.

[74] 张子忠，吕青涛，丁兆平，等．北沙参的反相薄层色谱分离与色谱参数的测定[J]．基层中药杂志，1992，6（3）：25-26.

[75] 兰亦青，范友华，卢宁，等．白芍中丹皮酚、芍药苷和苯甲酸的反相薄层色谱分析[J]．天然产物研究与开发，2001，13（6）：42-44.

[76] 吕长淮．反相薄层色谱法在药物分析中的应用研究进展[J]．安徽医药，2008，12（9）：854-855.

[77] Armstrong D W, Mcneely M. Use of micelles in the TLC seperation of polynuclear aromatic compounds and amino acids[J]. Anal. Lett., 1979, 12（12）：1285-1291.

[78] Mohammad A, Shahab H. Use of micellar anionic surfactant solutions with added carbohydrates as mobile phases in thin-layer chromatography of heavy metal cations. Seperation of mixtures of aluminum（Ⅲ），manganese（Ⅱ），and chromium（Ⅵ）[J]. Acta. Chromatogr., 2005, 15：192.

[79] 魏红，王唯红，吕健华，等．胶束色谱和微乳色谱在药物分析中的研究与进展[J]．药物分析杂志，2008，28（8）：1390−1394．

[80] Sherma J. Planar chromatography[J]. Anal. Chem., 2010, 8: 4895.

[81] Armstrong D W, Stine GY. Evaluation and perturbation of micelle−solute interactions[J]. J. Anal. Chem. Soc., 1983, 105（20）: 6220−6223.

[82] Hernandez M J M, Alvarez-Coque M C G. Solute mobile phase and solute stationary phase interactions in micellar liquid chromatography[J]. Analyst., 1992, 117（5）: 831.

[83] Jiménez O, Marina M L. Retention modeling in micellar liquid chromatography[J]. J Chromatogr. A., 1997, 780（1）: 149−163.

[84] Berthod A. Causes and remediation of reduced efficiency in micellar liquid chromatography[J]. J. Chromatogr. A, 1997, 780（1−2）: 191−206.

[85] Baltus R, Lavine B K, Ritter J. Modeling solute transport in micellar liquid chromatography[J]. Sep. Sci. Technol., 2002, 37（15）: 3443−3464.

[86] Alak A, Heilweil E, Hinze W L, et al. Effect of diffrents stationary phase and surfactant or cyclodextrin spray reagents on the fluorescence densitometry of polycyclic aromatic hydrocarbons and dansylated amino acids[J]. J. Liq. Chromatogr., 2012, 7（7）: 1273−1228.

[87] Lepri L, Desideri P G, HeimLer D. Thin−layer chromatography of closely related polypeptides on silanized silica gel[J]. J. Chromatogr. A, 1981, 211（1）: 29−37.

[88] Sherma J, Sleckman B P, Armstrong D W. Chromatography of amino acids on reversed phase thin layer plates[J]. J. Liq. Chromatogr., 1983, 6（1）: 95−108.

[89] 赵怀清，王学娅，杨丽，等．胶束薄层色谱法同时测定APC片中3组分含量[J]．沈阳药科大学学报，2001，18（5）：338−340．

[90] 戈早川，周建明．胶束薄层扫描法测定黄连及其制剂中的小檗碱、巴马汀和药根碱[J]．分析化学研究报告，2004，32（1）：99−101．

[91] 崔淑芬，林焕冰，王小如，等．胶束薄层色谱分离甘草活性成分的影响因素及优化方法[J]．药物分析杂志，2012，32（3）：505−511．

[92] Chen H, Chang X, Weng T, et al. A study of microemulson systems for transdermal deliverty of triptolide[J]. J Controlled Release 2004, 98（3）: 427−436.

[93] 李干佐，郭荣．微乳液理论及其应用[M]．北京：石油工业出版社，1995，59．

[94] 康纯，闻莉毓，丁仲伯．微乳薄层色谱用于黄酮类成分分离鉴定的研究[J]．药物分析杂志，2000，20（2）：121−124．

[95] 魏红，王唯红，吕健华，等．华胶束色谱和微乳色谱在药物分析中的研究与进展[J]．药物分析杂志，2008，28（8）：1390−1394．

[96] 康纯，闻莉毓，丁仲伯，等．微乳薄层色谱用于黄连类药物分离鉴定的研究[J]．中国中药杂志，2000，25（5）：262-265．

[97] 马柏林，梁淑芬，董娟娥，等．杜仲黄酮的微乳薄层色谱分离鉴定研究[J]．西北林学院学报，2001，16（2）：72-74．

[98] 曾常青，谭泉基．止咳枇杷颗粒的微乳薄层色谱鉴别[J]．广州药学院学报，2006，22（3）：261-262．

[99] Cui S F，Fu B Q，Lee F S C，et al. Application of microemulsion thin layer chromatography fingerprinting of licorice（Gly -cyrrhiza spp.）[J]. J Chromatogr B，2005，828（1-2）：33-40．

[100] Ciesla L，Waksmundzka-Hajnos M. Two-dimensional thin-layer chromatography in the analysis of secondary plant metabolites[J]. J Chromatogr A，2009，1216（7）：1035-1052．

[101] 何丽一．平面色谱方法及应用[M]．北京：化学工业出版社，2000：1-3．

[102] 方琳，姚帅，崔亚君，等．二维薄层色谱技术的研究进展[J]．中成药，2014，36（3）：589-592．

[103] Nurok D，Tecklenburg R E，Maidak B L. Separation of complex mixtures by parallel development thin-layer chromatography[J]. Anal. Chem.，1984，56（2）：293-297．

[104] De Spiegeleer B，Van den Bossche W，De Moerloose P，et al.Chromatographia，1987，23（6）：407-411．

[105] Habibi S，Gouarzi，Ruterbories K J，et al. J Planar Chromatogr，1988，1：161-167．

[106] Wang Q S，Yan B W，Zhang L.Chromatographia，1995，40：463-466．

[107] 周漩，林乐明，张军．人参皂苷正相薄层色谱二维分离的优化[J]．色谱，2000，18（6）：546-549．

[108] Tuzimski T. Separation of multicomponent mixtures of pesticides by graft thin-layer chromatography on connected silica and octa-decyl silica layers[J]. J. Planar. Chromatogr，2007，20（1）：13-18．

[109] Waksmundzka-Hajnos M，Petruczynik A，Hajnos M L，et al．Two-dimensional thin-layer chromatography of selected coumarins[J]. J. Chromatogr. Sci.，2006，44（8）：510-517．

[110] Tuzimski T，Soczewiński E. Correlation of retention parameters of pesticides in normal- and reversed-phase systems and their utilization for the separation of a mixture of 14 triazines and urea herbicides by means of two-dimensional thin-layer chromatography[J]. J. Chromatogr. A，2002，961（2）：277-283．

[111] Tuzimski T. A new procedure for separation of complex mixtures of pesticides by multidimensional planar chromatography[J]. J. Sep. Sci.，2007，30（7）：964-970．

[112] Glensk M，Bialy Z，Jurzysta M，et al. Two-dimensional TLC with a sorbent gradient for the analysis of alfalfa root saponins[J]. Chromatographia，2001，54：669-672．

[113] Cimpoiu C, Hosu A, Puscas A. Thin-layer chromatography with stationary phase gradient as a method for separation of water-soluble vitamins [J]. J. Chromatogr. A, 2012, 1223: 142−146.

[114] 邱欣, 吴文, 孙毓庆, 等. 二维薄层扫描法分离测定人参皂甙的研究[J]. 色谱, 1994, 12（3）: 173−174.

[115] Komsta L, Cieśla L, Bogucka-Kocka A, et al. The start-to-end chemometric image processing of 2D thin-layer videoscans[J]. J Chromatogr A, 2011, 1218（19）: 2820−2825.

[116] Mcandrew A. Introduction to digital image processing with Matlab[M]. 重庆: 重庆大学出版社, 2004: 157.

[117] 史健婷. 薄层色谱图像处理与定量方法研究[D]. 哈尔滨: 黑龙江科技学院, 2011.

[118] PooleC F. Thin-layer chromatography: challenges and opportu-nities[J]. J. Chromatogr. A, 2003, 1000（1/2）: 963−984.

[119] Petruczynik A, Waksmundzka-Hajnos M, Michniowski T, et al. Thin-layer chromatography of alkaloids on cyanopropyl bonded stationary phases. Part I[J]. J. Chromatogr. Sci., 2007, 45（7）: 447−454.

[120] Petruczynik A, Waksmundzka-Hajnos M, Plech T, et al. TLC of Alkaloids on Cyanopropyl Bonded Stationary Phases. Part II. Connection with RP18 and Silica Plates[J]. Chromatogr. Sci., 2008, 46（4）: 291−297.

[121] Paglia G, Ifa D R, Wu C, et al. Desorption electrospray ionization mass spectrometry analysis of lipids after two-dimensional high-performance thin-layer chromatography partial separation[J]. Anal. Chem., 2010, 82（5）: 1744−1750.

[122] Han Y, Levkin P, Abarientos I, et al. Monolithic superhydrophobic polymer layer with photopatterned virtual channel for the separation of peptides using two-dimensional thin layer chromatography-desorption electrospray ionization mass spectrometry[J]. Anal Chem, 2010, 82（6）: 2520−25.

第五章 各论

白豆蔻

Baidoukou

AMOMI FRUCTUS ROTUNDUS

【别名】

豆蔻、圆豆蔻、波蔻[1]。

【来源】

本品为姜科植物白豆蔻 *Amomum kravanh* Pierre ex Gagnep. 或爪哇白豆蔻 *Amomum compactum* Soland ex Maton 的干燥成熟果实。10～12月果实呈黄绿色尚未开裂时采收，除去残留的果柄，晒干[2]。

史载于《开宝本草》，具有化湿行气、温中止呕、开胃消食之功，是一种药食两用的常用中药[1]。

【主产及栽培地】

原产于印度尼西亚爪哇岛、越南、泰国、柬埔寨等地。20世纪70年代初期，我国云南、海南等地引种栽培成功，广东、广西等地亦有栽培[3]。

【化学成分】

白豆蔻主含挥发油和萜类成分，具体如下：

1. **挥发油类**

白豆蔻中主要的挥发油成分为桉油精、对伞花烃、柠檬油烯、β-蒎烯、松油醇，除此之外还鉴定出 4-亚甲基-1-（1-甲基乙基）双环[3，1，0]2-己烯、2，6，6-三甲基二环[3，1，1]庚-2-烯、7，7-二甲基-2-亚甲基-二环[2，2，1]庚烷、樟烯、β-水芹烯、β-月桂烯、1-甲基-4-（1-甲基乙基）-环己烯、α-水芹烯、β-罗勒烯、γ-萜烯、4-蒈烯、1，3，3-三甲基双环[2，2，1]庚烷-2-酮、3，7-二甲基-1，6-辛二烯-3-醇、龙脑、松油烯-4-醇、4-甲基-1-（1-甲基乙基）-环己烯、α，α，4-三甲基-3-环己稀-1-甲醇乙酸[4~7]。

2. **萜类**

从白豆蔻中分离得到薄荷烷型单萜，(7*S*)-*p*-cymene-2，7，8-triol 和 (3*R*，4*R*，6*S*)-*p*-menth-1-ene-3，6，10-triol[8]。

其中挥发油是白豆蔻的主要活性成分。现代药理研究表明，白豆蔻挥发油具有增加胃黏膜血流、提高血清胃泌素水平和增强胃黏膜组织抗自由基损伤、抗氧化、驱蚊[9~12]等功效。主要成分为桉油精、月桂烯、β-蒎烯等，结构见图5-1。

（a）桉油精　　　　　　（b）月桂烯　　　　　（c）β-蒎烯

图 5-1　白豆蔻中主要化学成分结构式

【植物形态】

茎丛生，株高3 m，茎基叶鞘绿色。叶片卵状披针形，长约60 cm，宽12 cm，顶端尾尖，两面光滑无毛，近无柄；叶舌圆形，长7~10 mm；叶鞘口及叶舌密被长粗毛。穗状花序自近茎基处的根茎上发出，圆柱形，稀为圆锥形，长8~11 cm，宽4~5 cm，密被覆瓦状排列的苞片；苞片三角形，长3.5~4 cm，麦秆黄色，具明显的方格状网纹；小苞片管状，一侧开裂；花萼管状，白色微透红，外被长柔毛，顶端具三齿，花冠管与花萼管近等长，裂片白色，长椭圆形，长约1 cm，宽约5 mm；唇瓣椭圆形，长约1.5 cm，宽约1.2 cm，中央黄色，内凹，边黄褐色，基部具瓣柄；雄蕊下弯，药隔附属体三裂，长约3 mm；子房被长柔毛。蒴果近球形，直径约16 mm，白色或淡黄色，略具钝三棱，有7~9条浅槽及若干略隆起的纵线条，顶端及基部有黄色粗毛，果皮木质，易开裂为三室，每室含种子约10粒；种子为不规则的多面体，直径3~4 mm，暗棕色，种沟浅，气芳香，味辛凉略似樟脑。花期：5月；果期：6~8月[13]。白豆蔻植物形态见图5-2。

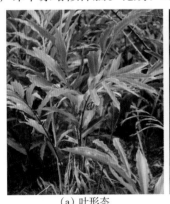 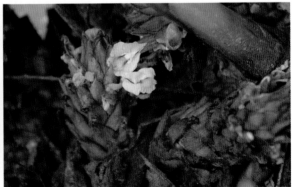

（a）叶形态　　　　　　　　　　　　（b）花形态

图 5-2　白豆蔻植物形态图

【药材特征】

果实类球形，直径0.8~1.2 cm；表面黄白色至淡黄棕色，有3条较深的纵向槽纹，顶端有突起的柱基，基部有凹下的果柄痕，两端均具有浅棕色茸毛。果皮易纵向裂开，内分3室，每室含种子约10粒。种子呈不规则多面体，背面略隆起，直径3～4 mm，表面暗棕色，有皱纹。气芳香，味辛凉略似樟脑[14]。白豆蔻药材特征见图5-3。

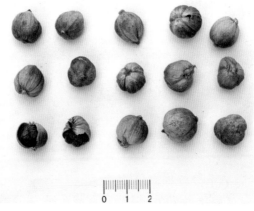

图 5-3　白豆蔻药材图

【薄层色谱及特征指纹图谱】

1. 仪器与试药

仪器：同灵芝。

试剂：苯、乙酸乙酯等均为分析纯，水为去离子水。

对照品：桉油精（批号：110788-201105），购于中国食品药品检定研究院，纯度＞99.9%。

样品：白豆蔻药材来源于灵芝栽培基地或购于广东省的不同药房和药材市场，并经作者鉴定为姜科植物白豆蔻或爪哇白豆蔻的干燥成熟果实，各样品见表5-1。

表5-1　白豆蔻样品信息表

编号	名称	购买地	产地
1	白豆蔻	广州市多宝路老百姓大药房	广东
2	白豆蔻	广州市多宝路大参林药房	云南
3	白豆蔻	广州天河区东圃二马路58号湘雅药房	海南
4	白豆蔻	广州市多宝路同健医药连锁	
5	白豆蔻	广州市天河区河水大街二天堂药房	云南
6	白豆蔻	广州市天河区员村二横路1号东璟花园1层东兴堂	广东
7	白豆蔻	广州市白云区人和镇人和大马路57号济和堂	广东
8	白豆蔻	广州市番禺区解放路12百和堂	云南
9	白豆蔻	大学城贝岗村康好	广东
10	白豆蔻	广西防城港市上思县在妙镇	广西
11	小豆蔻	斯里兰卡	斯里兰卡

2．方法

（1）**对照品溶液的制备**　取桉油精对照品适量，精密称定，加乙酸乙酯制成每1 mL含25 μL的溶液，即得。

（2）**供试品溶液的制备**　称取白豆蔻粉末（过三号筛）约20 g，精密称定，置圆底烧瓶中，加水300 mL，连接挥发油测定器，自测定器上端加水至刻度3 mL，再加乙酸乙酯2～3 mL，连接回流冷凝管，加热至微沸，并保持2 h，放冷，分取乙酸乙酯液，通过铺有无水硫酸钠约1 g的漏斗滤过，滤液置5 mL量瓶中，挥发油测定器内壁用乙酸乙酯少量洗涤，洗液并入同一量瓶中，用乙酸乙酯稀释至刻度，摇匀，滤过，取续滤液，即得。

（3）**薄层色谱条件**　依照薄层色谱法（中华人民共和国药典，通则0502）试验，吸取桉油精对照品溶液1 μL、供试品溶液3 μL，分别点于同一块硅胶GF$_{254}$高效预制薄层板上，在相对湿度为47%的条件下，以苯–乙酸乙酯（19∶1）展开，展至约9.5 cm，取出，晾干，喷以50 g·L^{-1}香草醛浓硫酸溶液，110℃加热至斑点显色清晰，于可见光下检视。供试品色谱中，在与对照品色谱相应的位置上，显相同颜色的斑点。

（4）**方法学考察**　同灵芝。

3．结果

（1）**白豆蔻高效薄层色谱指纹图谱共有模式建立**　将11批白豆蔻分别按2.（2）项下制成供试品溶液并按2.（3）项与薄层条件进行展开，获得白豆蔻挥发油化学成分高效薄层色谱图（图5-4）。将色谱图导入CHROMAP 1.5色谱指纹图谱系统解决方案软件，生成灰度扫描图并积分，将白豆蔻代表性样本数据采用中位数法确定特征峰，均数法计算其特征值，共鉴定了11个特征色谱峰，得到白豆蔻挥发油的薄层色谱指纹图谱共有模式（图5-5），并指认了8号峰为桉油精（R_f约为0.52）。

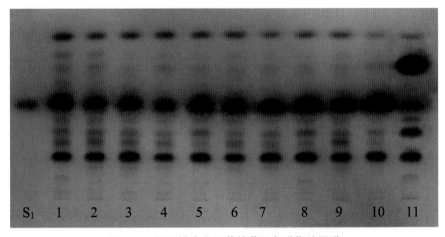

图 5-4　不同批次白豆蔻的薄层色谱指纹图谱

S$_1$—桉油精对照品；1～10—白豆蔻；11—小豆蔻

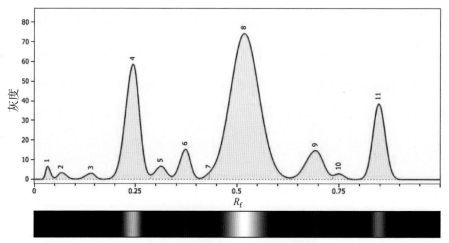

图 5-5　11 批样品指纹图谱共有模式

（2）**商品白豆蔻挥发油相似度分析**　将11批白豆蔻挥发油成分薄层色谱指纹图谱数据与白豆蔻挥发油指纹图谱共有模式相比，计算夹角余弦相似度（图5-6）。11批样品与共有模式之间的相似度分别为0.99、0.99、0.99、0.99、0.99、0.98、0.99、0.99、0.99、0.98、0.57。结合色谱观察，除了斯里兰卡产的小豆蔻相似度差之外，其余各商品白豆蔻挥发油相似度均较高。

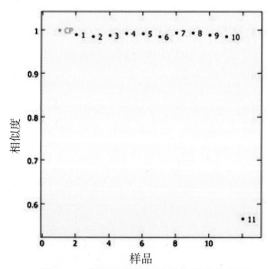

图 5-6　商品白豆蔻相关性相似度分析图

4.　小结

①构建了白豆蔻薄层色谱指纹图谱共有模式，共有11个共有峰，并指认8号峰为桉油精：$R_f \approx 0.52$。此11个特征条带可作为白豆蔻挥发油成分的共有特征，它们整体轮廓由于个体差异有一定不同，但均有共同之处。

②不同产地的白豆蔻之间化学成分存在着一定的差异，特别是斯里兰卡白豆蔻，在挥发油桉油精等成分上存在着明显差异。小豆蔻和白豆蔻之间虽有相同的化学成分，但是含量相差较大，其他产地的白豆蔻药材在挥发油成分上存在着极大的相似性。

本研究通过HPTLC高效指纹图谱对不同商品来源及不同产地白豆蔻的挥发油成分进行比较，建立了白豆蔻薄层色谱指纹图谱共有模式，可以充分反映白豆蔻的药材信息，用于鉴别白豆蔻与常见混伪品小豆蔻，为建立白豆蔻药材质量标准提供科学依据。

参考文献

[1] 徐昭玺，等.百种调料香料类药用植物栽培[M].北京：中国农业出版社，2003.243-244.

[2] 中华人民共和国国家药典委员会.中国药典[S].北京：中国医药科技出版社，2015：167.

[3] 钱超尘，温长路，赵怀舟，等校.李时珍·本草纲目（上册）[M].上海：上海科学技术出版社，2008：573.

[4] 朱缨，谈如蓝，吴芝园.豆蔻果实挥发油成分研究[J].亚太传统医药，2018，14（5）：71-73.

[5] 程轩轩，林晓仕.白豆蔻挥发油的提取工艺优化及过程动力学研究[J].中药材，2011，34（7）：1147-1149.

[6] 刘普查，赵海峰，宋艺君，等.白豆蔻挥发油提取工艺研究[J].陕西中医学院学报，2007，30（5）：75-77.

[7] 吴惠勤，黄晓兰，林晓珊，等.白豆蔻挥发油 GC-MS 指纹图谱研究[J].中药材，2006，29（8）：788-792.

[8] Luo J G，Yin H，Kong L Y. Monoterpenes from the fruits of *Amomum kravanh*[J]. J. Asian Nat. Prod. Res.，2014，16（5）：471-475.

[9] 邱赛红，首第武，陈立峰，等.芳香化湿药挥发油部分与水溶液部分药理作用的比较[J].中国中药杂志.1999.24（5）：41-43+63.

[10] 冯雪，姜子涛，李荣.中国、印度产白豆蔻精油清除自由基能力研究[J].食品工业科技，2012，33（2）：137 139 144.

[11] 商学兵，李超，王佳玲.白豆蔻挥发油的抗大豆油氧化活性研究[J].农业机械，2011，23（4）：76-78.

[12] 张书锋，郝勇，胡聪，等.白豆蔻、望春花和高良姜挥发油驱蚊活性的评价[J].白求恩军医学院学报，2011，9（1）：8-9.

[13] 罗献瑞，高蕴璋，陈伟球，等.中国植物志71（2）[M].北京：科学出版社，1999：199-200.

[14] 姜大成.中药鉴定学[M].中国农业大学出版社，2016：126-128.

八角茴香

Bajiaohuixiang

ANISI STELLATI FRUCTUS

【别名】

大茴香、八角、大料、八角香[1]。

【来源】

为木兰科植物八角茴香 *Illicium verum* Hook.f. 的干燥成熟果实。秋、冬二季果实由绿变黄时采摘，置沸水中略烫后干燥或直接干燥[2]。

史载于《本草品汇精要》，具有温阳散寒、理气止痛的功效，是一种药食两用的常用中药[1]。

【主产及栽培地】

八角茴香主产于广西、广东、云南、福建、贵州等地，在我国资源丰富。八角茴香是我国特产的香辛料和中药，也是居家必备调料，用途广泛[3]。

【化学成分】

八角茴香主要含有挥发油和有机酸类成分，具体如下：

1. 挥发油类

八角茴香挥发油（即茴香油）中成分可以分为两大类：萜类化合物和苯丙素类化合物，萜类化合物主要有 α-蒎烯、β-蒎烯、柠檬烯、茴香醛、月桂烯、α-红没药烯、α-松油烯、α-侧柏烯、芹子烯、杜松烯、α-榄香烯、律草烯、莰烯、金合欢醇、橙花叔醇、桉叶醇、α-杜松醇、α-松油醇、桃金娘烯醇、芳樟醇、胡椒酚等；苯丙素类主要有草蒿脑、茴香脑、小茴香灵、黄樟醚、丁香酚等。此外挥发油中还含有烷酮，烷醇，萜烯醛，酯、醚类等化合物[4~10]。

2. 有机酸类

八角茴香中的有机酸类成分主要有莽草酸和原儿茶酸，且莽草酸的含量比较大。八角种子还含有油酸、亚油酸、棕榈酸和硬脂酸、异亚丙基莽草酸、苯甲酸衍生物、没食子酸、对甲氧基肉桂酸、熊果酸等[11]。

其中，挥发油是八角茴香的主要活性成分，现代药理研究表明，八角茴香油具有抑菌、杀虫和抗自由基氧化等作用[12, 13]，可作为天然食品防腐剂和保鲜剂，主要是由茴香醛、大茴香醚、反式茴香脑、草蒿脑、小茴香灵等成分组成，主要化学成分结构见图5-7。

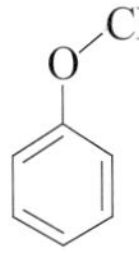

（a）大茴香醚 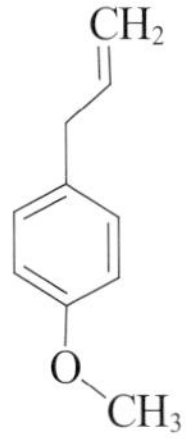　　　　（b）草蒿脑 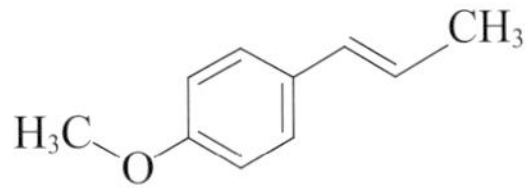　　　　（c）反式茴香脑

图 5-7　八角茴香中主要化学成分结构式

【植物形态】

乔木，高 10～15 m；树冠塔形或圆锥形；树皮深灰色；枝密集。叶互生，在顶端 3～6 片近轮生或松散簇生；革质或厚革质；倒卵状椭圆形、倒披针形或椭圆形，长5～15 cm，宽 2～5 cm，先端骤尖或短渐尖，基部渐狭或楔形；在阳光下可见密布透明油点；中脉在叶上面稍凹下，在下面隆起；叶柄长 8～20 mm。花粉红至深红色，单生叶腋或近顶生，花梗长 15～40 mm；花被片 7～12 片，常 10～11 片，常具不明显的半透明腺点，最大的花被片宽椭圆形到宽卵圆形，长 9～12 mm，宽 8～12 mm；雄蕊11～20 枚，多为 13、14 枚，长 1.8～3.5 mm，花丝长 0.5～1.6 mm，药隔截形，药室稍为突起，长 1～1.5 mm；心皮通常 8，有时 7 或 9，很少 11，在花期长 2.5～4.5 mm，子房长1.2～2 mm，花柱钻形，长度比子房长。果梗长 30～56 mm，聚合果，直径 3.5～4 cm，饱满平直，蓇葖多为 8，呈八角形，长 14～20 mm，宽 7～12 mm，厚 3～6 mm，先端钝或钝尖。种子长 7～10 mm，宽 4～6 mm，厚 2.5～3 mm。正糙果 3～5 月开花，9～10 月果熟，春糙果 8～10 月开花，翌年 3～4 月果熟[3]，八角茴香植物形态见图 5-8。

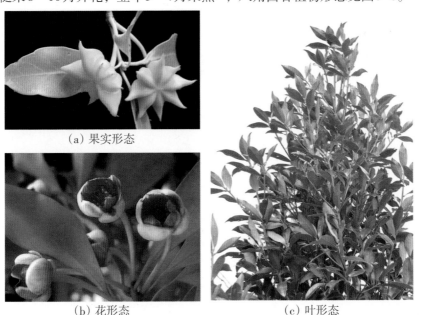

（a）果实形态

（b）花形态　　　　　　　　　（c）叶形态

图 5-8　八角茴香植物形态图

【药材特征】

为聚合果，多由8个蓇葖果组成，放射状排列于中轴上。蓇葖果长1～2 cm，宽0.3～0.5 cm，高0.6～1 cm；外表面红棕色，有不规则皱纹，顶端呈鸟喙状，上侧多开裂；内表面淡棕色、平滑、有光泽；质硬而脆。果梗长3～4 cm，连于果实基部中央，弯曲，常脱落。每个蓇葖果含种子1粒，扁卵圆形，长约6 mm，红棕色或黄棕色，光亮，尖端有种脐；胚乳白色，富油性。气芳香，味辛、甜[14]。八角茴香药材特征见图5-9。

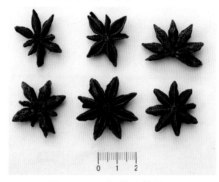

图5-9　八角茴香药材图

【薄层色谱及特征指纹图谱】

1. 仪器与试药

仪器：同灵芝。

试剂：甲醇、甲苯、乙酸乙酯等试剂均为分析纯，水为去离子水。

对照品：反式茴香脑购买于成都普思生物科技有限公司，纯度大于98%。

样品：八角茴香药材均购于广州的不同药房和药材市场，并经作者鉴定为木兰科植物八角茴香（*Illicium verum* Hook.f.）的干燥成熟果实，各样品见表5-2。

表5-2　八角茴香样品信息表

编号	样品名称	购买地	产地
1	八角茴香	金康药店	广西
2	八角茴香	柏恩医药	广西
3	八角茴香	灵丹草药店	广西
4	八角茴香	明济林药房	广西
5	八角茴香	百和堂大药房	广西
6	八角茴香	叮当智慧药房	广西
7	八角茴香	集和堂大药房	广西
8	八角茴香	君康药店	广西
9	八角茴香	采芝林大药房	广东
10	八角茴香	城又康药店	广东

2. 方法

（1）**对照品溶液的制备** 取反式茴香脑对照品适量，精密称定，加甲醇制成每1mL含100μL的溶液，即得。

（2）**供试品溶液的制备** 取八角茴香粉末（过二号筛）约50g，精密称定。置圆底烧瓶中，加水500mL，浸泡30min，保持微沸2h，收集八角茴香挥发油。八角茴香挥发油经无水硫酸钠吸水干燥后，取100μL用甲醇定容至1mL，即得。

（3）**薄层色谱条件** 依照薄层色谱法（中华人民共和国药典，通则0502）试验，吸取反式茴香脑对照品溶液6μL、供试品溶液4μL，分别点于硅胶GF$_{254}$高效预制薄层板上。在相对湿度32%条件下，以甲苯-乙酸乙酯（9:1）作为展开剂进行二次展开，分别展至约4.5cm、8.5cm，取出，晾干，喷以5%的香草醛硫酸溶液，在105℃加热至斑点清晰，于日光下检视。供试品色谱中，在与对照品色谱相应的位置上，显相同颜色的斑点。

（4）**方法学考察**

①**重复性考察**。取同一商品来源的药材样品5份，按2.（2）项制备供试品溶液，色谱结果基本一致，比较色谱斑点的R_f值，八角茴香挥发油类化学成分主要色谱斑点R_f值的RSD在1.61%~3.28%，表明本研究建立的方法具有良好的重复性。重复性考察的薄层色谱图见图5-10（a）。

②**稳定性考察**。取同一商品来源的供试品溶液，分别于0h、6h、12h、24h、48h点样，色谱结果基本一致，比较色谱斑点R_f值，八角茴香挥发油类化学成分主要色谱斑点R_f值的RSD在2.95%~4.29%，表明供试品溶液在48h内具有良好的稳定性。稳定性考察的薄层色谱图见图5-10（b）。

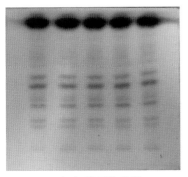 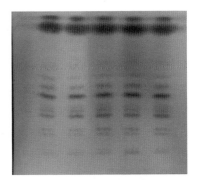

（a）重复性考察　　　　　　　　　（b）稳定性考察

图5-10　八角茴香挥发油方法学考察

（5）**高效薄层色谱指纹图谱条件的优化** 展开温度的优化：分别在4℃、25℃、40℃温度条件下进行展开，比较不同展开温度下的斑点（图5-11）。结果表明：由于反式茴香脑含量大，斑点均有扩散现象，当展开温度为4℃时，斑点丰富、清晰，分离度较佳，故最终选择4℃作为八角茴香挥发油成分的薄层展开温度。

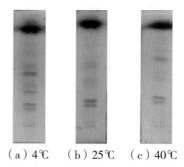

（a）4℃　（b）25℃　（c）40℃

图 5-11　八角茴香挥发油不同温度下展开薄层色谱图

相对湿度的优化：以浓硫酸、蒸馏水调节相对湿度，比较不同湿度下的斑点（图 5-12）。结果表明：由于反式茴香脑含量大，斑点均有一定程度的扩散现象，当展开湿度为32%时，色谱图斑点丰富、分离度较好，且扩散现象不明显，效果略优于其他湿度，故选择32%作为八角茴香挥发油成分的薄层最终展开湿度。

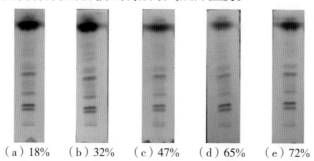

（a）18%　（b）32%　（c）47%　（d）65%　（e）72%

图 5-12　八角茴香挥发油不同湿度下展开薄层色谱图

3. 结果

（1）八角茴香高效薄层色谱指纹图谱共有模式建立　将10批不同商品来源的八角茴香药材分别按2.（2）项制成供试品溶液并按2.（3）项薄层条件进行展开，获得八角茴香药材的挥发油成分的高效薄层色谱图（图5-13）。将色谱图导入CHROMAP1.5色谱指纹图谱系统解决方案软件，生成灰度扫描图并积分，将八角茴香代表性样本数据采用中位数法确定特征峰、均数法计算其特征值，由此获得了由6个特征峰共同构成的八角茴香药材挥发油薄层色谱指纹图谱共有模式（图5-14），并指认对照品反式茴香脑为5号峰（R_f约为0.86）。

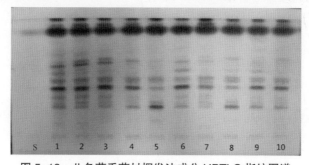

图 5-13　八角茴香药材挥发油成分 HPTLC 指纹图谱

S—反式茴香脑对照品；1～10—不同商品来源的八角茴香药材

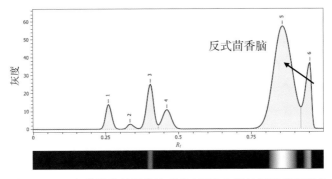

图 5-14　八角茴香药材挥发油成分 HPTLC 指纹图谱共有模式

（2）**不同商品来源八角茴香的薄层色谱指纹图谱相似度评价**　将 10 批不同商品来源八角茴香药材的薄层色谱指纹图谱数据与共有模式相比较，计算夹角余弦相似度（图 5-15），挥发油成分相似度均大于 0.98，其中 1 号、2 号、4 号、10 号样品相似度均大于 0.995，5 号、8 号样品相似度小于 0.985，其余样品相似度为 0.985～0.995。说明市售八角茴香药材不同批次之间挥发油成分差异不明显，质量较为均一、稳定。

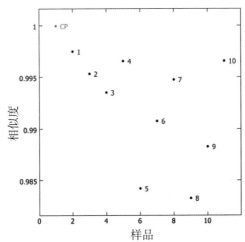

图 5-15　不同商品来源八角茴香药材挥发油成分相似度评价

4. 小结

（1）**确定较好的八角茴香薄层色谱条件**　《中华人民共和国药典》（2010 年版）一部八角茴香鉴定项下的薄层色谱鉴别以石油醚（30～60℃）-丙酮-乙酸乙酯（19∶1∶1）为展开剂，再喷以间苯三酚盐酸试液。本研究对多个不同的展开系统进行了考察，最终以甲苯-乙酸乙酯（9∶1）作为最终展开系统进行二次展开，第一次展距 4.5 cm，第二次展距为 8.5 cm。通过比较不同展开温度和不同展开湿度条件下的色谱图，最终确定展开温度为 4℃，展开湿度为 32%。在上述薄层色谱条件下展开得到的八角茴香色谱图斑点丰富且清晰度较佳。

（2）**不同商品来源的八角茴香药材之间质量差异不明显**　10 批不同商品来源的八角茴香药材与共有模式之间相似度为 0.980～0.999，极为接近 1。说明各大药房和药材市场上售卖的八角茴香药材挥发油成分差别较小，质量较为稳定、均一。从 HPTLC 图谱可看出大部分广西产的八角茴香挥发油成分的斑点更为丰富且明显，广西出产的八角茴香比广东出产的八角茴香质量更优。

本实验采用高效薄层色谱指纹图谱对不同产地的八角茴香挥发油化学成分进行比较分析，可全面地评价八角茴香药材的质量并建立相关的质量标准，为八角茴香药材的质量检测提供科学依据。

参考文献

[1] 刘文泰. 御制本草品汇精要[M]. 陈仁寿，杭爱武，点校. 上海：上海科学技术出版社，2005.

[2] 国家药典委员会. 中华人民共和国药典. 一部[S]. 北京：中国医药科技出版社，2015：81−82.

[3] 罗献瑞，高蕴璋，陈伟球，等. 中国植物志71（2）[M]. 北京：科学出版社，1999：199−200.

[4] 王新平. 火焰原子吸收光谱法测定八角茴香中的8种微量元素[J]. 药物分析杂志，2005，25（3）：336−338.

[5] 郭勇，雷衍国，缪剑华，等. 气相色谱−质谱联用分析亚临界二氧化碳流体萃取八角茴香油的化学成分[J]. 时珍国医国药，2008，19（4）：803−806.

[6] Nakamura T, Okuyama E, Yamazaki M. Neurotropic components from star anise (*Illicium verum* Hook.fil.) [J].Chemical and Pharmaceutical Bulletin, 1996, 44（10）：1908−1914.

[7] 阳小勇，唐荣平. 八角茴香油的化学成分及应用研究[J]. 中国调味品，2018，43（8）：194−195.

[8] 缪剑华，郭勇，宋芸娟等. 八角果实及枝叶亚临界CO_2萃取挥发油化学成分的 GC-MS 分析[J]. 中国中药杂志，2008，33（9）：1090−1092.

[9] 黄相中，古昆，李聪，等. 云南富宁八角茴香茎和叶挥发油化学成分研究[J]. 云南化工，2002，29（6）：17−18+21.

[10] 李祖光，许丹倩，徐振元. 八角茴香挥发性风味成分的研究[J]. 中国调味品，2003（10）：13−15+20.

[11] 袁经权，周小雷，王硕，等. 八角茴香化学成分的研究[J]. 中成药，2010，32（12）：2123−2126.

[12] Koch C, Reichling J, Kehm R, et al. Efficacy of anise oil, dwarf-pine oil and chamomile oil against thymidine-kinase-positive and thymidine-kinase-negative herpesviruses[J]. Journal of Pharmacy and Pharmacology, 2008, 60（11）：1545−1550.

[13] Dwivedy A K，Singh V K，Prakash B，et al. Nanoencapsulated *Illicium verum* Hook.f. essential oil as an effective novel plant-based preservative against aflatoxin B$_1$ production and free radical generation[J]. Food and Chemical Toxicology，2018，102−113.

[14] 姜大成. 中药鉴定学[M]. 中国农业大学出版社，2016：126−128.

巴戟天

Bajitian

MORINDAE OFFICINALIS RADIX

【别名】

巴戟、三蔓草、不雕草、黑藤钻、鸡肠风[1]。

【来源】

本品为茜草科植物巴戟天 *Morinda officinalis* How. 的干燥根。全年均可采挖，洗净，除去须根，晒至六七成干，轻轻捶扁，晒干[2]。

巴戟天始载于《神农本草经》，列为上品，具有补肝肾、强筋骨、祛风湿的功效[3]。

【主产及栽培地】

巴戟天主要产于广东肇庆市、云浮市，福建漳州市、龙岩市，广西梧州市、防城港市和钦州市，海南儋州市、五指山市等地区。据陈仁山《药物出产辨》云："巴戟天产广东清远、三坑、罗定为好，下四府、南乡等均次之，西江德庆系种山货，质味颇佳，广西南宁有出"。说明历史上广东为巴戟天的道地产区，目前广东德庆、高要、郁南为巴戟天道地药材的主产地[2]。巴戟天规范化种植基地见图5-16。

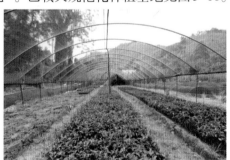

图 5-16 巴戟天规范化种植基地

【化学成分】

巴戟天药材的主要化学成分有糖类、蒽醌类、环烯醚萜苷类等，具体如下：

1. 糖类

从巴戟天中分离出9个寡糖类主要成分，分为菊粉系列寡糖和全由果糖组成的果聚糖两个系列。菊淀粉型寡糖有：蔗糖、耐斯糖、菊粉六糖；果聚糖型寡糖有：β-D-果吡喃糖-$(1{\to}2)$-β-D-果呋喃糖-$(1{\to}2)$-β-D-果呋喃糖、β-D-果吡喃糖-$(1{\to}2)$-β-D-果呋喃糖-$(1{\to}2)$-β-D-果呋喃糖-$(1{\to}2)$-β-D-果呋喃糖、β-D-果吡喃糖-$(1{\to}2)$-β-D-果呋喃糖-$(1{\to}2)$-β-D-果呋喃糖-$(1{\to}2)$-β-D-果呋喃糖、果三糖、果四糖、果五糖。多糖有MOHP-Ⅰ、MOHP-Ⅱ、MOHP-Ⅲ和MOHP-Ⅳ等[4]。

2. 蒽醌类

巴戟天中已分离并鉴定出来的蒽醌类化合物有数十种。包括大黄素甲醚、1-羟基-2甲基蒽醌、2-羟基-1-甲氧基蒽醌、甲基异茜草素、甲基异茜草素-1-甲醚、1，3-二羟基-2-甲氧基蒽醌、3-羟基-2-羟甲基蒽醌、1，2-二甲氧基-3-羟基蒽醌、1，3-二羟基-2-羟甲基蒽醌、光泽汀ω-乙醚、蒽醌-2-羧酸、7-羟基-6-甲氧基香豆素、反式丁烯二酸、豆甾醇、胡萝卜苷、β-谷甾醇等[5]。

3. 环烯醚萜苷类

从巴戟天中分离得到的环烯醚萜苷类主要有水晶兰苷、车叶草苷、车叶草苷酸、去乙酰车叶草苷等[6]。

4. 其他成分

巴戟天中的有机酸类有棕榈酸和琥珀酸等；总氨基酸共18种，其中水解氨基酸占44.4%，游离氨基酸占61.1%，人体氨基酸占38.8%；总微量元素共24种，其中人体必需微量元素占了62.5%[7~9]。

其中寡糖类是巴戟天最主要的活性成分。现代药理研究表明，巴戟天寡糖具有抗抑郁、抗骨质疏松、抗肿瘤、抗氧化和改善生殖等药理作用[10, 11]。常见寡糖类成分有葡萄糖、D-果糖、蔗糖、1-蔗果三糖、耐斯糖、1^F-果呋喃糖基耐斯糖，其结构见图5-17。

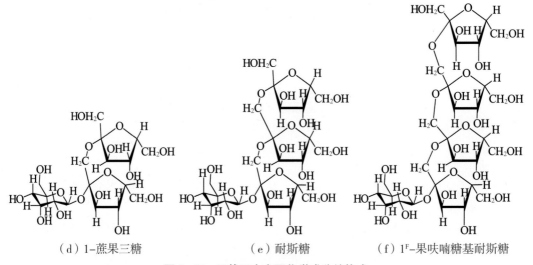

（a）D-果糖　　　　　（b）葡萄糖　　　　　（c）蔗糖

（d）1-蔗果三糖　　　　（e）耐斯糖　　　　（f）1^F-果呋喃糖基耐斯糖

图5-17　巴戟天中主要化学成分结构式

【植物形态】

为多年生藤本；肉质根不定位肠状缢缩，根肉略紫红色，干后紫蓝色。叶薄或稍厚，纸质，干后棕色，长圆形、卵状长圆形或倒卵状长圆形，长6～13 cm，宽3～6 cm，顶端急尖或具小短尖，基部纯、圆或楔形，边全缘，有时具稀疏短缘毛，中脉线状隆起，上面被刺状硬毛或弯毛，下面无毛或中脉处被疏短粗毛；叶柄长4～11 mm，下面密被短粗毛；托叶长3～5 mm，顶部截平，干膜质，易碎落。头状花序具花4～10朵；花（2～）3（～4）基数，无花梗；聚花核果由多花或单花发育而成，熟时红色，扁球形或近球形，直径5～11 mm；种子熟时黑色，略呈三棱形，无毛。花期5～7月；果熟期10～11月[1]。巴戟天药材形态见图5-18。

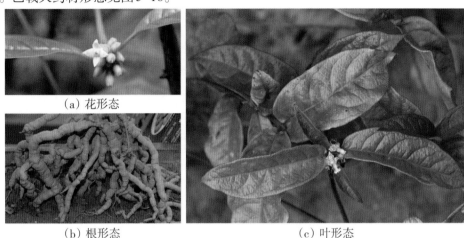

（a）花形态

（b）根形态

（c）叶形态

图 5-18 巴戟天植物形态图

【药材特征】

扁圆柱形，略弯曲，长短不等，直径0.5～2 cm。表面灰黄色或暗灰色，具纵纹和横裂纹，有的皮部横向断离露出木部；质韧，断面皮部厚，紫色或淡紫色，易与木部剥离；木部坚硬，黄棕色或黄白色，直径1～5 mm。气微，味甘而微涩[12]。巴戟天药材特征见图5-19。

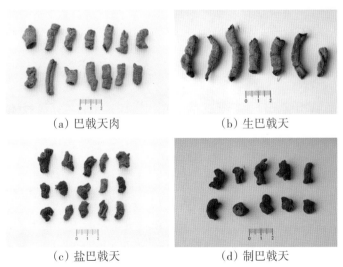

（a）巴戟天肉

（b）生巴戟天

（c）盐巴戟天

（d）制巴戟天

图 5-19 巴戟天药材图

【薄层色谱及特征指纹图谱】

1. **仪器与试药**

仪器：同灵芝。

试剂：无水乙醇、乙酸乙酯、甲醇、乙酸等试剂均为分析纯，水为去离子水。

对照品：D-果糖（批号：SS0905GA14）、葡萄糖（批号：SA0418GA14）、蔗糖（批号：S02S6G1）、1-蔗果三糖（批号：AWG0714）、耐斯糖（批号：Z17A9H59088）、1^F-果呋喃糖基耐斯糖（批号：S09A8D41431）均从上海源叶生物科技有限公司购买，纯度大于98%。

样品：巴戟天药材来源于广东德庆县高良镇巴戟天规范化种植基地或购于广东省的不同药房和药材市场，并经作者鉴定为茜草科植物巴戟天（*Morinda officinalis* How.）的干燥根。

2. **方法**

（1）**对照品溶液的制备**　取D-果糖、蔗糖、1-蔗果三糖、耐斯糖、1^F-果呋喃糖基耐斯糖对照品适量，精密称定，加体积分数为50%的乙醇溶液分别制成每1 mL各含1 mg的溶液，即得。

（2）**供试品溶液的制备**　取本品粉末（过五号筛）0.5 g，精密称定，置具塞锥形瓶中，精密加入体积分数为50%的乙醇溶液50 mL，称定重量，超声处理（220 W，55 kHz）30 min，放冷，再称定重量，用50%乙醇补足减失的重量，摇匀，放置，取上清液滤过，取续滤液，即得。

（3）**薄层色谱条件**　依照薄层色谱法（中华人民共和国药典，通则0502）试验，吸取巴戟天对照品溶液3 μL及供试品溶液各5 μL，分别点于同一硅胶GF_{254}薄层板上，以乙酸乙酯-甲醇-水-乙酸（8:3:2:3）展开，取出，晾干；以乙酸乙酯-甲醇-水-乙酸（12:3:2:3）二次展开，取出，晾干，喷以α-萘酚试液，在105℃加热至斑点显色清晰，置日光下检视。供试品色谱中，在与对照品色谱相应的位置上，显相同颜色的斑点。

（4）**方法学考察**　同灵芝。

3. **结果**

（1）**巴戟天寡糖指纹图谱共有模式的建立**　将10批采自广东高良镇巴戟天GAP基地的巴戟天药材分别按2.（2）项制成供试品溶液并按2.（3）项薄层条件进行展开，获得巴戟天寡糖类化学成分高效薄层色谱图。将色谱图导入CHROMAP1.5色谱指纹图谱系统解决方案软件，生成灰度扫描图并积分，将巴戟天代表性样本数据采用中位数法确定特征峰、均数法计算其特征值，共获得11个特征峰构成巴戟天寡糖薄层色谱指纹图谱共有模式（图5-20），指认了其中的10号峰为果糖（R_f约为0.66）、9号峰为蔗糖（R_f约为0.57）、7号峰为1-蔗果三糖（R_f约为0.40）、6号峰为耐斯糖（R_f约为0.32）、5号峰为1^F-果呋喃糖基耐斯糖（R_f约为0.25）。

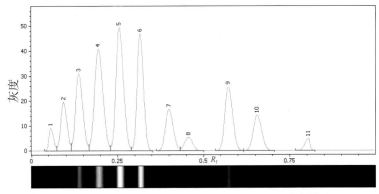

图 5-20　巴戟天寡糖 HPTLC 色谱指纹图谱共有模式

（2）**巴戟天寡糖薄层色谱指纹图谱的测定与评价**　将巴戟天不同产地（广东、福建、广西、海南）、不同炮制饮片（巴戟天、巴戟肉、制巴戟、盐巴戟）、混伪品（羊角藤、鸡眼藤、假巴戟）及含巴戟天口服液 X 分别按 2.（2）项制成供试品溶液并按 2.（3）项薄层条件进行展开，获得巴戟天寡糖类化学成分高效薄层色谱图（图 5-21）。不同产地的巴戟天药材在外观性状及寡糖 HPTLC 指纹图谱中均无明显差异。各混伪品中均未检出相应的寡糖成分，不能作为巴戟天的替代药材入药。将巴戟天各炮制饮片与高效薄层色谱指纹图谱共有模式对比并进行聚类分析，得到树状聚类图（图 5-22）。两批巴戟天的寡糖成分炮制规律高度一致，聚类分析显示生巴戟与制巴戟聚为一簇、巴戟肉与盐巴戟聚为一簇。无论加盐与否，蒸制后的巴戟天寡糖发生了质与量的改变，寡糖含量减少，果糖含量增加，并出现了一系列新成分。

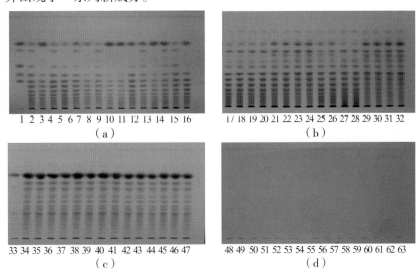

图 5-21　巴戟天寡糖 HPTLC 指纹图谱

1—混合对照品（自上而下分别是果糖、蔗糖、1-蔗果三糖、耐斯糖、1^F-果呋喃糖基耐斯糖）；2～16—不同产地的巴戟天（2～7—德庆，8～9—高要，10～12—福建，13～15—广西，16—海南）；17～32—不同炮制巴戟天（17～18—生巴戟天Ⅰ，19～20—制巴戟天Ⅰ，21～22—巴戟肉Ⅰ，23～24—盐巴戟天Ⅰ，25～26—制巴戟天Ⅱ，27～28—巴戟肉Ⅱ，29～30—盐巴戟天Ⅱ，31～32—盐巴戟天Ⅲ）33～47—口服液X；48～63—巴戟天混伪品

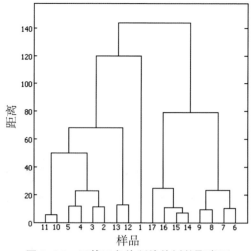

图 5-22　巴戟天各炮制饮片树状聚类图

1—混合对照品；2～9—依次为批次 Ⅰ 的生巴戟、制巴戟、巴戟肉、盐巴戟各2份样品；10～17— 依次
为批次 Ⅱ 的生巴戟、制巴戟、巴戟肉、盐巴戟各2份样品

4．小结

①本研究所用展开系统、温湿度条件均经多次筛选后确定，所获图谱信息丰富、分离度良好、专属性强、取样量小，可用于药材及制剂中巴戟天的鉴别，为巴戟天质量标准的制定奠定了基础，也为HPTLC法快速鉴别寡糖填补了空白。

②构建了巴戟天薄层色谱指纹图谱共有模式，由11个特征条带（色谱峰）构成，并指认了其中的10号峰为果糖（$R_f \approx 0.66$），9号峰为蔗糖（$R_f \approx 0.57$），7号峰为1-蔗果三糖（$R_f \approx 0.40$），6号峰为耐斯糖（$R_f \approx 0.32$），5号峰为1^F-果呋喃糖基耐斯糖（$R_f \approx 0.25$）。

③不同产地巴戟天寡糖类成分相似度较高，在外观性状及寡糖HPTLC指纹图谱中均无明显差异，各混伪品中未检出相应的寡糖类成分，不能替代巴戟天作为药用。含巴戟天药材的制剂仍可采用该HPTLC法进行制剂质量评价与控制，巴戟天口服液X中寡糖含量较低，其主要有效成分四糖及五糖的含量远低于巴戟天生药材中寡糖的含量。两批巴戟天的寡糖成分炮制规律高度一致，聚类分析显示生巴戟与制巴戟中所含寡糖成分较为接近，而巴戟肉与盐巴戟较接近。

本研究通过对不同产地、不同炮制方法、混伪品及含巴戟天的制剂中寡糖类成分进行比较，建立了巴戟天指纹图谱共有模式，该方法可用于巴戟天与混伪品的鉴别，为巴戟天质量控制提供科学依据。

参考文献

[1] 罗献瑞，高蕴璋，陈伟球，等．中国植物志71（2）[M]．北京：科学出版社，1999：199-200．

[2] 肖培根．新编中药志[M]．北京：化学工业出版社，2002：236-237．

[3] 国家药典委员会. 中华人民共和国药典：一部[S]. 北京：中国医药科技出版社，2015：81–82.

[4] 冯峰. 巴戟天寡糖成分研究[D]. 广东：广州中医药大学，2011.

[5] 陈红，陈敏，黄泽豪，等.巴戟天的化学成分研究[J]. 中国实验方剂学杂志，2013，19（21）：69–71.

[6] 张海龙，张庆文，张晓琦，等. 南药巴戟天的化学成分（英文）[J]. 中国天然药物，2010，8（3）：192–195.

[7] Yoshikawa M，Yamaguchi S，Nishisaka H，et al. Chemical constituents of chinese natural medicine，morindae radix，the dried roots of *Morinda officinalis* how：structures of morindolide and morofficinaloside[J]. Chemical & pharmaceutical bulletin，1995，43（9）：1462–1465.

[8] Zhang J H，Xin H L，Xu Y M，et al. *Morinda officinalis* How. ——a comprehensive review of traditional uses，phytochemistry and pharmacology[J]. Journal of Ethnopharmacology，2018，213（7）：230–255.

[9] 苏现明，王洪庆，陈若芸，等. 巴戟天属植物化学成分及药理活性研究进展[J]. 中药材，2017，40（4）：986–991.

[10] 朱孟勇，赫长胜，王彩娇. 巴戟天多糖对骨质疏松大鼠骨密度及血清微量元素的影响[J]. 中草药，2010，41（9）：1513–1515.

[11] 徐德峰，宓为峰，张素贞，等. 巴戟天寡糖抗抑郁作用机制研究[J]. 中国临床药理学杂志，2015，31（15）：1539–1542.

[12] 姜大成. 中药鉴定学[M]. 中国农业大学出版社，2016：126–128.

草果

Caoguo

TSAOKO FRUCTUS

【别名】

草果子、草果仁、老蔻[1]。

【来源】

为姜科植物草果 *Amomum tsaoko* Crevost et Lemarie 的干燥成熟果实。秋季果实成熟时采收，除去杂质，晒干或低温干燥[2]。

草果始见于明代《本草纲目》，具有燥湿温中，截疟除痰的功效。是一种药食两用的中药材，食用量大于药用量[1]。

【主产及栽培地】

草果生长在亚热带多雨森林地带，主要分布在我国云南、广西和贵州三省局部地区，以及越南、老挝北部的部分地区，在云南主产于南部、东南部和西南部[3]。

【化学成分】

草果主要含有挥发油类等成分，具体如下：

1. 挥发油类

从草果挥发油中鉴定出73种成分，主要分为五大类，即单萜烯类、含氧单萜类、倍半萜烯烃类、含氧倍半萜类及其他成分。主要包括1，8-桉油素（桉油精）、柠檬醛、反-2-十一烯醛、香叶醇、癸醛、α-松油醇、对伞花烃、α-蒎烯、柠檬烯、芳樟醇、樟脑、壬醛等成分，其中反-2-十一烯醛具有浓郁的草果辛香味，是除1，8-桉油素之外的另一个主香成分[4~6]。

2. 其他

除挥发油外，草果果实中还具有其他类化学成分，如草果素、草果酮、(+)-hannokinol[（+）-1，7-双-（4-羟基苯基）-3，5-庚二醇]、meso-hannokinol、(+)-表儿茶素、(+)-儿茶素、异丙氨酸、草果甙等[7]。

挥发油为草果的主要活性成分，现代药理研究表明，草果挥发油中的1，8-桉油精具有驱风、镇静、抗菌、抗病毒、杀灭寄生虫及发汗作用；柠檬醛、α-蒎烯等具有平喘、祛痰、抑菌的作用[8~11]，结构见图5-23。

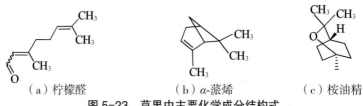

（a）柠檬醛　　　　　　（b）α-蒎烯　　　　　　（c）桉油精

图 5-23　草果中主要化学成分结构式

【植物形态】

多年生草本，丛生，高达2.5 m。根茎横走，粗壮有节，直径约2.5 cm。茎圆柱状，直立或稍倾斜。叶2列；具短柄或无柄；叶片长椭圆形或狭长圆形，长约55 cm，宽达20 cm，先端渐尖，基部渐狭，全缘，边缘干膜质，叶两面均光滑无毛；叶鞘开放，包茎，叶舌长0.8～1.2 cm。穗状花序从根茎生出，长约13 cm，直径约5 cm。蒴果密集，顶端具宿存的花柱，基部具宿存苞片。花期5～6月；果期9～10月[12]。草果植物形态见图5-24。

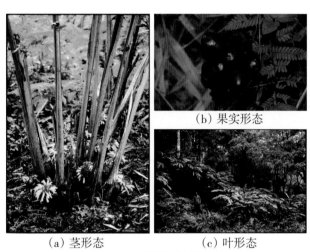

（b）果实形态

（a）茎形态　　　（c）叶形态

图 5-24　草果植物形态图

【药材特征】

药材呈长椭圆形，具三钝棱，长2～4 cm，直径1～2.5 cm。表面灰棕色至红棕色，有纵沟及棱线，顶端具圆形突起的柱基，基部有果梗或果梗痕。果皮质坚韧，易纵向撕裂。种子团3瓣，中间有黄棕色隔膜，每瓣有种子8～11粒。种子呈圆锥状多面体，直径约5 mm；表面红棕色，外被灰白色膜质假种皮，种脊为1纵沟，尖端有凹状的种脐；质硬，胚乳灰白色。具特异香气，味辛、微苦。以个大、饱满、色红棕、气味浓者为佳[13]。草果药材特征见图5-25。

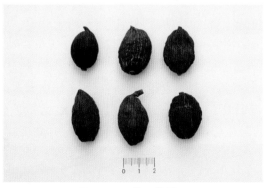

图 5-25　草果药材图

【薄层色谱及特征指纹图谱】

1. 仪器与试药

仪器：同灵芝。

试剂：正己烷、乙酸乙酯等试剂均为分析纯，水为去离子水。

对照品：桉油精（批号：110788-201105），购于中国食品药品检定研究院，纯度＞99.9%。

样品：10批草果药材来源于草果栽培基地或购于广东省的不同药房和药材市场，并经作者鉴定为姜科植物草果（*Amomum tsaoko* Crevost et Lemarie）的干燥成熟果实，各样品见表5-3。

表5-3 草果及其同属植物样品表

编号	名称	购买地	产地
1	草果	广州市多宝路大参林药房	云南
2	草果	广州市多宝路老百姓大药房	广东
3	草果	广州市多宝路同健医药连锁	
4	草果	广州市车陂站北京同仁堂药业连锁	
5	草果	广西防城港市上思县回春堂大药房一分店	广西
6	草果	广西防城港市上思县在妙镇	广西
7	草果	广州市宝华南路8-1对面	
8	草果	广州市宝华路130号采芝林药房	云南
9	草果	广州市清平路94号奋发药材行	
10	草果	广州市清平路85号	广西
11	砂仁	广州市大学城广州中医药大学采芝林药房	阳春
12	白豆蔻	广州市大学城广州中医药大学采芝林药房	云南
13	草豆蔻	广州市大学城广州中医药大学采芝林药房	广东
14	益智	广州市大学城广州中医药大学采芝林药房	海南

2. 方法

（1）**对照品溶液的制备** 取桉油精对照品适量，精密称定，加乙酸乙酯制成每1mL含25μL的溶液，即得。

（2）**供试品溶液的制备** 精密称取草果粉末（过三号筛）约10g，精密称定，置圆底烧瓶中，加水200mL，连接挥发油测定器，自测定器上端加水至刻度3mL，再加乙酸乙酯2～3mL，连接回流冷凝管，加热至微沸，并保持2h，放冷，分取乙酸乙酯液，通过铺有无水硫酸钠约1g的漏斗滤过，滤液置5mL量瓶中，挥发油测定器内壁用乙酸乙酯少量洗涤，洗液并入同一量瓶中，用乙酸乙酯稀释至刻度，摇匀，滤过，取续滤液，即得。同法制备砂仁、白豆蔻、草豆蔻、益智供试品溶液。

（3）**薄层色谱条件** 依照薄层色谱法（中华人民共和国药典，通则0502）试验，吸取草果桉油精对照品溶液3 μL，草果、砂仁、草豆蔻供试品溶液各3 μL，白豆蔻挥发油供试品5 μL，益智挥发油供试品2 μL，分别点于硅胶GF$_{254}$高效预制薄层板上，在相对湿度18%～42%的条件下，以正己烷-乙酸乙酯（7∶1）展开，展至为9.5 cm，取出，晾干，喷以50 g·L^{-1}香草醛浓硫酸溶液，在110℃加热至斑点显色清晰，于可见光下检视。供试品色谱中，在与对照品色谱相应的位置上，显相同颜色的荧光斑点。

（4）**方法学考察**　同灵芝。

3. 结果

（1）**草果不同商品挥发油指纹图谱共有模式的建立**　将10批草果药材分别按2.（2）项制成供试品溶液并按2.（3）项薄层条件进行展开，获得草果不同商品挥发油类化学成分高效薄层色谱图（图5-26）。将色谱图导入CHROMAP1.5色谱指纹图谱系统解决方案软件，生成灰度扫描图并积分，将草果代表性样本数据采用中位数法确定特征峰，均数法计算其特征值，构建了由9个特征色谱峰构成的草果薄层色谱指纹图谱共有模式（图5-27），并指认8号峰为桉油精（R_f约为0.67）。

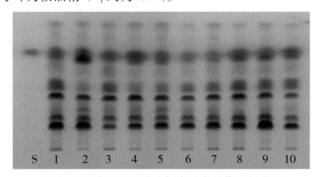

图 5-26　草果不同商品挥发油高效薄层色谱图
S—桉油精；1～10—表5-3中的1～10号草果样品

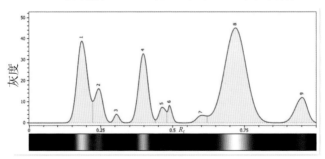

图 5-27　草果不同商品挥发油指纹图谱共有模式

（2）**草果不同商品挥发油指纹图谱相似度分析**　将10批草果挥发油成分薄层色谱指纹图谱数据与草果挥发油指纹图谱共有模式相比，计算夹角余弦相似度（图5-28）。10批样品与共有模式之间的相似度分别为0.96、0.99、0.94、0.99、0.99、0.99、0.99、0.99、0.99、0.99。10批样品除1号、3号以外，与共有模式之间相似度均在0.98之上，说明草果挥发油成分各样品间相似度很高。

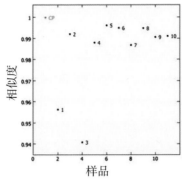

图 5-28　草果不同商品挥发油相似度评价直观图

（3）草果挥发油及其同科属药用植物挥发油指纹图谱相似度分析　取表5-3中草果及同科属药材，分别按2.（2）项制成供试品溶液并按2.（3）项薄层条件进行展开，获得薄层色谱指纹图谱（图5-29）。将获得的薄层色谱指纹图谱导入CHROMAFINGER 2005色谱指纹图谱系统解决方案软件，与草果挥发油指纹图谱共有模式相比，计算夹角余弦相似度（图5-30），进行相似度评价。6批草果和4种不同药用植物挥发油与共有模式之间的相似度分别为0.99、0.99、0.99、0.99、0.99、0.98、0.75、0.84354、0.12、-0.16。砂仁样品和白豆蔻样品相似度稍低，草豆蔻样品和益智样品差别显著。

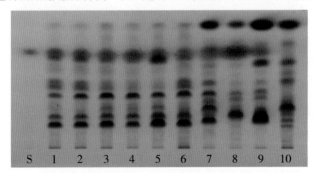

图 5-29　草果及其常用同属及易混淆药用植物高效薄层比较色谱图

S—桉油精；1~6—不同商品的草果；7—砂仁；8—白豆蔻；9—草豆蔻；10—益智

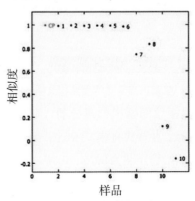

图 5-30　6 批次草果及 4 种同科属药用植物相似度评价直观图

4. 小结

①本研究所选薄层展开系统，能较好地将草果挥发油所含主要成分在薄层图谱上得到分离，图谱信息丰富、较清晰。构建了草果薄层色谱指纹图谱标准共有模式，包括9个共有峰，指认了8号峰为桉油精：（$R_f \approx 0.67$）。此9个共有峰可作为草果挥发油的共有特征，它们的整体轮廓由于个体差异而有所不同，但并未造成不可共识，均可辨认为草果。

②不同商品草果挥发油薄层色谱行为相似，差异主要体现在成分含量上，供试品制备方法和点样量相同时，斑点颜色越深说明含量越高，颜色浅则含量低。本研究中草果挥发油薄层色谱各斑点颜色深浅不一，说明市售草果药材质量参差不齐。

③砂仁与白豆蔻均显示出与桉油精对照品相同的蓝紫色斑点，从斑点颜色较杂乱可看出其余成分复杂，含量差别较大。而同科山姜属的草豆蔻与益智则显示出很大差别。相同及不同产地商品草果挥发油相似度高，与砂仁、白豆蔻、草豆蔻、益智相似度低，说明草果与同属砂仁、白豆蔻及同科山姜属草豆蔻、益智挥发油差异较大，不能替代混用。

本研究建立了草果挥发油指纹图谱共有模式，并与同科属药用植物进行比较分析。建立的HPTLC指纹图谱不仅能反映草果挥发油特征成分，也可以反映出不同来源草果挥发油含量差异，可用于草果及同属药材的鉴别与质量评价。

参考文献

[1] 国家中医药管理局《中华本草》编委会. 中华本草·8. [M]. 上海：上海科学技术出版社，2004：7759.

[2] 中华人民共和国国家药典委员会. 中国药典[S]. 北京：中国医药科技出版社，2015：239.

[3] 唐德英，马洁，里二，等. 我国草果栽培技术研究慨况[J]. 亚太传统医药，2009，5（7）：157−162.

[4] Yang Y, Yue Y, Runwei Y, et al. Cytotoxic and antioxidant activity of the essential oil of *Amomumm tsao-ko*[J]. Bioresour. Technol., 2010, 101（11）：4205−4211.

[5] 赵怡，张国英，肖中华，等. 超临界CO_2流体萃取法提取草果挥发油化学成分研究[J]. 中国药学杂志，2004（9）：705−706.

[6] 林敬明，郑玉华，许寅超，等. 超临界CO_2流体萃取草果挥发油成分分析[J]. 中药材，2000，23（3）：145−148.

[7] Martin T S, Kikuzaki H, Hisamoto M, et al. Constituents of *Amomum tsao-ko* and their radical scavenging and antioxidant activities[J]. JAOCS, 2000, 77（6）：667−673.

[8] Yang Y, Yang Y, Yan R. Cytotoxic, apoptotic and antioxidant activity of the essential oil of *Amomum tsao-ko* [J]. Bioresource Technology, 2010, 101（11）：4205−4211.

[9] 邱赛红，首第武，陈立峰，等．芳香化湿药挥发油部分与水溶液部分药理作用的比较[J]．中国中医药杂志，1999，24（5）：41-43+63．

[10] 李伟，贾冬．草果的无机元素及药理作用[J]．中国中药杂志，1992，17（12）：727-728．

[11] Yang Y, et al．Chemical composition and antimicrobial Activity of the essential oil of *Amomum tsao-ko*[J]．Journal of the Science of Food and Agriculture，2008，88（12）：2111-2116．

[12] 罗献瑞，高蕴璋，陈伟球，等．中国植物志71（2）[M]．北京：科学出版社，1999：199-200．

[13] 姜大成．中药鉴定学[M]．中国农业大学出版社，2016：126-128．

草豆蔻

Caodoukou

ALPINIAE KATSUMADAI SEMEN

【别名】

草蔻、偶子、豆蔻、草蔻仁、假麻树[1]。

【来源】

为姜科植物草豆蔻 *Alpinia katsumadai* Hayata 的干燥近成熟种子。夏、秋二季采收，晒至九成干，或用水略烫，晒至半干，除去果皮，取出种子团，晒干。

草豆蔻最早以豆蔻之名载于《名医别录》，具有良好的燥湿化浊、温中散寒、行气消胀之功[2]。

【主产及栽培地】

草豆蔻主要分布于广东、海南和云南等地，自然资源丰富[3]。

【化学成分】

草豆蔻的主要化学成分为挥发油类、黄酮类、二苯庚烷类等，具体如下：

1. 挥发油类

草豆蔻含油量较丰富，成分主要为单萜、倍半萜、烯类、醇类以及芳香类化合物。萜类化合物主要有主要为 1，8-桉叶油素（桉油精）、松油烯-4-醇、α-蒎烯和 L-芳樟醇等[4]。

2. 黄酮类

草豆蔻黄酮类化合物成分约有17个，主要有山姜素、乔松素、松属素、球松素、柚皮素、小豆蔻明、蜡菊亭、短叶松素、高良姜素、华良姜素、(+)-儿茶素、松属素查尔酮和白杨素等[5]。

3. 二苯庚烷类

二苯庚烷类主要包括线状和环状二苯庚烷类化合物，线状二苯庚烷类化合物有相同的庚烷骨架母核，取代基主要有烯键、酮碳基、羟基和甲氧基等，分为 4 小类，即苯基类、4-羟苯基类、3-甲氧基-4-羟苯基类和 3-甲氧基-4-氢-5-甲氧基苯基类。目前，草豆蔻中线性二苯庚烷类有 11 个。环状二苯庚烷类化合物的骨架和线性二苯庚烷类化合物的类似，从草豆蔻中分离得到的环状二苯庚烷成分有23 个[6]。

其中桉油精、山姜素、小豆蔻明和桤木酮是草豆蔻最主要的活性成分。现代药理研究表明，草豆蔻黄酮类化合物具有良好的抗肿瘤作用。以桤木酮为代表的二苯基庚烷类化合物为一类重要生物活性成分，在镇吐、抗炎、抗氧化、抗肿瘤等方面表现出较好的药理活性[7~9]，主要成分的结构见图5-31。

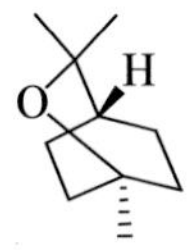

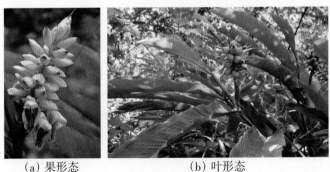

（a）桉油精 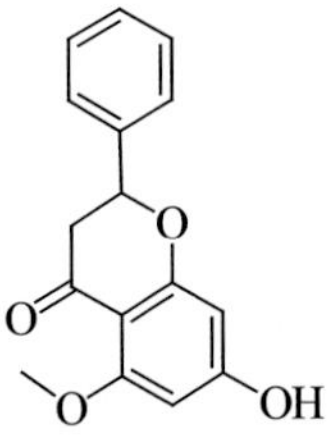　　　　　　　　（b）山姜素

图5-31　草豆蔻中主要化学成分结构式

【植物形态】

株高达3 m。叶片线状披针形，长50～65 cm，宽6～9 cm，顶端渐尖，并有一短尖头，基部渐狭，两边不对称，边缘被毛，两面均无毛或稀于叶背被极疏的粗毛；叶柄长1.5～2 cm；叶舌长5～8 mm，外被粗毛。总状花序顶生，直立，长达20 cm，花序轴淡绿色，被粗毛，小花梗长约3 mm；小苞片乳白色，阔椭圆形，长约3.5 cm，基部被粗毛，向上逐渐减少至无毛；花萼钟状，长2～2.5 cm，顶端不规则齿裂，复又一侧开裂，具缘毛或无，外被毛；花冠管长约8 mm，花冠裂片边缘稍内卷，具缘毛；无侧生退化雄蕊；唇瓣三角状卵形，长3.5～4 cm，顶端微2裂，具自中央向边缘放射的彩色条纹；子房被毛，直径约5 mm；腺体长1.5 mm；花药室长1.2～1.5 cm。果球形，直径约3 cm，熟时金黄色。花期：4～6月；果期：5～8月[10]。草豆蔻植物形态见图5-32。

（a）果形态　　　　　　　　（b）叶形态

图5-32　草豆蔻植物形态图

【药材特征】

种子团类球形，直径1.5～2.7 cm。表面灰褐色，略光滑，中间有黄白色的隔膜，将种子团分成3瓣，每瓣有种子多数粒，粘连紧密。种子为卵圆状多面体形，长3～5 mm，直径约3 mm，外被淡棕色膜质假种皮，种脊为一条纵沟，一端有种脐；质硬，将种子沿种脊纵剖两瓣，纵断面观呈斜心形，种皮沿种脊向内伸入部分约占整个表面积的1/2；胚乳灰白色。气香，味辛、微苦。以种子团类球形、种子饱满、气味浓者为佳[11]。草豆蔻药材特征见图5-33。

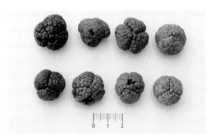

图 5-33　草豆蔻药材图

【薄层色谱及特征指纹图谱】

1. 仪器与试药

仪器：同灵芝。

试剂：甲醇、甲苯、乙酸乙酯、乙酸等试剂均为分析纯，水为去离子水。

对照品：桉油精（上海源叶生物科技有限公司）、山姜素（成都普思生物科技股份有限公司），纯度均大于98%。

样品：草豆蔻药材购于广东省的不同药房和药材市场，并经作者鉴定为姜科植物草豆蔻（*Alpinia katsumadai* Hayata）的干燥近成熟种子，各样品见表5-4。

表5-4　草豆蔻及其近缘种药材样品表

编号	样品名称	购买地	产地
1	草豆蔻	采芝林药房	广东
2	草豆蔻	君康药店	广东
3	草豆蔻	柏恩医药	广东
4	草豆蔻	灵丹草药店	广东
5	草豆蔻	丹仁大药房	海南
6	草豆蔻	慈谷馨药房	海南
7	草豆蔻	明济林大药房	海南
8	草豆蔻	集和堂大药房	广西
9	草豆蔻	百和堂大药房	山西
10	草豆蔻	城又康药店	山西

2. 方法

（1）挥发油成分

①对照品溶液的制备。取桉油精对照品适量，精密量取，加甲醇制成每1 mL含25 μL的溶液，即得。

②供试品溶液的制备。取草豆蔻粉末（过二号筛）约50.0 g，精密称定，加水500 mL，浸渍30 min，微沸2 h得挥发油。挥发油用无水硫酸钠进行干燥后，取100 μL加甲醇定容至1 mL，即得。

③**薄层色谱条件**。依照薄层色谱法（中华人民共和国药典，通则0502）试验，精密吸取桉油精对照品溶液1 μL，供试品溶液2 μL，分别点于硅胶GF$_{254}$高效预制薄层板上，以甲苯-乙酸乙酯（9∶1）为展开剂，在温度4℃、相对湿度18%条件下进行二次展开，第一次展距3 cm，第二次展距8.5 cm，取出，挥干溶剂，喷以5%的香草醛硫酸溶液，105℃加热至斑点显色清晰，于日光下观察。供试品色谱中，在与对照品色谱相应的位置上，显相同颜色的斑点。

④**方法学考察**

a. **仪器精密度考察**。取同一来源的供试品溶液，在同块薄层板上连续点样5次，色谱结果基本一致，比较色谱斑点的R_f值，主要色谱斑点R_f值的RSD在0.51%～1.35%，表明本研究所用仪器精密度良好，见图5-34（a）。

b. **重复性考察**。取同一商品来源的药材样品5份，按2.（1）②项制备供试品溶液，色谱结果基本一致，比较色谱斑点的R_f值，主要色谱斑点R_f值的RSD在1.95%～4.38%，表明本研究建立的方法具有良好的重复性，见图5-34（b）。

c. **稳定性考察**。取同一商品来源的供试品溶液，分别于0、6、12、24、48 h点样，色谱结果基本一致，比较色谱斑点R_f值，主要色谱斑点R_f值的RSD在3.10%～3.57%，表明供试品溶液在48 h内具有良好的稳定性，见图5-34（c）。

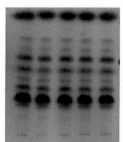 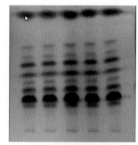 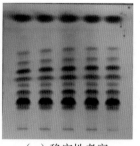

（a）仪器精密度考察　　　　（b）重复性考察　　　　（c）稳定性考察

图5-34　草豆蔻挥发油方法学考察

⑤**高效薄层色谱指纹图谱条件的优化**

展开温度的优化。在4℃、25℃、40℃温度条件下进行展开，比较不同展开温度下的斑点（图5-35）。结果表明：展开温度为40℃时，斑点效果明显差于4℃和25℃下的展开效果；考虑到25℃下斑点出现扩散现象，最终选择4℃作为草豆蔻挥发油成分的薄层展开温度。

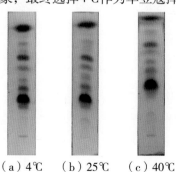

（a）4℃　　（b）25℃　　（c）40℃

图5-35　草豆蔻挥发油不同温度下展开薄层色谱图

相对湿度的优化。以浓硫酸、蒸馏水调节相对湿度，比较不同湿度下的斑点（图5-36）。结果表明：展开湿度为18%时，色谱图斑点丰富、分离度较好，且无明显的扩散现象，效果略优于其他湿度，故选择18%作为草豆蔻挥发油成分的薄层最终展开湿度。

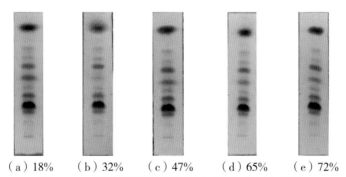

（a）18%　　　（b）32%　　　（c）47%　　　（d）65%　　　（e）72%

图 5-36　草豆蔻挥发油不同湿度下展开薄层色谱图

（2）黄酮类成分

①**对照品溶液的制备**。取山姜素对照品适量，精密称定，加甲醇配置成每1 mL含1 mg的溶液，即得。

②**供试品溶液的制备**。取草豆蔻粉末（四号筛）约4.0 g，精密称定，置具塞锥形瓶中，精密加入95%乙醇80 mL，浸泡20 min，超声处理（220 W，55 kHz）30 min，过滤，滤液蒸干，残渣用95%乙醇定容至2 mL，即得。

③**薄层色谱条件**。按照薄层色谱法（中华人民共和国药典，通则0502）试验，精密吸取桉油精对照品溶液1 μL，供试品溶液2 μL，分别点于硅胶GF$_{254}$高效预制薄层板上，以甲苯-乙酸乙酯-乙酸（8:1.5:0.5）为展开剂，在常温下展开，展距8.5 cm，取出，挥干溶剂，以5%三氯化铝乙醇液进行显色，105℃加热约5 min，置于365 nm下检视并拍照。供试品色谱中，在与对照品色谱相应的位置上，显相同颜色的荧光斑点。

④**方法学考察**

a. **仪器精密度的考察**。取同一来源的供试品溶液，在同块薄层板上连续点样5次，色谱结果基本一致，比较色谱斑点的R_f值，主要色谱斑点R_f值的RSD在1.62%~3.53%之间，表明本研究所用仪器精密度良好，见图5-37（a）。

b. **重复性考察**。取同一商品来源的草豆蔻药材样品5份，按2.（2）②项制备供试品溶液，色谱结果基本一致，比较色谱斑点的R_f值，主要色谱斑点R_f值的RSD在1.38%~3.64%之间，表明本研究建立的方法具有良好的重复性，见图5-37（b）。

c. **稳定性考察**。取同一商品来源的供试品溶液，分别于0 h、6 h、12 h、24 h、48 h点样，色谱结果基本一致，比较色谱斑点R_f值，主要色谱斑点R_f值的RSD在1.65%~2.66%，表明供试品溶液在48 h内具有良好的稳定性，见图5-37（c）。

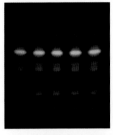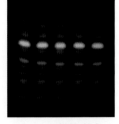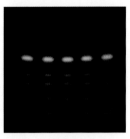

（a）仪器精密度考察　　（b）重复性考察　　（c）稳定性考察

图 5-37　草豆蔻黄酮方法学考察

⑤薄层色谱条件的选择与优化

展开温度的优化。在4℃、25℃、40℃温度条件下进行展开，比较不同展开温度下的斑点（图5-38）。结果表明：当展开温度为40℃时，斑点出现明显的变形；25℃下展开，斑点分离度更好、更加清晰。故选择25℃作为草豆蔻黄酮类成分的薄层展开温度。

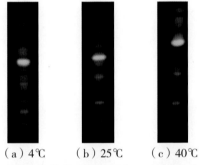

（a）4℃　　（b）25℃　　（c）40℃

图 5-38　草豆蔻黄酮不同温度下展开薄层色谱图

相对湿度的优化。以浓硫酸、蒸馏水调节相对湿度，比较不同湿度下的斑点（图5-39）。结果表明：5个湿度梯度下所得到的色谱图斑点均丰富且分离度较好，表明湿度对草豆蔻黄酮类成分的展开效果影响不大，故不作湿度控制处理，即在自然湿度下进行展开。

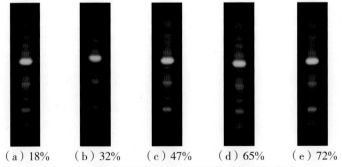

（a）18%　　（b）32%　　（c）47%　　（d）65%　　（e）72%

图 5-39　草豆蔻黄酮不同湿度下展开薄层色谱图

3. 结果

（1）**草豆蔻高效薄层色谱指纹图谱共有模式建立**　将10批不同批次的草豆蔻药材分别按2.（1）②项及2.（2）②项制成供试品溶液并分别在2.（1）④与2.（2）④项薄层条件下进行展开，获得草豆蔻的挥发油成分和黄酮类成分的高效薄层色谱图（图5-40、图5-41）。将色谱图导入CHROMAP1.5色谱指纹图谱系统解决方案软件，生成灰度扫描图并积分，将灵芝代表性样本数据采用中位数法确定特征峰、均数法计算其特征值，获得了由10个特征峰共同构成的草豆蔻挥发油薄层色谱指纹图谱共有模式（见图5-42），指认5号峰为桉油精（R_f约为0.46）。并获得由7个特征峰构成的黄酮类薄层色谱指纹图谱共有模式（见图5-43），并指认2号峰为山姜素（R_f约为0.17）。

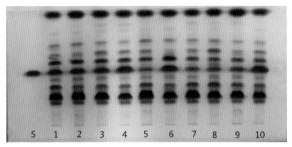

图5-40 不同商品来源草豆蔻药材挥发油成分 HPTLC 指纹图谱

S—桉油精对照品；1～10—不同商品来源的草豆蔻药材

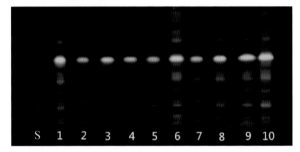

图5-41 不同商品来源草豆蔻药材黄酮类成分 HPTLC 指纹图谱（365 nm 紫外线下）

S—山姜素对照品；1～10—不同商品来源的草豆蔻药材

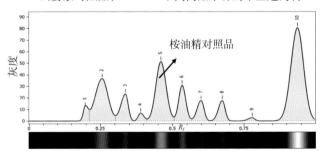

图5-42 草豆蔻药材挥发油成分的 HPTLC 指纹图谱共有模式

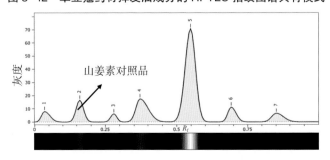

图5-43 草豆蔻药材黄酮类成分的 HPTLC 指纹图谱共有模式

（2）**不同商品来源草豆蔻的薄层色谱指纹图谱测定及相似度评价**　将10批不同商品来源草豆蔻的薄层色谱指纹图谱数据与共有模式相比较，计算夹角余弦相似度（图5-44、图5-45），各批次药材挥发油的相似度均大于0.94，其中号1号、2号、3号样品相似度大于0.98，4～10号样品相似度为0.94～0.98；黄酮类成分的相似度均大于0.92，其中8号样品相似度大于0.98，其余样品相似度在0.92～0.98。分析结果表明市售草豆蔻质量较为稳定，差异不明显。

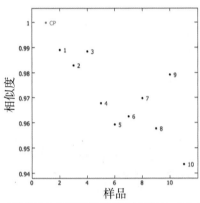

图5-44　不同商品来源草豆蔻药材挥发油成分相似度评价

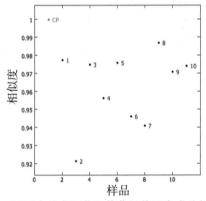

图5-45　不同商品来源草豆蔻药材黄酮类成分相似度评价

4. 小结

①通过对展开系统进行了多次对比，最终确定采用甲苯-乙酸乙酯（9∶1）作为草豆蔻挥发油成分的展开系统，进行二次展开，在薄层色谱图上得到了丰富且分离度较好的斑点。草豆蔻黄酮类成分采用甲苯-乙酸乙酯-乙酸（8∶1.5∶0.5）展开系统进行一次展开，在薄层色谱图上得到较为丰富且清晰的斑点。本文建立的草豆蔻薄层色谱条件可为其他草豆蔻近缘种药用植物的薄层色谱鉴别提供参考依据。

②不同商品来源的草豆蔻药材挥发油和黄酮类成分色谱图斑点差别均较小，相似度分别为0.94～0.98、0.92～0.99，说明市售草豆蔻药材虽然在外观上有一定的差别，但药材质量较为稳定、均一。

本研究建立的 HPTLC 条件能清晰地显示草豆蔻药材的斑点特征，并直观地反映其成分差别，可用于草豆蔻及其近缘植物的快速鉴定。同时，本实验也为草豆蔻及姜科其他常用药用植物的后期研究奠定了良好的基础。

参考文献

[1] 王国强. 全国中草药汇编：卷三[M]. 第3版. 北京：人民卫生出版社，2014：609.

[2] 国家药典委员会. 中华人民共和国药典：一部[S]. 北京：中国医药科技出版社，2015：附录34，29，91−92，149−160，182，216−243.

[3] 屈敏红，李倩，伍彩红，等. 草豆蔻及其近缘种药用植物的高效薄层色谱指纹图谱研究[J]. 中国中药杂志，2018，53（4）：258−262.

[4] 杨彬彬，容蓉，胡金芳，等. 三种提取方法结合GC-MS分析比较草豆蔻的挥发性成分[J]. 中药材，2014，37（3）：443−447.

[5] Xiao X H, Si X X, Tong X, et al. Preparation of flavonoids and diarylheptanoid from *Alpinia katsumadai* Hayata by microwave-assisted extraction and high-speed counter-current chromatography[J]. Separation and Purification Technology, 2011, 81（3）: 265−269.

[6] Nam J W, Kang G Y, Han A R, et al. Diarylheptanoids from the seeds of *Alpinia katsumadai* as heat shock factor 1 inducers [J]. Journal of Natural Products, 2011, 74（10）: 2109−2115.

[7] Li Y Y, Huang S S, Lee M M, et al. Anti-inflammatory activities of cardamonin from *Alpinia katsumadai* through heme oxygenase-1 induction and inhibition of NF-κB and MAPK signaling pathway in the carrageenan-induced paw edema[J]. International Immunopharmacology, 2015, 25（2）: 332−339.

[8] 吴珍，陈永顺，王启斌. 草豆蔻总黄酮抗氧化活性研究[J]. 医药导报，2011，30（11）：1406−1409.

[9] Xin B R, Ren S J, Li J, et al. A new flavonone from seeds of *Alpinia katsumadai* and its neuroprotective effect on PC12 cells[J]. China Journal of Chinese Materia Medica, 2014, 39（14）: 2674−2678.

[10] 罗献瑞，高蕴璋，陈伟球，等. 中国植物志71（2）[M]. 北京：科学出版社，1999：199−200.

[11] 姜大成. 中药鉴定学[M]. 中国农业大学出版社，2016：126−128.

穿心莲

Chuanxinlian

ANDROGRAPHIS HERBA

【别名】

春莲秋柳、一见喜、榄核莲、苦胆草[1]。

【来源】

穿心莲为爵床科植物穿心莲 *Andrographis paniculata*（Burm. f.）Nees 的干燥地上部分。秋初茎叶茂盛时采割，晒干。

在我国穿心莲始载于本草《岭南采药录》，具有清热解毒、凉血、消肿的功效[2]。

【主产及栽培地】

穿心莲原产于亚热带地区如印度、菲律宾、斯里兰卡、泰国、越南、缅甸、巴基斯坦等国，且在这些国家多为野生资源。我国于 20 世纪 50 年代开始从东南亚引种，先在广东、福建南部栽培，后在长江以南省份如江西、湖南、广西、四川以及上海等地广泛栽培，因其适应性强，在我国其他地方如山东、北京以及西北等地亦曾有引种[3]。

【化学成分】

穿心莲药材的主要化学成分为穿心莲内酯类、黄酮类、苯丙素类等，具体如下[4]：

1. 内酯类

穿心莲内酯类化学成分主要是二萜内酯类化合物，目前已分离得到40多个二萜内酯类化合物，其中穿心莲内酯、新穿心莲内酯、去氧穿心莲内酯和脱水穿心莲内酯是最具代表性的有效成分，大量分布于穿心莲叶中[5~9]。

2. 黄酮类

从穿心莲中分离得到的黄酮类化合物近40个，提取部位大多数为根中，为高度甲基化的甲氧基黄酮类、吡喃葡萄糖基黄酮类化合物，主要包括二氢黄酮、黄酮、呫吨酮等。除少数几个以苷的形式存在外，大部分以游离形式存在[4]。

3. 其他

穿心莲中尚含有烷、酮、蜡、甾醇、有机酸、二萜醇、二萜酸盐、环烯醚以及丰富的矿质元素、维生素、糖和多种氨基酸成分[4]。

其中穿心莲内酯和脱水穿心莲内酯是穿心莲最主要的两大活性成分。现代药理研究表明，穿心莲内酯类化合物具有抗菌、抗病毒、抗炎、抗癌、降血糖、降血压、抗血栓、抗生育等作用[10～12]，主要化合物结构见图5-46。

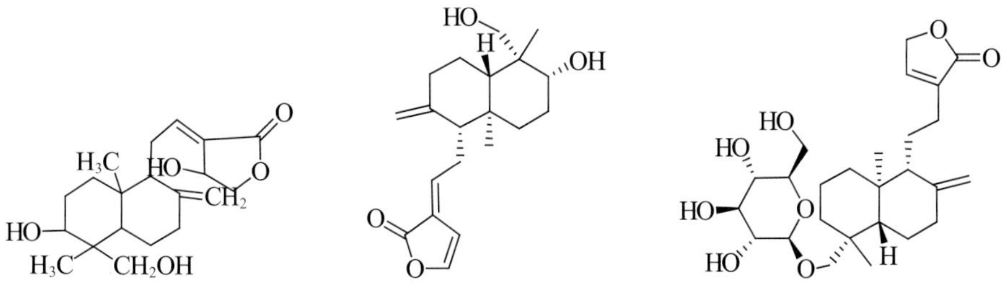

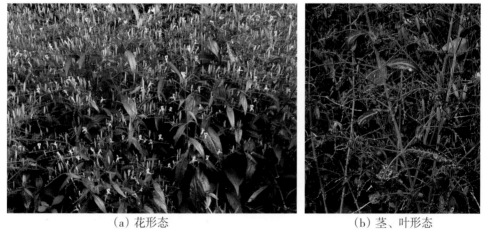

（a）穿心莲内酯　　　（b）脱水穿心莲内酯　　　（c）新穿心莲内酯

图5-46　穿心莲中主要化学成分结构式

【植物形态】

一年生草本，高50～100 cm，全株味极苦。茎直立。叶对生，侧脉3～4对；叶柄短或近无柄。圆锥花序顶生或腋生；花萼5深裂，外被腺毛；花冠淡紫白色，唇形，上唇外弯，2齿裂，下唇直立，3浅裂，雄蕊2，药室一大一小，大的被髯毛，花丝一侧有柔毛；子房2室。蒴果长椭圆形，长约1.5 cm，两侧呈压扁状，中央具一纵沟。花期8～9月；果期10月[13]。穿心莲植物形态见图5-47。

（a）花形态　　　　　　　　　　（b）茎、叶形态

图5-47　穿心莲植物形态图

【药材特征】

茎呈方柱形，多分枝，长50～70 cm，节稍膨大；质脆，易折断。单叶对生，叶柄短或近无柄；叶片皱缩、易碎，完整者展开后呈披针形或卵状披针形，长3～12 cm，宽2～5 cm，先端渐尖，基部楔形下延，全缘或波状；上表面绿色，下表面灰绿色，两面光滑。气微，味极苦[14]。穿心莲药材特征见图5-48。

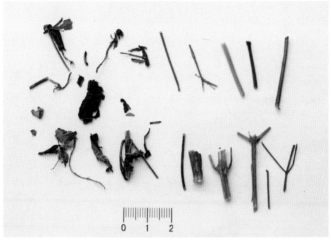

图 5-48　穿心莲药材图

【薄层色谱及特征指纹图谱】

1. 仪器与试药

仪器：同灵芝。

试剂：甲醇、三氯甲烷、乙醇、硫酸等均为分析纯。

对照品：穿心莲内酯（批号：20120116）、脱水穿心莲内酯（批号：YY20110415）、新穿心莲内酯（批号：20121228）购自上海源叶生物科技有限公司，纯度均大于98%。

样品：灵芝药材来源于穿心莲栽培基地或购于广东省的不同药房和药材市场，并经作者鉴定为爵床科植物穿心莲（*Andrographis paniculata*（Burm. f.）Nees）的干燥地上部分或叶、茎、根，各样品见表5-5。

表5-5　穿心莲样品表

编号	样品	种植地或购买地	备注
1	穿心莲	广东省清远市英德大湾镇穿心莲GAP基地	地上部分
2	穿心莲	广东省湛江市遂溪洋青镇穿心莲GAP基地	地上部分
3	穿心莲	福建省漳州市漳浦深土镇	地上部分
4	穿心莲	广西省桂林市荔浦县马岭镇	地上部分
5	穿心莲	广西省横县马岭镇兴旺村	地上部分
6	穿心莲	广西省南宁市隆安县屏山百陇屯	地上部分
7	穿心莲	广西省南宁市隆安县屏山刘家村	地上部分
8	穿心莲	广西省玉林市兴业县沙塘镇	地上部分
9	穿心莲	广西省贵港市港南区桥圩	地上部分
10	穿心莲	四川省宜宾市南溪县复兴村	地上部分
11	穿心莲	四川省成都市邛崃赵坝村	地上部分

编号	样品	种植地或购买地	备注
12	穿心莲	云南省景洪市勐仑热带植物园	地上部分
13	穿心莲	云南省景洪市三叶社区	地上部分
14	穿心莲	海南省昌江霸王岭	地上部分
15	穿心莲	广东省清远市英德大湾镇穿心莲GAP基地	叶
16	穿心莲	福建省漳州市漳浦深土镇	叶
17	穿心莲	广西省桂林市荔浦县马岭镇	叶
18	穿心莲	四川省宜宾市南溪县复兴村	叶
19	穿心莲	云南省景洪市勐仑热带植物园	叶
20	穿心莲	广东省清远市英德大湾镇穿心莲GAP基地	茎
21	穿心莲	福建省漳州市漳浦深土镇	茎
22	穿心莲	广西省桂林市荔浦县马岭镇	茎
23	穿心莲	四川省宜宾市南溪县复兴村	茎
24	穿心莲	云南省景洪市勐仑热带植物园	茎
25	穿心莲	广东省清远市英德大湾镇穿心莲GAP基地	根
26	穿心莲	福建省漳州市漳浦深土镇	根
27	穿心莲	广西省桂林市荔浦县马岭镇	根
28	穿心莲	四川省宜宾市南溪县复兴村	根
29	穿心莲	云南省景洪市勐仑热带植物园	根
30	穿心莲	广东省清远市英德大湾镇穿心莲GAP基地	鲜品
31	穿心莲	广东省清远市英德大湾镇穿心莲GAP基地	阴干
32	穿心莲	广东省清远市英德大湾镇穿心莲GAP基地	晒干
33	穿心莲	广东省清远市英德大湾镇穿心莲GAP基地	微波干燥
34	穿心莲	广东省清远市英德大湾镇穿心莲GAP基地	60℃烘干
35	穿心莲	广东省清远市英德大湾镇穿心莲GAP基地	冻干
36	穿心莲	广东省清远市英德大湾镇穿心莲GAP基地	真空干燥
37	穿心莲	越南	商品
38	穿心莲	潮汕万年青药业	商品
39	穿心莲	广州致信药业	商品
40	穿心莲	广西玉林市中药港药材市场	商品

续表

编号	样品	种植地或购买地	备注
41	穿心莲	广西玉林市大参林药房	商品
42	穿心莲	四川省成都市荷花池药材市场	商品
43	穿心莲	四川省成都市太极大药房	商品
44	穿心莲	云南省昆明市菊花园药材市场	商品
45	穿心莲	云南省昆明市福林堂药店	商品
46	穿心莲	贵州省贵阳市花果园药材市场	商品
47	穿心莲	安徽省亳州市福春堂药店	商品
48	穿心莲	湖南省邵阳市中心大药房	商品
49	穿心莲	安徽省阜阳市临泉药材市场	商品
50	穿心莲	安徽省亳州市药材市场	商品
51	穿心莲	河南省郑州市千禧堂药店	商品

2. 方法

（1）**对照品溶液的制备**　取穿心莲内酯对照品、脱水穿心莲内酯对照品、新穿心莲内酯对照品适量，精密称定，加甲醇制成每1 mL含1 mg的混合溶液，即得。

（2）**供试品溶液的制备**　取穿心莲粉末（过四号筛）约2.0 g，鲜叶等约5.0 g，精密称定，置具塞锥形瓶中，精密加入甲醇50 mL，称定重量，超声处理（功率220 W，频率28 kHz）30 min，放冷，再称定重量，用甲醇补足减失的重量，摇匀，滤过。水浴60℃挥干溶剂，残渣加甲醇溶解，定容至10 mL容量瓶中，摇匀，即得。

（3）**薄层色谱条件**　依照薄层色谱法（中华人民共和国药典，通则0502）试验，吸取供试品溶液1.5 μL和对照品溶液1 μL，分别点于高效预制薄层色谱硅胶GF$_{254}$铝板，在相对湿度42%的条件下，以氯仿-甲苯-甲醇（80∶10∶15）为展开剂，展开，取出，晾干，喷以5%硫酸乙醇溶液，在105℃加热至斑点显色清晰，置紫外灯（365 nm）下检视。

（4）**方法学考察**　同灵芝。

3. 结果

（1）**穿心莲二萜内酯类化学成分的薄层色谱指纹图谱共有模式的建立**　将10批广东省清远市英德规范化种植基地的穿心莲地上部分分别按2.（2）项制成供试品溶液，并按2.（3）项薄层条件进行展开，获得二萜内酯类化学成分的高效薄层色谱图（图5-49）。将色谱图导入CHROMAP1.5色谱指纹图谱系统解决方案软件，生成灰度扫描图并积分，将穿心莲代表性样本数据采用中位数法确定特征峰、均数法计算其特征值，共鉴定了9个特征色谱峰，构建了穿心莲薄层色谱指纹图谱标准共有模式（图5-50）。并指认3号峰为新穿心莲内酯（R_f约为0.28），6号峰为穿心莲内酯（R_f约为0.48），8号峰为脱水穿心莲内酯（R_f约为0.63）。

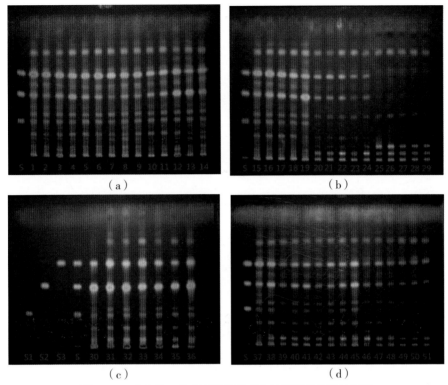

图 5-49　穿心莲二萜内酯类化学成分的薄层色谱指纹图谱

S—混合对照品（自上而下分别为脱水穿心莲内酯S3、穿心莲内酯S2、新穿心莲内酯S1）；(a)，
1～14—采自不同产地的穿心莲地上部分；(b)，15～19—叶，20～24—茎，25～29—根；(c)，
30～36—不同干燥品；(d)，37～51—不同商品

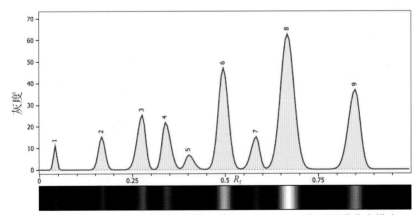

图 5-50　穿心莲二萜内酯类化学成分的 HPTLC 指纹图谱共有模式

（2）**穿心莲不同部位二萜内酯类化学成分的薄层色谱特征峰图谱的建立**　将穿心莲的叶、茎、根分别按2.（2）项制成供试品溶液，并按2.（3）项薄层条件进行展开，获得二萜内酯类化学成分的高效薄层色谱图（图5-49）。将色谱图导入CHROMAP1.5色谱指纹图谱系统解决方案软件，得到穿心莲不同部位的薄层色谱指纹图谱特征峰图谱，其中穿心莲叶由8个特征峰组成，与共有模式中的2～9号峰相吻合，如图5-51（a）；穿心莲

茎由7个特征峰组成，有6个峰分别与共有模式的峰1、2、4、6、8、9相吻合，另外1个峰（$R_f \approx 0.12$）具有其特征性，称之为α峰，如图5-51（b）；穿心莲根由4个特征峰组成，其中3个峰分别与共有模式的峰1、4、9相吻合，剩余的1个峰与茎中的α峰相吻合，且该成分在穿心莲根中的含量高于茎中含量，如图5-51（c）。为了进一步对比考察穿心莲药材的质量，将穿心莲不同部位与参考药材对比，获得样品相似度图（图5-52），叶相似度约为0.8～0.9，茎为0.4～0.8，根的在0.2以下。

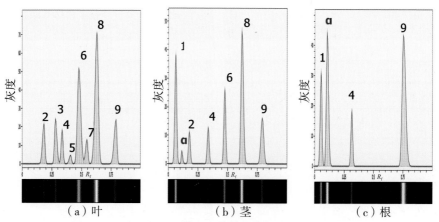

图5-51　穿心莲不同部位的薄层色谱指纹图谱特征峰图谱

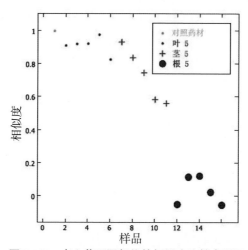

图5-52　穿心莲不同部位的相似度比较直观图

（3）不同种植基地及商品穿心莲药材中二萜内酯类化学成分指纹图谱对比分析　不同种植基地得到的穿心莲药材，其二萜内酯类化学成分薄层色谱指纹图谱与模式图相比相似度较高，均在0.9以上；不同商品穿心莲药材的相似度仅在0.4～0.7之间，对比叶、茎、根的模式图，发现商品药材与茎的吻合度最高。

4. 小结

①选择氯仿-甲苯-甲醇（80∶10∶15）为展开系统，42%为最佳控湿条件，此条件可以较好地分离穿心莲药材中的二萜内酯类化合物。经考察，温度对该方法影响较小。

②构建了由9个共有色谱峰构成的穿心莲二萜内酯类化学成分的HPTLC指纹图谱共有模式，并指认3号峰为新穿心莲内酯（$R_f \approx 0.28$），6号峰为穿心莲内酯（$R_f \approx 0.48$），8号峰为脱水穿心莲内酯（$R_f \approx 0.63$）。建立了分别由8、7、4个特征峰组成的穿心莲叶、茎、根的特征图谱，参比共有模式，叶与其吻合度最高，茎次之，根最低，说明穿心莲二萜内酯类成分在叶中分布最为丰富，茎次之，根中最少，据此，可将穿心莲药材按照聚类分析结果分成3类，分别为叶类、茎类和根类药材。

③不同种植基地产穿心莲药材（自采样品）二萜内酯类化学成分在含量上存在些许差别，但总体而言，其HPTLC指纹特征相互间具有较好的一致性，且与共有模式相似度较高，商品药材则差异较大，经分析市售商品被归为茎类药材。

本研究考察了不同种植基地、不同部位、不同商品来源穿心莲样品的指纹图谱特征，建立了穿心莲二萜内酯类成分的高效薄层色谱指纹图谱，该方法可为穿心莲药材及其相关制剂的质量控制、品质评价和商品鉴定提供简便、有效的选择。

参考文献

[1] 谢宗万. 常用中药名与别名手册[M]. 北京：人民卫生出版社，2001：277.

[2] 国家药典委员会. 中华人民共和国药典：一部[S]. 北京：中国医药科技出版社，2015：81-82.

[3] 邵艳华，王建刚，吴向维，等. 穿心莲种质资源调查研究[J]. 中国现代中药，2013，15（2）：112-117.

[4] 蒋珍藕. 穿心莲属植物化学成分研究进展[J]. 中成药，2011，33（8）：1382-1388.

[5] 林朝展，邓桂华，祝晨蔯. HPLC 同时测定穿心莲药材及其制剂中的6种内酯类成分[J]. 华西药学杂志，2011，26（1）：67-70.

[6] 杨琳，张振秋. 不同产地穿心莲药材高效液相指纹图谱的比较研究[J]. 中药材，2008，31（1）：32-35.

[7] Srivastava A，Misra H，Verma R K，et al. Chmical Fingerprinting of *Andrographis paniculata* Uing HPLC，HPTLC and Densitometry [J].Phytochem. Anal.，2004，15（5）：280-285.

[8] Akowuah G A，Zhar I，Norhayati I，et al. HPLC and HPTLC densitometric determination of andrographolides and antioxidant potential of *Andrographis paniculata*[J]. J Food Compos Anal，2006，19（2-3）：118-126.

[9] Pholphana N，Rangkadilok N，Thongnest S，et al. Determination and validation of three active diterpenoids in *Andrographis paniculata*（Burm.f.）Nees[J]. Phytoch. Ana.，2004，15（6）：365-371.

[10] Subramanian R，Asmawi M Z，Sadikun A.A bitter plant with a sweet future? A comprehensive review of an oriental medicine plant：*Andrographis paniculata*[J]. Phytochem .Rev.，2012，11（1）：39-75.

[11] Sandborn W J, Targan S R, Byers V S, et al. *Andrographis paniculata* extract（HMPL-004）for active ulcerative colitis open[J]. Am. J. Gastroenterol., 2013, 108（1）: 90−98.

[12] Anusua C, Subrata KB, Sheikh ZR, et al. Parmacological potentials of *Andrographis paniculata*: an overview[J]. Int J Pharmacol, 2012, 8（1）: 6−9.

[13] 罗献瑞, 高蕴璋, 陈伟球, 等. 中国植物志71（2）[M]. 北京: 科学出版社, 1999: 1999−2000.

[14] 姜大成. 中药鉴定学[M]. 中国农业大学出版社, 2016: 126−128.

丁香

Dingxiang
CARYOPHYLLI FLOS

【别名】

丁子香、支解香、雄丁香、公丁香[1]。

【来源】

本品为桃金娘科植物丁香 *Eugenia caryophyllata* Thunb. 的干燥花蕾。当花蕾由绿色转红时采摘，晒干。

始载于《开宝本草》，具有温中降逆、补肾助阳等功效。是食药兼用的一种药材[2]。

【主产及栽培地】

丁香主产于坦桑尼亚、马来西亚、印度尼西亚等地，在我国广东地区有少量产出[3]。

【化学成分】

丁香主要的化学成分包括挥发油类、三萜类等[4]，具体如下：

1. 挥发油类

丁香的挥发油成分主要包括丁香酚、β-石竹烯、乙酰基丁香酚、α-石竹烯等，这四个成分占了丁香挥发油总量的96%，除此之外，还包括2-甲氧基-4-（2-丙烯基）-苯酚乙酸酯、3，7，11-三甲基-2，6，10-十二碳三烯-1-醇、萜醇类以及少量的醛、酮、酸、醚等成分[5, 6]。

2. 三萜类

丁香的三萜类成分包括山楂酸、科罗索酸、白桦脂酸、齐墩果酸、熊果酸等成分[7]。

3. 其他成分

除此之外，丁香中还含有色酮苷类及丁香鞣质等化学成分[4]。

丁香主要的化学成分为挥发油类，主要包括丁香酚、β-石竹烯。现代研究表明，丁香挥发油具有较强的抗菌消炎、清除自由基及抗肿瘤功效，主要用于治疗心脑血管系统、呼吸系统、消化系统疾病，此外还可外用及护理口腔[8]。主要成分结构见图5-53。

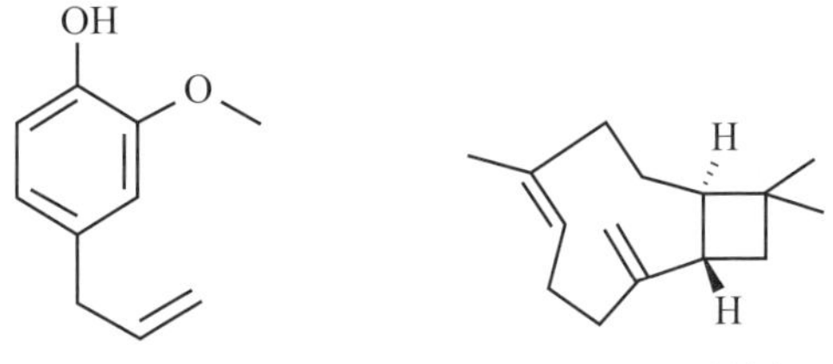

（a）丁香酚　　　　　（b）β-石竹烯

图5-53　丁香中主要化学成分结构式

【植物形态】

常绿乔木，高达12 m。单叶对生，革质，卵状长椭圆形至披针形，长5～12 cm，宽2.5～5 cm，先端尖，全缘，基部狭窄，侧脉多数，平行状，具多数透明小油点。花顶生，复聚伞花序；萼筒长1～1.5 cm，先端四裂，齿状，肉质，有油腺；花瓣白色带淡紫红色短管状，具四裂片，花瓣作覆瓦状排列；雄蕊多数，成四束与萼片互生，花丝丝状；雌蕊1枚，子房下位，3室，具多数胚珠，花柱锥状，细长。浆果椭圆形，红棕色。顶端有宿存萼片，香气强烈。丁香植物形态见图5-54。

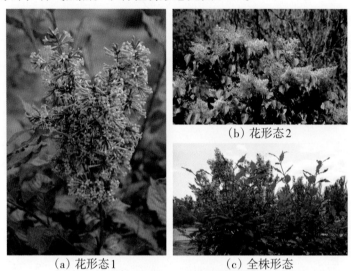

（a）花形态1　　　　　（c）全株形态

（b）花形态2

图 5-54　丁香植物形态图

【药材特征】

花蕾呈研棒状，长1～2 cm。花冠圆球形，直径0.3～0.5 cm，花瓣4，覆瓦状抱合，棕褐色至褐黄色，花瓣内为雄蕊和花柱，搓碎后可见众多黄色细粒状的花药。萼筒圆柱状，略扁，有的稍弯曲，长0.7～1.4 cm，直径0.3～0.6 cm，红棕色或棕褐色，上部有4枚三角状的萼片，十字状分开。质坚实，富油性。气芳香浓烈，味辛辣、有麻舌感。入水则萼管下沉。以完整、个大、油性足、颜色深红、香气浓郁、入水下沉者为佳。丁香药材特征见图5-55。

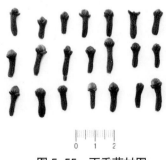

图 5-55　丁香药材图

【薄层色谱及特征指纹图谱】

1. 仪器与试药

硅胶GF$_{254}$高效预制薄层板（Merck公司，20 cm×10 cm，No.74023375）、SP-20E全自动点样仪（上海科哲生化有限公司），双槽展开缸（瑞士CAMAG），TH-Ⅱ型薄层加热器（上海科哲生化有限公司），AB204-N电子天平（瑞士 METTLER TOLEDO），IX-US50型数码相机（Canon公司）。应用CHROMAP 1.5色谱扫描指纹图谱系统解决方案软件（珠海科曼中药研究有限公司提供）进行数据分析。

试剂：石油醚、乙酸乙酯、氯仿等试剂均为分析纯，水为去离子水。

对照品：丁香酚（Eugenol，20150710，成都普思生物科技有限公司），纯度大于98.5%。

样品：丁香药材收集于广东广州，产地主要为广东、广西、云南，经广州中医药大学中药学院丁平研究员鉴定为桃金娘科植物丁香*Eugenia caryophyllata* Thunb.的干燥花蕾，凭证标本存放于广州中医药大学中药资源教研室。各样品见表5-6。

表5-6 丁香药材信息表

编号	名称	采集地或购买地	产地
1	丁香	广东二天堂大药房	四川
2	丁香	广东东兴堂大药房	广西
3	丁香	广东百和堂大药房	云南
4	丁香	广东金康药房	广西
5	丁香	广东湘雅大药店	广东
6	丁香	广东老百姓大药房	广东
7	丁香	广东明和药店	广东
8	丁香	广东康好医药	云南
9	丁香	广东济和堂大药堂	广西
10	丁香	广东大参林大药房	广东

2. 方法

（1）**对照品溶液的制备** 精密称取丁香酚对照品，加甲醇配制成每1 mL中含有10 μL丁香酚的对照品溶液。

（2）**供试品溶液的制备** 取样品粉末30 g，置500 mL烧瓶中，加300 mL去离子水，水蒸气蒸馏法提取3 h，收集挥发油。用甲醇（1:10）稀释，摇匀，即得供试品溶液。

（3）**薄层色谱条件** 依照薄层色谱法（中华人民共和国药典，通则0502）试验，吸取丁香酚对照品溶液1 μL、供试品溶液4 μL，分别点于硅胶GF$_{254}$高效预制薄层板上，以石油醚-乙酸乙酯-氯仿（10:0.5:1）展开，展至约8.5 cm，取出，晾干，喷以5%香草醛浓硫酸溶液，在105℃加热至斑点显色清晰，置日光下检视。供试品色谱中，在与对照品色谱相应的位置上，显相同颜色的斑点。

3. 结果

（1）**丁香高效薄层色谱指纹图谱共有模式建立**　将10批不同商品来源的丁香分别按2.（2）项制成供试品溶液并按2.（3）项薄层条件进行展开，获得丁香挥发油成分高效薄层色谱图（图5-56）。将色谱图导入CHROMAP1.5色谱指纹图谱系统解决方案软件，生成灰度扫描图并积分，将丁香代表性样本数据采用中位数法确定特征峰、均数法计算其特征值，共鉴定了5个特征色谱峰，构建了丁香薄层色谱指纹图谱标准共有模式（图5-57）。并指认2号峰为丁香酚（R_f 约为0.40）。

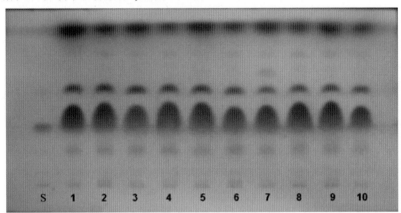

图 5-56　丁香药材典型薄层色谱图谱

S—丁香酚对照品；1～10—丁香

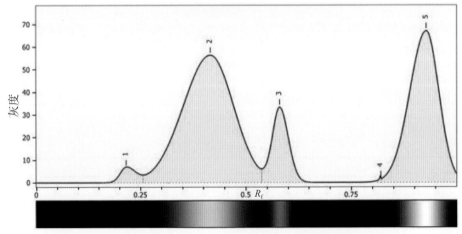

图 5-57　丁香高效薄层色谱指纹图谱共有模式

（2）**不同商品来源丁香高效薄层色谱指纹图谱的比较**　将表5-6中的10批丁香样品制成薄层色谱指纹图谱，其数据与丁香指纹图谱共有模式（图5-57）相比，计算其相关性和相似度（图5-58），结果显示，丁香样本相关性相似度均大于0.98。说明市售不同批次丁香所含挥发油成分比较稳定。

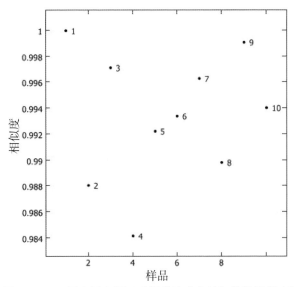

图 5-58 不同商品来源丁香挥发油成分的相关性相似度图

4. 小结

①《中华人民共和国药典》（2015年版）一部丁香鉴定项下的薄层色谱鉴别以石油醚（60～90℃）-乙酸乙酯（9∶1）为展开剂展开，与对照品色谱相应位置上显相同的颜色的斑点，该方法并无针对性考察其中的斑点。根据精简、高效、合理、准确的实验原则，本研究优化了药典的展开条件，建立了最佳的薄层色谱条件：以石油醚-乙酸乙酯-氯仿（10∶0.5∶1）展开，展至约8.5cm，取出，晾干，喷以5%香草醛浓硫酸溶液，在105℃加热至斑点显色清晰，置日光下检视。优化后的方法重现性好、斑点清晰、方法可行、背影干扰较小。

②构建了丁香薄层色谱指纹图谱共有模式，共鉴定了5个共有色谱峰，其中丁香酚对照品的$R_f \approx 0.40$。

③不同商品来源丁香药材质量差异较小。从薄层图谱分析，表5-6中10批丁香药材均含有丁香酚成分，且相似度极高，主要成分差异不明显，可以满足市场对丁香药用及其他用途的需求。进一步分析发现，相似度低于0.99的2号、8号样品均来源于广西，说明不同产地丁香药材的指纹图谱存在差异，产地对丁香药材质量有一定影响。

文中建立的HPTLC指纹图谱可以反应丁香药材的特征成分，可用于丁香采购和生产中的快速检验。

参考文献

[1] 苗明三，孙玉信，王晓田.中药大辞典[M].太原：山西科学技术出版社，2017.

[2] 张国庆.中药传奇[M].北京：军事医学科学出版社，2010：128.

[3] 钟赣生.中药学[M].新世纪第四版.北京：中国中医药出版社，2016：219.

[4] Kim H J，Lee J S，Woo E R. Isolation of virus-cell fusion in hibitory components from *Eugenia caryophyllata*[J]．Planta Med.，2001，67（3）：277−279．

[5] 高璐．公丁香和母丁香化学成分的高速逆流色谱分析[D]．大连：辽宁师范大学，2011．

[6] 但春，焦威．丁香的化学成分研究[J]．中药材，2018，41（5）：1108−1113．

[7] 邹盛勤，周兰姜．RP-HPLC同时测定公丁香中5个三萜酸的含量[J]．药物分析杂志，2014，34（3）：407−410．

[8] Wong R W K，Hagg U，Samaranayake L，et al. Antimicrobial activity of Chinese medicine herbs against common bacteria in oral biofilm Apilot study [J]. Int. J. Oral Maxillofac. Surg，2010，39（6）：599−605．

防风

Fangfeng

SAPOSHNIKOVIAE RADIX

【别名】

铜芸、茴芸、茴草、百枝、闾根、百蜚、屏风、风肉[1]。

【来源】

本品为伞形科植物防风*Saposhnikovia divaricata*(Turcz.) Schischk.的干燥根。春、秋二季采挖未抽花茎植株的根，除去须根和泥沙，晒干。

始载于《神农本草经》，具有祛风解表、胜湿止痛的功效[2]。

【主产及栽培地】

广泛分布于我国北方平原及半山区地带。自本世纪初开始大面积栽培以来，种植区域更加广泛，北至黑龙江边界，南至山东、河南、甘肃等地均有种植，甚至分布区以外的东部山区也有大面积种植[3]。

【化学成分】

目前国内外学者已从防风中分离并鉴定出色原酮类、香豆素类、有机酸、多糖类、聚炔类、甾醇类等6类100多种化学成分。

1. 色原酮类

色原酮是防风主要的活性成分，目前对其研究也较深入。防风中色原酮类化合物主要为二氢呋喃色原酮和二氢吡喃色原酮，且骈合位置均为色原酮的6、7位。已从防风中分离鉴定出3′-*O*-当归酰亥茅酚（1），3′-*O*-乙酰亥茅酚（2）、亥茅酚（3）、亥茅酚苷（4）、ledebouriellol（5）、5-*O*-甲基维斯阿米醇（6）、升麻素（7）、5-*O*-甲基维斯阿米醇苷（8）、升麻素苷（9）9种色原酮类成分[4~6]。其中化合物1~5为二氢吡喃色原酮，化合物6~9为二氢呋喃色原酮。

2. 香豆素类

目前已从防风中发现香豆素类化合物有19种，以呋喃香豆素类为主[7, 8]，包括呋喃香豆素类的补骨酯素（10）、花椒毒素（11）、香柑内酯（12）、欧前胡素（13）、异欧前胡素（14）、珊瑚菜内酯（15）和异香柑内酯（24），以及二氢呋喃香豆素类的石防风素（19）、（3′*S*）-羟基-石防风素（20）、异紫花前胡苷（21）、紫花前胡苷元（22）。其次为简单香豆素类，如秦皮啶（16）、异秦皮啶（17）、东莨菪素（18）、5-甲氧基-7-（3，3-二甲基烯丙氧基）香豆素（26）和防风灵（28）。另外还有二氢吡喃香豆素类，如白芷内酯（23）、紫花前胡素（25）和紫花前胡醇当归酸酯（27）。其中异紫花前胡苷（21）和防风灵（28）是香豆素的苷类化合物。分析化合物结构式可知化合物 13、14、15、26 中含有 2-（3-甲基丁-2-烯-1-基）氧取代基，化合物 19、20、23、27 中的 2 位羟基与（Z）-2-甲基丁-2-酸成酯。

3. 挥发油类

防风中挥发油的组成较为复杂，以脂肪族化合物和萜类化合物为主。防风根中挥发油主要有人参炔醇、α-蒎烯、己醛、β-石竹烯、戊醇、己醇、辛醛、壬醛、辛醇、辛酸、乙酰苯、7-辛烯-4-醇、萘、十八烷二烯酸、镰叶芹醇、环己烯、菖蒲烯、葵烯醛、葵二烯醛、[$3R$-（3α, $3a\beta$, 7β, $8a\alpha$）]-8H-3, 8, 8-三甲基-6-亚甲基-1H-3a, 7-亚甲基甘菊环-6-醇乙酸酯等。防风果实的挥发油中主要含有正庚烷、正辛烷、正己醛、1-甲基丙基-环己烷、2-庚酮、正壬烷、正庚醛、α-侧柏烯、α-蒎烯、莰烯、2-辛酮、苯甲醛、香松烯、β-蒎烯、月桂烯、辛醛、冰片烯等[9]。从防风根及超临界 CO_2 萃取物、脂肪酸提取物，乙醇提取物中分离出了 2-（E）-壬烯二酸甲酯、10-十一碳烯甲酯、十四烷酸甲酯、十五烷酸甲酯、7-十六烷酸甲酯、9-十六烷酸甲酯、十六烷酸甲酯、（Z，Z）-9，12-十八碳二烯酸甲酯、十八碳烯酸甲酯 9 种有机酸类成分的甲酯化衍生物，以及蜡酸[4]、香草酸[10]、19 种脂肪酸和丁烯二酸、4-羟基-3-甲氧基苯甲酸 2 种有机酸类化合物[11]。日本学者从防风中分离得到 3 个聚乙炔类化合物：法卡林二醇、人参炔醇和镰叶芹醇[12]。

4. 多糖类

Shimizu 等[13]从防风中分得 3 种均一多糖 saponikovan A、saponikovan B、saponikovan C，其相对分子质量分别为 5.4 × 104、2.8×105、1.32×105。单糖组成为 saponikovan A：D-半乳糖、L-阿拉伯糖、D-半乳糖醛酸，其摩尔比为 6：15：10；saponikovan B：D-半乳糖醛酸、L-阿拉伯糖、D-甘露糖、乙酰基和甲氧基，其摩尔比为 27：4：3：4：17；saponikovan C：D-半乳糖醛酸、L-鼠李糖、L-阿拉伯糖、D-半乳糖，其摩尔比为 27：7：8：8。王松柏等[14]通过水提/醇沉结合脱蛋白以及透析等方法，最终分离并鉴定了 2 种新的酸性杂多糖 SPSa 和 SPSb，其组成及摩尔比 SPSa：半乳糖-阿拉伯糖-鼠李糖-半乳糖醛酸=1：2.3：0.15：4.8；SPSb：半乳糖-阿拉伯糖-鼠李糖-木糖-半乳糖醛酸=1：1.5：0.8：0.2：10.2。

5. 其他类

另外，防风中还有甘油酯类如 glycerol monolinoleate、glycerol monooleate 和 β-谷甾醇、胡萝卜苷、D-甘露醇、防风嘧啶、腺苷、undulatoside、undulatoside A、汉黄芩素、divaricatol、5-羟基-8-甲氧基补骨脂素、克利米可辛A、杨芽黄素[15]。

其中挥发油类及色原酮类成分为防风的主要化学成分。现代药理研究表明，防风的药理作用较为广泛，具有解热、抗菌、抗炎、抗过敏、抗氧化、抗骨质疏松[16, 17]等多种作用。其主要成分有 β-石竹烯和升麻素苷，结构见图5-59。

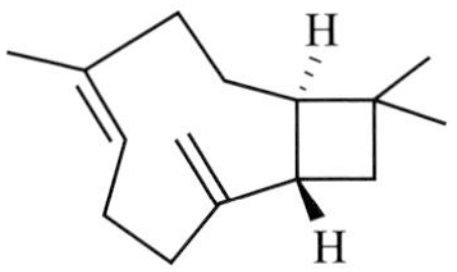

（a）β-石竹烯 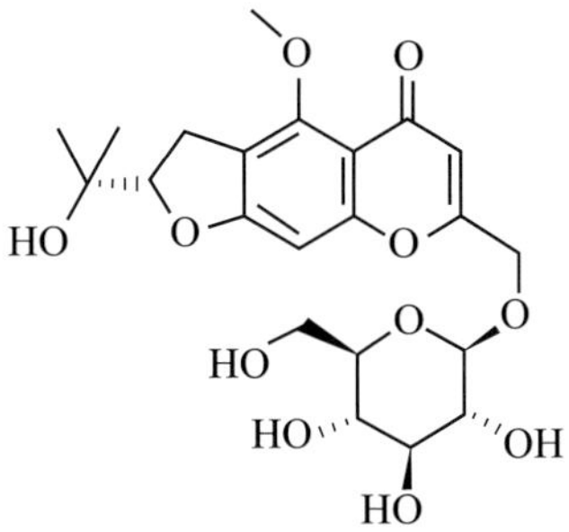　　　　　　　　　（b）升麻素苷

图 5-59　防风中主要化学成分的结构式

【植物形态】

多年生草本，高 30～80 cm。根粗壮，细长圆柱形，分歧，淡黄棕色。根头处被有纤维状叶残基及明显的环纹。茎单生，自基部分枝较多，斜上升，与主茎近于等长，有细棱，基生叶丛生，有扁长的叶柄，基部有宽叶鞘。叶片卵形或长圆形，长 14～35 cm，宽 6～18 cm，二回或近于三回羽状分裂，第一回裂片卵形或长圆形，有柄，长 5～8 cm；第二回裂片下部具短柄，末回裂片狭楔形，长 2.5～5 cm，宽 1～2.5 cm。茎生叶与基生叶相似，但较小，顶生叶简化，有宽叶鞘。复伞形花序多数，生于茎和分枝，顶端花序梗长 2～5 cm；伞辐 5～7，长 3～5 cm，无毛；小伞形花序有花 4～10；无总苞片；小总苞片 4～6，线形或披针形，先端长，长约 3 mm，萼齿短三角形；花瓣倒卵形，白色，长约 1.5 mm，无毛，先端微凹，具内折小舌片。双悬果狭圆形或椭圆形，长 4～5 mm，宽 2～3 mm，幼时有疣状突起，成熟时渐平滑；每棱槽内通常有油管 1，合生面油管 2；胚乳腹面平坦。花期 8～9 月；果期 9～10 月。防风植物形态见图 5-60。

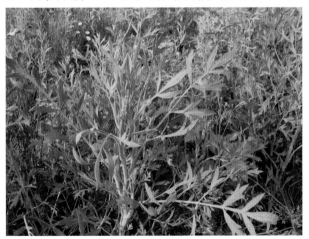

图 5-60　防风植物形态图

【药材特征】

本品呈长圆锥形或长圆柱形，下部渐细，有的略弯曲，长 15～30 cm，直径

117

0.5～2 cm。表面灰棕色，粗糙，有纵皱纹、多数横长皮孔及点状突起的细根痕。根头部有明显密集的环纹，有的环纹上残存棕褐色毛状叶基。体轻，质松，易折断，断面不平坦，皮部浅棕色，有裂隙，木部浅黄色。气特异，味微甘。防风药材特征见图5-61。

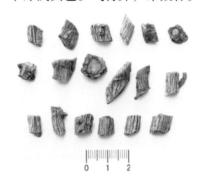

图 5-61　防风药材图

1. 仪器与试药

仪器：硅胶GF$_{254}$高效预制薄层板（Merck公司，20 cm×10 cm，No.74023375）、SP-20E全自动点样仪（上海科哲生化有限公司），双槽展开缸（瑞士CAMAG）、TH-Ⅱ型薄层加热器（上海科哲生化有限公司）、AB204-N电子天平（瑞士 METTLER TOLEDO），IX-US50型数码相机（Canon公司）。应用CHROMAFINGER 2005色谱扫描指纹图谱系统解决方案软件（珠海科曼中药研究有限公司提供）进行数据分析。

试剂：甲苯、乙酸乙酯、浓硫酸、甲醇、去离子水等试剂均为分析纯，水为去离子水。

对照品：β-石竹烯（上海源叶生物科技有限公司），纯度大于98%。

样品：防风药材收集于广东广州，经广州中医药大学中药学院丁平研究员鉴定为伞形科植物防风*Saposhnikovia divaricata*（Turcz.）Schischk.的干燥根。各样品见表5-7。

表5-7　防风样品信息表

样品编号	样品名称	样品购买地	样品产地
1	防风	君康药店	河北
2	防风	灵丹草药店	河北
3	防风	明济林药房	河北
4	防风	百合堂大药房	河北
5	防风	慈谷馨药房	河北
6	防风	金康药店	河北
7	防风	叮当智慧药房	河北
8	防风	集和堂大药房	河北
9	防风	柏恩医药	内蒙古
10	防风	采芝林	内蒙古

2. 方法

（1）**对照品溶液的制备** 精密吸取β-石竹烯25 μL，加甲醇配制成每1 mL含25 μL β-石竹烯的对照品溶液，备用。

（2）**供试品溶液的制备** 提取方法按照《中国药典》（2015版）一部附录挥发油测定法进行，即取适量防风药材进行粉碎，过20目筛，精密称取药材粉末70.0 g，加入去离子水700 mL，水蒸气蒸馏法提取2 h，收集挥发油。用甲醇（1∶10）稀释，摇匀，即得供试品溶液。

（3）**薄层色谱条件** 按照薄层色谱法（中华人民共和国药典，通则0502）试验，吸取β-石竹烯对照品溶液1 μL，供试品溶液2 μL，分别点于硅胶GF$_{254}$高效预制薄层板上，以甲苯-乙酸乙酯（8∶0.25）进行二次展开，第一次展至约3 cm，第二次展至约8.1 cm，取出，晾干，喷以5%的香草醛硫酸溶液，在105℃加热至斑点清晰，置日光下检视。供试品色谱中，在与对照品色谱相应的位置上，显相同颜色的斑点。

（4）**方法学考察**

①重复性考察。取同一商品来源的药材样品5份，按2.（2）项制备供试品溶液，色谱结果基本一致，比较色谱斑点的R_f值，灵芝三萜防风挥发油类化学成分主要色谱斑点R_f值的RSD在2.69%～3.06%之间，表明本研究建立的方法具有良好的重复性。

②稳定性考察。取同一商品来源的供试品溶液，分别于0 h、6 h、12 h、24 h、48 h点样，色谱结果基本一致，比较色谱斑点R_f值，灵芝三萜类化学成分主要色谱斑点R_f值的RSD在3.29%～4.54%之间，表明供试品溶液在48 h内具有良好的稳定性，见图5-62。

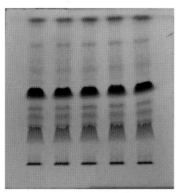 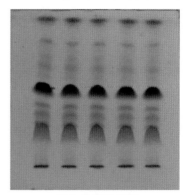

（a）重复性考察　　　　　　　（b）稳定性考察

图5-62　防风挥发油方法学考察

③高效薄层色谱指纹图谱条件的优化。

温度的优化。取按2.（2）项方法制备的同一供试品溶液，在不同温度下展开，以此考察温度对防风挥发油成分色谱行为的影响（图5-63）。结果表明：当展开温度为4℃时，斑点清晰，且无横向扩散现象，故最终选择4℃作为防风挥发油成分的薄层展开温度。

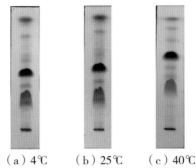

（a）4℃　　（b）25℃　　（c）40℃

图 5-63　防风挥发油不同温度下展开薄层色谱图

相对湿度的优化。以浓硫酸与蒸馏水的不同比例来调节展开系统的相对湿度，以此考察湿度对防风挥发油色谱行为的影响（图5-64）。结果表明：展开条件在相对湿度为47%时最优，斑点分离度最佳。

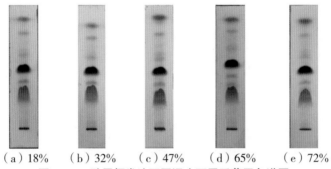

（a）18%　　（b）32%　　（c）47%　　（d）65%　　（e）72%

图 5-64　防风挥发油不同湿度下展开薄层色谱图

3. 结果

（1）**防风高效薄层色谱指纹图谱共有模式建立**　将10批不同商品来源的防风药材分别按2.（2）项制成供试品溶液并在2.（3）项薄层条件下进行展开，获得防风的挥发油成分的高效薄层色谱图（图5-65）。将色谱图导入CHROMAP1.5色谱指纹图谱系统解决方案软件，生成灰度扫描图并积分，将灵芝代表性样本数据采用中位数法确定特征峰、均数法计算其特征值，共鉴定了7个特征色谱峰，构建了防风薄层色谱指纹图谱标准共有模式（图5-66），并指认7号峰为β-石竹烯（R_f约为0.97）。

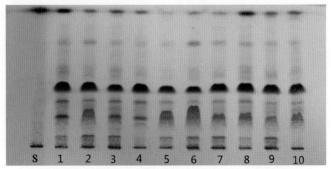

图 5-65　防风药材挥发油成分 HPTLC 指纹图谱

S—β-石竹烯对照品；1～10—不同商品来源的防风药材

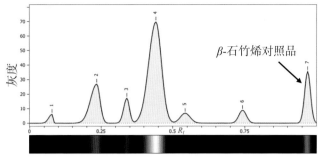

图 5-66　防风药材挥发油成分的 HPTLC 指纹图谱共有模式

（2）不同商品来源防风高效薄层色谱指纹图谱的比较　将表1个10批防风样品制成薄层色谱指纹图谱，其数据与防风指纹图谱共有模式（图5-66）相比，计算其相关性和相似度（图5-67），结果显示，防风样本相关性相似度均在0.95～0.98之间。说明市售不同批次防风所含挥发油成分比较稳定。

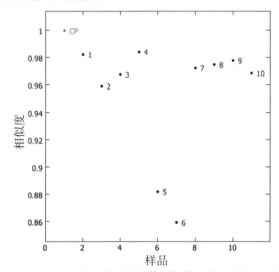

图 5-67　不同商品来源防风药材挥发油成分相似度评价

4. 小结

①《中华人民共和国药典》（2015年版）一部防风鉴定项下的薄层色谱鉴别以三氯甲烷-甲醇（4∶1）的上层溶液展开，与对照药材色谱相应位置上，显相同颜色的斑点，该方法并无针对性考察其中的斑点。根据精简、高效、合理、准确的实验原则，本研究优化了药典的展开条件，建立了最佳的薄层色谱条件：调节相对湿度为47%、温度为4℃，以甲苯-乙酸乙酯（8∶0.25）进行二次展开，第一次展至约3 cm，第二次展至约8.1 cm，取出，晾干，喷以5%的香草醛硫酸溶液，在105℃加热至斑点清晰，置日光下检视。优化后的方法重现性好、斑点清晰、方法可行、背影干扰较小。在上述薄层色谱条件下展开得到的防风挥发油成分色谱图斑点丰富、分离度较好。

②构建了防风薄层色谱指纹图谱共有模式，共鉴定了7个共有色谱峰，其中β-石竹烯对照品的R_f值为0.97。

③用CHROMAP1.5色谱指纹图谱系统软件对防风挥发油成分色谱图进行分析处理，获得了10个不同商品来源防风药材的共有模式图，通过软件分析，对不同批次的防风药材与共有模式分别进行了相似度的评价，5号、6号样品相似度小于0.9，1号、4号样品相似度大于0.98，其余样品相似度为0.95～0.98。

本实验采用高效薄层色谱指纹图谱（HPTLC）对不同产地的防风挥发油化学成分进行比较分析，寻找其共性成分，比较其主要差异，可全面地评价防风药材的质量并建立相关的质量标准，可为防风药材的质量检测提供科学依据。

参考文献

[1] 苗明三，孙玉信，王晓田．中药大辞典[M]．太原：山西科学技术出版社，2017．

[2] 森立之辑．神农本草经．群联出版社，55，5．

[3] 杨景明，姜华，孟祥才．中药防风质量评价的现状与思考[J]．中药材，2016，39（7）：1678-1681．

[4] 丁安荣，王奇志，李淑莉，等．关防风化学成分的研究[J]．中草药，1987，18（6）：7-9．

[5] Sasaki H, Taguchi H, Endo T, et al. The constituents of *Ledebouriella seseloides* Wollff. I. Structures of three new chromones [J]. Chem Pharm Bull, 1982, 30（10）：3555-3562.

[6] 陈桂玉，项东宇．防风的有效成分及药理学研究进展[J]．黑龙江医药，2011，24（4）：600-601．

[7] 赵博，杨鑫宝，杨秀伟，等．防风灵——防风中1个新的香豆素类化合物 [J]．中国中药杂志，2010，35（11）：1418-1420．

[8] 赵博，杨鑫宝，杨秀伟，等．防风化学成分的研究[J]．中国中药杂志，2010，35（12）：1569-1572．

[9] 严云丽，张华，金高娃，等．防风挥发油化学成分分析比较[J]．世界科学技术：中医药现代化，2009，11（3）：400-406．

[10] Guo D A, Liu Z A, Lou Z C. A new chemical substance（P-coumaricacid）from *Saposhnikovia divaricata* [J]. Chin Pharm Sci, 1992, 1（2）：81-83.

[11] 肖永庆，李丽，杨滨，等．防风化学成分的研究[J]．中国中药杂志，2001，26（2）：117-119．

[12] Mitsugi K, Kimiye B, Yuko T, et al. Studies on Chinese traditional medicine "Fang-Feng"（I）structures and physiological activities of polyacetylene compounds from Saposhnikovia Radix [J]. Shoyak Ugaku Zasshi, 1987, 41（3）：189-194.

[13] Shimizu N, Tomoda M, Gonda R, et al. An acidic polysaccharide having activity on the recticuloendothelial system from the roots and rhizomes of *Saposhnikovia divaricata* [J]. Chem. Pharm. Bull., 1989, 37（11）：3054-3057.

[14] 王松柏，秦雪梅，刘焕蓉，等. 防风多糖化学成分的研究[J]. 化学研究，2008，19（2）：66-68.

[15] 姜艳艳，刘斌，石任兵，等. 防风化学成分的分离与结构鉴定[J]. 药学学报，2007，42（5）：505-510.

[16] 冯文林，伍海涛. 防风治疗肠道疾病的作用机制研究[J]. 时珍国医国药，2016，27（2）：425-426.

[17] 李高峰，郑卫东，张季铠，等. 防风多糖对骨质疏松大鼠的作用及机制研究[J]. 中成药，2014，36（11）：2399-2401.

高良姜

Gaoliangjiang

ALPINIAE OFFICINARUM RHIZOMA

【别名】

高凉姜、良姜、小良姜、蛮姜、佛手根、海良姜[1]。

【来源】

本品为姜科植物高良姜 *Alpinia officinarum* Hance 的干燥根茎。夏末秋初采挖，除去须根和残留的鳞片，洗净，切段，晒干。

始载于《名医别录》，列为中品，具有温胃止呕、散寒止痛的功效[2]。

【主产地及栽培地】

高良姜主要分布在我国华南地区热带、亚热带气候区域，野生资源主要分布在海南、广东、广西和云南等省区；福建、江西、台湾亦有少量分布。建国以来，高良姜人工引种成功，在广东、海南等地都有栽培，其中种植面积较大的是广东湛江等县市，人工栽培面积占全国90%以上[3, 4]。

【化学成分】

高良姜中的化学成分包括：

1. **挥发油类**

高良姜中挥发油类成分占药材的3%，有报道表明[5]，通过GC-MS从高良姜挥发油中鉴定出75种化学成分，其中，1，8-桉叶油素（桉油精）是高良姜挥发油的主要成分，占总挥发油的28.3%，α-葑酮乙酸盐（15.2%），胡萝卜醇（8.9%），α-松油醇（16.7%），桉叶醇（4.5%），樟脑（3.4%），β-蒎烯（3.1%），茨烯（2.3%），茨醇（1.7%），α-蒎烯（1.2%）。

2. **黄酮类**

黄酮类成分也是高良姜的主要化学成分，目前已经从高良姜中分离得到了16个黄酮类化合物，黄酮（醇）类化合物：高良姜素、高良姜素甲醚、山奈酚、山奈酚甲醚、槲皮素、槲皮素甲醚、芹菜素、异鼠李素、7-羟基-3，5-二甲氧基黄酮。二氢黄酮（醇）类化合物：乔松素、二氢高良姜醇。查耳酮类化合物：豆蔻素，4′-羟基豆蔻素。黄烷三醇类化合物：儿茶素。黄酮苷类化合物：高良姜素-3-*O*-β-*D*-葡萄糖苷、山奈酚-4′-甲醚-3-*O*-β-*D*-葡萄糖苷[6]。

3. **二苯基庚烷类**

二苯基庚烷类化合物是一类具有1，7-二取代芳基，并以庚烷骨架为母体结构的化合物总称。迄今为止已从高良姜中分离得到49个天然二芳基庚烷类化合物，包括43个线型二芳基庚烷类化合物、4个环状二芳基庚烷类化合物、1个二芳基庚烷类化合物与黄酮类化合物的聚合物和1个二芳基庚烷类二聚体类化合物[5]。

4. 其他成分

有文献报道从高良姜的甲醇提取液分离得到7种苯丙素类化合物和9种苷类化合物[7, 8]。有学者在高良姜中也发现了一些倍半萜烯、单萜类、有机酸和内酯类化合物，以及锌、锰、铁、镁、钙等大量元素和一些必需的微量元素[9, 10]。

主要的化学成分为挥发油类及黄酮类成分。现代药理研究表明，高良姜药理作用广泛，具有促进渗透、抗氧化、改善记忆、抗凝血、抗缺氧、抗肿瘤[11, 12]等多种药理作用。其主要成分有桉油精及高良姜素，结构见图5-68。

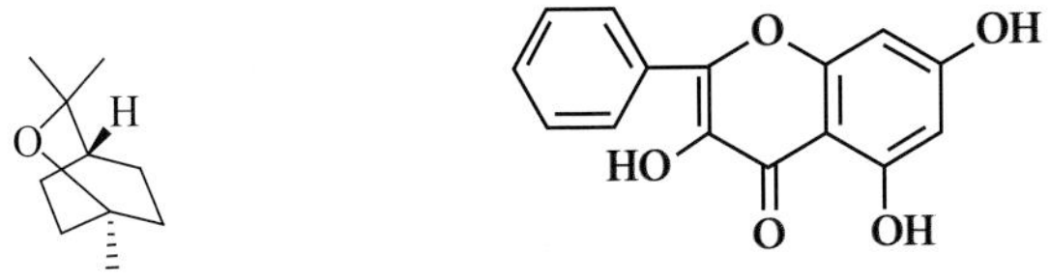

（a）桉油精　　　　　　（b）高良姜素

图 5-68　高良姜中主要化学成分结构式

【植物形态】

株高40～110 cm，根茎延长，圆柱形。叶片线形，长20～30 cm，宽1.2～2.5 cm，顶端尖，基部渐狭，两面均无毛，无柄；叶舌薄膜质，披针形，长2～3 cm，有时可达5 cm，不2裂。总状花序顶生，直立，长6～10 cm，花序轴被茸毛；小苞片极小，长不逾1 mm，小花梗长1～2 mm；花萼管长8～10 mm，顶端3齿裂，被小柔毛；花冠管较萼管稍短，裂片长圆形，长约1.5 cm，后方的一枚兜状；唇瓣卵形，长约2 cm，白色而有红色条纹，花丝长约1 cm，花药长6 mm；子房密被茸毛。果球形，直径约1 cm，熟时红色。花期：4～9月；果期：5～11月。高良姜植物形态见图5-69。

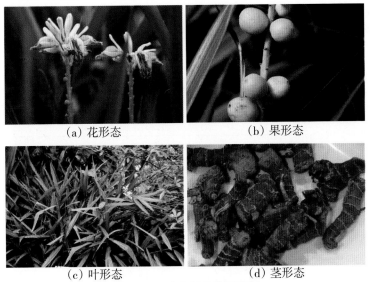

（a）花形态　　　　　　　　　（b）果形态

（c）叶形态　　　　　　　　　（d）茎形态

图 5-69　高良姜植物形态图

【药材特征】

本品呈圆柱形，多弯曲，有分枝，长5~9 cm，直径1~1.5 cm。表面棕红色至暗褐色，有细密的纵皱纹及灰棕色的波状环节，节间长0.2~1 cm，一面有圆形的根痕。质坚韧，不易折断，断面灰棕色或红棕色，纤维性，中柱约占1/3。气香，味辛辣。以色红棕、气香味辣、分枝少者为佳。高良姜药材特征见图5-70。

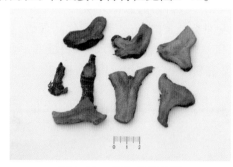

图5-70　高良姜药材图

【薄层色谱及特征指纹图谱】

1. 仪器与试药

硅胶GF_{254}高效预制薄层板（Merck公司，20 cm×10 cm，No.74023375）、SP-20E全自动点样仪（上海科哲生化有限公司）、双槽展开缸（瑞士CAMAG）、TH-Ⅱ型薄层加热器（上海科哲生化有限公司）、AB204-N电子天平（瑞士 METTLER TOLEDO）、IX-US50型数码相机（Canon公司）。应用CHROMAP 1.5色谱扫描指纹图谱系统解决方案软件（珠海科曼中药研究有限公司提供）进行数据分析。

试剂：甲醇、石油醚（60~90℃）、甲苯、乙酸乙酯、去离子水等试剂均为分析纯，水为去离子水。

对照品：桉油精（上海源叶生物科技有限公司），纯度大于98%。

样品：高良姜药材收集于广东广州，经广州中医药大学中药学院丁平研究员鉴定为姜科药材高良姜 *Alpiniae Officinarum* 的地下部分，凭证标本存放于广州中医药大学中药资源教研室。各样品见表5-8。

表5-8　高良姜样品信息表

样品编号	样品名称	样品购买地	样品产地
1	高良姜	采芝林大药房	广东
2	高良姜	金康药房	广东
3	高良姜	丹仁大药房	广东
4	高良姜	裕德大药房	广东
5	高良姜	集和堂大药房	广东
6	高良姜	清平药材市场（H2056）	广西

续表

样品编号	样品名称	样品购买地	样品产地
7	高良姜	清平药材市场（黎明59档）	广西
8	高良姜	清平药材市场（黎明130档）	广西
9	高良姜	百和堂大药房	广西
10	高良姜	清平药材市场（东横街7号）	不详

2. 方法

（1）**对照品溶液的制备**　精密吸取桉油精对照品25 μL，加甲醇定容至1 mL，制成每1 mL含25 μL的桉油精溶液，作为对照品备用。

（2）**供试品溶液的制备**　取适量高良姜药材粉碎，药粉过60目筛，精密称取药材粉末2.5 g，置具塞锥形瓶中，精密量取并加入石油醚（60～90℃）7.5 mL，塞紧，称定重量，浸泡10 min，超声处理30 min，放冷后用石油醚（60～90℃）补重，摇匀后抽滤，取滤液，即得高良姜药材挥发油成分供试品溶液。

（3）**薄层色谱条件**　依照薄层色谱法（中华人民共和国药典，通则0502）试验，吸取桉油精对照品溶液1 μL，供试品溶液15 μL，分别点于硅胶GF$_{254}$高效预制薄层板上，以甲苯-乙酸乙酯（9:1）展开，展至约4.5 cm，取出，晾干，再用甲苯-乙酸乙酯（20:1），在温度4℃，相对湿度18%条件下二次展开，展至约8.5 cm，取出，晾干；然后喷以5%的香草醛浓硫酸溶液，在105℃加热至斑点显色清晰，置日光下检视。供试品色谱中，在与对照品色谱相应的位置上，显相同颜色的斑点。

（4）**方法学考察**

①**重复性考察**。取同一商品来源的药材样品，按2.（2）项方法制备供试品溶液，色谱结果基本一致，比较色谱斑点的R_f值，高良姜挥发油类化学成分主要色谱斑点R_f值的RSD在1.64%～4.93%之间，表明本研究建立的方法具有良好的重复性。

②**稳定性考察**。取按2.（2）项方法制备的同一供试品溶液，点取同一商品来源的供试品溶液，分别于0 h、6 h、12 h、24 h、48 h点样，色谱结果基本一致，比较色谱斑点R_f值，高良姜挥发油类化学成分主要色谱斑点R_f值的RSD在2.20%～3.87%之间，表明供试品溶液在48 h内具有良好的稳定性，见图5-71。

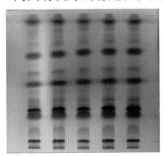
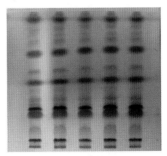

（a）重复性考察　　　　　　　（b）稳定性考察

图5-71　高良姜挥发油类薄层色谱方法学考察结果

③高效薄层色谱指纹图谱条件的优化。

温度考察。展开温度分别为：4℃、25℃、40℃，以此考察温度对高良姜挥发油色谱行为的影响。结果表明，当展开温度为40℃和25℃时斑点有轻微的扩散现象，故选择4℃作为高良姜挥发油成分的薄层展开温度，见图5-72。

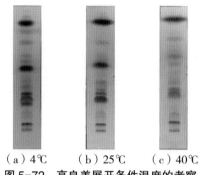

　　（a）4℃　　　（b）25℃　　　（c）40℃
图5-72　高良姜展开条件温度的考察

湿度考察。以浓硫酸与蒸馏水的不同比例来调节展开系统的相对湿度，展开湿度分别为：18%、32%、47%、65%、72%，以此考察湿度对高良姜挥发油色谱行为的影响。展开效果如图5-73所示，从图中可知当展开湿度为18%时，色谱图斑点丰富、分离度较好，且无明显的扩散现象，效果略优于其他湿度，故选择18%作为高良姜挥发油成分的薄层最终展开湿度，见图5-73。

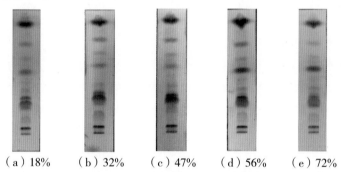

　（a）18%　　　（b）32%　　　（c）47%　　　（d）56%　　　（e）72%
图5-73　高良姜展开条件相对湿度的考察

3. 结果

（1）**高良姜高效薄层色谱指纹图谱共有模式建立**　将10批不同商品来源的高良姜药材分别按2.（2）项制成供试品溶液并在2.（3）项下薄层条件进行展开，获得高良姜的挥发油成分高效薄层色谱图（图5-74）。将色谱图导入CHROMAP1.5色谱指纹图谱系统解决方案软件，生成灰度扫描图并积分，将高良姜代表性样本数据采用中位数法确定特征峰、均数法计算其特征值，共鉴定了12个特征色谱峰，构建了高良姜薄层色谱指纹图谱标准共有模式（图5-75）。并指认6号峰为桉油精（R_f约为0.46）。

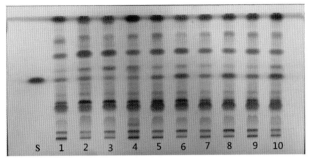

图 5-74　高良姜药材挥发油成分 HPTLC 指纹图谱

S—桉油精对照品；1～10—不同商品来源的高良姜药材

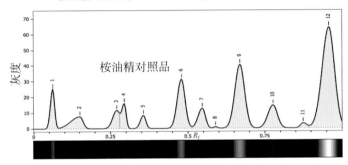

图 5-75　高良姜药材挥发油成分的 HPTLC 指纹图谱共有模式

（2）不同商品来源高良姜高效薄层色谱指纹图谱的比较　将表5-8中10批高良姜样品制成薄层色谱指纹图谱，其数据与高良姜指纹图谱共有模式相比较，计算其相关性和相似度（图5-76），结果显示，高良姜样本相关性相似度均大于0.93。说明市售不同批次高良姜所含挥发油成分比较稳定。

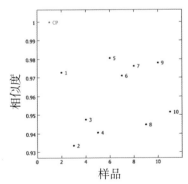

图 5-76　不同商品来源高良姜挥发油成分相似度评价

4. 小结

①《中华人民共和国药典》（2015年版）一部高良姜鉴定项下的薄层色谱鉴别以甲苯-乙酸乙酯（19∶1）展开，与对照药材色谱相应位置上显相同的颜色的斑点。根据精简、高效、合理、准确的实验原则，本研究优化了药典的展开条件，建立了最佳的薄层色谱条件：以甲苯-乙酸乙酯（9∶1）展开，展至约4.5 cm，取出，晾干，再用甲苯-乙酸乙酯（20∶1），在温度4℃、相对湿度18%条件下二次展开，展至约8.5 cm，取出，晾

干；然后喷以5%的香草醛浓硫酸溶液，在105℃加热至斑点显色清晰，置日光下检视。在上述优化后的薄层色谱条件下展开得到的高良姜挥发油成分色谱图斑点丰富、清晰且分离度较好。

②构建了高良姜挥发油类成分薄层色谱指纹图谱共有模式，共鉴定了12个共有色谱峰，其中对照品桉油精的R_f值为0.46。

③不同商品来源高良姜药材质量存在一定差异。表5-8中10批高良姜药材的薄层图谱与共有模式的相似度评价结果显示，广西产高良姜药材比广东产高良姜药材的桉油精含量略高，但差异不显著。10批不同商品来源高良姜药材与其共有模式之间相似度均大于0.93。说明药房和药材市场上售卖的高良姜药材质量差异不显著，较为稳定、均一。

本实验采用高效薄层色谱指纹图谱（HPTLC）对不同产地的高良姜挥发油化学成分进行比较分析，寻找其共性成分，比较其主要差异，可全面地评价高良姜药材的质量并建立相关的质量标准，可为高良姜药材的质量检测提供一定的方法学依据。

参考文献

[1] 高振虎，陈艳芬，杨全，等．南药高良姜的研究进展[J]．广东药学院学报，2016，32（6）：817-821．

[2] 唐慎微．证类本草[M]，尚志钧，郑金生，尚元藕，刘大培，校点．北京：华夏出版社，1993，269：253．

[3] 肖培根．新编中药志[M]．北京：化学工业出版社，2002：833．

[4] 中国科学院．中国植物志：第16卷[M]．北京：科学出版社，1981：100．

[5] 李洪福，李永辉，王勇，等．高良姜化学成分及药理活性的研究[J]．中国实验方剂学杂志，2014，20（7）：236-244．

[6] 杨燕军，沙聪威，陈小娟，等．高良姜活性部位的镇痛研究[J]．广东医学，2008，29（8）：1286-1287．

[7] Ly T N, Shimoyamada M, Kato K, et al. Isolation and characterization of some antioxidative compounds from the rhizomes of smaller galanga (*Alpinia offiffifficinarum* Hance)[J]. Journal of Agricultural and Food Chemistry, 2003，51（17）：4924-4929.

[8] Ding P, Yang L, Feng C, et al. Research and application of *Alpinia officinarum* in medicinal field[J]. Chinese Herbal Medicines, 2019，11（2），132-140.

[9] An, N. Studies on the chemical constituents of *Alpinia offiffifficinarum* Hance, studies on the lipophilic chemical constitutes of *Euphorbia soongarica* Boiss. [D]2006, Beijing：Peking Union Medical College, Chinese Academy of Medical Science.

[10] 陈福北，余俊华，何飞龙，桂产高良姜中化学元素的分析[J]．中国调味品，2012，37（5）：106-108．

[11] 沈琦，李文姬，徐莲英．高良姜等中药对5-氟脲嘧啶的促渗作用[J]．中药材，2000，23（11）：697-699．

[12] 罗辉，马超，汪亚君，等．高良姜素诱导肝癌BEL-7402细胞调亡的研究[J]．中药材，2008，31（8）：1204-1207．

陈皮

Chenpi

PERICARPIUM CITRI RETICULATAE

【别名】

广陈皮、陈橘皮、红皮、黄橘皮、新会陈皮[1]。

【来源】

陈皮为芸香科植物橘 *Citrus reticulata* Blanco 及其栽培变种的干燥成熟果皮[2]。

始载于《神农本草经》，列为木部上品，具有理气健脾、燥湿化痰的功效，是食药兼用的一种药材[3]。

【主产及栽培地】

主产广东、福建、四川、江苏等地，均为栽培。其中广陈皮为广东省的道地药材，主产于广东新会等地，又以新会所产最优[4]。

【化学成分】

1. 黄酮类

陈皮富含黄酮类化合物，从该属植物中分离和鉴定的黄酮类化合物多达六十多种，主要包括黄酮、黄烷酮、黄酮醇、黄烷酮醇、查尔酮、花色素苷等，其中多数以黄烷酮糖苷的形式存在。橙皮苷是二氢黄酮苷的一种，同时也是多甲氧基黄酮类成分，为2015版《中国药典》中陈皮的指标性成分。此外，陈皮中还含有四十种多甲氧基黄酮单体化合物[5~14]，主要存在于果皮细胞层部分，总含量不高。研究发现陈皮中含有川陈皮素、芸香柚皮苷、柚皮苷、橘皮素、新橙皮苷、5，6，7，4′-四甲基二氢黄酮、5-羟基-6，7，8，3′，4′-五甲氧基二氢黄酮、2′-羟基-3，4，4′，5′，6′-五甲氧基查尔酮、2′-羟基-3，4，3′，4′，5′，6′-六甲氧基查尔酮、5，7，8，3′，4′-五甲基黄酮、5，6，7，8，3′，4′-六甲基黄酮、5，6，7，8，4′-五甲基黄酮、5，7，8，4′-四甲基黄酮、7-羟基-3，5，6，8，3′，4′-六甲基黄酮、5，6，7，4′-四甲基黄酮、3，5，6，7，8，3′，4′-七甲基黄酮、5-去甲川陈皮素等[15, 16]成分。

2. 挥发油类

挥发油作为陈皮的主要成分之一，占药材总质量的2%左右，主要由单萜烯、倍半萜烯、含氧化合物三类成分组成。其中，单萜烯是陈皮挥发油的最主要成分，以 *D*-柠檬烯为主，其他还有 γ-松油烯、β-月桂烯、α-蒎烯、β-蒎烯、异松油烯等；倍半萜的代表成分有吉玛烯 *D*、α-金合欢烯、γ-榄香等[17]；含氧化合物的主要成分有芳樟醇、α-萜品醇、百里香酚等[18]。

3. 柠檬苦素类

陈皮中含有柠檬苦素类化合物，它是一类三萜系化合物，存在于芸香科植物中，在柑橘中含量最高，是引起陈皮苦味的主要物质[19]。

4. 生物碱类

陈皮中主要含有的生物碱有辛弗林和N-甲基酪胺，生物碱是一类含氮的碱性化合物[20]。

其中黄酮类和挥发油类是陈皮中两大类主要的活性成分。现代药理研究表明，陈皮具有调节胃肠平滑肌运动、控制消化液分泌、利胆保肝、祛痰平喘、松弛子宫平滑肌等一系列药理作用。其主要成分有月桂烯、橙皮苷、柚皮苷、川陈皮素、橘皮素，结构见图5-77。

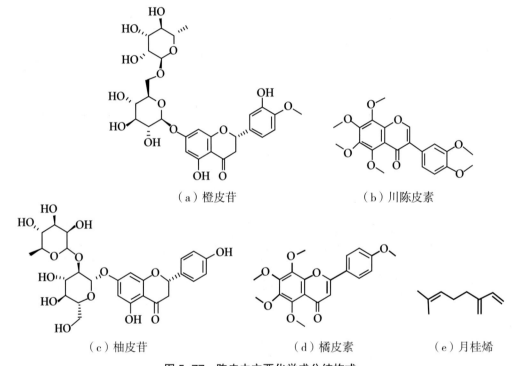

（a）橙皮苷　　　　　　　（b）川陈皮素

（c）柚皮苷　　　　（d）橘皮素　　　（e）月桂烯

图5-77　陈皮中主要化学成分结构式

【植物形态】

小乔木或灌木，柑果扁球形。单叶互生，革质。陈皮植物形态见图5-78。

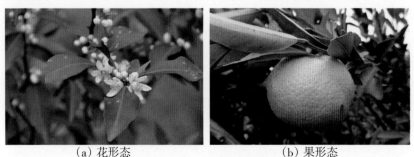

（a）花形态　　　　　　　（b）果形态

图5-78　陈皮植物形态图

【药材特征】

常3瓣相连，形状整齐，厚度均匀，约1mm。点状油室较大，对光照视，透明清晰。质较柔软。以瓣大、完整、颜色鲜、油润、质柔软、气浓、辛香、味稍甜后感苦辛者为佳。陈皮药材特征见图5-79。

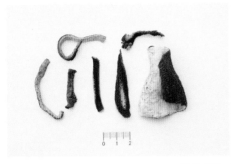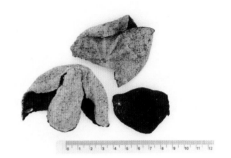

图5-79　陈皮药材图

【薄层鉴别】

1. 仪器与试药

仪器：硅胶GF$_{254}$高效预制薄层板（Merck公司，20cm×10cm，No.74023375）、SP-20E全自动点样仪（上海科哲生化有限公司）、双槽展开缸（瑞士CAMAG）、TH-Ⅱ型薄层加热器（上海科哲生化有限公司）、WFH-201B紫外透射反射仪（上海精科实业有限公司）、AB204-N电子天平（瑞士METTLER TOLEDO）、IX-US50型数码相机（Canon公司）。应用CHROMAP 1.5色谱扫描指纹图谱系统解决方案软件（珠海科曼中药研究有限公司提供）进行数据分析。

试剂：甲醇、乙醇、石油醚（60～90℃）、甲苯、甲酸、乙酸乙酯、去离子水等试剂均为分析纯，水为去离子水。

对照品：月桂烯（YA0402SA13）、橙皮苷（20130820）、柚皮苷（20120221）、川陈皮素（20130609）、橘皮素（RJ0628HA13）购自上海源叶生物科技有限公司，纯度均大于98%。

样品：陈皮药材收集于广东广州，经广州中医药大学中药学院丁平研究员鉴定为芸香科植物橘 *Citrus reticulata* Blanco 及其栽培变种的干燥成熟果皮，凭证标本存放于广州中医药大学中药资源教研室。各样品见表5-9。

表5-9　陈皮及近源种药材来源信息表

样品编号	样品名	产地或购买地	性状
1	陈皮	广东新会	黄色、三瓣
2	陈皮	广州金康连锁药房	灰黄色、三瓣
3	陈皮	广州同健医药连锁健城药店	黄黑色、三瓣
4	陈皮	广州大参林连锁药店多宝路店	黄黑色、三瓣

样品编号	样品名	产地或购买地	性状
5	陈皮	北京同仁堂广州药业连锁有限公司	黄色、切丝
6	陈皮	广州如意爱心大药房	黄色、切丝
7	陈皮	广州老百姓大药房	黄色、切丝
8	陈皮	广州二天堂大药房连锁有限公司	黄色、切丝
9	陈皮	广州宝家康药店	丝状炮制品
10	陈皮	广州济方堂	丝状炮制品
11	川陈皮	四川成都	棕红色、瓣状
12	陈皮	浙江临海	浅棕红色、切丝
13	陈皮	江西	棕红色、切丝
14	陈皮	安徽	棕红色、切丝
15	青皮	广州生源堂药业同济药房	灰绿色、四瓣
16	四川枳壳	广东紫云轩中药科技有限公司	外果皮棕褐色、中果皮黄白色、切片
17	毛橘红	广东化州	丝状生药材
18	香橼	北京同仁堂广州药业连锁有限公司	丝状生药材
19	广佛手	广州大参林连锁药店多宝路店	片状生药材
20	柠檬	广东英德市大湾镇	鲜品

2. 方法

（1）对照品溶液的制备

精密吸取月桂烯100 μL，加甲醇定容至1 mL；精密称取橙皮苷、柚皮苷、川陈皮素、橘皮素，分别加甲醇配制成1 mg·mL^{-1}的对照品溶液。

（2）供试品溶液的制备

①挥发油供试品的制备。按照《中国药典》（2015年版）一部附录XD的方法提取，取陈皮及其近缘种药材粗粉约30 g，加水300 mL，浸渍30 min，微沸4 h得挥发油。挥发油经无水硫酸钠干燥后，用甲醇按1∶10的比例定容，即得。

②黄酮类供试品的制备。称取粉末约2 g，加石油醚100 mL，于85℃用索氏提取器提取3 h；药渣挥干，加80%乙醇100 mL，85℃回流3 h，过滤，挥干滤液，加甲醇定容至25 mL，即得。

（3）薄层色谱条件

①挥发油成分。按照薄层色谱法（中华人民共和国药典，通则0502）试验，吸取月桂烯对照品溶液1 μL、供试品溶液6 μL，分别点于硅胶GF$_{254}$高效预制薄层板上，以石油醚−氯仿（2∶8.5）展开，在25℃左右、相对湿度47%条件下展开，展至约8 cm，取出，晾干；然后喷以5%的香草醛浓硫酸溶液，在105℃加热至斑点显色清晰，置日光下检视。供试品色谱中，在与对照品色谱相应的位置上，显相同颜色的斑点。

②**黄酮成分**。照薄层色谱法（中华人民共和国药典，通则0502）试验，吸取橙皮苷、橘皮素对照品溶液各5 μL，川陈皮素对照品溶液1 μL，供试品溶液5 μL，分别点于硅胶 GF$_{254}$高效预制薄层板上，以乙酸乙酯-甲醇-水-甲酸（10∶1.7∶1∶0.5）展开，展至约4 cm，取出，晾干，再用甲苯-乙酸乙酯（5∶5）二次展开，展至约8 cm，取出，晾干；喷以5%三氯化铝乙醇液，用热风微吹，置紫外灯（365 nm）下检视。供试品色谱中，在与对照品色谱相应的位置上，显相同颜色的荧光斑点。

（4）**方法学考察**

①**仪器精密度考察**。取同一批次的供试品溶液，在同块薄层板上连续点样5次，色谱结果基本一致，比较色谱斑点的R_f值，主要色谱斑点R_f值的RSD在0.71%～3.93%。

②**重复性考察**。取同一批次的药材样品5份，按2.（2）项方法制备供试品溶液，色谱结果基本一致，比较色谱斑点的R_f值，陈皮挥发油成分主要色谱斑点R_f值的RSD在0.59%～4.09%，陈皮黄酮类成分主要色谱斑点R_f值的RSD在1.25～3.21%，表明本研究建立的方法具有良好的重复性。

③**稳定性考察**。取按2.（2）项方法制备的同一供试品溶液，点取同一商品来源的供试品溶液，分别于0 h，6 h，12 h，24 h，48 h点样，色谱结果基本一致。比较色谱斑点R_f值，陈皮挥发油成分主要色谱斑点R_f值的RSD在0.91%～3.24%，陈皮黄酮类成分主要色谱斑点R_f值的RSD在1.76～2.68%，表明供试品溶液在48 h内具有良好的稳定性。

3. **结果**

（1）**陈皮高效薄层色谱指纹图谱共有模式建立** 将10批不同商品来源的陈皮分别按2.（2）项下制成供试品溶液并按2.（3）项与薄层条件进行展开，获得陈皮挥发油及黄酮类成分高效薄层色谱图（图5-80、图5-81）。将色谱图导入CHROMAP 1.5色谱指纹图谱系统解决方案软件，生成灰度扫描图并积分，将陈皮对照药材（1号样品）数据采用中位数法确定特征峰、均数法计算其特征值，挥发油成分共鉴定了9个特征峰，构建了陈皮挥发油薄层色谱指纹图谱共有模式（图5-82、图5-83），并指认9号峰为月桂烯（R_f约为0.90）；黄酮类成分共共鉴定了9个特征峰，构建陈皮黄酮类成分薄层色谱指纹图谱共有模式，指认3号峰为橙皮苷（R_f约为0.20）、7号峰为川陈皮素（R_f约为0.58）、8号峰为橘皮素（R_f约为0.63）。

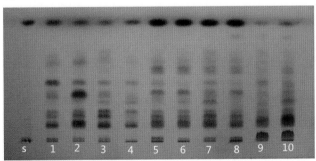

图5-80 不同商品来源陈皮挥发油成分薄层色谱指纹图谱

S—月桂烯对照品；1—陈皮对照药材；2～10—不同批次的商品陈皮，样品顺序见表5-9

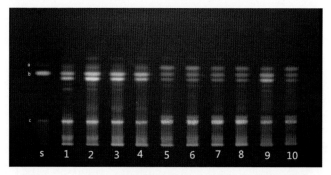

图 5-81　不同商品来源陈皮黄酮成分薄层色谱指纹图谱

S—对照品（a—橘皮素、b—川陈皮素、c—橙皮苷）；1—陈皮对照药材；2～10—不同商品来源陈皮，
样品顺序见表5-9

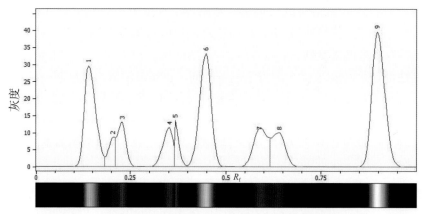

图 5-82　陈皮挥发油成分指纹图谱共有模式

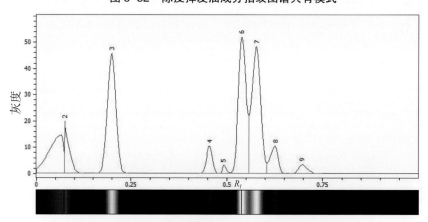

图 5-83　陈皮黄酮类成分指纹图谱共有模式

（2）**不同商品来源陈皮高效薄层色谱指纹图谱的比较**　将表5-9中9批陈皮样品制
成薄层色谱指纹图谱，其数据与陈皮指纹图谱共有模式相比较，计算其相关性和相似度
（图5-84、图5-85）。结果显示，陈皮样本挥发油成分相似度均大于0.75，2号、3号、4
号、7号、8号样品相似度大于0.90，9号、10号样品相似度低于0.80；黄酮类成分相似
度分散在0.50～0.95。说明不同商品来源陈皮的黄酮及挥发油成分存在一定差异。

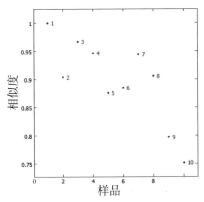

图 5-84 不同商品来源陈皮挥发油成分的相关性相似度观图

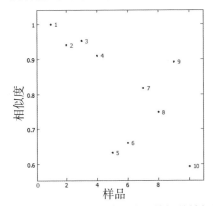

图 5-85 不同商品来源陈皮黄酮成分的相关性相似度观图

（3）**陈皮近缘种药用植物指纹图谱的测定与评价** 比较不同产地陈皮及常用柑橘属药用植物和陈皮对照药材薄层色谱指纹图谱数据的差异，挥发油成分中（图5-86），浙江、江西、安徽陈皮和毛橘红与对照药材相似度在0.90以上，川陈皮、枳壳、香橼、广佛手与对照药材相似度在0.75~0.90之间，青皮和柠檬相似度0.50左右；黄酮类成分中（图5-87），佛手和柠檬与对照药材相差最远，其余近缘种药用植物相似度在0.40~0.70。这说明柑橘属常用药用植物不同化学成分间存在较大差异。

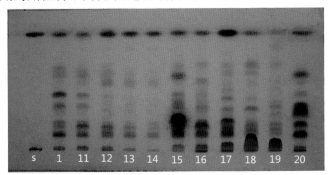

图 5-86 陈皮及其近缘种药用植物挥发油成分薄层色谱指纹图谱

S—月桂烯对照品；1—陈皮对照药材；11—川陈皮；12—浙江陈皮；13—江西陈皮；14—安徽陈皮；15—青皮；16—四川枳壳；17—毛橘红；18—香橼；19—广佛手；20—柠檬

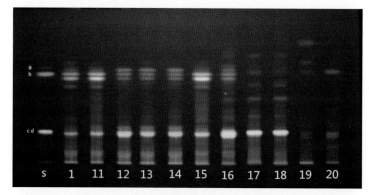

图 5-87　陈皮及其近缘种药用植物黄酮成分薄层色谱指纹图谱

S—对照品（a—橘皮素，b—川陈皮素，c—橙皮苷）；1—广陈皮对照药材；11—川陈皮；12—浙江陈皮；13—江西陈皮；14—安徽陈皮；15—青皮；16—四川枳壳；17—毛橘红；18—香橼；19—广佛手；20—柠檬

4. 小结

①《中华人民共和国药典》（2015年版）一部陈皮项下的薄层色谱鉴别以乙酸乙酯-甲醇-水（100：17：13）及甲苯-乙酸乙酯-甲酸-水（20：10：1：1）的上层溶液为展开剂，在与对照品色谱相应的位置上，显相同颜色的荧光斑点。根据精简、高效、合理、准确的实验原则，本研究优化了药典的展开条件，针对陈皮中黄酮类及挥发油类两种不同的主要成分分别建立了最佳的薄层色谱条件：a. 挥发油成分，在25℃左右、相对湿度47%条件下，以石油醚-氯仿（2：8.5）展开，展至约8cm，取出，晾干；然后喷以5%的香草醛浓硫酸溶液，在105℃加热至斑点显色清晰，置日光下检视。供试品色谱中，在与对照品色谱相应的位置上，显相同颜色的斑点；b. 黄酮成分，以乙酸乙酯-甲醇-水-甲酸（10：1.7：1：0.5）展开，展至约4cm，取出，晾干，再用甲苯-乙酸乙酯（5：5）二次展开，展至约8cm，取出，晾干；然后喷以5%三氯化铝乙醇液，用热风微吹，置紫外灯（365nm）下检视。供试品色谱中，在与对照品色谱相应的位置上，显相同颜色的荧光斑点。陈皮的主要有效成分为挥发油类及黄酮类成分，本实验所用展开剂经过筛选，最终陈皮挥发油成分采用石油醚-氯仿（2：8.5）展开系统，在薄层色谱图上得到丰富且分离度好的斑点。陈皮黄酮类成分极性相差较大，不易分离，采用乙酸乙酯-甲醇-水-甲酸（10：1.7：1：0.5）和甲苯-乙酸乙酯（5：5）二次展开系统，可以很好地将黄酮类主要成分分离。本研究建立的色谱条件下的图谱斑点丰富、清晰，重现性好，且增加了与多个对照品的比较鉴别，对多组分的中药来说更科学。

②构建了陈皮挥发油类及黄酮类成分薄层色谱指纹图谱共有模式，挥发油成分共鉴定了9个特征峰，对照品月桂烯的R_f值为0.90；黄酮类成分共共鉴定了9个特征峰，橙皮苷的R_f值为0.20，川陈皮素的R_f值为0.58，橘皮素的R_f值为0.63。

③不同商品来源的陈皮质量存在一定差异。2~8号样品为生药材，其挥发油成分与对照药材的相似度在0.85以上，9号、10号为炮制品，其相似度在0.75~0.80之间。本

研究中炮制品的斑点较对照药材斑点丰富。不同商品来源的陈皮黄酮类成分的比较，2号、3号、4号样品与对照药材的相似度大于0.90，而5～10号样品相似度较低，介于0.50～0.90之间。不同商品来源陈皮质量存在一定差异，产地、采收、加工、贮存等因素都可能影响陈皮的质量。

参考文献

[1] 屈杰，韦长林，李培.陈皮本草考证及功用商榷[J].亚太传统医药，2015，11（16）：4-5.

[2] 国家药典委员会.中华人民共和国药典：一部[S].北京：中国医药科技出版社，2015：191.

[3] 陶弘景.名医别录[M].尚志钧，辑校.北京：人民卫生出版社，1986：91.

[4] 陶弘景.本草经集注[M].昆明：群联出版社，1955：360.

[5] 刘玉芳，温志佳，邹婉霞，等.南药广陈皮道地性研究进展[J].中药材，2019，42（8）：1951-1955.

[6] 杨洁.陈皮化学成分的研究[D].吉林大学，2013.

[7] 黄明发，苏学素，焦必宁，等.柑橘多甲氧基黄酮的检测及分离纯化技术研究进展[J].食品科学，2009，30（1）：275-281.

[8] 王磊，苏学素，付陈梅，等.柑橘中多甲氧基黄酮生物活性及应用研究进展[J].食品科学，2009，30（7）：285-290.

[9] Wang D D, Wang J, Huang X H, et al. Identification of polymethoxylated flavones from green tangerine peel（*Pericarpium Citri Reticulatae Viride*）by chromatographic and spectroscopic techniques[J]. J. Pharm. Biomed. Anal., 2007, 44（1）: 63-69.

[10] 陈海芳，张武岗，杨武亮，等.柑橘属常用中药黄酮类成分的研究进展[J].时珍国医国药，2008，19（12）：2863-2865.

[11] 赵雪梅，叶兴乾，席屿芳，等.胡柚皮中的黄酮类化合物[J].中草药，2003，34（1）：14-16.

[12] He X G, Lian L Z, Lin L Z, et al. High-performance liquid chromatog-raphy-electrospray mass spectrometry in phytochemical analysis of sour orange（*Citrus aurantium* L.）[J]. J. Chromatogr. A, 1997, 791（1-2）: 127-134.

[13] Tatum J H, Berry R. E. Six New Flavonoids From Citrus[J]. Phytochemistry, 1972, 11（7）: 2283-2288.

[14] Chen J, Montanari A M. Isolation and identification of new polyme thoxyflavonoids from *Dancy tangerine* leaves[J]. J. Agric. Food Chem., 1998, 46（4）: 1235.

[15] 许姗姗，许浚，张笑敏，等.常用中药陈皮、枳实和枳壳的研究进展及质量标志物的预测分析[J].中草药，2018，49（1）：35-44.

[16] Li S M, Pan M H, Lai C S, et al. Isolation and syntheses of polymethoxy flavones and hydroxylated polymethoxyflavones as inhibitors of HL-60 cell lines[J]. Bioorg. Med. Chem., 2007, 15 (10): 3381−3389.

[17] 高婷婷, 杨绍祥, 刘玉平, 等. 陈皮挥发性成分的提取与分析[J]. 食品科学, 2014, 35 (16): 114−119.

[18] 王坚. 柑橘属常用中药材陈皮、青皮次生代谢产物之挥发油成分研究[D]. 成都中医药大学, 2013.

[19] 李敬芳. 陈皮中柠檬苦素的响应面提取及其抗炎作用研究[J]. 食品工业, 2015, 36 (5): 163−165.

[20] 陈娴, 李辰, 容启仁, 等. 新会陈皮及其副产物的研究进展[J]. 安徽农业科学, 2017, 45 (6): 65−67.

佛手

Foshou

FRUCTUS CITRI SARCODACTYLIS

【别名】

广佛手、佛手柑、佛手香橼、蜜罗柑、福寿橘、香橼[1]。

【来源】

本品为芸香科柑橘属植物佛手 *Citrus medica* L. var. *sarcodactylis* Swingle 的干燥果实。秋季果实尚未变黄或变黄时采收，纵切成薄片，晒干或低温干燥。

始载于《滇南本草》，具有疏肝理气、和胃止痛、燥湿化痰等功效[2]。

【主产及栽培地】

从分布范围上看，南方均有种植，广东、四川、浙江、福建等省份为主产区[1]。

【化学成分】

1. 挥发油类

佛手挥发油的主要成分有柠檬烯、松油醇、蒎烯、松油烯、月桂烯、罗勒烯、柠檬醛等，其特异组分主要是5，7-二甲氧基香豆素。有研究者利用GC-MS测定了广东、四川、金华、广西、安徽等6个不同产地的佛手挥发油，共鉴定出17种共有特征成分：α-水芹烯、α-蒎烯、β-蒎烯、β-月桂烯、α-萜品油烯、邻伞花烃、γ-松油烯、柠檬烯、顺式-β-罗勒烯、反式-β-罗勒烯、γ-萜品烯、γ-萜品油烯、乙酸芳樟酯、顺式-水合桧烯、α-萜品醇、β-柠檬醛、α-柠檬醛[3~5]。

2. 黄酮类

佛手中的黄酮类成分有香叶木苷、橙皮苷、3，5，6-三羟基 4，7-二甲基黄酮、3，5，6-三羟基-3，4，7-三甲氧基黄酮、3，5，8-三羟基-7，4-二甲氧基黄酮、胡萝卜苷等[6]。

3. 多糖

佛手多糖为杂多糖，经酸水解后可分离得到不同的单糖，如甘露糖、葡萄糖、半乳糖、鼠李糖、木糖[7]。

4. 氨基酸和微量元素

有研究者测定得出佛手中含有18种人体所需氨基酸，含苏氨酸、异亮氨酸、缬氨酸、甲硫氨酸、赖氨酸、色氨酸、苯丙氨酸和亮氨酸8种必需氨基酸。佛手含有锌、铁、锰、铜、铬、镁、镍、硒、钴等多种生命必需微量元素[8]。

5. 其他成分

佛手中还含有维生素C、多酚和香豆素类成分。有文献报道从佛手中分离得到10个化合物，主要为香豆素类，分别为5，7-二甲氧基香豆素（柠檬油素）、7-羟基-6-甲氧基香豆素（莨菪亭）、7-羟基香豆素（伞形花内酯）、7-羟基-5-甲氧基香豆素、香豆酸、6，7-二甲氧基香豆素、柠檬苦素、诺米林、豆甾醇和β-D-葡萄糖[9]。

其中主要的活性成分为挥发油和黄酮化合物类。佛手具有抗菌、抗肿瘤、抗氧化、抗炎、抗平滑肌松弛、抗凝血和抗光敏等作用[9]。其中主要的化学成分有γ-松油烯、5，7-二甲氧基香豆素和香叶木苷等，结构见图5-88。

（a）γ-松油烯　　（b）5，7-二甲氧基香豆素　　　（c）香叶木苷

图5-88　佛手中主要化学成分结构式

【植物形态】

常绿小乔木或灌木。老枝灰绿色，幼枝略带紫红色，有短而硬的刺。单叶互生；叶柄短，长3～6 mm，无翼叶，无关节；叶片革质，长椭圆形或倒卵状长圆形，长5～16 cm，宽2.5～7 cm，先端钝，有时微凹，基部近圆形或楔形，边缘有浅波状钝锯齿。花单生、簇生或为总状花序；花萼杯状，5浅裂，裂片三角形；花瓣5，内面白色，外面紫色；雄蕊多数；子房椭圆形，上部窄尖。柑果卵形或长圆形，先端分裂如拳状，或张开似指尖，其裂数代表心皮数，表面橙黄色、粗糙，果肉淡黄色。种子数颗，卵形，先端尖，有时不完全发育。花期4～5月；果熟期10～12月。佛手植物形态见图5-89。

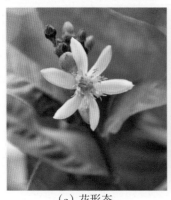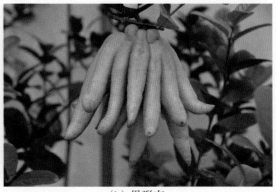

（a）花形态　　　　　　　　　　　　（b）果形态

图5-89　佛手植物形态图

【药材特征】

药材呈类椭圆形或卵圆形的薄片，常皱缩或卷曲，长6～10 cm，宽3～7 cm，厚2～4 mm。顶端稍宽，常有3～5个手指状的裂瓣，基部略窄，有的可见果梗痕。外皮黄绿色或橙黄色，有皱纹及油点。果肉浅黄白色，散有凹凸不平的线状或点状维管束，质硬而脆，受潮后柔韧。气香，味微甜后苦。佛手药材特征见图5-90。

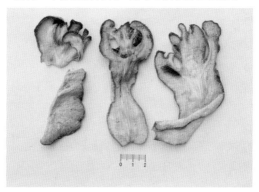

图 5-90　佛手药材图

【薄层色谱及特征指纹图谱】

1. 仪器与试药

仪器：硅胶GF$_{254}$高效预制薄层板（Merck公司，20 cm×10 cm，批号1.05554.0001）、SP-20E全自动点样仪（上海科哲生化有限公司）、双槽展开缸（瑞士CAMAG）、TH-Ⅱ型薄层加热器（上海科哲生化有限公司）、WFH-101B紫外透射反射仪（上海精科实业有限公司）、AB204-N电子天平（瑞士 METTLER TOLEDO）、IX-US50型数码相机（Canon公司）。应用CHROMAP 1.5色谱扫描指纹图谱系统解决方案软件（珠海科曼中药研究有限公司提供）进行数据分析。

试剂：石油醚（沸程60～90℃）、甲醇、环己烷、乙酸乙酯、丙酮等试剂为分析纯，水为去离子水。

对照品：γ-松油烯（批号：L160N32，北京百灵威科技有限公司，纯度≥95%）、5，7-二甲氧基香豆素（批号：10150339，阿法埃莎（中国）化学有限公司，纯度≥98%）。

样品：10批佛手药材收集于广东广州，经广州中医药大学丁平研究员鉴定为佛手 *Citrus medica* L. var. *sarcodactylis* Swingle的干燥果实，样品凭证标本存放于广州中医药大学中药资源教研室。样品信息见表5-10。

表5-10　佛手样品信息表

编号	样品名	收集地点
1	佛手（生品）	广东宝家康药业有限公司
2	佛手（生品）	广州大参林连锁药店
3	佛手（生品）	北京同仁堂广州药业连锁有限公司

编号	样品名	收集地点
4	佛手（生品）	广州林芝参药业连锁有限公司
5	佛手（生品）	广州大学城明月康桥药店
6	佛手（炮制品）	广州采芝林连锁药店
7	佛手（炮制品）	广州如意爱心大药房
8	佛手（炮制品）	广东金康药房连锁有限公司
9	佛手（炮制品）	广州老百姓大药房
10	佛手（炮制品）	广州文倡药店

2. 方法

（1）**对照品溶液的制备**　精密吸取 γ-松油烯适量，加甲醇溶解，配制成 $100\,\mu L\cdot mL^{-1}$ 的对照品溶液；精密称取5，7-二甲氧基香豆素适量，加甲醇溶解并定容，配制成 $1\,mg\cdot mL^{-1}$ 的对照品溶液。

（2）**供试品溶液的制备**　取佛手药材粉末15g，精密称定，置于索氏提取器中，加入石油醚120mL，以索氏提取法提取4h，提取液挥干溶剂，残渣以石油醚定容至5mL，作为佛手挥发油供试品溶液。

另取佛手药材粉末5g，精密称定，置于250mL圆底烧瓶中，加入甲醇100mL，回流提取1h。抽滤，滤液挥干溶剂，残渣以甲醇定容至10mL，作为佛手甲醇提取物供试品溶液。

（3）**薄层色谱条件**　佛手挥发油薄层色谱条件：依照薄层色谱法（中华人民共和国药典，通则0502）试验，吸取 γ-松油烯对照品溶液2μL、供试品溶液7μL，分别点于硅胶 GF_{254} 高效预制薄层板上，以环己烷-乙酸乙酯-甲酸（8∶2∶0.1）展开，在25℃、相对湿度47%条件下展开，展至约8.5cm，取出，晾干，喷以5%香草醛浓硫酸溶液，在105℃加热至斑点显色清晰，置日光下检视。供试品色谱中，在与对照品色谱相应的位置上，显相同颜色的斑点。

佛手甲醇提取物层色谱条件：依照薄层色谱法（中华人民共和国药典，通则0502）试验，吸取5，7-二甲氧基香豆素对照品溶液2μL、供试品溶液3μL，分别点于硅胶 GF_{254} 高效预制薄层板上，以环己烷-乙酸乙酯-丙酮-甲酸（6∶2∶3∶0.1）展开，在25℃、相对湿度47%条件下展开，展至约8.5cm，取出，晾干，喷以5%香草醛浓硫酸溶液，喷以10%硫酸乙醇溶液，在105℃加热至斑点显色清晰，立即置于紫外灯下（365nm）检视。供试品色谱中，在与对照品色谱相应的位置上，显相同颜色的荧光斑点。

3. 结果

（1）**佛手高效薄层色谱指纹图谱共有模式建立**　将10批不同商品来源的佛手分别按2.（2）项制成供试品溶液并按2.（3）项薄层条件进行展开，获得佛手挥发油成分和甲醇提取物高效薄层色谱图（图5-91、图5-92）。将色谱图导入CHROMAP 1.5色谱指纹图谱系统解决方案软件，生成灰度扫描图并积分。将代表性样本数据采用中位数法确定特征峰，均数法计算特征值，挥发油成分共鉴定11个特征色谱峰，构建了佛手挥发油类成分薄层色谱指纹图谱标准共有模式（图5-93、图5-94），并指认8号峰为 γ-松油烯（R_f 约为 0.65）；甲醇提取物共鉴定8个特征色谱峰，构建了佛手甲醇提取物薄层色谱指纹图谱标准共有模式，并指认6号峰为5，7-二甲氧基香豆素（R_f 约为 0.63）。

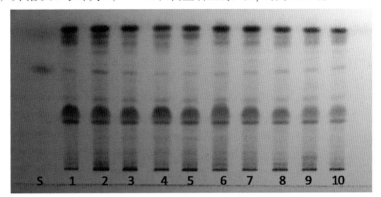

图 5-91　佛手挥发油高效薄层色谱图

S—γ-松油烯；1～10—不同批次的商品佛手，样品顺序见表5-10

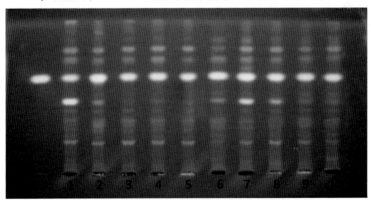

图 5-92　佛手甲醇提取物高效薄层色谱图

S—5，7-二甲氧基香豆素；1～10—不同批次的商品佛手，样品顺序见表5-10

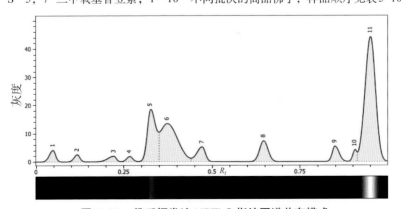

图 5-93　佛手挥发油 HPTLC 指纹图谱共有模式

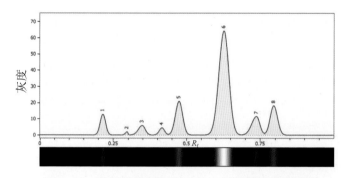

图 5-94　佛手甲醇提取物 HPTLC 指纹图谱共有模式

（2）不同商品来源佛手挥发油及甲醇提取物高效薄层色谱指纹图谱的比较　将表 5-10 中 10 批佛手样品制成挥发油薄层色谱指纹图谱，其数据与佛手挥发油成分指纹图谱共有模式相比，计算其相关性和相似度（图 5-95）。结果显示，佛手样本相关性相似度在 0.95～0.99 之间，说明市售不同商品来源佛手所含挥发油成分比较稳定。

将表 1 个 10 批佛手样品制成甲醇提取物薄层色谱指纹图谱，其数据与佛手甲醇提取物指纹图谱共有模式相比，计算其相关性和相似度（图 5-96）。结果显示，佛手样本相关性相似度在 0.96～0.99 之间，说明市售不同商品来源佛手质量比较稳定。

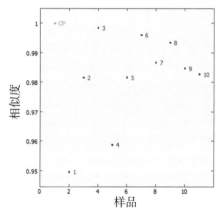

图 5-95　不同商品来源佛手挥发油成分的相关性相似度图

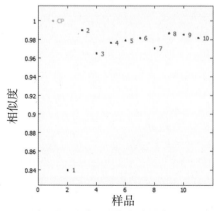

图 5-96　不同商品来源佛手甲醇提取物的相关性相似度图

4. 小结

①《中华人民共和国药典》（2015年版）一部佛手鉴定项下的薄层色谱鉴别以环己烷-乙酸乙酯（3∶1）为展开剂展开，与对照药材色谱相应位置上显相同颜色的荧光斑点，该方法并无针对性考察其中的斑点。根据精简、高效、合理、准确的实验原则，本研究优化了药典的展开条件，建立了最佳的薄层色谱条件：a. 挥发油成分以环己烷-乙酸乙酯-甲酸（8∶2∶0.1）展开，在25℃、相对湿度47%条件下展开，展至约8.5 cm，取出，晾干，喷以5%香草醛浓硫酸溶液，在105℃加热至斑点显色清晰，置日光下检视；b. 甲醇提取物以环己烷-乙酸乙酯-丙酮-甲酸（6∶2∶3∶0.1）展开，在25℃、相对湿度47%条件下展开，展至约8.5 cm，取出，晾干，喷以5%香草醛浓硫酸溶液，喷以10%硫酸乙醇溶液，在105℃加热至斑点显色清晰，立即置于紫外灯下（365 nm）检视。优化后的方法重现性好、斑点清晰、方法可行、背影干扰较小。

②构建了佛手挥发油成分及甲醇提取物的薄层色谱指纹图谱共有模式，挥发油成分共鉴定了11个特征峰，对照品γ-松油烯的R_f值为0.65；黄酮类成分共共鉴定了8个特征峰，5，7-二甲氧基香豆素的R_f值为0.63。建立了佛手挥发油及甲醇提取物的HPTLC指纹图谱，优化的展开系统能较好地分离佛手的挥发油及甲醇提取物的主要成分，图谱信息丰富、清晰，可为佛手的质量控制提供参考。

③中药材及其炮制品化学成分复杂，以薄层色谱指纹图谱对其进行分析，具有分析快速、简便、结果直观等优点，具有较强的实用性。佛手市售药材有生品和炮制品之分，前者为黄白色薄片，后者多为棕褐色薄片。通过高效薄层指纹图谱分析可知，佛手多数商品相似度较高，在0.95～0.99之间，说明不同商品之间、生品与炮制品之间主要成分差异较小。佛手生品挥发油在$R_f \approx 0.78$处有明显条带，而炮制品该处条带不明显，其他各成分条带基本一致，说明炮制过程对佛手的挥发油有少量影响，但该影响并未使样品间相似度发生明显变化。

佛手挥发油薄层色谱指纹图谱由11个特征条斑组成，指认了其中γ-松油烯的条斑；甲醇提取物由8个特征荧光条斑组成，指认了5，7-二甲氧基香豆素的条斑。通过HPTLC指纹图谱考察，得出佛手不同商品之间挥发油成分及甲醇提取物差异较小。佛手挥发油及甲醇提取物薄层色谱指纹图谱的建立，可为佛手药材的质量评价提供依据。

参考文献

[1] 许茹，钟凤林，王树彬. 中药佛手的本草考证[J]. 中药材，2017，40（08）：1975-1978.

[2] 兰茂. 滇南本草[M]. 昆明：云南人民出版社，1959：379.

[3] 高幼衡，黄海波，徐鸿华. 广佛手挥发性成分的GC-MS分析[J]. 中草药，2002，33（10）：883-884.

[4] 杨君，郜海燕，储国海，等. 基于GC-MS和GC-O联用法分析佛手精油关键香气成分[J]. 食品科学，2015，36（20）：194-197.

[5] 钟云，袁显，曾继吾，等. 广佛手不同成熟期果实挥发性物质含量分析[J]. 热带农业科学，2013，33（6）：59−61+65.

[6] 丘振文，何建雄，唐洪梅，等. 佛手挥发油特征化学成分群GC-MS研究[J]. 现代生物医学进展，2010，10（22）：4363−4365.

[7] 邵秋红，殷志琦，张庆文，等. 佛手的研究进展[J]. 天然产物研究与开发，2011，23（B12）：214−218.

[8] 曹诣斌，朱海玲，王晓艳. 不同产地佛手水溶性多糖的分离纯化及初步分析[J]. 浙江师范大学学报（自然科学版），2008，31（2）：190−194.

[9] 尹锋，楼凤昌. 佛手化学成分的研究[J]. 中国药学杂志，2004，39（1）：20−21.

广藿香

Guanghuoxiang

HERBA POGOSTEMONIS

【别名】

刺蕊草、藿香、海藿香[1]。

【来源】

本品为唇形科植物广藿香 *Pogostemon cablin*（Blanco）Benth.的干燥地上部分。枝叶茂盛时采割，日晒夜闷，反复至干。

始载于《增订伪药条辨》，具有芳香化浊、和中止呕、发表解暑的功效[2]。

【主产及栽培地】

广藿香为外来物种，由菲律宾、马来西亚等国家传入我国岭南等地区（主要为广东地区），因此取名为广藿香。现主要分布于广东、海南、广西、台湾和云南等地区[3]。

【化学成分】

1. 挥发油类成分

挥发油为广藿香的主要成分之一，主要包括萜类化合物、酮类、醇类、醛类、稠环芳香烃类化合物，同时还含有挥发性生物碱等物质，其中以广藿香酮和广藿香醇研究较为深入和全面。截止目前，从广藿香挥发油中分离并鉴定出的包括广藿香酮、广藿香醇、百秋李醇、木栓酮、表木栓酮、齐墩果酸、反式-法尼醇、胡萝卜甙、γ-古芸烯、桂皮醛、α-愈创木烯、β-广藿香烯、δ-愈创木烯、α-广藿香烯、β-古甾醇、广藿香吡啶、表愈创吡啶、苯甲醛、α-布藜烯、蓝桉醇、α-古芸烯、α-绿叶烯、5-柏木醇、匙叶桉油烯酮、大叶香酮、7-雪松烯、7-绿叶烯等总计约121个挥发性成分[4~10]。

2. 非挥发油成分研究

为了探寻广藿香更多的活性成分，近年来广藿香的非挥发油成分研究也逐渐受到重视。从广藿香中分离并鉴定出5-羟基-3，7，3′，4′-四甲氧基黄酮、5-羟基-3，7，3′-三甲氧基黄酮、甘草查尔酮A、5，7-二羟基-3′，4′-二甲氧基黄酮、商陆黄素、华良姜素、3，3′，4′，7-四甲氧-5-羟黄酮、3，3′，7-三甲氧-4′，5-二羟黄酮等30多种化合物。此外，还报道广藿香中含有植物甾醇类和三萜类化合物[11~13]。

挥发油类为广藿香的主要活性成分。现代药理研究表明，广藿香具有抗炎、解热及镇痛、促进消化、抗病毒等作用。其中主要的活性成分为广藿香酮及百秋李醇，结构见图5-97。

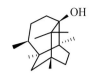

（a）百秋李醇   （b）广藿香酮

图 5-97　藿香中主要化学成分结构式

【植物形态】

多年生草本，高达1 m，茎直立，上部多分枝，老枝粗壮，近圆柱形，外表木栓化。幼枝方柱形，密被灰黄色茸毛。叶对生，有柄，揉之，有清淡的特异香气。叶片阔卵形、卵形或卵状椭圆形，长5～10 cm，宽2～7 cm，先端短尖或钝，基部阔楔形或近心形，边缘具不整齐钝锯齿，两面均被灰白色茸毛，沿叶脉处及背面尤甚，叶柄长2～5 cm。轮伞花序密集成穗状，密被短柔毛，顶生或腋生，花萼筒状5齿裂；花冠唇形，淡紫红色；雄蕊4，突出冠外，花丝中部有髯毛；子房上位，柱头两裂。小坚果4，近球形或椭圆形，稍压扁。广藿香植物形态见图5-98。

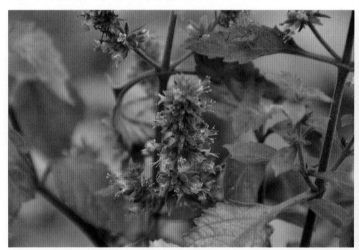

（a）花形态   （b）整株形态

图 5-98　广藿香植物形态图

【药材特征】

本品幼茎略呈方柱形，多分枝，枝条稍曲折，长30～60 cm，直径0.2～0.7 cm，表面被柔毛，质脆，易折断，断面中部有髓；老茎类圆柱形，直径1～1.2 cm，被灰褐色栓皮。叶对生，皱缩成团，展平后叶片呈卵形或椭圆形，长4～9 cm，宽3～7 cm；两面均被灰白色茸毛；先端短尖或钝圆，基部楔形或钝圆，边缘具大小不规则的钝齿；叶柄细，长2～5 cm，被柔毛。气香特异，味微苦。广藿香药材特征见图5-99。

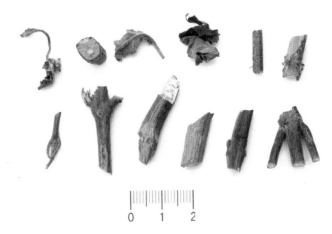

图 5-99　广藿香药材图

【薄层色谱及特征指纹图谱】

1. 仪器与试药

仪器：硅胶 GF_{254} 高效预制薄层板（Merck 公司，20 cm×10 cm，No.74023375）、SP-20E 全自动点样仪（上海科哲生化有限公司）、双槽展开缸（瑞士 CAMAG）、TH-Ⅱ型薄层加热器（上海科哲生化有限公司）、WFH-201B 紫外透射反射仪（上海精科实业有限公司）、高速万能粉碎机（天津市泰斯特仪器有限公司）、KDM 型调温电热套（山东省鄄城光明仪器有限公司）、AB204-N 电子天平（瑞士 METTLER TOLEDO）、IX-US50 型数码相机（Canon 公司）。应用 CHROMAP1.5 色谱扫描指纹图谱系统解决方案软件（珠海科曼中药研究有限公司提供）进行数据分析。

试剂：甲醇、甲酸、乙醚、无水乙醇、浓硫酸、石油醚、乙酸乙酯等均为分析纯，水为去离子水。

对照品：百秋李醇（批号：20120718，上海源叶生物科技有限公司，纯度＞98%）、广藿香油（批号：110832，中国药品生物制品检定所，纯度＞98%）。

样品：样品 1 自采于广州萝岗广藿香规范化种植基地，其余 9 批广藿香药材收购于广东广州，经广州中医药大学丁平教授鉴定为唇形科植物广藿香 Pogostemon cablin（Blanco）Benth.的干燥地上部分，样品凭证标本存放于广州中医药大学中药资源教研室（表5-11）。

表5-11　不同商品广藿香样品表

样品编号	样品名称	样品购买地	样品购买时间
1	广藿香	广州萝岗广藿香规范化种植基地	2014-04-11
2	广藿香	广州二天堂大药房	2014-06-13
3	广藿香	广州老百姓大药房	2014-06-13
4	广藿香	广州林芝参药业连锁有限公司	2014-06-27
5	广藿香	广州采芝林药业连锁	2014-04-14

样品编号	样品名称	样品购买地	样品购买时间
6	广藿香	广州如意爱心大药房	2014-06-13
7	广藿香	广州同健医药连锁	2014-06-13
8	广藿香	广东宝家康药业有限公司	2014-06-27
9	广藿香	广州文倡药店	2014-06-13
10	广藿香	北京同仁堂广州药业连锁有限公司	2014-06-27

2. 方法

（1）对照品溶液的制备

精密称取百秋李醇对照品，加乙酸乙酯配制成浓度为 2.4 mg·mL^{-1} 的百秋李醇对照品溶液。精密量取挥发油 100 μL，加乙酸乙酯稀释至 15 倍量，得广藿香油对照品溶液。

（2）供试品溶液的制备

精密称取样品 36 g，粉碎后按《中国药典》（2015年版）一部附录 XD 挥发油测定法甲法[6]提取挥发油，将所提的挥发油精密吸取 0.1 mL，加乙酸乙酯稀释至 1 mL 后，得广藿香挥发油，备用。精密称取广藿香样品粗粉 6 g，置索氏提取器中，加石油醚 80 mL，提取 4 h，至无色，滤过，滤液浓缩至 5 mL，得广藿香石油醚部位，备用。取广藿香石油醚成分提取后的药渣，置索式提取器中，加甲醇 80 mL，提取 5 h，至甲醇溶液无色，滤液过滤，浓缩至 5 mL，得广藿香甲醇部位，备用。

（3）薄层色谱条件

①挥发油类成分。依照薄层色谱法（中华人民共和国药典，通则 0502）试验，精密吸取百秋李醇对照品溶液 5 μL、广藿香油对照品 1 μL、供试品溶液 1 μL 分别点于硅胶 GF$_{254}$ 高效预制薄层板上，以石油醚-乙酸乙酯-甲酸（10∶3∶0.05）展开，在 4℃ 条件下展开，展至约 8.5 cm，取出，晾干，喷以 5% 香草醛浓硫酸溶液，在 105℃ 加热至斑点显色清晰，置日光下检视。供试品色谱中，在与对照品色谱相应的位置上，显相同颜色的斑点。

②石油醚提取液。依照薄层色谱法（中华人民共和国药典，通则 0502）试验，精密吸取百秋李醇对照品溶液 5 μL、广藿香油对照品 1 μL、供试品溶液 4 μL 分别点于硅胶 GF$_{254}$ 高效预制薄层板上，以石油醚-乙酸乙酯-甲酸（10∶1.5∶0.05）展开，在 23℃ 条件下展开，展至约 9 cm，取出，晾干，喷以 5% 香草醛浓硫酸溶液，在 105℃ 加热至斑点显色清晰，置紫外灯（365 nm）下检视。供试品色谱中，在与对照品色谱相应的位置上，显相同颜色的荧光斑点。精密吸取广藿香油对照品溶液 1 μL，供试品溶液 4 μL 分别点于硅胶 GF$_{254}$ 高效预制薄层板上，以石油醚-乙酸乙酯-甲酸（10∶3∶0.05）展开，在 23℃ 条件下展开，展至约 9 cm，取出，晾干，喷以 5% 三氯化铝乙醇溶液，在 105℃ 加热至斑点显色清晰，置紫外灯（365 nm）下检视。

③甲醇提取液。依照薄层色谱法（中华人民共和国药典，通则 0502）试验，精密吸

取广藿香甲醇部位4 μL点于硅胶GF$_{254}$高效预制薄层板上，条带长7 mm，间距8 mm，点样速度为5 μL·min^{-1}。以石油醚-乙酸乙酯-甲醇-甲酸（7.5∶1.8∶1∶0.125）为展开剂，在温度23℃、相对湿度18%条件下展开，展距为9 cm，取出，挥干溶剂，喷以50 g·L^{-1}三氯化铝乙醇乙醇溶液，105℃加热后置紫外灯（365 nm）下检视。

3. 结果

（1）**广藿香石油醚及甲醇提取物高效薄层色谱指纹图谱共有模式建立**　将10批不同商品来源的广藿香分别按2.（2）项制成供试品溶液并按2.（3）项薄层条件进行展开，获得广藿香挥发油类、石油醚提取液及甲醇提取液高效薄层色谱图（图5-100～图5-103）。将色谱图导入CHROMAP 1.5色谱指纹图谱系统解决方案软件，生成灰度扫描图并积分。将代表性样本数据采用中位数法确定特征峰、均数法计算特征值，挥发油成分共鉴定11个特征色谱峰，构建了广藿香挥发油类、石油醚提取液及甲醇提取液薄层色谱指纹图谱标准共有模式（图5-104～图5-106）；石油醚提取物共鉴定10个特征色谱峰，构建了广藿香石油醚提取物薄层色谱指纹图谱标准共有模式；甲醇提取物共鉴定10个特征色谱峰，构建了广藿香石油醚提取物薄层色谱指纹图谱标准共有模式。

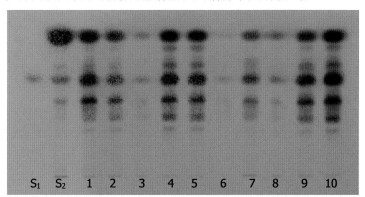

图 5-100　不同商品广藿香挥发油高效薄层色谱图

S$_1$—百秋李醇对照品；S$_2$—广藿香油对照品；1～10—不同商品广藿香

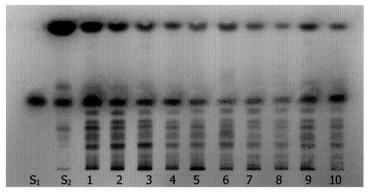

图 5-101　不同商品广藿香石油醚部位高效薄层色谱图（显色剂香草醛浓硫酸）

S$_1$—百秋李醇对照品；S$_2$—广藿香油对照品；1～10—不同商品广藿香

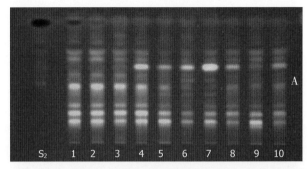

图 5-102　不同商品广藿香石油醚部位高效薄层色谱图（显色剂三氯化铝乙醇）

S₂—广藿香油对照品；1～10—不同商品广藿香；A—不同商品间有差异的化学成分

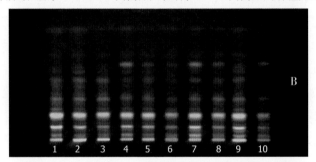

图 5-103　不同商品广藿香甲醇部位高效薄层色谱图

1～10—不同商品广藿香；B—不同商品间有差异的化学成分

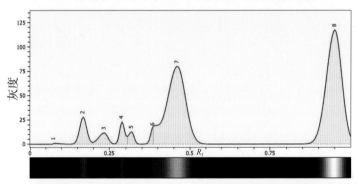

图 5-104　不同商品广藿香石油醚部位（香草醛浓硫酸显色）高效薄层色谱共有模式

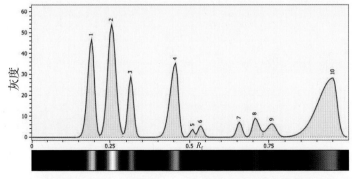

图 5-105　不同商品广藿香石油醚部位（三氯化铝乙醇显色）高效薄层色谱共有模式

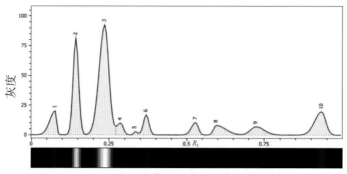

图 5-106　不同商品广藿香甲醇部位高效薄层色谱共有模式

（2）**不同商品来源广藿香高效薄层色谱指纹图谱的比较**　将表5-11中10批广藿香样品制成薄层色谱指纹图谱，其数据与广藿香指纹图谱共有模式相比较，计算其相关性和相似度（图5-107～图5-109），结果显示，广藿香石油醚部位经香草醛浓硫酸显色，10批样品与共有模式之间的相似度在0.92～1.00之间，经三氯化铝乙醇显色，10批样品与共有模式之间的相似度在0.34～1.00之间，结合色谱观察，广藿香石油醚部位，香草醛浓硫酸显色成分相似度较高；广藿香甲醇部位，10批样品与共有模式之间的相似度在0.93～1.00之间。

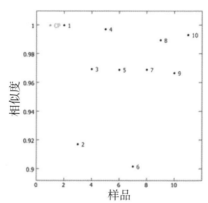

图 5-107　不同商品广藿香石油醚部位（香草醛浓硫酸显色）相似度评价直观图

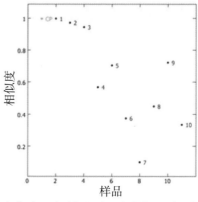

图 5-108　不同商品广藿香石油醚部位（三氯化铝乙醇显色）相似度评价直观图

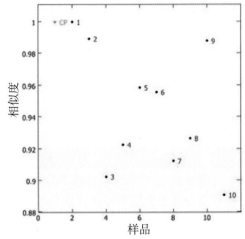

图 5-109　不同商品广藿香甲醇部位相似度评价直观图

（3）不同商品广藿香挥发油高效薄层色谱指纹图谱分析　挥发油测定法甲法提取的广藿香挥发油为淡黄色透明油状物，薄层色谱图喷香草醛浓硫酸显色剂，105℃加热后于可见光下观察，均显示出与百秋李醇对照品相同的紫红色斑点，且与广藿香油对照品显示一致的斑点，从斑点颜色深浅可以看出不同商品中挥发油的含量有较大差别（图5-101）。斑点内容虽然很丰富，但是不清晰，无法通过CHROMAP 1.5色谱指纹图谱解决方案软件建立共有模式及进行相似度分析。

4. 小结

①本研究考察了不同商品、不同部位广藿香药材的指纹图谱特征，建立共有模式并进行相似度评价，为简便快速鉴定不同商品广藿香药材的质量提供参考。

②不同商品广藿香挥发油薄层色谱行为相似，差异主要体现在成分含量上，供试品制备方法和点样量相同时，斑点越亮说明含量越高，含量低则亮度弱。从所购药材外观观察，购买的药材均为茎叶混合物，其中，叶的比例高的提取的挥发油含量就多。挥发油经香草醛浓硫酸显色，加热后百秋李醇点处会发生很严重的扩散现象，且会有斑点消失的情况出现，不适合做共有模式和相似度分析。

③石油醚部位提取的脂溶性物质，经不同显色剂显色后，可以进行不同化学成分的分析。经香草醛浓硫酸显色后的薄层色谱图，在百秋李醇对照品和广藿香油对照品处均可显示出一致的斑点，且加热后斑点丰富，清晰可见，百秋李醇点也不会发生严重的扩散现象，不仅比挥发油薄层色谱图显示了更为丰富的斑点，还可建立共有模式和进行相似度评价。经三氯化铝乙醇显色后的薄层色谱图，斑点可充分显示出各商品间有差异的化学成分。

④甲醇部位可显示出各商品间有差异的化学成分，且各个商品间相似度不高，文献报道不同产地广藿香甲醇提取物成分存在明显差异[5]，猜测本研究中不同商品的广藿香来源于不同的产地。

　　本研究在总结前人经验的基础上，建立以百秋李醇为对照品的广藿香高效薄层色谱指纹图谱，考察了不同商品、不同部位广藿香药材的指纹图谱特征，建立共有模式并进行相似度评价，为简便快速鉴定不同商品广藿香药材的质量提供参考。

参考文献

[1] 张英，张金超，陈瑶，等. 广藿香生药、化学及药理学的研究进展[J]. 中草药，2006，37（5）：786–790.

[2] 张英，周光雄. 广藿香的本草考证研究[J]. 中药材，2015，38（9）：1986–1989.

[3] 徐雯，田雪丽，高林怡，等. 广藿香的产地加工与炮制方法现状分析[J]. 时珍国医国药，2017，28（9）：2121–2123.

[4] 关玲，权丽辉，丛浦珠. 广藿香挥发油化学成份的研究[J]. 天然产物研究与开发，1992，4（2）：34–37.

[5] 关玲，权丽辉，徐丽珍，等. 广藿香化学成分的研究[J]. 中国中药杂志，1994，19（6）：355–356+383.

[6] 刘廷礼，邱琴，崔兆杰. 气相色谱–质谱联用分析广藿香挥发油成分含量[J]. 中草药，1999，30（12）：903–904.

[7] 张强，李章万，朱江粤. 广藿香挥发油成分的分析[J]. 华西药学杂志，1996，11（4）：249–250.

[8] 曾志，谭丽贤，蒙绍金，等. 广藿香化学成分和指纹图谱研究[J]. 分析化学，2006，4（9）：1249–1254.

[9] 罗集鹏，冯毅凡，郭晓玲，等. 高要产广藿香挥发油成分分析[J]. 中药材，1999，22（1）：25–28.

[10] 胡浩斌，郑旭东. 广藿香的化学成分分析[J]. 化学研究，2005，16（4）：77–79+82.

[11] Mitsuo Miyazawa，et al. Antimutagenic activity of flavonoids from *Pogostemon cablin*[J]. J. Agric. Food Chem., 2000, 48（3）：642–647.

[12] 黄烈军，穆淑珍，张建新，等. 中药广藿香非挥发性化学成分的研究[J]. 中国中药杂志，2009，34（4）：410–413.

[13] 张广文，蓝文键，苏镜娱，等. 广藿香精油化学成分分析及其抗菌活性（Ⅱ）[J]. 中草药，2002，33（3）：210–212.

广金钱草

Guangjinqiancao

HERBA DESMODII STYRACIFOLII

【别名】

落地金钱、铜钱草、马蹄香、假花生[1]。

【来源】

为豆科植物广金钱草 *Desmodium styracifolium* (Osb.) Merr.的干燥地上部分。夏、秋二季采割，除去杂质，晒干。

始载于《岭南草药志》，为常用中药。具有清热除湿、利尿通淋之功效。用于治疗各种淋证、水肿等疾病[2]。

【主产及栽培地】

广金钱草多生于丘陵和低海拔的山坡、灌木丛中。宜湿热环境，主要分布在亚热带和热带季风气候区，较耐干旱，不耐严寒，最适生长温度在 25～32℃ 之间。主产于广东、海南、广西南部和西南部、云南南部[3]。目前市场中流通的药材多为人工栽培品，广西、广东是栽培广金钱草的两大主产区，广西桂林市与玉林市栽培较集中，面积较大，玉林更是成为广金钱草最大的集散地。

【化学成分】

广金钱草的主要化学成分有黄酮类、生物碱类、酚类、挥发油类等。

1. 酚类

主要有阿魏酸、水杨酸、香草酸等[4]。

2. 黄酮类

主要有异牡荆苷、夏佛塔苷、异荭草苷、芹菜素、芹菜素-6-*C*-葡萄糖-8-*C*-阿拉伯苷、芹菜素-6-*C*-葡萄糖-8-*C*-木糖苷、木犀草素等[5, 6]。

3. 生物碱类

主要有广金钱草碱、($3\alpha, 4\beta, 5\alpha$)-4,5-二氢-3-(1-吡咯基)-4,5-二甲基-2(3H)-呋喃酮等[7, 8]。

4. 其他类

广金钱草内酯、大豆皂苷 B、22 位酮基大豆皂 B、花生酸花生醇酯、β-谷甾醇、三十三烷等[9]。

其中，黄酮类为其主要化学活性成分，现代药理研究表明，广金钱草具有抗泌尿系统结石、改善心血管系统、抗炎、利胆等作用[3]，其主要成分有邻羟基苯甲酸、木犀草素、广金钱草碱等，结构见图5-110。

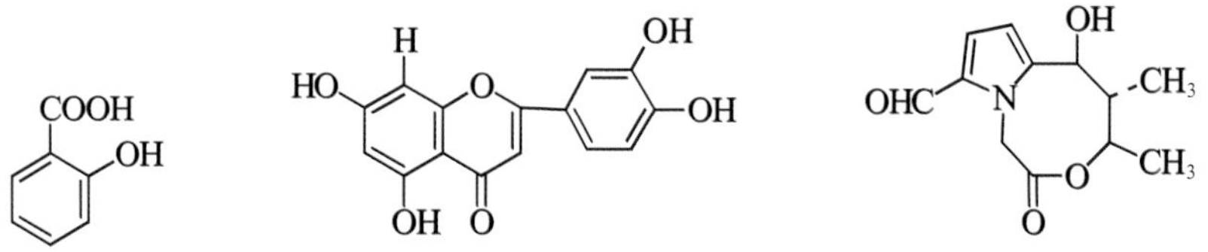

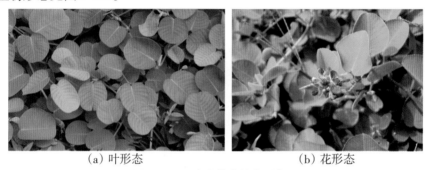

（a）邻羟基苯甲酸　　　　（b）木犀草素　　　　　（c）广金钱草碱

图 5-110　广金钱草中主要化学成分结构式

【植物形态】

半灌木状草本，高 30～100 cm。茎直立或平卧，密被黄色长柔毛。叶互生，小叶 1～3，近圆形，长 2.5～4.5 cm，宽 2～4 cm，先端微缺，基部心形，下面密被灰白色茸毛，侧脉羽状；叶柄长 1～2 cm；托叶 1 对，披针形，长约 0.8 cm。总状花序腋生或顶生，苞片卵状三角形，每个苞片内有花 2 朵；花萼钟开，萼齿披针形，长为萼筒的 2 倍；花冠紫色，有香气。荚果被短柔毛和钩状毛，荚节 3～6。花期 6～9 月，果期 7～10 月[2]。广金钱植物形态见图 5-111。

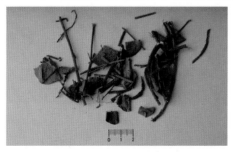

（a）叶形态　　　　　　　　（b）花形态

图 5-111　广金钱草植物形态图

【药材特征】

茎呈圆柱形，长可达 1 m；密被黄色仲展的短柔毛；质稍脆，断面中部有髓。叶互生，小叶 1 或 3，圆形或矩圆形，直径 2～4 cm；先端微凹，基部心形或钝圆，全缘；上表面黄绿色或灰绿色，无毛，下表面具灰白色紧贴的茸毛，侧脉羽状；叶柄长 1～2 cm，托叶 1 对，披针形，长约 0.8 cm。气微香，味微甘。广金钱草药材特征见图 5-112。

图 5-112　广金钱草药材图

【薄层色谱及特征指纹图谱】

1. 仪器与试药

仪器：20 cm×10 cm硅胶60 F$_{254}$高效预制薄层板（德国Merck公司，批号1.05554.0001）、SP-20E型全自动点样仪（上海科哲生化科技有限公司）、双槽展开缸、（瑞士CAMAG）TB-Ⅱ型薄层加热器（上海科哲生化科技有限公司）、WFH-101B紫外透射反射仪（上海精科实业有限公司）、IX-US50型数码相机（佳能有限公司）、CHROMAP 1.5色谱指纹图谱系统解决方案软件（珠海科曼中药研究有限公司）、数显恒温水浴锅（上海一恒科学仪器有限公司）。

对照品：邻羟基苯甲酸（批号：100106～201104 中国药品生物制品检定所）。

试剂：甲醇等试剂均为分析纯，水为去离子水（Research超纯水机，ChingYu Dauer公司）。

药材：10批广金钱草药材经广州中医药大学丁平研究员鉴定为豆科植物广金钱草 *Desmodium styracifolium*（Osb.）Merr.的干燥地上部分，收集时间及地点见表5-12，样品凭证标本存放于广州中医药大学中药资源研究室。药材粉碎，过4号筛备用。

表5-12　广金钱草样品表

编号	样品名	收集地点	收集时间
1	广金钱草	广州采芝林连锁药店	2015-7-22
2	广金钱草	广州信福缘大药房有限公司湘雅大药房	2015-7-22
3	广金钱草	广州老百姓大药房	2015-7-22
4	广金钱草	广州百和堂大药房	2015-7-22
5	广金钱草	广东济和堂药业连锁有限公司	2015-7-22
6	广金钱草	广州大学城明月康桥药店	2015-7-22
7	广金钱草	广州二天堂大药房连锁有限公司	2015-7-22
8	广金钱草	广州大参林连锁药店	2015-7-22
9	广金钱草	广州康复药店	2015-7-22
10	广金钱草	广东金康药房连锁有限公司	2015-7-22

2. 方法

（1）**对照品溶液的制备**　精密称取邻羟基苯甲酸适量，加甲醇溶解并定容，配制成每1 mL含1 mg的溶液，作为对照品溶液。

（2）**供试品溶液的制备**　取样品粉末0.4 g，置150 mL锥形瓶中，加80%甲醇25 mL，称定重量，超声提取30 min，取出，冷却后再称重量，用80%甲醇补重。滤过，滤液置90℃水浴挥干溶剂，残渣加50%甲醇使溶解，定容至5 mL，摇匀，作为供试品溶液。

（3）**薄层色谱条件**　将供试品溶液15 µL与对照品溶液3 µL点于同一块硅胶GF$_{254}$高

效预制薄层板（20 cm×10 cm）上，条带长7 mm，点样速度5 μL·min⁻¹，以乙酸乙酯-甲醇-水-甲酸（9∶1.7∶1∶0.5）为一次展开剂，展开4 cm，取出，挥干溶剂，再以甲苯-乙酸乙酯（5∶5）为二次展开剂，展开9 cm，取出，挥干溶剂，喷以3%三氧化铝的乙醇溶液，105℃加热至斑点显色清晰，立即置于紫外灯下（365 nm）下检视。

3. 结果

（1）薄层色谱指纹图谱的测定 10批样本供试品溶液按2.（3）薄层条件进行展开，获得广金钱草薄层色谱指纹图谱，代表性薄层色谱图见图5-113，其中化学对照品邻羟基苯甲酸的$R_f≈0.65$。

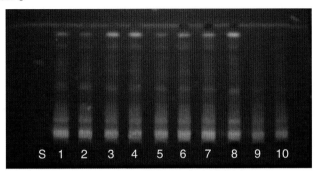

图5-113 广金钱草的高效薄层色谱图

S—邻羟基苯甲酸；1～10—不同批次的商品广金钱草，样品顺序见表5-12

（2）广金钱草指纹图谱共有模式的建立 将广金钱草样本显色后获得的荧光薄层色谱图导入CHROMAP 1.5色谱指纹图谱系统解决方案软件，生成灰度扫描图并积分。将采芝林的广金钱草作为代表性样本（1号样品），各代表性样本数据采用中位数法确定特征峰、均数法计算特征值，共指认12个特征峰，R_f值分别为0.13、0.22、0.33、0.47、0.53、0.61、0.65、0.72、0.79、0.84、0.89、0.96，其中7号峰为邻羟基苯甲酸，共同构成了广金钱草的薄层色谱指纹图谱共有模式（图5-114）。

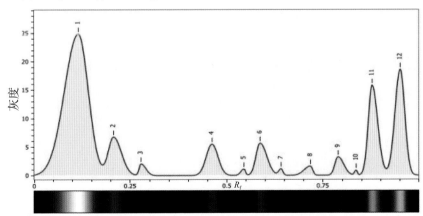

图5-114 广金钱草HPTLC指纹图谱共有模式

（3）广金钱草HPTLC指纹图谱的相似度评价 将10批广金钱草的薄层色谱指纹图谱数据与广金钱草共有模式（CP）相比，计算夹角余弦相似度（图5-115），各样品与共有模式相似度为0.95~0.99，说明各样品相似度较高。

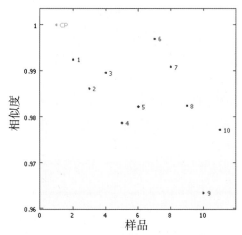

图5-115　广金钱草不同商品的相似度评价直观图

（4）**广金钱草HPTLC指纹图谱的聚类分析**　将10批广金钱草样品分析中所得色谱峰采用聚类分析方法，结果见图5-116。其中1~8号样品聚为一类，9号和10号样品聚为一类，且从薄层指纹图谱上可以看出，1~8号样品与标准样品色谱条带比较相似，9号和10号样品色谱峰较少，主要成分含量较低，质量较差。结果表明，多数广金钱草商品质量较稳定，少数质量稍差，应加强质量规范管理。

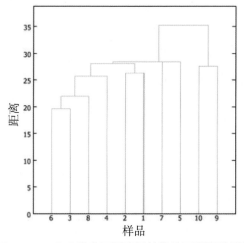

图5-116　广金钱草不同商品的指纹图谱聚类树状图

4. 小结

①《中华人民共和国药典》（2015年版）一部广金钱草鉴定项下的薄层色谱鉴别以甲苯-乙酸乙酯-甲酸（75：24：10）为展开剂展开，与对照品色谱相应位置上显相同的颜色的斑点，该方法并无针对性考察其中的斑点。根据精简、高效、合理、准确的实验原则，本研究优化了药典的展开条件，建立了最佳的薄层色谱条件：以乙酸乙酯-甲醇-水-甲酸（9：1.7：1：0.5）为一次展开剂，展开4cm，取出，挥干溶剂，再以甲苯-乙酸乙酯（5：5）为二次展开剂，展开9cm，取出，挥干溶剂，喷以3%三氧化铝的乙醇溶

液，105℃加热至斑点显色清晰，立即置于紫外灯下（365 nm）下检视。优化后的方法重现性好、斑点清晰、方法可行、背影干扰较小，可达到较好的效果，且重复性良好。

②构建了广金钱草薄层色谱指纹图谱共有模式，共鉴定了10个共有色谱峰，其中对照品邻羟基苯甲酸的$R_f \approx 0.65$。

③不同商品来源广金钱草药材质量差异较小。市售药材多来自广东和广西，通过高效薄层指纹图谱分析可知，10批广金钱草80%甲醇提取物在$R_f \approx 0.65$处有明显条带，其他各成分条带基本一致，多数商品相似度较高，在0.95～0.99之间，说明不同产地广金钱草商品之间主要成分差异较小，质量较为规范。

本研究建立了广金钱草高效荧光薄层色谱指纹图谱，优化的展开系统能较好地分离各主要成分，图谱信息丰富、清晰，同时可反映不同商品药材之间的差异，可作为广金钱草药材定性鉴别的有效手段之一。

参考文献

[1] 全国中草药汇编编写组.全国中草药汇编：下册[M].北京：人民卫生出版社，1983：118-121.

[2] 国家药典编委.会中国药典：一部[M].2015：44-45.

[3] 中国科学院中国植物志编辑委员会.中国植物志[M].北京：科学出版社，1995.34-41.

[4] 王植柔，白先忠，刘锋.广金钱草化学成分的研究[J].广西医科大学学报，1998，15（3）：12-16.

[5] 杨全，桑雪雨，唐晓敏，等.不同产地广金钱草夏佛塔苷含量比较[J].吉林农业大学学报，2013，35（3）：308-311+323.

[6] 杨俊山，苏亚伦，王玉兰.广金钱草化学成分的研究[J].药学学报，1993，28（3）：197-201.

[7] 刘茁，董众，工宁，等.广金钱草的化学成分[J].2005，22（6）：26-28+41.

[8] 罗勇慧，广金钱草黄酮和生物碱成分薄层色谱鉴别的研究[J].广东药学院学报，2004，20（6）：596-598.

[9] Zhao M，Duan J A，Che C T. Isoflavanones and their O-glycosides from *Desmodium styracifolium*[J]. Phytochemistry，2007，68（10）：1471-1479.

何首乌

Heshouwu

RADIX POLYGONI MULTIFLORI

【别名】

首乌、夜交藤、赤首乌。

【来源】

为蓼科植物何首乌 *Polygonum multiflorum* Thunb. 的干燥块根。秋、冬二季叶枯萎时采挖，削去两端，洗净，个大的切成块，干燥。

何首乌的药用价值初见于《开宝本草》，已有上千年的药用历史[1]。生首乌味苦、甘、涩，性微温，归肝、心、肾经，具有解毒、消痈、截疟、润肠通便等功效。制首乌则有补肝肾、益精血、乌须发、强筋骨、化浊降脂之效[2]。是药食两用的良药。

【主产及栽培地】

我国何首乌资源丰富，主要分布于陕西省南部、甘肃省南部、广东、四川、云南、湖北、贵州等地区。其中广东省德庆县是我国何首乌药材的主产区和道地产区[3]。

【化学成分】

近年来研究表明何首乌主要包含二苯乙烯类、蒽醌类、黄酮类和磷脂类等成分[4]，具体如下：

1. 二苯乙烯类

至今从何首乌中分离得到了20余个二苯乙烯类成分[5]，其中研究最多的是2，3，5，4′-四羟基二苯乙烯-2-*O*-β-*D*-葡萄糖苷[5]，此外，还分离得到了顺式-2，3，5，4′-四羟基二苯乙烯-2-*O*-β-*D*-葡萄糖苷、2，3，5，4′-四羟基二苯乙烯-2-*O*-β-*D*-木糖苷等化合物。何首乌中也含有白藜芦醇与白藜芦醇苷[6]。

2. 蒽醌类

蒽醌类成分也是何首乌的主要成分，如大黄素、大黄素甲醚、大黄酚、ω-羟基大黄素等[7]。

3. 黄酮类

尚含有首蓿素、芦丁、木犀草素，槲皮素、山奈酚、异荭草素、芹菜素、牡荆素等黄酮类化合物[8]。

4. 磷脂类

磷脂酰乙醇胺、古巴烯、二十碳烷、己酸、己酸甲酯、己酸乙酯、十八酸甲酯、十八酸乙酯、油酸乙酯、二十二酸甲酯、十四酸乙酯、角鲨烯、1，2-二羟基十九酮-3等脂类化合物[9, 10]。

　　其中，二苯乙烯类和蒽醌类为何首乌的主要成分，何首乌中亦含有较多的磷酯类成分，现代研究表明，何首乌中主要含有二苯乙烯苷、蒽醌、卵磷脂等成分，具有延缓衰老、降血脂、抗动脉粥样硬化等作用[11]。其中主要成分有2，3，5，4′-四羟基二苯乙烯苷-2-*O*-*β*-*D*-葡萄糖苷、大黄素甲醚、大黄素等，结构见图5-117。

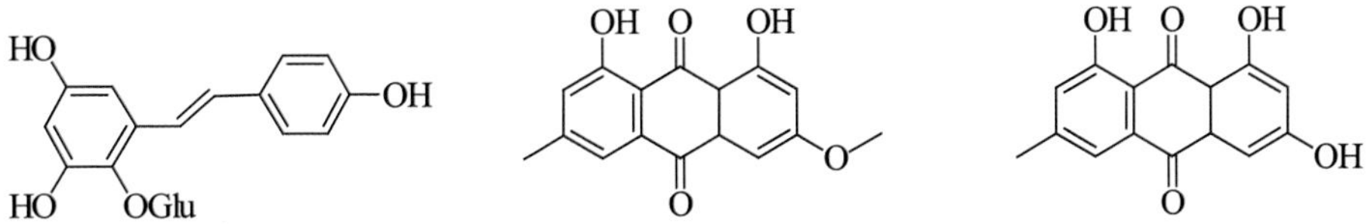

（a）2,3,5,4'-四羟基二苯乙烯苷-2-*O*-*β*-*D*-葡萄糖苷　　（b）大黄素甲醚　　（c）大黄素

图 5-117　何首乌中主要化学成分结构式

【植物形态】

　　多年生草本。块根肥厚，长椭圆形，黑褐色。茎缠绕，长2～4 m，多分枝，具纵棱，无毛，微粗糙，下部木质化。叶卵形或长卵形，长3～7 cm，宽2～5 cm，顶端渐尖，基部心形或近心形，两面粗糙，边缘全缘；叶柄长1.5～3 cm；托叶鞘膜质，偏斜，无毛，长3～5 mm。花序圆锥状，顶生或腋生，长10～20 cm，分枝开展，具细纵棱，沿棱密被小突起；苞片三角状卵形，具小突起，顶端尖，每苞内具2～4花。花梗细弱，长2～3 mm，下部具关节，果时延长；花被5深裂，白色或淡绿色，花被片椭圆形，大小不相等，外面3片较大背部具翅，果时增大，花被果时外形近圆形，直径6～7 mm；雄蕊8，花丝下部较宽；花柱3，极短，柱头头状。瘦果卵形，具3棱，长2.5～3 mm，黑褐色，有光泽，包于宿存花被内。花期8～9月；果期9～10月。何首乌植物形态见图5-118。

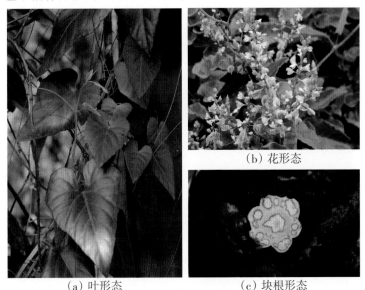

（a）叶形态　　（b）花形态　　（c）块根形态

图 5-118　何首乌植物形态图

【药材特征】

本品呈团块状或不规则纺锤形，长6～15 cm，直径4～12 cm。表面红棕色或红褐色，皱缩不平，有浅沟，并有横长皮孔样突起和细根痕。体重，质坚实，不易折断，断面浅黄棕色或浅红棕色，显粉性，皮部有4～11个类圆形异型维管束环列，形成云锦状花纹，中央木部较大，有的呈木心。气微，味微苦而甘涩。以个大、质坚实而重、红褐色、断面显云锦花纹、粉性足者为佳。何首乌药材特征见图5-119。

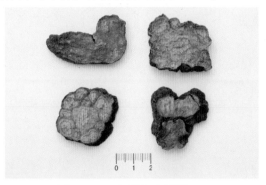

图5-119　何首乌药材图

【薄层色谱及特征指纹图谱】

1. 仪器与试药

仪器：硅胶GF$_{254}$高效预制薄层板（批号：HX57820054，德国Merck公司）、HWS24型电热恒温水浴锅（上海一恒科技有限公司）、SHB-Ⅲ型循环水真空泵（广州星烁仪器有限公司）、高速万能粉碎机（天津市泰斯特仪器有限公司）、BS-124-S电子分析天平（Sartorius公司）、GZX-9070MBE电热恒温鼓风干燥箱（上海博迅实业有限公司医疗设备厂）、FGE-10（新）电暖器（珠海格力小家电有限公司）、SP-20E型全自动点样仪（上海科哲生化科技有限公司）、TB-Ⅱ型薄层加热器（上海科哲生化科技有限公司）、WFH-101B紫外透射反射仪（上海精科实业有限公司）、RX1型数码相机（Sony公司）、CHROMAP1.5色谱指纹图谱系统解决方案软件（珠海科曼中药研究有限公司）。

试剂：甲醇、无水乙醇、乙酸乙酯、丙酮、三氯甲烷为分析纯试剂，水为去离子水。

对照品：2，3，5，4′-四羟基二苯乙烯苷-2-O-β-D-葡萄糖苷（批号：P25D5S1，上海源叶生物科技有限公司，纯度大于98%）、大黄素甲醚（批号：20120629，上海源叶生物科技有限公司，纯度大于98%）、大黄素（批号：PS0140-0020，成都普思生物科技有限公司，纯度大于98.5%）。

样品：1～4号样品来源于广东德庆德鑫农业发展有限公司，为一至四年生的何首乌药材；12～16号样品同样来源于广东德庆德鑫农业发展有限公司，为一至四年生的制何首乌药材；其余样品收集于药材市场及药店。经广州中医药大学丁平研究员鉴定为蓼科植物何首乌Polygonum multijiorum Thunb.的干燥块根，凭证标本存放于广州中医药大学中药资源教研室，样品表见表5-13。

表5-13 何首乌样品表

样品编号	种类	购买地	产地
1	四年生何首乌	广东德庆德鑫农业发展有限公司	广东德庆
2	一年生何首乌	广东德庆德鑫农业发展有限公司	广东德庆
3	二年生何首乌	广东德庆德鑫农业发展有限公司	广东德庆
4	三年生何首乌	广东德庆德鑫农业发展有限公司	广东德庆
5	何首乌	广东德庆药材市场	广东德庆
6	何首乌	广东德庆药材市场	广东德庆
7	何首乌	广东德庆药材市场	广东德庆
8	何首乌	北京同仁堂药业连锁有限公司东莞分店	广西
9	何首乌	北京同仁堂药业连锁有限公司广州分店	四川
10	何首乌	广州清平药材市场	四川
11	何首乌	广州清平药材市场	四川
12	三年生制何首乌	广东德庆德鑫农业发展有限公司	广东德庆
13	二年生制何首乌	广东德庆德鑫农业发展有限公司	广东德庆
14	一年生制何首乌	广东德庆德鑫农业发展有限公司	广东德庆
15	四年生制何首乌	广东德庆德鑫农业发展有限公司	广东德庆
16	制何首乌	广州壹号药店	广东
17	制何首乌	广州集和堂药店	广东
18	制何首乌	广州养和堂药店	广东
19	制何首乌	广州一笑堂药店	广东
20	制何首乌	广州万松园草铺	广东
21	制何首乌	广州清平药材市场	广东
22	制何首乌	广东德庆德鑫农业发展有限公司	广东德庆
23	制何首乌	广州德信行药铺	四川
24	制何首乌	北京同仁堂药业连锁有限公司广州分店	四川
25	制何首乌	广州清平药材市场	四川
26	制何首乌	广州慈济药店	四川
27	制何首乌	广州清平药材市场	河南
28	制何首乌	广州健民大药房	河南
29	制何首乌	广州美家康药店	广西
30	制何首乌	广州清平药材市场	广西
31	制何首乌	北京同仁堂药业连锁有限公司东莞分店	广西
32	制何首乌	广州清平药材市场	广西

2. 方法

（1）**不同干燥方式的何首乌样品制备**　取1～4号广东德庆一至四年生的何首乌鲜品，切厚片后，各分为4份，分别经阳光直射晒干、60℃烘箱烘干、阴干、远红外干燥后，得到不同干燥方式的一至四年生的何首乌生品。

（2）**对照品溶液的制备**　精密称取二苯乙烯苷适量，加甲醇制成0.4 mg/mL的对照品溶液；精密称取大黄素甲醚、大黄素适量，加甲醇制成0.5 mg/mL的对照品溶液。

（3）**供试品溶液的制备**　称取其余药材粗粉约0.5 g，置具塞锥形瓶中，加入甲醇50 mL，超声提取30 min，放冷，滤过。滤液置75℃水浴挥干，残渣加甲醇溶解，定容于2 mL容量瓶中，摇匀，即得。

（4）**薄层色谱展开系统的考察**　因二苯乙烯苷与大黄素甲醚和大黄素的极性相差较大，故采用一维二次展开进行分离。第一次展开，展距为3.5 cm，以三氯甲烷-甲醇-水（7：3：0.5）为展开剂；第二次展开，展距为7 cm，对三氯甲烷-甲醇、三氯甲烷-甲醇-水、三氯甲烷-乙酸乙酯-甲醇-水、三氯甲烷-丙酮-甲醇-水进行比例调配并考察，比较展开所得图谱。结果显示，第二次展开时，以三氯甲烷-丙酮-甲醇-水（6.5：2.5：1.5：0.5）为展开剂，能得到信息较丰富、斑点分离度较好的图谱。故以三氯甲烷-甲醇-水（7：3：0.5）和三氯甲烷-丙酮-甲醇-水（6.5：2.5：1.5：0.5）为展开剂，进行二次展开。

（5）**方法学考察**

①**仪器精密度试验**。取2.（3）项制备的供试品溶液，在同一块薄层板上连续点样5次，点样量1 μL，于2.（4）项确定的展开系统展开。以二苯乙烯苷、大黄素甲醚、大黄素的峰面积计算RSD，结果分别为0.44%、0.39%、0.25%，表明仪器精密度良好。

②**重复性试验**。取1号药材（经远红外干燥）5份，每份0.5 g，按照2.（3）项制备方法制备供试品溶液，分别在同一块薄层板上点样1 μL，于2.（4）项确定的展开系统展开。以二苯乙烯苷、大黄素甲醚、大黄素的峰面积计算RSD，结果分别为0.50%、0.83%、0.70%，表明实验方法重复性良好。

③**样品稳定性试验**。取2.（3）项制备的供试品溶液，分别在0、4、8、24、48 h，同一块薄层板上点样，点样量1 μL，于2.（4）项确定的展开系统展开。以二苯乙烯苷、大黄素甲醚、大黄素的峰面积计算RSD，结果分别为3.09%、3.35%、3.23%，表明样品稳定性良好。

（6）**指纹图谱的建立**

①**何首乌干燥方式的选择**。分别取2.（2）项制备的二苯乙烯苷、大黄素甲醚、大黄素对照品溶液4 μL、4 μL、1 μL，不同方式干燥的对照药材，经2.（3）项制备后，各取1 μL点于硅胶GF_{254}高效预制薄层板上，条带宽7 mm，点样速度5 μL/min。以三氯甲烷-甲醇-水（7：3：0.5）为展开剂，展开至3.5 cm，取出，挥干溶剂；再以三氯甲烷-丙酮-甲醇-水（6.5：2.5：1.5：0.5）为展开剂，展至7 cm，取出，挥干溶剂。105℃加热至斑点清晰，置紫外灯（365 nm）下检视，见图5-120。

②何首乌高效薄层色谱指纹图谱的建立。分别取2.（2）项制备的二苯乙烯苷、大黄素甲醚、大黄素对照品溶液4μL、4μL、1μL，2.（3）项制备的何首乌对照药材溶液和何首乌供试品溶液1μL、3μL，点于硅胶GF$_{254}$高效预制薄层板上，条带宽7mm，点样速度5μL/min。以三氯甲烷–甲醇–水（7∶3∶0.5）为展开剂，展开至3.5cm，取出，挥干溶剂；再以三氯甲烷–丙酮–甲醇–水（6.5∶2.5∶1.5∶0.5）为展开剂，展至7cm，取出，挥干溶剂。105℃加热至斑点清晰，置紫外灯（365nm）下检视，见图5-121。

③制何首乌高效薄层色谱指纹图谱的建立。分别取2.（2）项制备的二苯乙烯苷、大黄素甲醚、大黄素对照品溶液4μL、4μL、1μL，2.（3）项制备的制何首乌对照药材溶液和制何首乌供试品溶液4μL，点于硅胶GF$_{254}$高效预制薄层板上，条带宽7mm，点样速度5μL/min。以三氯甲烷–甲醇–水（7∶3∶0.5）为展开剂，展开至3.5cm，取出，挥干溶剂；再以三氯甲烷–丙酮–甲醇–水（6.5∶2.5∶1.5∶0.5）为展开剂，展至7cm，取出，挥干溶剂。105℃加热至斑点清晰，置紫外灯（365nm）下检视，见图5-122、图5-123。

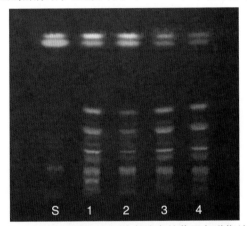

图5-120 不同干燥方式何首乌的高效薄层色谱指纹图谱

S—对照品（从上至下为：大黄素甲醚、大黄素、二苯乙烯苷）；1~4—何首乌对照药材经远红外干燥、阴干、烘干、晒干

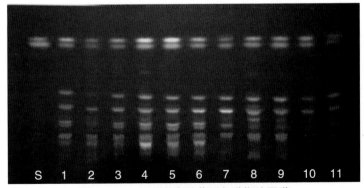

图5-121 何首乌高效薄层色谱指纹图谱

S—对照品（从上至下为：大黄素甲醚、大黄素、二苯乙烯苷）；1—四年生何首乌（对照药材）；2~4——一至三年生何首乌；5~7—不同商品来源广东何首乌；8—广西何首乌；9~11—不同商品来源四川何首乌

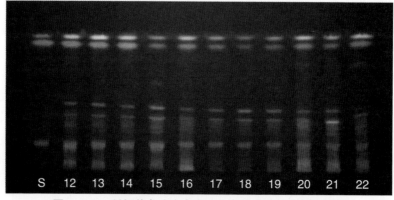

图 5-122　制何首乌（广东产地）高效薄层色谱指纹图谱

S—对照品（从上至下为：大黄素甲醚、大黄素、二苯乙烯苷）；12—三年生制何首乌（对照药材）；
13～15—二年生、一年生、四年生制何首乌；16～22—不同商品来源广东制何首乌

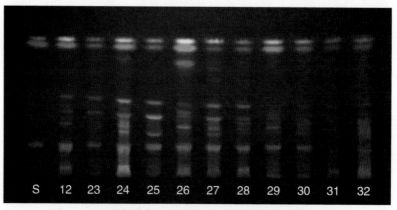

图 5-123　制何首乌（不同产地）高效薄层色谱指纹图谱

S—对照品（从上至下为：大黄素甲醚、大黄素、二苯乙烯苷）；12—三年生制何首乌（对照药材）；
23～26—不同商品来源四川制何首乌；27～28—不同商品来源河南制何首乌；29～32—不同商品来源
广西制何首乌

3. 结果

（1）薄层色谱指纹图谱的测定　不同干燥方式何首乌的高效薄层色谱指纹图谱见图
5-120，经薄层展开后，可见以远红外干燥的何首乌样品得到的图谱信息较丰富，故选
其作为新鲜何首乌的干燥方式。何首乌高效薄层色谱指纹图谱见图5-121，制何首乌高
效薄层色谱指纹图谱见图5-122、图5-123。其中，对照品的R_f值分别为：二苯乙烯苷
$R_f \approx 1.6$、大黄素$R_f \approx 6.6$、大黄素甲醚$R_f \approx 6.91$。

（2）指纹图谱共有模式的建立

①何首乌高效薄层色谱指纹图谱共有模式的建立。将获得的何首乌与制何首乌薄层
色谱图分别导入CHROMAP1.5色谱指纹图谱系统解决方案软件，生成灰度扫描图并积
分。以来源于广东德庆德鑫农业发展有限公司的四年生何首乌作为对照药材（1号样品
经远红外干燥），其所得数据采用中位数法确定特征峰，共指认了7个特征峰，其中1
号峰为二苯乙烯苷、6号峰为大黄素、7号峰为大黄素甲醚，得到何首乌的高效薄层色谱

指纹图谱共有模式，见图5-124。

②**制何首乌高效薄层色谱指纹图谱共有模式的建立。**以来源于广东德庆德鑫农业发展有限公司的三年生制何首乌作为对照药材（12号样品），其所得数据采用中位数法确定特征峰，共指认了6个特征峰，其中1号峰为二苯乙烯苷、5号峰为大黄素、6号峰为大黄素甲醚，得到制何首乌（广东产地）的高效薄层色谱指纹图谱共有模式，见图5-125。同样以12号样品所得数据采用中位数法确定特征峰，共指认了5个特征峰，其中1号峰为二苯乙烯苷、4号峰为大黄素、5号峰为大黄素甲醚，得到制何首乌（不同产地）的高效薄层色谱指纹图谱共有模式，见图5-126。

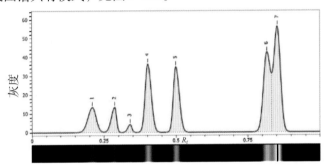

图 5-124　何首乌高效薄层色谱指纹图谱共有模式

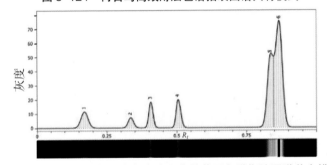

图 5-125　制何首乌（广东产地）高效薄层色谱指纹图谱共有模式

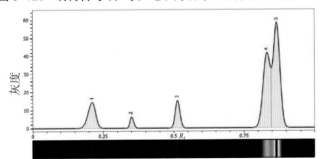

图 5-126　制何首乌（不同产地）高效薄层色谱指纹图谱共有模式

（3）指纹图谱的分析

①何首乌高效薄层色谱指纹图谱的分析。将10批何首乌薄层色谱指纹图谱数据与何首乌对照药材相比，计算相似度，分别为：0.94（对照药材）、0.91、0.95、0.92、0.89、0.94、0.77、0.95、0.95、0.97、0.83。除5号样品低于0.9、11号样品低于0.85、7号样品

低于0.8，其余相似度均大于0.9，不同年限的何首乌之间存在差异，见图5-127。

②**制何首乌高效薄层色谱指纹图谱的分析**。将10批制何首乌（广东产地）薄层色谱指纹图谱数据与制何首乌对照药材相比，相似度分别为：0.98（对照药材）、0.99、0.98、0.86、0.99、1.00、0.86、0.85、0.98、0.95、0.98。除15号、18号、19号样品低于0.88，其余相似度均大于0.95，见图5-128。

将10批制何首乌（不同产地）薄层色谱指纹图谱数据与制何首乌对照药材相比，相似度分别为：0.99（对照药材）、0.95、0.97、0.64、0.88、0.86、0.94、0.96、0.98、0.91、0.95。除27号、28号样品低于0.9，26号样品低于0.7，其余相似度均大于0.9，不同产地的制何首乌存在差异，见图5-129。

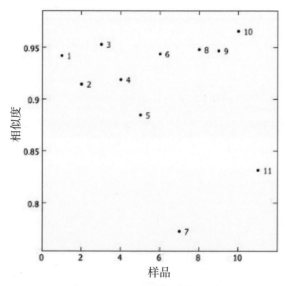

图 5-127　何首乌相似度比较

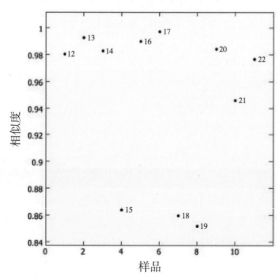

图 5-128　制何首乌（广东产地）相似度比较

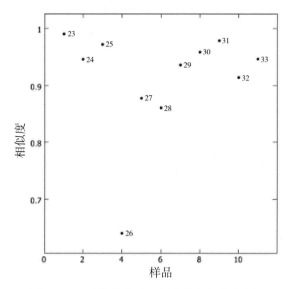

图 5-129　制何首乌（不同产地）相似度比较

4. 小结

①《中华人民共和国药典》（2015年版）一部何首乌鉴定项下的薄层色谱鉴定以苯-乙醇（2∶1）为展开剂，展至约3.5 cm，取出，晾干，再以苯-乙醇（4∶1）为展开剂，展至约7 cm，取出，晾干，置紫外灯（365 nm）下检视。供试品色谱中，在与对照药材色谱相应的位置上，显相同颜色的荧光条斑；再喷以磷钼酸硫酸溶液（取磷钼酸2 g，加水20 ml使溶解，再缓缓加入硫酸30 ml，摇匀），稍加热，立即置紫外灯（365 nm）下检视，供试品色谱中，在与对照药材色谱相应的位置上，显相同颜色的条斑。根据精简、高效、合理、准确的实验原则，本研究优化了药典的展开条件，建立了最佳的薄层色谱条件：以三氯甲烷-甲醇-水（7∶3∶0.5）为展开剂，展开至3.5 cm，取出，挥干溶剂；再以三氯甲烷-丙酮-甲醇-水（6.5∶2.5∶1.5∶0.5）为展开剂，展至7 cm，取出，挥干溶剂。105℃加热至斑点清晰，置紫外灯（365 nm）下检视。在上述优化后的薄层色谱条件下展开得到的何首乌药材色谱图斑点丰富清晰且分离度较好，能有效鉴别正品与非正品药材。

②不同方式干燥的何首乌的成分有所变化。采用阳光直射晒干、60℃烘箱烘干、阴干、远红外干燥四种方式，何首乌不仅从外观性状上观察有所不同，经过薄层展开后，可得其斑点数目和成分含量皆有改变，其中经远红外干燥的斑点信息较丰富、斑点较清晰。

③不同生长年限的何首乌与制何首乌存在差异。一年生何首乌斑点数目有5个，二年生有9个，三年生和四年生有10个；二苯乙烯苷、大黄素、大黄素甲醚的峰面积随年份的增加而增加。

④何首乌经炮制后，斑点数目减少，主要活性成分的峰面积皆小于生品。二苯乙烯苷的峰面积随年份的增加而增加，而大黄素、大黄素甲醚的峰面积在四年生中急剧减

小，且$R_f \approx 4.0$和$R_f \approx 4.9$的两个成分峰面积较一至三年生增加；另外产地为广东的制何首乌相似度较高，均在0.85以上，说明市场售卖的药材差异不大。

⑤不同产地的制何首乌差异较大，例如图5-123中四川产地的24～26号样品非共有峰数量较多，而广西产地的斑点数目却寥寥无几，因在购买时无法得知其炮制加工的具体情况，不能更好地进一步说明原因，只能辨别药材真伪。

⑥构建了何首乌药材6个特征峰，其中对照品二苯乙烯苷的R_f值为1.6，对照品大黄素的R_f值为6.6、对照品大黄素甲醚的R_f值为6.91。

本实验建立了何首乌与制首乌的高效薄层色谱指纹图谱，并对不同干燥方式、不同生长年限、不同产地来源的药材进行分析比较发现，不同方式干燥后的何首乌，在外观性状与成分上有所变化，经远红外干燥的样品质量较好；不同年限、不同产地的药材在成分上存在较大差异。本研究建立的方法可以快速、简便、有效地对何首乌与制何首乌进行鉴别，能区分正品及非正品药材，补充评价其内在质量。

参考文献

[1] 罗瑞芝，贾伟，赵利斌，等. 何首乌研究进展[J]. 中草药，2005，36（7）：1097-1110.

[2] 国家药典委员会. 中华人民共和国药典：一部[M]. 2015：175.

[3] 周荣汉. 中药资源学[M]. 北京：中国医药科技出版社，1993：265-269.

[4] 梅雪，余刘勤，陈小云，等. 何首乌化学成分和药理作用的研究进展[J]. 药物评价研究，2016，39（1）：122-131.

[5] YangY.Z，The new ingredients of *Polygonum multiflorum*：Hydroxyl on stilbene glucoside. Foreign Medical Reference. SCI.1976，3，247.

[6] 续艳丽，董琦，胡凤祖. RP-HPLC法同时测定何首乌中8种活性成分的含量（英文）[J]. Journal of Chinese Pharmaceutical Sciences，2009，18（4）：358-361.

[7] 王文静，张维明，董小玲，等. 滇产何首乌药材的化学成分研究[J]. 云南中医学院学报，2005，28（1）：10-12.

[8] 李建北，林茂. 何首乌化学成分的研究[J]. 中草药，1993，24（3）：115-118+166.

[9] 陈万生，张卫东，乔传卓. 制首乌低极性油状物成分分析[J]. 中药材，2000，23（11）：684-685.

[10] 陈万生，杨根金，张卫东，等. 制首乌中一种新脂肪酮[J]. 中国中药杂志，2000，25（8）：28-29.

[11] 张志国，吕泰省，姚庆强. 何首乌的研究进展[J]. 解放军药学学报，2008，24（01）：62-64+97.

红豆蔻

Hongdoukou

GALANGAE FRUCTUS

【别名】

红蔻、良姜子、山姜子等[1, 2]。

【来源】

本品为姜科植物大高良姜*Alpinia galanga* Willd.的干燥成熟果实。秋季果实变红时采收，除去杂质，阴干。

红豆蔻始载于《药性论》，具有散寒燥湿、醒脾消食的功效，常用于治疗脘腹冷痛、呕吐泄泻、食积胀满、饮酒过多等症[3]。

【主产及栽培地】

红豆蔻适应性强，喜温暖湿润的气候环境，能耐短暂0℃左右的低温，稍耐旱，怕涝。土壤以疏松、肥沃、深厚、排水良好的壤土或黏土种植为好。红豆蔻主产于广东、广西、海南、云南等地[4]。

【化学成分】

红豆蔻化学成分复杂，主要为挥发油和黄酮类成分[5]，此外还含有苯丙素类以及萜类等成分。

1. 挥发油类

红豆蔻种子中挥发油含量较高，主要成分为布黎烯、1, 8-桉叶油素、顺-γ-杜松烯、愈创烯、β-石竹烯、α-松油烯、β-蒎烯以及α-法尼烯等[6]。

2. 黄酮类

有山萘酚-3-甲醚、(2R, 3R)-3, 5-二羟基-7-甲氧基黄烷酮、对羟基苯甲醛等[7]。

3. 苯丙素类

有对羟基苯丙酮、反式对羟基桂皮醛、香草酸等[7]。

4. 萜类

有高良姜萜C、(2R, 3S)-pinobaksin-3-cinnamate、高良姜素A、galanal A、(1S, 6S)-1a-hydroxy-biasbol-2, 10-diene-14-al、15-hydroxybisabolen-1-on等[7]。

其中挥发油类和黄酮类是红豆蔻的两大活性成分。现代药理研究表明红豆蔻具有保护胃黏膜、抗溃疡、抗肿瘤、抗真菌、抗病原微生物等药理活性[8]。红豆蔻主要化学成分β-石竹烯、山萘酚-3-甲醚，结构见图5-130。

（a）β-石竹烯　　　　（b）山柰酚-3-甲醚

图 5-130　红豆蔻中主要化学成分结构式

【植物形态】

株高达 2 m；根茎块状，稍有香气。叶片长圆形或披针形，长 25～35 cm，宽 6～10 cm，顶端短尖或渐尖，基部渐狭，两面均无毛或于叶背被长柔毛，干时边缘褐色；叶柄短，长约 6 mm；叶舌近圆形，长约 5 mm。圆锥花序密生多花，长 20～30 cm，花序轴被毛，分枝多而短，长 2～4 cm，每一分枝上有花 3～6 朵；苞片与小苞片均迟落，小苞片披针形，长 5～8 mm；花绿白色，有异味；萼筒状，长 6～10 mm，果时宿存；花冠管长约 6～10 mm，裂片长圆形，长 1.6～1.8 cm；侧生退化雄蕊细齿状至线形，紫色，长 2～10 mm；唇瓣倒卵状匙形，长达 2 cm，白色而有红线条，深 2 裂；花丝长约 1 cm，花药长约 7 mm。果长圆形，长 1～1.5 cm，宽约 7 mm，中部稍收缩，熟时棕色或枣红色，平滑或略有皱缩，质薄，不开裂，手捻易破碎，内有种子 3～6 颗。花期：5～8 月；果期：9～11 月。红豆蔻植物形态见图 5-131。

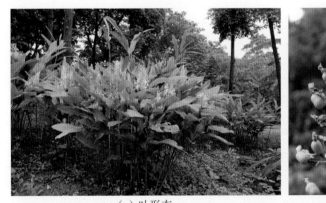

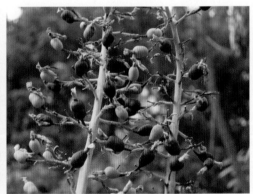

（a）叶形态　　　　　　　　　　　　　（b）果形态

图 5-131　红豆蔻植物形态图

【药材特征】

呈长球形，中部略细，长 0.7～1.2 cm，直径 5～7 mm。表面红棕色或暗红色，略皱缩，顶端有黄白色管状宿萼，基部有果梗痕。果皮薄，易破碎。种子扁圆形或三角状多面体形，黑棕色或红棕色，外被黄白色膜质假种皮，胚乳灰白色。气香，味辛辣。以果实色红棕、种子粒大饱满、不破碎、气香、味辛辣者为佳。红豆蔻药材特征见图 5-132。

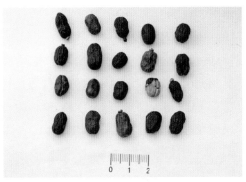

图5-132 红豆蔻药材图

【薄层色谱及特征指纹图谱】

1. 仪器与试药

仪器：SP-20E型全自动薄层色谱点样仪（上海科哲生化科技有限公司）、硅胶GF$_{254}$高效预制薄层板（Merck，20 cm×10 cm）、IX-US50型数码相机（Canon公司）、TH-Ⅱ型薄层加热器（上海科哲生化科技有限公司）、双槽层析缸、CHROMAP 1.5色谱指纹图谱系统解决方案软件（珠海科曼中药研究有限公司）。

试剂：甲醇、甲苯、乙酸乙酯、去离子水。

对照品：β-石竹烯（上海源叶生物科技有限公司），纯度大于98%。

样品：红豆蔻药材均购于广州市的药房和药材市场，经广州中医药大学丁平研究员鉴定为姜科药材红豆蔻 *Alpinia galanga* Willd，样品凭证存放于广州中医药大学中药资源教研室，样品顺序见表5-14。

表5-14 红豆蔻样品信息表

样品编号	样品名称	样品购买地	样品产地
1	红豆蔻	清平药材市场（黎明59档）	广西
2	红豆蔻	清平药材市场（1038号）	广西
3	红豆蔻	清平药材市场（H2048）	云南
4	红豆蔻	清平药材市场（黎明130档）	贵州
5	红豆蔻	清平药材市场（塘鱼栏西一巷）	进口（不详）
6	红豆蔻	清平药材市场（东横街5号）	不详
7	红豆蔻	清平药材市场（H2168）	不详
8	红豆蔻	清平药材市场（平治里7号）	不详
9	红豆蔻	清平药材市场（H1077）	不详
10	红豆蔻	清平药材市场（龙昌街口）	不详

2. 方法

（1）**对照品溶液的制备** 精密吸取β-石竹烯25 μL，加甲醇定容至1 mL，制成每

1 mL含25 μL的β-石竹烯溶液,作为对照品备用。

(2)**供试品溶液的制备** 提取方法参照《中华人民共和国药典》(2015版)一部附录挥发油测定法进行,即取适量红豆蔻药材进行粉碎,过20目筛,精密称取样品粉末50.0 g,加水500 mL,浸渍30 min,微沸2 h得挥发油。红豆蔻挥发油经无水硫酸钠吸水干燥后,取100 μL用甲醇定容至1 mL,即可得红豆蔻药材挥发油供试品溶液。

(3)**薄层色谱条件的选择与优化**

①温度考察。

取2.(2)项制备的同一红豆蔻供试品溶液,点样量1 μL,点于Merck GF$_{254}$薄层板上,以甲苯-乙酸乙酯(9:1)为展开系统进行二次展开,第一次展距3 cm,第二次展距8.5 cm,展开温度分别为:4℃、25℃、40℃,以此考察温度对红豆蔻挥发油色谱行为的影响。展开效果如图5-133所示,从图中可知当展开温度为4℃时,斑点较为丰富、分离度较好、且无横向扩散现象,最终选择4℃作为红豆蔻挥发油成分的薄层展开温度。

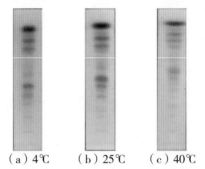

(a)4℃   (b)25℃   (c)40℃

图5-133 红豆蔻挥发油不同温度下展开薄层色谱图

②湿度考察。取2.(2)项制备的同一红豆蔻供试品溶液,点样量1 μL,点于Merck GF$_{254}$薄层板上,以甲苯-乙酸乙酯(9:1)进行二次展开,展距分别为3 cm、8.5 cm,以浓硫酸与蒸馏水的不同比例来调节相对湿度,展开湿度分别为:18%、32%、47%、65%、72%,以此考察湿度对红豆蔻挥发油色谱行为的影响(图5-134)。从图中可知当展开湿度为47%时,色谱图斑点丰富、分离度较好,且无明显的扩散现象,效果略好于其他湿度,故选择47%作为红豆蔻挥发油成分的薄层最终展开湿度。

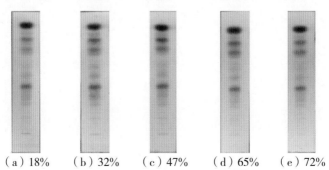

(a)18%   (b)32%   (c)47%   (d)65%   (e)72%

图5-134 红豆蔻挥发油不同湿度下展开薄层色谱图

③方法学考察。

重复性考察。 取同一红豆蔻药材样品5份，按2.（2）项方法分别制备供试品溶液，点样量均为1 μL，均在同块薄层板上进行点样，色谱斑点基本相同，主要色谱斑点峰面积的 *RSD* 为1.91%～4.01%，结果表明制样方法具有良好的重复性。

稳定性考察。 取按2.（2）项方法制备的同一供试品溶液，点样量1 μL，分别于0 h、6 h、12 h、24 h、48 h点样，色谱斑点基本相同，主要色谱斑点峰面积的 *RSD* 为4.00%～4.23%，表明供试品溶液在48 h内具有良好的稳定性，见图5-135。

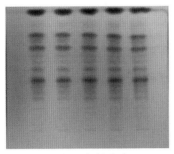 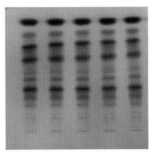

（a）重复性考察 （b）稳定性考察

图 5-135　红豆蔻挥发油方法学考察

（4）**薄层色谱条件**　精密取2.（1）项制备的β-石竹烯溶液1 μL和2.（2）项制备的供试品溶液1 μL点于硅胶GF$_{254}$高效预制薄层板。点样条带宽度为7 mm，点样速度为5 μL·min^{-1}，以甲苯-乙酸乙酯（9∶1）为展开剂，在温度4℃、相对湿度47%条件下进行二次展开，第一次展距3 cm，第二次展距8.5 cm，取出，挥干溶剂，以5%的香草醛硫酸溶液进行显色，105℃加热至斑点清晰，日光下观察并拍照。

3. 结果

（1）**红豆蔻指纹图谱共有模式建立**　将10批不同批次的红豆蔻药材按2.（2）项制成供试品并在2.（4）项薄层条件下进行展开，获得红豆蔻挥发油成分的高效薄层色谱图（图5-136）。用CHROMAP1.5色谱指纹图谱系统解决方案软件对色谱图扫描并积分，将红豆蔻药材的代表性样本数据采用中位数法确定其特征峰，获得了由10个特征峰构成的红豆蔻挥发油成分薄层色谱指纹图谱共有模式（图5-137），指认β-石竹烯为9号峰（*R*$_f$≈0.97）。

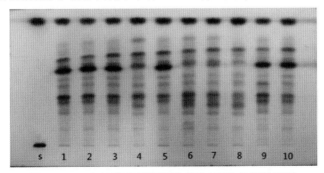

图 5-136　红豆蔻药材挥发油成分 HPTLC 指纹图谱

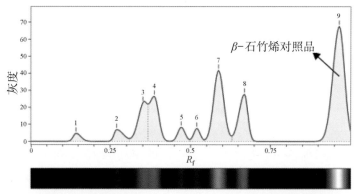

图 5-137　红豆蔻药材挥发油成分的 HPTLC 指纹图谱共有模式

S—β-石竹烯对照品；1～10—不同商品来源的红豆蔻药材

（2）**不同商品来源红豆蔻的薄层色谱指纹图谱测定及相似度评价**　将10批不同批次红豆蔻的薄层色谱指纹图谱数据与共有模式相比较，计算夹角余弦相似度（图5-138），各批次药材挥发油的相似度均大于0.84，8号样品相似度小于0.86，4号和10号样品相似度为0.90～0.94，其余批次均大于0.94。分析结果表明部分市售红豆蔻药材挥发油成分差异较明显，药材质量参差不齐。

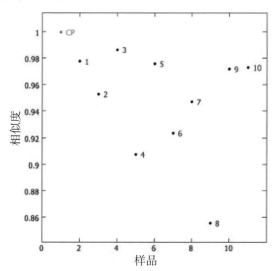

图 5-138　不同商品来源红豆蔻药材挥发油成分相似度评价

4. 小结

①本研究参考草豆蔻挥发油的展开系统并对其进行了调整，最终确定以甲苯-乙酸乙酯（9∶1）作为红豆蔻挥发油成分的展开系统，展开温度为4℃，展开湿度为47%，进行二次展开，第一次展距为3 cm，第二次展距为8.5 cm。该色谱条件下所得到的斑点丰富且分离度较好，可为其他红豆蔻近缘种药用植物的薄层色谱鉴别提供参考依据。

②不同商品来源的红豆蔻药材挥发油成分的色谱图斑点数量及颜色均有所差别，各药材与共有模式的相似度为0.85～0.99，幅度较大，说明市售红豆蔻药材存在质量不稳定、不均一的现象。

③构建了红豆蔻挥发油类成分薄层色谱指纹图谱共有模式，共鉴定了10个共有色谱峰，其中对照品β-石竹烯的R_f值为0.97。

参考文献

[1] 杨时泰. 本草述钩元[M]. 上海：科技卫生出版社，1958：173.

[2] 广西僮族自治区卫生厅. 广西中药志[M]. 广西僮族自治区人民出版社，1959：226.

[3] 国家药典委员会. 中华人民共和国药典：一部[S]. 2015.

[4] 肖杰易，周正，余明安. 红豆蔻栽培技术[J]. 中国中药杂志，1995，20（4）：208-209.

[5] Nonaka Gen-Ichiro，Miwa Naoko，Nishioka Itsuo. Stilbene glycoside gallates and proanthocyanidins from Polygonum multiflorum[J]. Phytochemistry，1982，21（2）：429-432.

[6] Huang S，Zhao L，Zhou X L，et al. New alkylamides from pericarps of *Zanthoxylum bungeanum*[J]. Chinese Chemical Letters，2012，23（11）：1247-1250.

[7] 卞梦芹. 红豆蔻乙酸乙酯部位化学成分研究[D]. 湖北中医药大学，2014.

[8] 邵红军，程俊侠，段玉峰，等. 花椒挥发油化学成分、生物活性及加工利用研究进展[J]. 食品科学，2013，34（13）：329-332.

胡椒

Hujiao

PIPERIS FRUCTUS

【别名】

味履支、浮椒、玉椒[1]。

【来源】

本品为胡椒科植物胡椒 *Piper nigrum* L. 的干燥近成熟或成熟果实。秋末至次春果实呈暗绿色时采收，晒干，为黑胡椒；果实变红时采收，用水浸渍数日，擦去果肉，晒干，为白胡椒。

目前可查到的史料中，最早记载胡椒的是范晔的《后汉书》。胡椒除了具有温中散寒、下气、消痰的功效外，常用于治疗胃寒呕吐、食欲不振、腹痛泄泻、癫痫痰多等症[2]，亦是一种常用的天然调味品。

【主产及栽培地】

胡椒原产于东南亚，现广泛种植于热带地区，我国海南、福建、广东、广西及云南等省区均有栽培，其中海南省是主产区，种植面积和产量均占 80% 以上，为海南的特色农产品之一[3]。

【化学成分】

胡椒的主要化学成分分为生物碱、挥发油、有机酸、木脂素等几类[4]。

1. 挥发油类

胡椒的辛辣之味主要是通过其挥发性成分体现的，其挥发油的主要成分为单萜类化合物和倍半萜类化合物，含量较大的成分有 β-丁香烯、β-水芹烯、二氢香芹醇、胡椒醛、β-蒎烯、δ-榄香烯、β-石竹烯、α-律草烯等[5~8]。

2. 生物碱类

生物碱是胡椒中重要的一类活性成分，其主要成分为胡椒碱、胡椒油碱 B、胡椒林碱、胡椒油酸 A、胡椒新碱等[9~12]。

胡椒碱是胡椒的主要药效成分，研究表明胡椒碱具有镇静、抗惊厥、促药物渗透、保肝[4]等药理活性。胡椒的主要化学成分胡椒碱、β-丁香烯结构见图5-139。

（a）胡椒碱　　　　　　　　　　（b）β–丁香烯

图 5-139　胡椒中主要化学成分结构式

【植物形态】

木质攀援藤本；茎、枝无毛，节显著膨大，常生小根。叶厚，近革质，阔卵形至卵状长圆形，稀有近圆形，长 10～15 cm，宽 5～9 cm，顶端短尖，基部圆，常稍偏斜，两面均无毛；叶脉 5～7 条，稀有 9 条，最上 1 对互生，离基 1.5～3.5 cm 从中脉发出，余者均自基出，最外 1 对极柔弱，网状脉明显；叶柄长 1～2 cm，无毛；叶鞘延长，长常为叶柄之半。花杂性，通常雌雄同株；花序与叶对生，短于叶或与叶等长；总花梗与叶柄近等长，无毛；苞片匙状长圆形，长 3～3.5 cm，中部宽约 0.8 mm，顶端阔而圆，与花序轴分离，呈浅杯状，狭长处与花序轴合生，仅边缘分离；雄蕊 2 枚，花药肾形，花丝粗短；子房球形，柱头 3～4，稀有 5。浆果球形，无柄，成熟时红色，未成熟时干后变黑色。花期 6～10 月。胡椒植物形态见图 5-140。

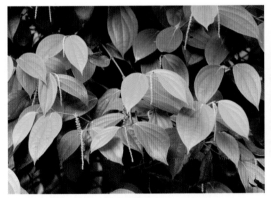
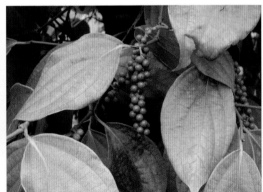

（a）花形态　　　　　　　　　　　　　　（b）果形态

图 5-140　胡椒植物形态图

【药材特征】

黑胡椒：呈球形，直径 3.5～5 mm。表面黑褐色，具隆起网状皱纹，顶端有细小花柱残迹，基部有白果轴脱落的疤痕。质硬，外果皮可剥离，内果皮灰白色或淡黄色。断面黄白色，粉性，中有小空隙。气芳香，味辛辣。

白胡椒：表面灰白色或淡黄白色，平滑，顶端与基部间有多数浅色线状条纹。胡椒药材特征见图 5-141。

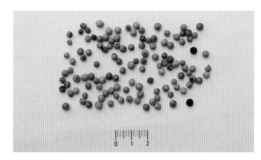

图 5-141　胡椒药材图

【薄层色谱及特征指纹图谱】

1. 仪器与试药

仪器：HWS24型电热恒温水浴锅（上海一恒科技有限公司）、高速万能粉碎机（天津市泰斯特仪器有限公司）、KDM型调温电热套（山东省鄄城光明仪器有限公司）、SP-20E型全自动薄层色谱点样仪（上海科哲生化科技有限公司）、硅胶GF_{254}高效预制薄层板（Merck，20 cm×10 cm）、双槽层析缸、TH-Ⅱ型薄层加热器（上海科哲生化科技有限公司）、WFH-201B紫外透射反射仪（上海精科实业有限公司）、IX-US50型数码相机（Canon公司）、CHROMAP 1.5色谱指纹图谱系统解决方案软件（珠海科曼中药研究有限公司）。

试剂：甲苯、乙醚、乙酸乙酯、环己烷、甲醇、乙醇、浓硫酸均为分析纯，水为去离子水。

对照品：胡椒碱（成都普思生物科技股份有限公司）、β-石竹烯（上海源叶生物科技有限公司），纯度均大于98%。

样品：胡椒药材均购于广东省的不同药房和药材市场，经广州中医药大学丁平研究员鉴定为胡椒科药材胡椒*Piper nigrum* L.，样品保存于广州中医药大学中药资源教研室，样品顺序见表5-15。

表5-15　胡椒样品信息表

样品编号	样品名称	样品购买地	样品产地
1	胡椒	广州大参林连锁药店	海南
2	胡椒	广州福润堂大药房	海南
3	胡椒	广州慈济药业金宇店	云南
4	胡椒	广州力丰医药	海南
5	胡椒	广州仁和堂大药房	海南
6	胡椒	广州美伽康药店	广东
7	胡椒	广州杏园春药店	海南
8	胡椒	广州民裕堂大药房	海南
9	胡椒	广州新绿色大药房	海南
10	胡椒	广州百和堂药店	广西

2. 方法

（1）挥发油成分

①**对照品溶液的制备。**精密吸取β-石竹烯25 μL，加甲醇定容至1 mL，制成每1 mL含25 μL的β-石竹烯溶液，作为对照品备用。

②**供试品溶液的制备。**提取方法参照《中华人民共和国药典》（2015版）一部附录挥发油测定法进行，即取适量胡椒药材进行粉碎，过20目筛，精密称取样品粉末50.0 g，加水500 mL，浸渍30 min，微沸2 h得挥发油。挥发油用无水硫酸钠进行干燥后，取100 μL用甲醇定容至1 mL，即得胡椒挥发油供试品溶液。

③**薄层色谱条件的选择与优化。**

温度考察。取按2.（1）②项制备的同一供试品溶液，点样量5 μL，于Merck GF$_{254}$薄层板上进行点板，展开系统为环己烷-乙酸乙酯（8∶2）二次展开，展距分别为3 cm、8.5 cm，展开温度分别为：4℃、25℃、40℃，以此考察温度对胡椒挥发油色谱行为的影响（图5-142）。可知40℃下横向扩散比较明显，4℃下斑点较少，考虑到25℃下整体分离度较好，故最终选择25℃作为胡椒药材挥发油成分的薄层展开温度。

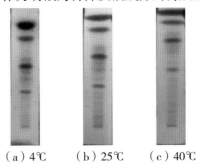

（a）4℃　　（b）25℃　　（c）40℃

图5-142　胡椒挥发油不同温度下展开薄层色谱图

湿度考察。取按2.（1）②项方法制备的同一胡椒挥发油供试品溶液，点样量5 μL，于Merck GF$_{254}$薄层板上进行点样，展开系统为环己烷-乙酸乙酯（8∶2）二次展开，展距分别为3 cm和8.5 cm，以浓硫酸与蒸馏水的不同比例来调节展开系统的相对湿度，展开湿度分别为：18%、32%、47%、65%、72%，通过考察不同湿度下胡椒挥发油的色谱行为情况，来考察湿度对胡椒挥发油色谱行为的影响（图5-143）。5个湿度梯度下所得到的色谱图斑点均丰富且分离度较好，表明湿度对胡椒药材挥发油类成分的展开效果影响不大，故不做湿度控制处理，即在自然湿度下进行展开。

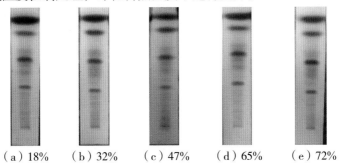

（a）18%　　（b）32%　　（c）47%　　（d）65%　　（e）72%

图5-143　胡椒挥发油不同湿度下展开薄层色谱图

方法学考察。

重复性考察取相同来源的胡椒药材样品5份，分别按2.（1）②项方法分别制备成供试品溶液，点样量均为5 μL，在同块薄层板上分别进行点样，色谱斑点基本相同，其中，主要色谱斑点峰面积的RSD为0.82%～2.85%，结果表明本研究建立的制样方法具有良好的重复性。

稳定性考察取按2.（1）②项方法制备的同一供试品溶液，点样量5 μL，分别于0 h、6 h、12 h、24 h、48 h进行点样，色谱斑点基本相同，主要色谱斑点峰面积的RSD为1.01%～4.12%，结果表明供试品溶液在48 h内具有良好的稳定性，见图5-144。

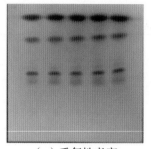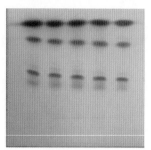

（a）重复性考察　　　　　　　（b）稳定性考察

图5-144　胡椒挥发油方法学考察

④**薄层色谱条件。**精密取2.（1）①项制备的β-石竹烯对照品溶液1 μL和2.（1）②项制备的供试品溶液5 μL点于硅胶GF$_{254}$高效预制薄层板上。点样条带宽7 mm，点样速度为5 μL·min^{-1}，以环己烷-乙酸乙酯（8∶2）为展开剂，在温度25℃下进行二次展开，第一次展距3.5 cm，第二次展距8.5 cm，取出，挥干溶剂，以5%的香草醛硫酸溶液进行显色，105℃加热至斑点清晰，日光下观察并拍照。

（2）乙醇部位

①**对照品溶液的制备。**精密称取0.5 mg胡椒碱对照品，加入一定量的甲醇配成0.5 mg·mL^{-1}的溶液，作为对照品备用。

②**供试品溶液的制备。**取适量胡椒药材进行粉碎，过60目筛，精密称取1.0 g，置于具塞锥形瓶中，加入20 mL无水乙醇，静置30 min，超声提取60 min，过滤，滤液蒸干，残渣用甲醇溶解，定容至5 mL，即得供试品溶液。

③**薄层色谱条件的选择与优化。**

a．**温度考察。**取2.（2）②项制备的同一供试品溶液，点样量4 μL，点于Merck GF$_{254}$薄层板上，展开系统为甲苯-乙醚-乙酸乙酯（6∶1∶3.5）进行展开，展距8.5 cm，展开温度分别为：4℃、25℃、40℃，以此考察温度对胡椒生物碱成分色谱行为的影响。展开效果如图5-145所示，从图中可知当展开温度为40℃时，斑点效果明显差于4℃和

25℃下的展开效果；4℃与25℃下的展开的斑点数量一样，考虑到25℃下整体分离度较好，故最终选择25℃作为胡椒药材乙醇部位的薄层展开温度。

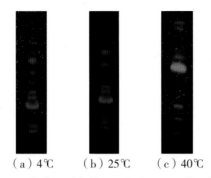

（a）4℃　　　（b）25℃　　　（c）40℃

图5-145　胡椒乙醇部位不同温度下展开薄层色谱图

b. **湿度考察**。取2.（2）②项制备的同一供试品溶液，点样量2 μL，点于Merck GF$_{254}$薄层板上，展开系统为甲苯－乙酸乙酯－乙酸（8∶1.5∶0.5）进行展开，展距8.5 cm，以浓硫酸与蒸馏水的不同比例来调节展开系统的相对湿度，展开湿度分别为：18%、32%、47%、65%、72%，以此考察湿度对胡椒生物碱成分色谱行为的影响（图5-146）。从图中可知当展开湿度为32%时，色谱图斑点丰富、分离度较好，效果略优于其他湿度，故选择32%作为胡椒药材乙醇部位的薄层最终展开湿度。

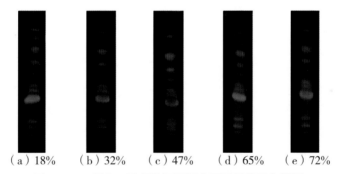

（a）18%　　　（b）32%　　　（c）47%　　　（d）65%　　　（e）72%

图5-146　胡椒乙醇部位不同湿度下展开薄层色谱图

c. **方法学考察**。重复性考察取同一商品来源的胡椒药材样品5份，分别按2.（2）②项方法制备供试品溶液，点样量均为4 μL，在同块薄层板上分别进行点样，色谱斑点基本相同，其中，主要色谱斑点峰面积的RSD为0.83%～2.22%，结果表明本研究建立的方法具有良好的重复性。

稳定性考察取按2.（2）②项方法制备的同一供试品溶液，点样量4 μL，分别于0 h、6 h、12 h、24 h、48 h点样，色谱斑点基本相同，其中，主要色谱斑点峰面积的RSD为1.65%～2.66%，结果表明胡椒乙醇部位的供试品溶液在48 h内具有良好的稳定性，见图5-147。

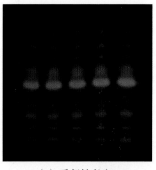
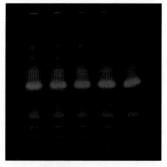

（a）重复性考察　　　　　　　　　　（b）稳定性考察

图 5-147　胡椒乙醇部位方法学考察

④薄层色谱条件。精密取2.（2）①项制备的胡椒碱对照品溶液1 μL和2.（2）②项制备的供试品溶液4 μL点于硅胶GF$_{254}$高效预制薄层板上。点样条带宽7 mm，点样速度5 μL·min^{-1}，以甲苯-乙醚-乙酸乙酯（6∶1∶3.5）为展开剂，在常温、湿度32%下展开，展距8.5 cm，取出，挥干溶剂，以10%硫酸乙醇液进行显色，105℃加热约5 min，置于365 nm下检视并拍照。

3. 结果

（1）胡椒指纹图谱共有模式建立　将10批不同商品来源的胡椒药材分别按2.（1）②项及2.（2）②项制成供试品溶液并分别在2.（1）④项及2.（2）④项薄层条件下进行展开，获得胡椒挥发油成分和乙醇部位的高效薄层色谱图（图5-148、图5-149）。将所得色谱图导入CHROMAP1.5色谱指纹图谱系统解决方案软件，生成灰度扫描图并积分，将胡椒代表性样本数据采用中位数法确定特征峰，获得了由8个特征峰共同构成的胡椒挥发油薄层色谱指纹图谱共有模式（见图5-150），并指认β-石竹烯为8号峰（$R_{\mathrm{f}} \approx 0.91$），和由10个特征峰构成的乙醇部位薄层色谱指纹图谱共有模式（见图5-151），并指认胡椒碱为4号峰（$R_{\mathrm{f}} \approx 0.39$）。

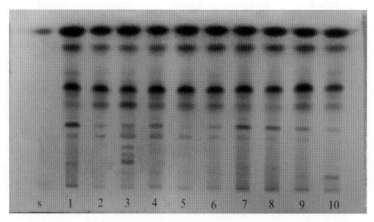

图 5-148　不同商品来源胡椒药材挥发油成分 HPTLC 指纹图谱

S—β-石竹烯对照品；1～10—不同商品来源的胡椒药材

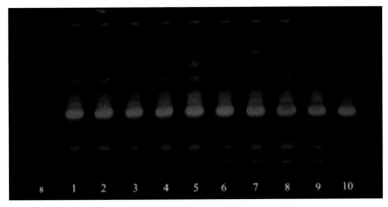

图 5-149　不同商品来源胡椒药材乙醇部位 HPTLC 指纹图谱（365 nm 紫外下）

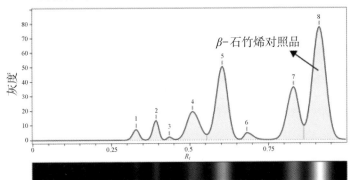

图 5-150　胡椒药材挥发油成分的 HPTLC 指纹图谱共有模式

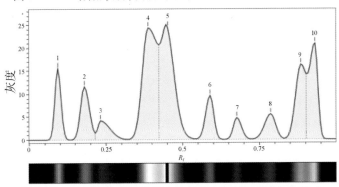

图 5-151　胡椒药材乙醇部位的 HPTLC 指纹图谱共有模式
S—胡椒碱对照品；1～10—不同商品来源的胡椒药材

　　（2）不同商品来源胡椒的薄层色谱指纹图谱测定及相似度评价　将10批不同商品来源胡椒药材的薄层色谱指纹图谱数据与其共有模式相比较，计算夹角余弦相似度（图5-152、图5-153），挥发油成分相似度均大于0.97，其中2号、5号、6号、10号样品相似度均大于0.99，1号、9号样品相似度小于0.98，其余样品相似度为0.98～0.99；乙醇部位相似度均大于0.84，其中8号、9号样品的相似度低于0.86，其余样品相似度为0.86～0.96。说明市售胡椒药材不同批次之间挥发油成分差异不明显，但乙醇部位差异较大，质量存在较显著的差异。

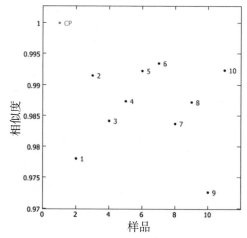

图 5-152　不同商品来源胡椒药材挥发油成分相似度评价

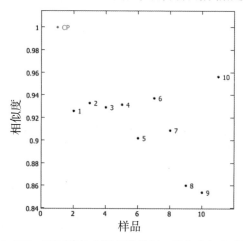

图 5-153　不同商品来源胡椒药材乙醇部位相似度评价

4. 小结

①《中华人民共和国药典》（2015年版）一部胡椒项下的薄层色谱鉴别以苯-乙酸乙酯-丙酮（7∶2∶1）为展开剂，展开，取出，晾干，喷以10%硫酸乙醇溶液，加热至斑点显色清晰。供试品色谱中，在与对照品色谱相应的位置上，显相同颜色的斑点。根据精简、高效、合理、准确的实验原则，本研究优化了药典的展开条件，针对陈皮中黄酮类及挥发油类两种不同的主要成分分别建立了最佳的薄层色谱条件：胡椒挥发油成分采用环己烷-乙酸乙酯（8∶2）作为的展开系统进行一次展开，展开温度为25℃，展开湿度为环境湿度。胡椒生物碱类成分采用甲苯-乙醚-乙酸乙酯（6∶1∶3.5）展开系统进行一次展开，展开温度为25℃，展开湿度为32%。在上述条件下得到的胡椒挥发油成分和生物碱成分薄层色谱图斑点丰富、清晰。

②构建了胡椒挥发油类及生物碱类成分薄层色谱指纹图谱共有模式，挥发油成分共鉴定了8个特征峰，对照品β-石竹烯的R_f值为0.91。乙醇部位共鉴定了10个特征峰，对照品胡椒碱的R_f值为0.39。

③不同商品来源的胡椒药材的挥发油成分色谱图斑点差别较小，相似度均大于0.97，生物碱类成分色谱图斑点差别则较为显著，相似度为0.84～0.96，说明市售胡椒药材质量存在一定程度的差异，不均一。

本实验采用高效薄层色谱指纹图谱对不同产地的胡椒挥发油类成分及乙醇部位化学成分进行比较分析，寻找其共性成分，比较其主要差异，可全面地评价胡椒药材的质量并建立相关的质量标准，该方法操作简单、重复性好、专属性强且对仪器设备要求不高，可为胡椒药材的质量检测提供一定的方法学依据。

参考文献

[1] 全国中草药汇编编写组. 全国中草药汇编：上册[M]. 第二版. 北京：人民卫生出版社，1996：582.

[2] 国家药典委员会. 中华人民共和国药典：一部[S]. 北京：中国医药科技出版社，2015：附录34，29，91-92，149-160，182，216-243.

[3] 邬华松，杨建峰，林丽云. 中国胡椒研究综述[J]. 中国农业科学，2009，42（7）：2469-2480.

[4] 于岚，郝正一，胡晓璐，等. 胡椒的化学成分与药理作用研究进展[J]. 中国实验方剂学杂志，2020，26（6）：234-242.

[5] Koul I, Kapil A. Evaluation of the liver protective potential of piperine, an active principle of black and long peppers[J]. Planta Medica, 1993, 59（5）：413-417.

[6] 穆晗雪，惠阳，林婧，等. 不同方法提取胡椒花挥发油气质联用成分分析[J]. 广州化工，2017，45（3）：72-74.

[7] 王延辉，师邱毅，孙金才，等. 胡椒梗中挥发性成分提取及其抑菌效果研究[J]. 安徽农业科学，2016，44，（7）：52-56+75.

[8] Jeleń H H, Gracka A.Analysis of black pepper volatiles by solid phase microextraction-gas chromatography：a comparison of terpenes profiles with hydrodistillation[J]. J. Chromatogr. A, 2015, 1418（30）：200-209.

[9] Nicolussi S，Viveros-Paredes J M，Gachet M S，et a1. Guineensine is a novel inhibitor of endocannabinoid uptake showing cannabimimetic behavioral effects in BALB/c mice[J]. Pharmacol. Res., 2014, 80：52-65.

[10] 王勇，魏娜，李洪福，等. 海南黑胡椒超临界萃取物中化学成分的GC-MS分析[J]. 中国实验方剂学杂志，2013，19（12）：121-123.

[11] 韦琨，窦德强，裴玉萍，等. 胡椒的化学成分、药理作用及与卡瓦胡椒的对比[J]. 中国中药杂志，2002，27（5）：328-333.

[12] Beltrán L R, Dawid C，Beltrán M，et a1. The effect of pungent and tingling compounds from *Piper nigrum* L. on background K$^+$ currents[J]. Front Pharmacol, 2017，8：408.

花椒

Huajiao

ZANTHOXYLI PERICARPIUM

【别名】

檓、大椒、秦椒、南椒、巴椒等[1]。

【来源】

本品为芸香科植物青椒*Zanthoxylum schinifolium* Sieb. et Zucc.或花椒*Zanthoxylum bungeanum* Maxim. 的干燥成熟果皮。秋季采收成熟果实，晒干，除去种子和杂质。

具有温中止痛、止痒杀虫的功效，常用于治疗脘腹冷痛，呕吐泄泻，虫积腹痛，外治阴痒、湿疹等症[2]，是药食两用的植物。

【主产及栽培地】

我国是花椒的原产地，除东北和新疆以外的各地区均有分布，四川汉源、陕西韩城、重庆江津、山东莱芜等为我国花椒主要集中产区。

【化学成分】

花椒主要含有挥发油、酰胺、生物碱、黄酮、多酚、香豆素、木质素、甾醇、脂肪酸等多种化学成分[3, 4]。

1. **挥发油类**

挥发油是花椒的主要药效成分，其化学组分主要有β-石竹烯、柠檬烯、月桂烯、桉树脑、桧烯、α-蒎烯、松油醇等[5]。

2. **酰胺类**

酰胺类化合物是花椒中常见的生物活性成分，花椒中的酰胺大多为链状不饱和脂肪酰胺，有α-山椒素、β-山椒素、羟基-γ-山椒素、N-异丁基-2，4，8，10，12-十四烷五烯酰胺、N-异丁基-2，4，8，10-十二烷四烯酰胺等[6, 7]。

3. **生物碱类**

有花椒碱、茵芋碱、青椒碱、花椒朋碱、地卡灵、去-N-甲基-白屈菜红碱等[8, 9]。

花椒酰胺是花椒麻味物质的代表性成分，其中以山椒素类为代表，具有强烈的刺激性，是发挥麻辣味调味品中麻味的主要物质，同时也是发挥药效的有效成分。花椒具有抗炎、镇痛、抗菌、抗肿瘤、抗病毒、杀虫等多种药理活性[10, 11]。花椒的主要化学成分β-石竹烯、山椒素和花椒碱结构见图5-154。

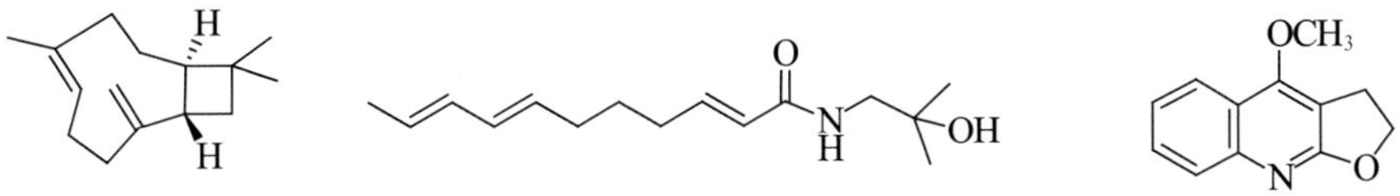

（a）β-石竹烯　　　　　　（b）山椒素　　　　　　（c）花椒碱

图 5-154　花椒中主要化学成分结构式

【植物形态】

　　高 3～7 m 的落叶小乔木。茎干上的刺常早落，枝有短刺，小枝上的刺是基部宽而扁且劲直的长三角形，当年生枝被短柔毛。叶有小叶 5～13 片，叶轴常有甚狭窄的叶翼；小叶对生，无柄，卵形、椭圆形或稀披针形，位于叶轴顶部的较大，近基部的有时圆形，长 2～7 cm，宽 1～3.5 cm，叶缘有细裂齿，齿缝有油点。其余无或散生肉眼可见的油点，叶背基部中脉两侧有丛毛或小叶两面均被柔毛，中脉在叶面微凹陷，叶背干后常有红褐色斑纹。花序顶生或生于侧枝之顶，花序轴及花梗密被短柔毛或无毛；花被片 6～8 片，黄绿色，形状及大小大致相同；雄花的雄蕊 5 枚或多至 8 枚；退化雌蕊顶端叉状浅裂；雌花很少有发育雄蕊，有心皮 3 或 2 个，间有 4 个，花柱斜向背弯。果紫红色，散生微凸起的油点，顶端有甚短的芒尖或无；种子长 3.5～4.5 mm。花期 4～5 月；果期 8～9 月或 10 月。花椒植物形态见图 5-155。

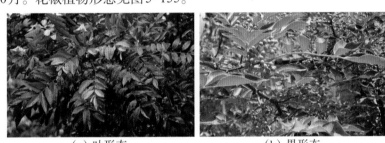

　　　　（a）叶形态　　　　　　　　　　　（b）果形态

图 5-155　花椒植物形态图

【药材特征】

　　蓇葖果多单生，直径 4～5 mm。外表面紫红色或棕红色，散有多数疣状突起的油点，直径 0.5～1 mm，对光观察半透明；内表面淡黄色。香气浓，味麻辣而持久。花椒药材特征见图 5-156。

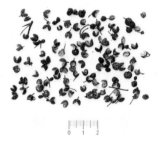

图 5-156　花椒药材图

【薄层色谱及特征指纹图谱】

1. 仪器与试药

仪器：SP-20E型全自动薄层色谱点样仪（上海科哲生化科技有限公司）、硅胶GF$_{254}$高效预制薄层板（Merck）、双槽层析缸、TH-Ⅱ型薄层加热器（上海科哲生化科技有限公司）、IX-US50型数码相机（Canon公司）、CHROMAP 1.5色谱指纹图谱系统解决方案软件（珠海科曼中药研究有限公司）。

试剂：甲苯、乙酸乙酯、浓硫酸、甲醇、去离子水。

对照品：β-石竹烯（上海源叶生物科技有限公司），纯度大于98%。

样品：花椒药材均购于广州的不同药房和药材市场，经广州中医药大学丁平研究员鉴定为芸香科药材花椒 *Zanthoxylun bungeanum* Maxim.，样品保存于广州中医药大学中药资源教研室，样品编号见表5-16。

表5-16 花椒样品信息表

样品编号	样品名称	样品购买地	样品产地
1	花椒	百合堂大药房	四川
2	花椒	采芝林	四川
3	花椒	柏恩医药	四川
4	花椒	集和堂大药房	四川
5	花椒	叮当智慧药房	四川
6	花椒	君康药店	四川
7	花椒	金康药店	河北
8	花椒	明济林药房	河北
9	花椒	灵丹草药店	河北
10	花椒	丹仁大药房	河北

2. 方法

（1）**对照品溶液的制备** 精密吸取β-石竹烯25 μL，加甲醇定容至1 mL，制成每1 mL含25 μL的β-石竹烯溶液，作为对照品备用。

（2）**供试品溶液的制备** 提取方法按照《中华人民共和国药典》（2015版）一部附录挥发油测定法进行，即取适量花椒药材进行粉碎，过20目筛，精密称取药材粉末50.0 g，加入去离子水500 mL，浸泡30 min，保持微沸2 h，收集花椒挥发油。花椒挥发油经无水硫酸钠吸水干燥后，取100 μL用甲醇定容至1 mL，即得花椒药材挥发油供试品溶液。

（3）薄层色谱条件的选择与优化

①**温度考察**。取按2.（2）项方法制备的同一花椒药材挥发油供试品溶液，点样量2 μL，于Merck GF$_{254}$薄层板上进行点样，以甲苯-乙酸乙酯（9∶1）为展开系统进行二次展开，展距分别为3 cm和8.1 cm，展开温度分别为：4℃、25℃、40℃，以此考察温度对防风挥发油成分色谱行为的影响（图5-157）。当展开温度为4℃时，斑点清晰，分离度最佳，故最终选择4℃作为花椒挥发油成分的薄层展开温度。

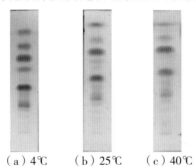

(a) 4℃　　(b) 25℃　　(c) 40℃

图 5-157　花椒挥发油不同温度下展开薄层色谱图

②**湿度考察**。取按2.（2）项方法制备的同一花椒挥发油供试品溶液，点样量2 μL，于Merck GF$_{254}$薄层板上进行点样，以甲苯-乙酸乙酯（9∶1）为展开系统二次展开，展距分别为3 cm和8.1 cm，以浓硫酸与蒸馏水的不同比例来调节展开系统的相对湿度，展开湿度分别为：18%、32%、47%、65%、72%，以此考察湿度对花椒挥发油色谱行为的影响（图5-158）。从图中可知当展开湿度为18%时，色谱图斑点的分离度更好、更清晰，故选择18%作为花椒挥发油成分的薄层最终展开湿度。

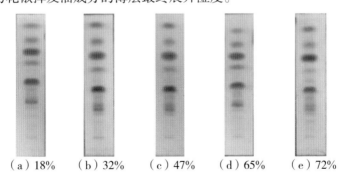

(a) 18%　　(b) 32%　　(c) 47%　　(d) 65%　　(e) 72%

图 5-158　花椒挥发油不同湿度下展开薄层色谱图

③**方法学考察**。重复性考察取同一花椒药材样品5份，按2.（2）项方法分别制备供试品溶液，点样量均为2 μL，分别在同块薄层板上进行点样，色谱斑点基本相同，主要色谱斑点峰面积的*RSD*为2.70%～3.66%，表明制样方法具有良好的重复性。

稳定性考察取按2.（2）项方法制备的同一供试品溶液，点样量2 μL，分别于0 h、6 h、12 h、24 h、48 h点样，色谱斑点基本相同，主要色谱斑点峰面积的*RSD*为1.56%～2.06%，表明花椒挥发油供试品溶液在48 h内具有良好的稳定性，见图5-159。

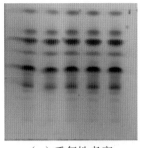 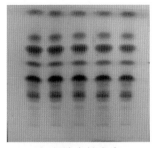

（a）重复性考察　　　　　　　　（b）稳定性考察

图 5-159　花椒挥发油方法学考察

（4）**薄层色谱条件**　精密取按2.（1）项方法制备的β-石竹烯对照品溶液1 μL和按2.（2）项方法制备的供试品溶液2 μL点于硅胶GF$_{254}$高效预制薄层板上。点样条带宽度设为7 mm，点样速度设为5 μL·min^{-1}，以甲苯-乙酸乙酯（9∶1）为展开系统二次展开，第一次展距为3 cm，第二次展距8.1 cm，取出后在通风橱将溶剂挥干，并以5%的香草醛硫酸溶液对其进行显色，105℃加热至斑点清晰即可，日光下观察并拍照。

3. 结果

（1）**花椒指纹图谱共有模式建立**　将10批不同商品来源的花椒药材按2.（2）项制成供试品溶液并在2.（4）项薄层条件下进行展开，获得花椒的挥发油成分的高效薄层色谱图（图5-160）。利用CHROMAP1.5色谱指纹图谱系统解决方案软件对该色谱图进行扫描图积分，并采用中位数法对花椒药材挥发油的代表性样本数据进行分析以确定其特征峰，由此获得了由7个特征峰共同构成的花椒挥发油薄层色谱指纹图谱共有模式（图5-161），并指认β-石竹烯为7号峰（$R_f \approx 0.96$）。

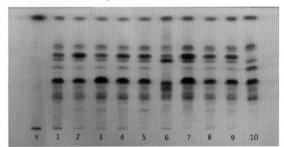

图 5-160　花椒药材挥发油成分 HPTLC 指纹图谱

S—β-石竹烯对照品；1～10—不同商品来源的花椒药材

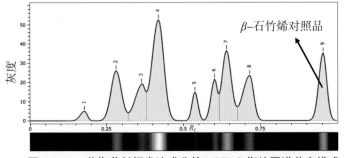

图 5-161　花椒药材挥发油成分的 HPTLC 指纹图谱共有模式

（2）不同商品来源花椒的薄层色谱指纹图谱测定及相似度评价 将10批不同商品来源花椒药材的薄层色谱指纹图谱数据与其共有模式相比较，计算夹角余弦相似度（图5-162），2号、6号、10号样品相似度小于0.85，1号、5号、8号、9号样品相似度大于0.95，其余样品相似度为0.92～0.95。

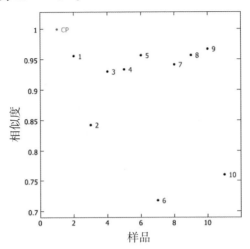

图5-162 不同商品来源花椒药材挥发油成分相似度评价

4. 小结

①《中华人民共和国药典》（2015年版）一部花椒鉴别项下的薄层色谱以正己烷-乙酸乙酯（4∶1）为展开剂，展开，取出，晾干，置紫外灯（365 nm）下检视。供试品色谱中，在与对照药材色谱相应的位置上，显相同的红色荧光主斑点。根据精简、高效、合理、准确的实验原则，本研究优化了药典的展开条件，建立了最佳的薄层色谱条件：以甲苯-乙酸乙酯（9∶1）为展开系统进行二次展开，第一次展距为3 cm，第二次展距8.1 cm，展开温度为4℃，展开湿度为47%，以5%的香草醛硫酸溶液对其进行显色，105℃加热至斑点清晰即可，日光下检视。在上述薄层色谱条件下展开得到的防风花椒挥发油成分色谱图斑点丰富、分离度较好。

②构建了10个不同商品来源花椒药材的共有模式图，对不同批次的花椒药材与共有模式分别进行了相似度的评价，2号、6号、10号样品相似度小于0.85，1号、5号、8号、9号样品相似度大于0.95，其余样品相似度为0.92～0.95。说明市售花椒药材存在显著的质量差异。

花椒挥发油薄层色谱指纹图谱由7个特征条斑组成，指认了其中β-石竹烯的条斑。通过HPTLC指纹图谱考察，得出花椒不同商品之间挥发油成分差异较大。花椒挥发油薄层色谱指纹图谱的建立，可为花椒药材的质量评价提供依据。

参考文献

[1] 全国中草药汇编编写组. 全国中草药汇编：上册[M]. 第二版. 北京：人民卫生出版社，1996：582.

[2] 国家药典委员会. 中华人民共和国药典：一部 [S]. 北京：中国医药科技出版社，2015：附录34，29，91-92，149-160，182，216-243.

[3] 宋蓉，贾晓娟，邵彦春. 花椒精油的提取、抗菌活性研究及GC-MS分析 [J]. 中国农学通报，2014，30（21）：263-270.

[4] Huang S, Zhao L, Zhou X L, et al. New alkylamides from pericarps of *Zanthoxylum bungeanum*[J]. Chinese Chemical Letters, 2012, 23（11）：1247-1250.

[5] 邵红军，程俊侠，段玉峰，等. 花椒挥发油化学成分、生物活性及加工利用研究进展 [J]. 食品科学，2013，34（13）：319-322.

[6] Huang S, Zhao L, Li X, Zhou, et al. New alkylamides from pericarps of *Zanthoxylum bungeanum* [J]. Chinese Chem. Lett., 2012，23（11）：1247-1250.

[7] Chen I S, Chen T L, Lin W Y, et al. lsobutvlamides from the fruit of *Zanthnoxylum integrifoliolum* [J] Phytochemistxy, 1999, 52：357-360.

[8] 王宇，巨勇，王钊，等. 花椒属植物中生物活性成分研究近况 [J]. 中草药，2002，33（7）：93-97.

[9] Tsutomu H, Kazutoshi I, Tomo-omi O, et al. Aliphatic acid amides of the fruits of *Zanthoxylum piperitum* [J].Phytochemistry, 2004 , 65（18）：2599-2604.

[10] 袁娟丽. 花椒挥发油的抗炎、镇痛作用 [J]. 中药材，2010，33（5）：794-797.

[11] Cholpisut T, Wong P, Thunwadee R, et al. Antibacterial compounds from *Zanthoxylum rhetsa*[J]. Archives of Pharmacal Research, 2012, 35（7）：1139-1142.

化橘红

Huajvhong

CITRI GRANDIS EXOCARPIUM

【别名】

化皮、化州橘红、柚皮橘红、毛柑等[1]。

【来源】

本品为芸香科植物化州柚 *Citrus grandis* Tomentosa 或柚 *Citrus grandis* (L.) Osbeck 的未成熟或近成熟的干燥外层果皮。前者习称"毛橘红",后者习称"光七爪""光五爪"。夏季果实未成熟时采收,置沸水中略烫后,将果皮割成5或7瓣,除去果瓤和部分中果皮,压制成形,干燥。

有关化橘红入药最早的文字记载,始见于康熙年《广东通志》,到乾隆年赵学敏《本草纲目拾遗》中,化橘红以正式立目单独分出,其后的本草著作多以此为基础,与历史上的橘皮橘红相区别。具有理气宽中、燥湿化痰的功效,用于治疗咳嗽痰多、食积伤酒、呕恶痞闷[2]。

【主产及栽培地】

化橘红种植适应性较强,在广东、广西、四川、湖南、浙江等地均有栽培,广东化州和广西陆川是化橘红的道地性产区,化橘红和陆川化橘红是国家地理标志认证保护产品,其止咳化痰的功效显著,备受人们的关注,现已远销海外,在国际市场上享有声誉[3]。

【化学成分】

化橘红外果皮所含主要有效成分有挥发油、黄酮及多糖类等[4]。

1. 黄酮类

黄酮类成分主要为柚皮苷、佛手柑内酯、异欧前胡素、少量的野漆树苷、新橙皮苷、枳属苷等[5~7]。

2. 多糖类

化橘红多糖类物质主要有果胶、D-木糖、D-半乳糖、L-阿拉伯糖、D-甘露糖等[8]。

3. 挥发油类

化橘红挥发油中有烯、醇、酸、醛和酯类化合物,以烯类化合物为主,有柠檬烯、β-蒎烯、香叶烯、α-蒎烯[9]。

现代药理研究表明,化橘红有抗炎作用,其中所含黄酮苷对角叉菜胶性足趾水肿(关节炎)、由组织胺和5-羟色胺引起的微血管通透性增加、炎症性白细胞游走等均有明显的抑制作用,对棉球肉芽肿也有抑制作用[10]。化橘红主要化学成分柚皮苷、佛手柑内酯和异欧前胡素结构见图5-163。

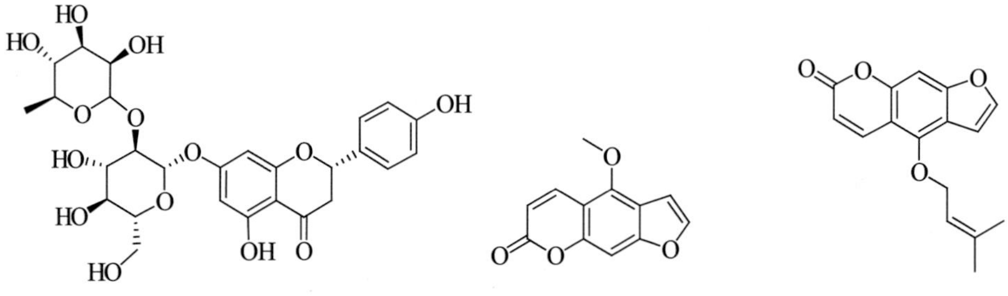

（a）柚皮苷　　　　　　（b）佛手柑内酯　　　　　（c）异欧前胡素

图5-163　化橘红中主要化学成分结构式

【植物形态】

常绿乔木，高5～10 m。小板扁，幼枝、新叶被短柔毛。叶互生，长椭圆形、卵状椭圆形或阔卵形，长6.5～16.5 cm，宽4.5～8 cm，边缘浅波状，叶翅倒心形。花单生或为总状花序，腋生；花瓣白色；雄蕊25～45；子房长圆形。柑果梨形、倒卵形或圆形，直径10～15 cm，柠檬黄色，油室大；瓤囊10～18瓣。花期4～5月；果熟期9～11月。化橘红植物形态见图5-164。

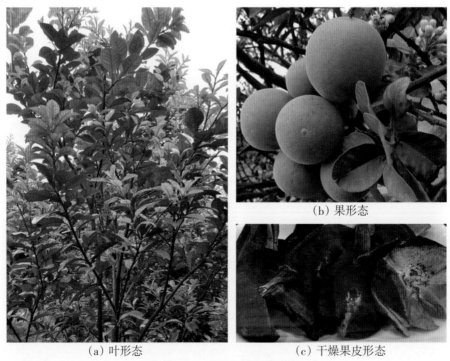

（b）果形态

（a）叶形态　　　　　　　　　（c）干燥果皮形态

图5-164　化橘红植物形态图

【药材特征】

呈对折的七角或展平的五角星状，单片呈柳叶形。完整者展平后直径15～28 cm，厚0.2～0.5 cm。外表面黄绿色，密布茸毛，有皱纹及小油室；内表面黄白色或淡黄棕色，有脉络纹。质脆，易折断，断面不整齐，外缘有1列不整齐的下凹的油室，内侧稍柔而有弹性。柚外表面黄绿色至黄棕色，无毛。气芳香，味苦、微辛。以皮薄均匀、气味浓者为佳。化橘红药材特征见图5-165。

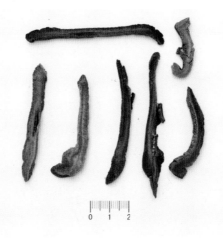

图 5-165　化橘红药材图

【薄层色谱及特征指纹图谱】

1. 仪器与试药

仪器：SartoriusBS124S电子分析天平（精度0.1 mg，瑞士Sartorius公司）、高速万能粉碎机（24000 r/min，天津市泰斯特仪器有限公司）、数显恒温水浴锅、电热恒温鼓风干燥箱（上海一恒科学仪器有限公司）、超声波清洗器CQ-200（功率200 W，频率40 kHz，上海音波声电科技公司）、硅胶GF$_{254}$高效预制薄层板（20 cm×10 cm，批号：HX57820054，德国Merck公司）、SP-20E型全自动点样仪（上海科哲生化科技有限公司）；双槽展开缸、TB-Ⅱ型薄层加热器（上海科哲生化科技有限公司）、WFH-101B紫外透射反射仪（上海精科实业有限公司）、IX-US70型数码相机（Canon公司）、CHROMAP1.5色谱指纹图谱系统解决方案软件（珠海科曼中药研究有限公司）。

试剂：甲醇、氯仿、甲苯、乙酸乙酯、丙酮、甲酸、三氯化铝、浓硫酸均为分析纯，水为去离子水。

对照品：柚皮苷、佛手柑内酯、异欧前胡素（批号分别为：20120221、RF0224FA14、ZM0531BB13，上海源叶生物科技有限公司），质量分数均大于98.0%。

样品：样品收集于广州市区各大药店，其中橘红、橙皮和陈皮为自行制备（新鲜水果剥皮分成小片，橘红按2015版药典收载用药部位取得，60℃温度下烘干，即得），经广州中医药大学丁平教授鉴定，样品凭证存放于广州中医药大学中药资源教研室，样品信息见表5-17。

表5-17 不同商品化橘红及其混伪品样品表

样品编号	样品名称	样品购买地	购买时间
1	毛橘红	化州市佳医生物工程有限公司	2014-8-5
2	光橘红	广州健泽药业	2014-7-22
3	光橘红	广州大学城正和药业连锁	2014-7-30
4	光橘红	广州慈德堂药店	2014-7-22
5	光橘红	广州百源堂药店	2014-7-22
6	光橘红	广州福宁药房	2014-7-22
7	光橘红	广州大参林连锁药店	2014-7-22
8	光橘红	广州明月康桥明和店	2014-7-23
9	光橘红	广州采芝林药业连锁药店	2014-7-22
10	光橘红	广州康之家药店	2014-7-25
11	橘红	水果市场	2014-7-22
12	橙皮	水果市场	2014-7-22
13	柚皮（成熟）	水果市场	2014-7-22
14	枳实	广州诚济药业	2014-7-20
15	枳壳	广东紫云轩中药科技有限公司	2014-7-20
16	陈皮	武汉胜利老中医药门诊部	2014-7-20
17	青皮	广州生源堂药业	2014-7-20

2. 方法

（1）**对照品溶液的制备** 精密称取佛手柑内酯、异欧前胡素适量，加氯仿溶解，分别配制成0.1 mg/mL的溶液；精密称取柚皮苷适量，加甲醇溶解，配制成1 mg/mL的溶液，作为对照品溶液。

（2）**供试品溶液的制备**

①**甲醇提取部位**。称取样品粉末约0.5 g（过40目筛），置于100 mL锥形瓶中，加甲醇10 mL，超声（200 W，40 kHz）提取15 min，滤过，滤液置85℃水浴挥干溶剂，残渣用甲醇溶解，定容至5 mL，摇匀，即得。

②**氯仿提取部位**。称取样品粉末约2.5 g（过40目筛），加氯仿55 mL，于85℃水浴用索氏提取器提取2.5 h，提取液置85℃水浴挥干溶剂，残渣用氯仿溶解，定容至2 mL，摇匀，即得。

（3）**薄层色谱条件**

①**甲醇提取部位**。精密吸取柚皮苷对照品溶液5 μL与供试品溶液7 μL点于硅胶GF$_{254}$高效预制薄层板上，条带长为7 mm，点距为8 mm，点速为5 μL/min。以甲苯-乙酸乙酯-丙酮-水-甲酸（2：3.5：5：0.5：0.05）为展开剂，在相对湿度42%条件下展开，展距8.5 cm，取出，挥干溶剂，用5%三氯化铝乙醇溶液显色，于薄层加热器上105℃加热

至斑点显色清晰，置于紫外灯（365 nm）下检视，得到化橘红甲醇提取部位的薄层色谱指纹图谱。

②**氯仿提取部位。** 精密吸取异欧前胡素对照品溶液7 μL、佛手苷内酯对照品溶液13 μL与供试品溶液2 μL，点于硅胶GF$_{254}$高效预制薄层板上，以甲苯–乙酸乙酯–丙酮–甲酸（8.5∶3.25∶1∶0.05）为展开剂，在相对湿度42%条件下展开，展距8.5 cm，取出，挥干溶剂，置于紫外灯（365 nm）下检视，得到化橘红氯仿提取部位的薄层色谱指纹图谱。

（4）**化橘红样品薄层色谱指纹图谱的测定** 2.（2）①项下制备的17批样品供试品溶液按2.（3）①项下薄层色谱条件进行展开，2.（2）②项下制备的17批样品供试品溶液按2.（3）②项下薄层色谱条件进行展开，获得化橘红薄层色谱指纹图谱见图5-166和图5-167，混伪品薄层色谱指纹图谱见图5-168和图5-169。其中甲醇提取部位对照品的R_f（柚皮苷）=0.16；氯仿提取部位对照品的R_f（异欧前胡素）=0.86，R_f（佛手柑内酯）=0.74。

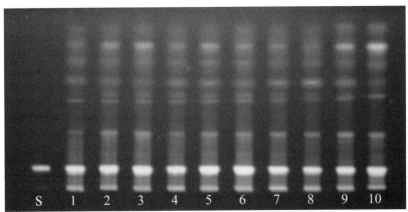

图5-166 不同商品化橘红甲醇提取部位薄层色谱指纹图谱

S—柚皮苷对照品；1—毛橘红；2~10—不同商品化橘红

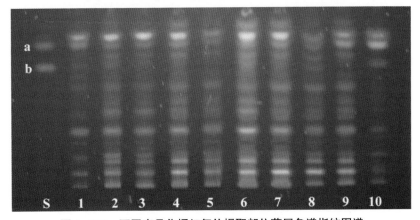

图5-167 不同商品化橘红氯仿提取部位薄层色谱指纹图谱

S—对照品（a—异欧前胡素，b—佛手柑内酯）；1—毛橘红；2~10—不同商品化橘红

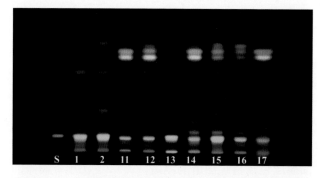

图 5-168　化橘红混伪品甲醇提取部位薄层色谱指纹图谱

S—柚皮苷对照品；1—毛橘红；2—光橘红（广州健泽药业）；11—橘红；12—橙皮；
13—柚皮（成熟）；14—枳实；15—枳壳；16—陈皮；17—青皮

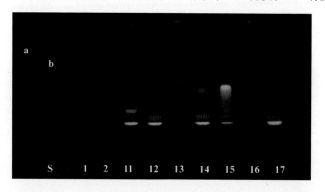

图 5-169　化橘红混伪品氯仿提取部位薄层色谱指纹图谱

S—对照品（a—异欧前胡素，b—佛手柑内酯）；1—毛橘红；2—光橘红（广州健泽药业）；
11—橘红；12—橙皮；13—柚皮（成熟）；14—枳实；15—枳壳；16—陈皮；17—青皮

（5）**化橘红指纹图谱共有模式建立**　将所得化橘红不同提取部位的荧光薄层色谱图导入CHROMAP1.5色谱指纹图谱系统解决方案软件，进行紫外扫描，生成灰度扫描图并进行积分。将1号样品作为对照药材，数据采用中位数法确定特征峰，甲醇提取部位共指认了9个特征峰，其中1号峰为柚皮苷，共同构成了化橘红甲醇提取部位薄层色谱指纹图谱共有模式（图5-170）；氯仿提取部位显色前共指认了16个峰，11号和12号峰分别为佛手柑内酯和异欧前胡素，共同构成了化橘红氯仿提取部位薄层色谱指纹图谱共有模式（图5-171）。

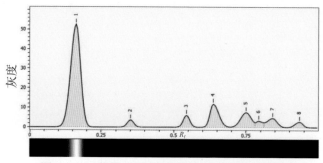

图 5-170　化橘红甲醇提取部位指纹图谱共有模式

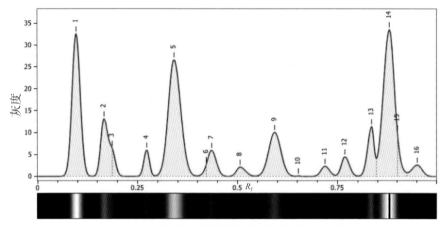

图 5-171　化橘红氯仿提取部位指纹图谱共有模式

3. 结果

（1）**化橘红薄层色谱指纹图谱共有模式的建立**　化橘红甲醇提取部位薄层色谱指纹图谱共有模式由8个峰组成，其中1号峰为柚皮苷；其氯仿提取部位共有模式由16个峰组成，其中11号和12号峰分别为佛手柑内酯和异欧前胡素。可用于化橘红药材的鉴定。

（2）**不同商品来源化橘红高效薄层色谱指纹图谱的比较**　将9批化橘红薄层色谱指纹图谱数据与化橘红对照药材（1号样品）相比，进行相似度分析，结果见图5-172和图5-173。甲醇提取部位相似度均大于0.75，2～8号样品相似度均大于0.9，9号、10号相似度分别为0.85、0.75；氯仿提取部位相似度差异较大，2号、3号、4号、6号、7号、9号样品相似度均大于0.9，8号样品相似度为0.85，5号、10号样品相似度分别为0.66、0.51。由此可见，市售化橘红饮片质量存在一定差异。

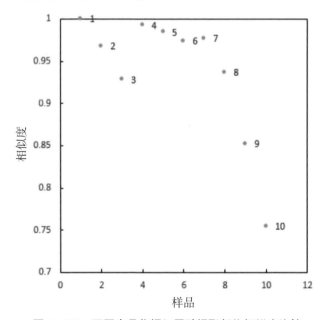

图 5-172　不同商品化橘红甲醇提取部位相似度比较

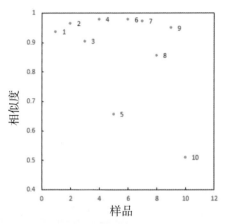

图 5-173　不同商品化橘红氯仿提取部位相似度比较

（3）化橘红混伪品高效薄层色谱指纹图谱的测定与评价　　比较各化橘红混伪品与化橘红对照药材（1号样品）不同提取部位的薄层色谱指纹图谱数据，得其相似度分析图，见图5-174和图5-175。甲醇提取部位相似度差异明显，2号、11～17号样品相似度分别为0.98、0.18、0.14、0.99、0.23、0.80、0.55、0.33；氯仿提取部位相似度分别为0.87、0.14、0.11、0.45、0.09、0.14、0.39、0.12。其中在甲醇提取部位，成熟柚皮与毛橘红的相似度较高，但在氯仿提取部位相似度较低，通过对比，可将其与化橘红鉴别开来；橘红在不同提取部位的相似度均小于0.2，提示橘红与化橘红有较大差异，在市场流通中应区分开来；橙皮和成熟柚皮不属于中药饮片，相似度分析结果也表明，其与化橘红差别较大；其余易混品虽属于中药饮片，但与化橘红之间差别也较明显。对化橘红混伪品不同提取部位的薄层色谱指纹图谱进行处理，得到其数码轮廓图，见图5-176和图5-178，3D图见图5-177和图5-179。化橘红混伪品不同提取部位在数码轮廓图中通过对比，可直观展现出各样品在条带数量及位置上差异明显，从而有效地鉴别出化橘红的真伪。3D图通过条带位置、荧光颜色、条带高度等的对比，更加清晰地展示出各样品在化学成分种类及含量上区别较大。

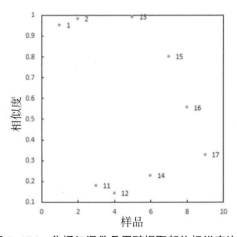

图 5-174　化橘红混伪品甲醇提取部位相似度比较

1—毛橘红；2—光橘红；11—橘红；12—橙皮；13—柚皮（成熟）；14—枳实；15—枳壳；16—陈皮；17—青皮

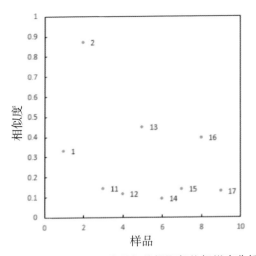

图 5-175　化橘红混伪品氯仿提取部位相似度分析

1—毛橘红；2—光橘红；11—橘红；12—橙皮；13—柚皮（成熟）；14—枳实；15—枳壳；16—陈皮；17—青皮

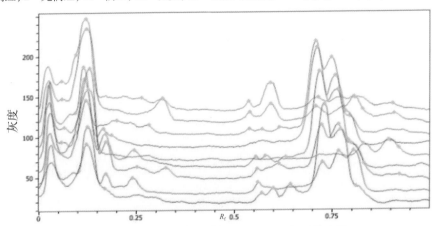

图 5-176　橘红混伪品甲醇提取部位数码轮廓图

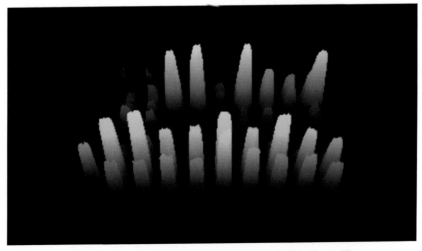

图 5-177　化橘红混伪品甲醇提取部位薄层色谱 3D 图

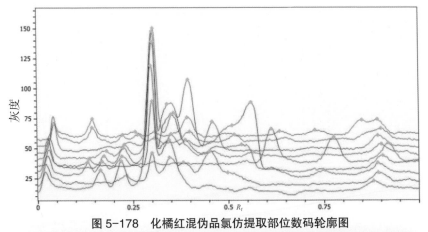

图 5-178 化橘红混伪品氯仿提取部位数码轮廓图

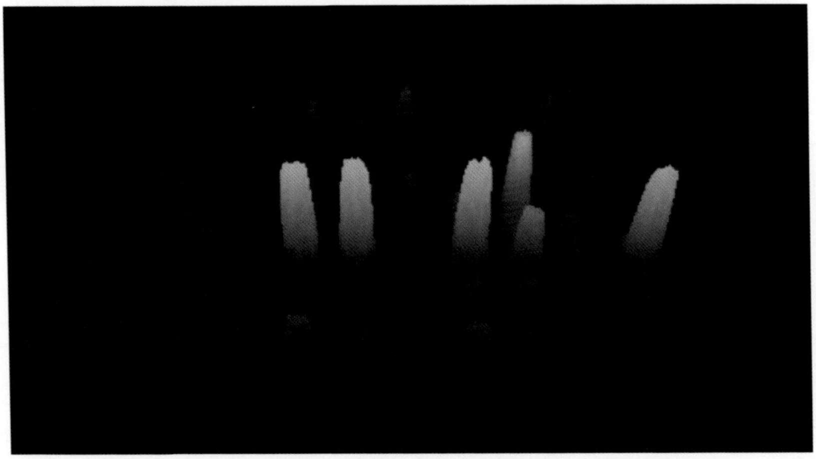

图 5-179 化橘红混伪品氯仿提取部位薄层色谱 3D 图

4. 小结

①建立化橘红甲醇提取部位及氯仿提取部位的薄层色谱指纹图谱,将所得图谱导入相似度分析软件,对不同批次样品进行分析和相似度评价。该方法以软件分析的方式代替了用薄层扫描仪的定量分析,通过生成数码轮廓图及薄层色谱 3D 图,可对样品化学成分的含量进行快速估算,进而对样品质量进行评价,克服了薄层扫描仪扫描时间长、结果受时间、环境等因素影响大的缺点。

②《中华人民共和国药典》(2015年版)一部化橘红鉴定项下的薄层色谱以乙酸乙酯-丙酮-冰乙酸-水(8∶4∶0.3∶1)为展开剂,展开,取出,晾干,喷以5%三氯化铝乙醇溶液,在105℃加热1 min,置紫外灯(365 nm)下检视。供试品色谱中,在与对照品色谱相应的位置上,显相同颜色的荧光斑点。根据精简、高效、合理、准确的实验原则,本研究优化了药典的展开条件,建立了最佳的薄层色谱条件:a. 甲醇提取部位以甲苯-乙酸乙酯-丙酮-水-甲酸(2∶3.5∶5∶0.5∶0.05)为展开剂,在42%相对湿度下,在365 nm紫外灯下展开条带丰富、清晰、分离度良好。b. 氯仿提取部位以甲苯-乙酸乙酯-丙酮-甲酸(8.5∶3.25∶1∶0.05)为展开剂,在42%相对湿度下,在365 nm紫

外灯下展开条带荧光斑点丰富、分离度良好。优化后的方法重现性好、斑点清晰、方法可行、背影干扰较小。

③构建了化橘红黄酮类成分及香豆素类成分的薄层色谱指纹图谱共有模式，黄酮类成分8个特征峰，对照品柚皮苷的R_f值为0.16。香豆素类成分13个特征峰，对照品异欧前胡素的R_f值为0.77，对照品佛手柑内酯的R_f值为0.55。

本研究发现化橘红不同商品之间各主要成分差异较小，质量相对比较稳定，建立的薄层色谱方法稳定性好、色谱条带丰富、清晰，杂质条带少，且薄层色谱法操作方便、时效较高，可作为较好的化橘红质量评价的方法，为进一步规范化橘红药材的质量标准及安全合理的临床用药提供依据。

参考文献

[1] 全国中草药汇编编写组. 全国中草药汇编：上册[M]. 第二版. 北京：人民卫生出版社，1996：582.

[2] 国家药典委员会. 中华人民共和国药典：一部[S]. 北京：中国医药科技出版社，2015：74-75.

[3] 高宾，郭淑珍. 化橘红的商品规格与加工规格[J]. 首都医药，2010，（13）：35.

[4] 赵雪梅，叶兴乾，席屿芳，等. 胡柚皮中的化学成分研究（Ⅰ）[J]. 中国中药杂志，2003，28（3）：237-239.

[5] 冯宝民，裴月湖. 柚皮中的化学成分[J]. 沈阳药科大学学报. 2000，17（5）：332-333.

[6] 赵雪梅，叶兴乾，席屿芳. 胡柚皮中的黄酮类化合物[J]. 中草药，2003，34（1）：11-13.

[7] 韦英杰，舒斌，陈玉俊，等. 分光光度法测定化橘红总黄酮含量[J]. 中成药，2005，27（3）：354-355.

[8] 程荷凤，蔡春，李小凤. 化橘红多糖的分离纯化及其组成的气相色谱分析[J]. 广东医学院学报，1998，16（1-2）：15-16.

[9] 林励. 不同品种化橘红挥发油化学成分分析[J]. 中药材，2001，24（5）：345-346.

[10] 吕宋夏. 化州橘红黄酮式的抗炎、镇痛、解热作用研究[J]. 湛江医学院学报，1998，（2）：54-57.

姜黄

Jianghuang

RHIZOMA CURCUMAE LONGAE

【别名】

黄姜、毛姜黄、宝鼎香、黄丝郁金[1]。

【来源】

为姜科植物姜黄 *Curcuma longa* L.的干燥根茎。冬季茎叶枯萎时采挖，洗净，煮或蒸至透心，晒干，除去须根。

始载于《新修本草》，云："叶根都似郁金，花春生于根，与苗并出，夏花烂，无子。根有黄、青、白三色。其作之方法与郁金同尔。西戎人谓之蒁药"，具有破血行气、通经止痛的功效[2]。

【主产及栽培地】

姜黄原产于印度，现广泛种植于包括我国在内的热带和亚热带地区。在我国主要分布于福建、台湾、广东、广西、四川、云南及贵州等地，江西、湖北、浙江等省也有栽培[1]。

【化学成分】

姜黄药材中至少含有235种化合物[3]，主要化学成分具体如下：

1. 挥发油类化合物

目前，已从姜黄植物的叶、花、根和根茎中分离鉴定出上百种烯萜类化合物，包括单萜、倍半萜和少量的二萜、三萜等。单萜类主要存在于姜黄的叶子或花中，根茎中挥发油含量为1.5%～5%，其中没药烷型倍半萜类化合物含量最为丰富。主要有*p*-伞花烃、*β*-水芹烯、萜品油烯、三甲基苯甲醇、桉树脑、月桂烯、芳姜黄酮、*α*-姜黄酮和*β*-姜黄酮、姜黄酮、*α*-姜黄烯、龙脑、姜烯、芳姜黄酮、*β*-没药烯、*β*-倍半水芹烯、*β*-蒎烯、柠檬烯、1,8-桉叶油素、樟脑、*β*-榄香烯、*β*-石竹烯、莪术烯醇、表蓝桉醇、芳姜黄烯、新莪术二酮、吉马酮、莪术二酮、新姜黄二酮、芹子烯、降胭脂树素、*L*-香芹醇、姜黄二酮、*β*-姜黄酮、*γ*-榄香烯等[4, 5]。

2. 酚类化合物

分为二苯基庚烷和二苯基酮类，姜黄素类化合物属于二苯基庚烷，该类化合物含有苯环-C7-苯环的骨架结构，是姜黄中的主要活性化合物之一。酚类化合物含量占姜黄的3%～15%，主要有姜黄素、去甲氧基姜黄素、双去甲姜黄素、四氢姜黄素、环姜黄素、香草酸、香兰素等[3]。

3. 黄酮类化合物

姜黄中含有黄酮及其糖苷类化合物，包括二氢黄酮醇、黄酮、黄酮醇，其糖苷配基包括黄体素、芹菜素、槲皮素、山奈酚、杨梅素等[4]。

4. 多糖类化合物

有L-阿拉伯糖、D-木糖、D-半乳糖、D-葡萄糖、L-鼠李糖和D-半乳糖醛酸等[6, 7]。

5. 无机元素

姜黄中含有锂、硼、镁、铝、磷、钙、钛、钒、铬、锰、铁、钴、镍、铜、锌、锶、钡、镉、铅等多种无机元素[8]。

6. 其他成分

姜黄中还含有少量甾醇类、树脂、长链脂肪酸等化合物[9]。

其中挥发油类化合物和姜黄素类是姜黄最主要的两大活性成分。现代药理研究表明，姜黄挥发油成分具有广泛的抗菌、抗肿瘤、降血脂、抗氧化等药理作用[10, 11]。其主要成分为β-石竹烯和姜黄素，结构见图5-180。

（a）β-石竹烯　　　　　（b）姜黄素

图5-180　姜黄中主要化学成分结构式

【植物形态】

株高1～1.5 m。根茎很发达，成丛，分枝很多，椭圆柱状或圆柱状，橙黄色，极香；根粗壮，末端膨大呈块根。叶每株5～7片，叶片长圆形或椭圆形，长30～45 cm，宽15～18 cm，顶端短渐尖基部渐狭，绿色，两面均无毛；叶柄长20～45 cm。花葶由叶鞘内抽出，总花梗长12～20 cm；穗状花序圆柱状，长12～18 cm，直径4～9 cm；苞片卵形或长圆形，长3～5 cm，淡绿色，顶端钝，上部无花的较狭，顶端尖，开展，白色，边缘染淡红晕；花萼长8～12 mm，白色，具不等的钝3齿，被微柔毛；花冠淡黄色，管长达3 cm，上部膨大，裂片三角形，长1～1.5 cm，后方的1片稍大，具细尖头；侧生退化雄蕊比唇瓣短，与花丝及唇瓣的基部相连成管状；唇瓣倒卵形，长1.2～2 cm，淡黄色，中部深黄，花药无毛，药室基部具2角状的距；子房被微毛。花期：8月。姜黄植物形态见图5-181。

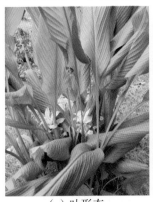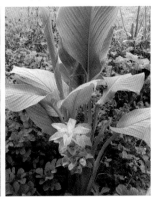

（a）叶形态　　　　　（b）花形态

图5-181　姜黄植物形态图

【药材特征】

本品呈不规则卵圆形、圆柱形或纺锤形，常弯曲，有的具短叉状分枝，长2～5 cm，直径1～3 cm。表面深黄色，粗糙，有皱缩纹理和明显环节，并有圆形分枝痕及须根痕。质坚实，不易折断，断面棕黄色至金黄色，角质样，有蜡样光泽，内皮层环纹明显，维管束呈点状散在。气香特异，味苦、辛。以质坚实、断面金黄、香气浓厚者为佳。姜黄药材特征见图5-182。

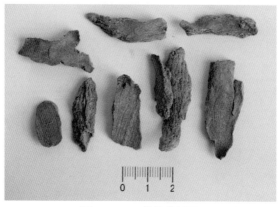

图5-182　姜黄药材图

【薄层色谱及特征指纹图谱】

1. 仪器与试药

仪器：SP-20E型全自动薄层色谱点样仪（上海科哲生化科技有限公司）、硅胶GF$_{254}$高效预制薄层板（Merck）、IX-US50型数码相机（Canon公司）、TH-Ⅱ型薄层加热器（上海科哲生化科技有限公司）、双槽层析缸、CHROMAP 1.5色谱指纹图谱系统解决方案软件（广东珠海科曼中药研究有限公司）。

试剂：甲醇、石油醚（60～90℃）、乙酸乙酯、去离子水。

对照品：β-石竹烯（上海源叶生物科技有限公司），纯度大于98%。

样品：姜黄药材均购于广州的不同药房和药材市场，经丁平研究员鉴定为姜科植物姜黄 Curcuma longa L.的干燥根茎，样品保存于广州中医药大学中药资源教研室，样品信息见表5-18。

表5-18　姜黄样品信息表

样品编号	样品名称	样品购买地	样品产地
1	姜黄	裕德大药房	广东
2	姜黄	健民医药	广东
3	姜黄	清平药材市场（黎明59档）	广西
4	姜黄	清平药材市场（H2056）	广西
5	姜黄	集和堂大药房	四川

样品编号	样品名称	样品购买地	样品产地
6	姜黄	广东康之家爱心大药房	四川
7	姜黄	金康药店	四川
8	姜黄	壹号大药房	海南
9	姜黄	清平药材市场（黎明130档）	云南
10	姜黄	百和堂大药房	湖北

2. 方法

（1）**对照品溶液的制备** 吸取β-石竹烯对照品适量，加甲醇制成每1 mL含25 μL的溶液，作为对照品溶液。

（2）**供试品溶液的制备** 取姜黄药材粉末（过20目筛）50.0 g，精密称定，置圆底烧瓶中，加入去离子水500 mL，浸泡30 min，保持微沸2 h，收集姜黄挥发油。姜黄挥发油经无水硫酸钠吸水干燥后，取100 μL用甲醇定容至1 mL，作为供试品溶液。

（3）**薄层色谱条件** 按照薄层色谱法（中华人民共和国药典，通则0502）试验，吸取β-石竹烯对照品溶液和供试品溶液各1 μL，分别点于同一硅胶GF$_{254}$高效预制薄层板上。以石油醚-乙酸乙酯（10∶1.5）为展开剂，展开，展距3 cm时，取出，晾干，在温度4℃、相对湿度47%的条件下二次展开，展距8.5 cm，取出，挥干，喷以5%的香草醛硫酸溶液，在105℃加热至斑点显色清晰。供试品色谱中，在与对照品色谱相应的位置上，显相同颜色的斑点。

（4）**方法学考察**

①**重复性考察**。取同一来源的药材样品5份，按2.（2）项制备供试品溶液，色谱结果基本一致，比较色谱斑点的峰面积，挥发油类化学成分主要色谱斑点峰面积的RSD为1.17%～2.80%，表明本研究建立的方法具有良好的重复性。

②**稳定性考察**。取同一来源的供试品溶液，分别于0 h、6 h、12 h、24 h、48 h点样，色谱结果基本一致，主要色谱斑点峰面积的RSD为4.10%～4.34%，表明供试品溶液在48 h内具有良好的稳定性，见图5-183。

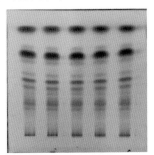
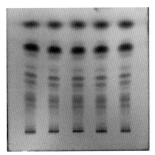

（a）重复性考察   （b）稳定性考察

图5-183 姜黄挥发油方法学考察

③高效薄层色谱指纹图谱条件的优化。

a. **温度考察**。取同一姜黄药材挥发油供试品溶液，分别在温度分别为4℃、25℃、40℃条件下展开，以此考察温度对姜黄挥发油色谱行为的影响。结果表明：当展开温度为40℃和25℃时，薄层斑点有明显的横向扩散现象，故最终选择4℃作为姜黄挥发油成分的薄层展开温度，见图5-184。

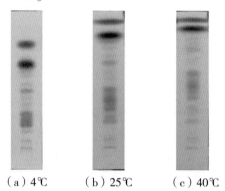

（a）4℃　　　（b）25℃　　　（c）40℃

图5-184　姜黄挥发油不同温度下展开薄层色谱图

b. **湿度考察**。以浓硫酸与蒸馏水的不同比例来调节展开系统的相对湿度，在湿度分别为18%、32%、47%、65%、72%的条件下展开，以此考察湿度对姜黄挥发油色谱行为的影响。结果表明：当展开湿度为47%时，色谱图斑点丰富、清晰，且无明显的扩散现象，效果略优于其他湿度，故选择47%作为姜黄挥发油成分的薄层最终展开湿度，见图5-185。

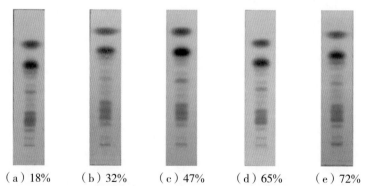

（a）18%　　　（b）32%　　　（c）47%　　　（d）65%　　　（e）72%

图5-185　姜黄挥发油不同湿度下展开薄层色谱图

3. **结果**

（1）**姜黄高效薄层色谱指纹图谱共有模式建立**　将10批不同商品来源的姜黄药材按2.（2）项制成供试品溶液并在2.（4）项薄层条件下进行展开，获得姜黄的挥发油成分的高效薄层色谱图（图5-186）。将色谱图导入CHROMAP1.5色谱指纹图谱系统解决方案软件，生成灰度扫描图并积分，将姜黄挥发油的代表性样本数据采用中位数法确定特征峰，共鉴定了8个特征色谱峰，构建了姜黄挥发油薄层色谱指纹图谱共有模式（图5-187），并指认β-石竹烯为8号峰（$R_f \approx 0.91$）。

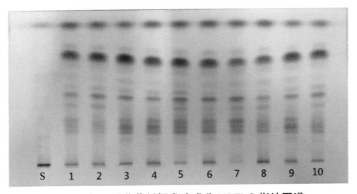

图 5-186 姜黄药材挥发油成分 HPTLC 指纹图谱

S—β-石竹烯对照品；1～10—不同商品来源的姜黄药材

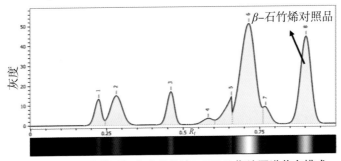

图 5-187 姜黄药材挥发油成分的 HPTLC 指纹图谱共有模式

（2）**不同商品来源姜黄的薄层色谱指纹图谱测定及相似度评价** 将10批不同商品来源姜黄药材的薄层色谱指纹图谱数据与共有模式相比较，计算夹角余弦相似度（图5-188），挥发油成分相似度均大于0.95，其中2、3、5、6、8号样品相似度均大于0.98，其余样品相似度为0.95～0.98。说明市售不同商品来源的姜黄药材挥发油类成分不存在明显的差异，从而反映出市售姜黄药材质量比较稳定、均一。

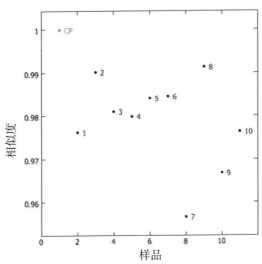

图 5-188 不同商品来源姜黄药材挥发油成分相似度评价

4. 小结

①《中华人民共和国药典》（2015年版）一部姜黄鉴定项下的薄层色谱是以三氯甲烷－甲醇－甲酸（96∶4∶0.7）为展开剂，与对照药材色谱相应位置上显相同的颜色的斑点或荧光斑点，该方法并无针对性考察其中的斑点。根据精简、高效、合理、准确的实验原则，本研究优化了药典的展开条件，建立了最佳的薄层色谱条件：先以石油醚－乙酸乙酯（10∶1.5）展开，展距3 cm，取出，挥干溶剂，在温度4℃、相对湿度为47%的条件下，二次展开，展距8.5 cm，取出，挥干溶剂，喷5%的香草醛硫酸溶液，105℃加热至斑点明显，置于日光灯下检视，并以β-石竹烯化合物作为对照品，增加了对照品鉴别，优化后的方法重现性和稳定性好，斑点信息丰富且清晰度较佳。

②采用CHROMAP1.5色谱指纹图谱系统解决方案软件对姜黄挥发油成分色谱图进行分析处理，构建了姜黄薄层色谱指纹图谱共有模式，共鉴定了8个共有色谱峰，指认了8号峰为β-石竹烯（$R_f \approx 0.15$）。通过软件分析，对不同批次的姜黄药材与共有模式分别进行了相似度的评价，各样品相似度均大于0.95，说明不同商品来源的姜黄药材挥发油成分斑点相似、无明显差异，说明各大药房和药材市场上售卖的姜黄药材质量较为稳定、均一。

本研究采用高效薄层色谱指纹图谱法对不同产地的姜黄挥发油化学成分进行比较分析，可作为姜黄药材定性鉴别的有效手段之一。

参考文献

[1] 全国中草药汇编编写组. 全国中草药汇编：上册[M]. 第二版. 北京：人民卫生出版社，1996：582.

[2] 国家中医药管理局编委会. 中华本草第八册[M]. 上海科学技术出版社，1999，631-636.

[3] Li S Y，Yuan W，Deng G R, et al. Chemical composition and product quality control of turmeric（*Curcuma longa* L.）[J]. Pharmaceutical Crops，2011，2：28-54.

[4] 孙林林，乔利，田振华，等. 姜黄化学成分及药理作用研究进展[J]. 山东中医药大学学报，2019，43（2）：207-212.

[5] 王颖，郭兰萍，黄璐琦，等. 姜黄、莪术、郁金的化学成分与药理作用研究进展[J]. 中国药房，2013，24（35）：3338-3341.

[6] 葛跃伟，高慧敏，王智民. 姜黄属药用植物研究进展[J]. 中国中药杂志，2007，32（23）：2461-2467.

[7] Gonda R，Takeda K，Shimizu N，et al. Characterization of aneutral polysaccharide having activity on there ticuloendothelial system from the rhizome of *Curcuma longa* [J]. Chem. Pharm. Bull.，1992，40（1）：185-188.

[8] 陈少东，陈剑平，陈福北. ICP-MS/ICP-AES法测定姜黄中的无机元素[J]. 中国调味品，2010，35（8）：102-104.

[9] 王琰, 王慕邹. 姜黄属常用中药的研究进展[J]. 中国药学杂志, 2001, 36 (2): 8-12.

[10] Singh V, Rana M, Jain M, et al. *Curcuma* oil attenuates accelerated atherosclerosis and macrophage foam-cell formation by modulating genes involved in plaque stability, lipid homeostasis and inflammation[J]. *British Journal of Nutrition*, 2015, 113 (1): 100-113.

[11] 羊青, 晏小霞, 王茂媛, 等. 不同产地姜黄挥发油的化学成分及其抗氧化活性[J]. 中成药, 2016, 38 (5): 1188-1191.

救必应

Jiubiying

ILICIS ROTUNDAE CORTEX

【别名】

龙胆仔、白木香、白兰香、米碎木、山冬青、白皮冬青、大叶冬青、白山叶等[1]。

【来源】

本品为冬青科植物铁冬青 Ilex rotunda Thunb. 的干燥树皮。夏、秋二季剥取，晒干。

始载于《岭南采药录》，称 "味苦" "清热毒"，有清热解毒、消肿止痛、祛风利湿等功效[2]。因其对于治疗跌打损伤、烫火伤效果显著，故名救必应[1]。为我国岭南地区常用草药。

【主产及栽培地】

救必应常生长于山下疏林或沟、溪边，主要分布于广东、广西、福建、台湾、云南、江苏、浙江、安徽、江西、湖南等省区[3]。

【化学成分】

救必应中含有多种化学成分，主要成分如下：

1. 萜类及皂苷类化合物

救必应中三萜类成分含量较多，主要为熊果烷型、齐墩果烷型以及木栓烷型。主要成分有具栖冬青苷、铁冬青酸、3-O-乙酰齐墩果酸、铁冬青酸异丙叉酮缩醇、左旋龙脑、叶绿醇、角鲨烯、30-羟基铁冬青酸28-O-β-D-吡喃葡萄糖苷、24-羟基铁冬青酸28-O-β-D-吡喃葡萄糖苷、坡模醇酸、苦丁冬青苷 H、齐墩果酸等[4]。

2. 木脂素类

从救必应中分离出的木脂素主要有丁香脂素 4′-O-β-D-吡喃葡萄糖苷、香树脂醇 4′，4″-O-β-D-吡喃葡萄糖苷等[5]。

3. 甾体类化合物

救必应中含有的甾体类化合物主要为β-谷甾醇、β-胡萝卜苷等[6, 7]。

4. 芳香族类化合物

救必应中含有多种芳香族化合物，主要有丁香苷、救必应醇、芥子醛、二丁香苷醚、间苯三酚、香芹酚、顺式-甲基异丁香烯、麝香草酚、邻苯二甲酸二异丁酯等[8]。

5. 醛类化合物

主要有2，4-葵二烯醛、十一碳烯醛、丁香醛、反式-2，4-葵二烯醛等[8]。

6. 其他类化合物

此外，救必中还含有黄酮类、酚类及鞣质等成分[4]。

其中三萜及其皂苷类是主要活性成分。现代药理研究表明，救必应三萜皂苷类成分在心血管疾病、内分泌系统疾病、抗炎抗肿瘤、免疫调节等方面表现出了极强的生理活性，具有抗心律失常、抗心肌缺血等药理作用[9]，其主要成分有铁冬青酸、具栖冬青苷和丁香苷，结构见图5-189。

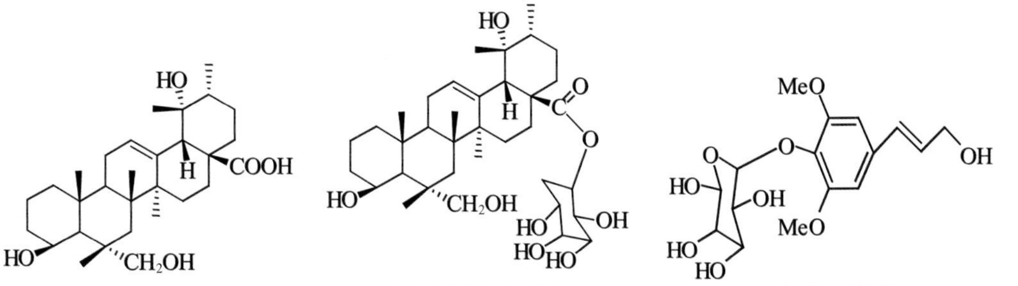

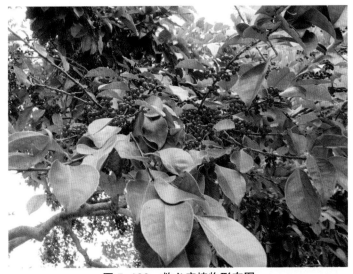

（a）铁冬青酸　　　　　（b）具栖冬青苷　　　　　（c）丁香苷

图5-189　救必应中主要化学成分结构式

【植物形态】

常绿乔木或灌木，高5～15 m。枝灰色，小枝圆柱形，红褐色。叶互生，卵圆形至椭圆形，长4～10 cm，宽2～4 cm，两端短尖，全缘，上面有光泽；侧脉8对，两面明显；纸质；叶柄长7～12 mm。花单性，雌雄异株，排列为具梗的伞形花序；雄花序梗长2～8 mm，花柄长2～4 mm；萼长约1 mm；花瓣4～5，绿白色，卵状矩圆形，长约2.5 mm；雄蕊4～5；雌花较小，花柄较粗壮，长3～5 mm；子房上位。核果球形至椭圆形，长4.5～6 mm，熟时红色，顶端有宿存柱头。花期5～6月；果期9～10月。救必应植物形态见图5-190。

图5-190　救必应植物形态图

【药材特征】

本品呈卷筒状、半卷筒状或略卷曲的板状，长短不一，厚1～15 mm。外表面灰白色至浅褐色，较粗糙，有皱纹。内表面黄绿色、黄棕色或黑褐色，有细纵纹。质硬而脆，断面略平坦。气微香，味苦、微涩。救必应药材特征见图5-191。

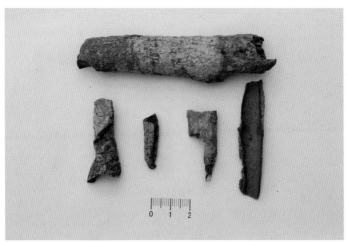

图 5-191　救必应药材图

【薄层色谱及特征指纹图谱】

1.　仪器与试药

仪器：Sartorius电子天平（德国）、RE-52A旋转蒸发仪（上海亚荣生化仪器厂）、Q-200超声波清洗器（上海音波声波科技公司）、HWS24型电热恒温水浴锅（上海一恒科学仪器有限公司）、DFT-50手提式高速中药粉碎机（温岭市大德中药机械有限公司）、TH-Ⅱ型薄层加热器（上海科哲生化科技有限公司）、20 cm×10 cm硅胶GF$_{254}$高效预制薄层板（Merck，No：HX950570）、上海科哲生化有限公司SP-20E全自动点样仪、双槽展开缸、CHROMAFINGER TM2005色谱指纹图谱系统及解决方案软件（珠海科曼中药研究有限公司）。

显色剂：10%硫酸乙醇溶液。

试剂：三氯甲烷、甲醇、乙酸乙酯等均为分析纯。

对照品：丁香苷对照品购买于南昌贝塔生物科技有限公司（批号10124～200912，纯度98%以上），具栖冬青苷由广州市医药工业研究所刘国樵教授提供（纯度98%以上），铁冬青酸为自行提取，与标准对照品对照后鉴定为铁冬青酸，经HPLC检测后纯度大于95%。

样品：救必应药材来源于广州从化和广州中医药大学中药学院，以及广州清平药材市场和广州部分大药房，所有样品均经过丁平教授鉴定，样品留样于广州中医药大学中药资源教研室，药材信息见表5-19。

表5-19　救必应药材及近缘属药材样品表

样品编号	样品名称	样品来源	收集部位	原产地	收集时间
A1	救必应	广东从化采集	茎皮	广东从化	2010.3
A2	救必应	广州清平市场（H段2092档）	茎皮	广东清远	2011.6
A3	救必应	广州清平市场（H段2118档）	茎皮	广东韶关	2011.6
A4	救必应	广州清平市场（H段2171档）	茎皮	广东肇庆	2011.6
A5	救必应	广州清平市场（H段1180B档）	茎皮	广西桂林	2011.6
A6	救必应	广州清平市场（塘鱼栏西一巷1号）	茎皮	广西梧州	2011.6
A7	救必应	广州中医药大学中药学院	茎皮	广东广州	2011.8
A8	救必应	广西玉林药材市场	茎皮	广西北海	2011.8
A9	救必应	成都荷花池药材市场	茎皮	四川成都	2011.8
A10	救必应	广州老百姓大药房	茎皮	广东清远	2011.8
A11	救必应	广州市百键药店	茎皮	福建泉州	2011.8
A12	救必应	广州致信药业有限公司购买	茎皮	广东广州	2010.3
A13	救必应	广州清平市场（H段2275档）	茎皮	广东从化	2011.6
B1	救必应	广州中医药大学中药学院	根皮	广东广州	2011.9
B2	救必应	广州中医药大学中药学院	茎皮	广东广州	2011.9
B3	救必应	广州中医药大学中药学院	木心	广东广州	2011.9
B4	救必应	广州中医药大学中药学院	叶片	广东广州	2011.9
C1	岗梅	广西玉林药材市场	根皮	广西桂林	2011.9
C2	岗梅	广西玉林药材市场	茎皮	广西桂林	2011.9
C3	岗梅	广西玉林药材市场	木心	广西桂林	2011.9
C4	岗梅	广州中医药大学中药学院	叶片	广东广州	2011.9
C5	毛冬青	广州中医药大学中药学院	根皮	广东广州	2011.9
C6	毛冬青	广州中医药大学中药学院	茎皮	广东广州	2011.9
C7	毛冬青	广州中医药大学中药学院	木心	广东广州	2011.9
C8	毛冬青	广州中医药大学中药学院	叶片	广东广州	2011.9

2. 方法

（1）**对照品溶液的制备**　精密称取对照品适量，加甲醇制备成每1mL含丁香苷、具栖冬青苷和铁冬青酸各0.5mg的混合溶液，备用。

（2）**供试品溶液的制备**　取救必应药材粉末（过60目筛）约0.3g，精密称定，置具塞锥形瓶中，加入甲醇20mL，浸泡20min，超声提取20min（温度控制在25～30℃），滤过，滤液于60℃水浴上蒸干，残渣用甲醇溶解，定容至10mL，作为供试品溶液。

（3）**薄层色谱条件**　依照薄层色谱法（中华人民共和国药典，通则0502）试验，分别吸取混合对照品溶液与供试品溶液各5 μL，分别点于同一块硅胶GF$_{254}$高效预制薄层板上，以三氯甲烷-乙酸乙酯-甲醇-水-甲酸（8：24：5：2：2）为展开剂，在温度25～30℃、湿度47％的条件下展开，展距约8.5 cm，取出，挥干溶剂，喷以10％硫酸乙醇溶液，105℃加热至斑点显色清晰，立即置于日光灯及紫外（365 nm）灯下检视。供试品色谱中，在与对照品色谱相应的位置上，显相同颜色的斑点或荧光斑点。

（4）高效薄层色谱指纹图谱条件的优化

①展开溶剂优化。选用乙酸乙酯、甲醇、水、甲酸、三氯甲烷任意组合成三元、四元或五元的5种展开系统，分别选用①乙酸乙酯-甲醇-水（20：4：1）；②三氯甲烷-甲醇-水（16：4：1）；③三氯甲烷-乙酸乙酯-甲醇-甲酸（4：12：1：0.1）；④三氯甲烷-乙酸乙酯-甲醇-甲酸（4：12：3：0.2）；⑤三氯甲烷-乙酸乙酯-甲醇-水-甲酸（8：24：5：2：2）5种不同展开系统（图5-192①～⑤）进行展开。

结果表明：以三氯甲烷-乙酸乙酯-甲醇-水-甲酸展开的效果较佳，通过调节不同比例展开后，取出，晾干，喷以10％硫酸乙醇溶液，在105℃加热至斑点显色清晰，分别于日光下和紫外（365 nm）灯下检视。结果表明：以三氯甲烷-乙酸乙酯-甲醇-水-甲酸（8：24：5：2：2）为展开系统，展开，各斑点R_f值分布均匀且清晰，重复性高，效果见图5-192。

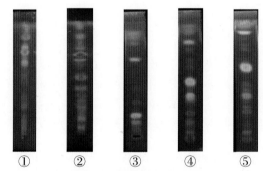

图 5-192　不同溶剂系统展开得到的薄层色谱图（UV365 nm）

②相对湿度的优化。以浓硫酸、蒸馏水调节相对湿度，比较不同湿度下的斑点（图5-193）。结果表明：展开条件在相对湿度为47%时最优，斑点分离度最佳。

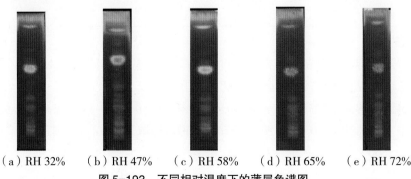

（a）RH 32%　（b）RH 47%　（c）RH 58%　（d）RH 65%　（e）RH 72%

图 5-193　不同相对湿度下的薄层色谱图

3. 结果

（1）**救必应高效薄层色谱指纹图谱共有模式建立** 将23批不同来源的救必应药材分别按2.（2）项制成供试品溶液并按2.（3）项薄层条件进行展开，获得救必应药材高效薄层色谱图（图5-194）。将荧光（365 nm照射）薄层色谱图导入CHROMAFINGER 2005色谱指纹图谱系统及解决方案软件，生成灰度扫描图并积分，所得样品数码轮廓图见图5-195、图5-196。将救必应代表性样本数据采用中位数法确定特征峰、均数法计算其特征值，共鉴定了11个特征色谱峰，构建了救必应药材薄层色谱指纹图谱标准共有模式（图5-197）。并指认4号峰为丁香苷（R_f约为0.25）、8号峰为具栖冬青苷（R_f约为0.57）、11号峰为铁冬青酸（R_f约为0.93）。不同产地救必应样品代表性指纹图谱见图5-198。

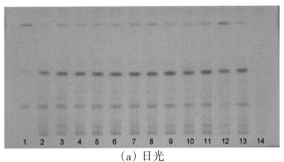
（a）日光

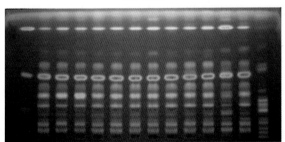
（b）紫外线365 nm

图 5-194　救必应药材样品典型薄层色谱指纹图谱图

1—丁香苷等3种单体对照品（自下而上依次为丁香苷、具栖冬青苷、铁冬青酸）; 2～14—表5-19中的A1～A13号样品

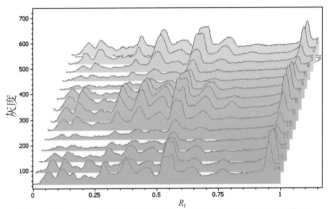

图 5-195　救必应样品高效薄层色谱指纹图谱数码轮廓图

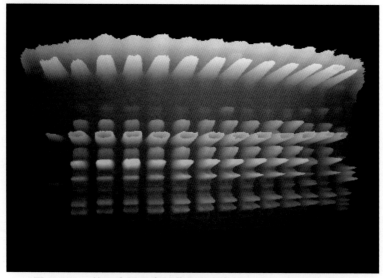

图 5-196 救必应样品高效薄层色谱指纹图谱 3D 数码轮廓图

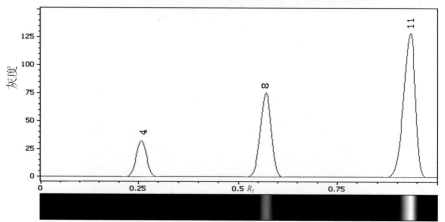

（a）对照品图谱（自左向右依次为丁香苷、具栖冬青苷、铁冬青酸）

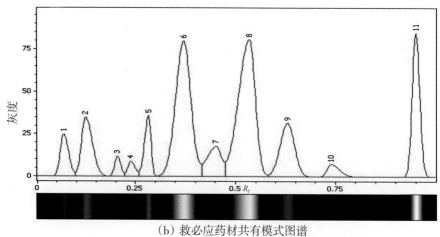

（b）救必应药材共有模式图谱

图 5-197 对照品图谱及救必应薄层指纹图谱共有模式

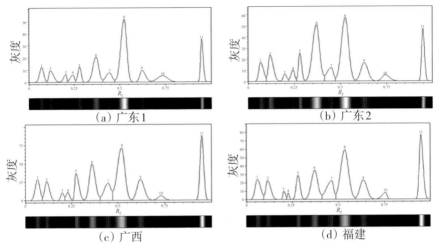

図 5-198　不同产地代表性样品高效薄层色谱指纹图谱

（2）不同来源救必应药材的高效薄层色谱指纹图谱相似度评价　将13批不同来源救必应药材的薄层色谱指纹图谱数据与共有模式相比较，计算夹角余弦相似度（见表5-20），除了A13号样品的相似度为0.84外，其余所有样品的相似度均在0.9以上，相似度较高。经考察A13号样品因整体药材横切面厚度较厚，在5～12 mm范围内，与其他药材样品差异明显，导致其相似度比其他样品相对较小。

表5-20　不同批次救必应药材相似度

样品编号	相似度	样品编号	相似度
A2	0.9572	A8	0.9208
A3	0.9385	A9	0.9325
A4	0.9481	A10	0.9257
A5	0.9869	A11	0.9833
A6	0.9510	A12	0.9284
A7	0.9558	A13	0.8440

（3）不同厚度救必应茎皮药材薄层色谱比较　将救必应A1号样品药材按横切面厚度不同分类，分为6个等级，厚度分别为0.5～1 mm、1～2 mm、2～3 mm、3～5 mm、5～7 mm、9～12 mm。分类好的药材烘干打粉，过60目筛，分别按2.（2）项制成供试品溶液并按2.（3）项薄层条件进行展开，获得救必应茎皮不同厚度药材对照图谱（图5-199）。

结果表明：以茎皮横切面厚度为标准，不同厚度救必应药材的薄层色谱差异较明显，与用于建立救必应药材共有模式的A1样品相比较，厚度为0.5～2 mm的救必应药材相似度最高，在谱图中除了有对照品相对应的斑点外，另外在R_f值约为0.37、0.45、0.63（365 nm）处有三个明显的蓝绿色斑点。厚度为2～7 mm的救必应药材则是在R_f值约为0.07和0.14（365 nm）处有两个明显浅黄色斑点，而厚度为9～12 mm的救必应药材薄层色谱明显与其他厚度药材的薄层色谱有较大分别，丁香苷和具栖冬青苷处没有对应的斑点，且大部分的斑点位置和亮度与其他样品相对比也有较大差异，表明厚度较大的药材成分与其他药材相比差异较大。

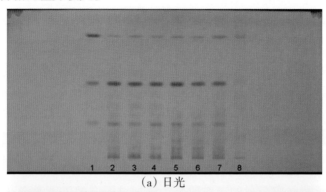

（a）日光

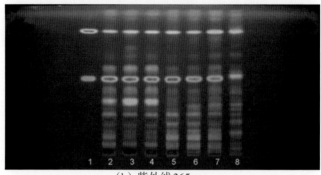

（b）紫外线365 nm

图 5-199　救必应不同厚度药材薄层色谱图

1—丁香苷等3种单体对照品（自下而上依次为丁香苷、具栖冬青苷、铁冬青酸）；

2—救必应A1样品；3～8—A1样品不同厚度分类药材样品

（依次为0.5～1 mm、1～2 mm、2～3 mm、3～5 mm、5～7 mm、9～12 mm）

（4）救必应不同采集部位及与同属近缘种植物间的薄层色谱比较　将表5-19中B1～B4、C1～C8号样本分别按2.（2）项制成供试品溶液并按2.（3）项薄层条件进行展开，获得救必应及其近缘属药材对照图谱（图5-200）。

结果表明：救必应不同部位的化学成分及含量均有较大差异。在救必应茎皮部位的薄层图谱中，除了三个对照品所对应的斑点明显外，另在 R_f 值约为0.07、0.14处（365 nm）有两个明显的浅黄色斑点，在 R_f 值约为0.27、0.37、0.45、0.63、0.75处（365 nm）有五个明显的蓝绿色斑点，这都与救必应药材商品极为相似。而在救必应根皮及木心部位的薄层图谱中，丁香苷所对应的斑点不明显，其中根皮部位在 R_f 值约为0.05、0.13、0.17、0.29、0.40、0.42处（365 nm）分别有六个浅黄色的斑点，在 R_f 值约为0.20处（365 nm）有一明显的亮黄色斑点。木心部位的薄层图谱差异性更大，可以明显看出化学成分以及含量的差异。叶片部位差异更甚，丁香苷及具栖冬青苷的含量和其他部位相比明显少很多。

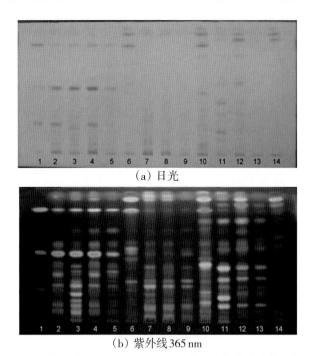

（a）日光

（b）紫外线 365 nm

图 5-200　救必应不同部位及同属近缘种植物化学成分薄层色谱图

1—丁香苷等3种单体对照品（自下而上依次为丁香苷、具栖冬青苷、铁冬青酸）；
2—救必应A1样品；3～6—表5-19中B1～B4号样品；7～14—表5-19中C1～C8号样品

　　救必应与其同属近缘种植物之间化学成分差异非常明显，在图5-200中可以看出岗梅及毛冬青分别在对照品丁香苷和具栖冬青苷所对应的位置上没有显示荧光斑点，在铁冬青酸所对应的位置上有隐约的淡黄色斑点出现，而其他的荧光斑点位置和颜色也各不相同，且每种植物不同部位之间也存在较为明显的差异。同时，将样品分析中所获得的13个样品的色谱峰采用模糊聚类分析方法，得到聚类分析树状图（图5-201）。从图中可以更加直观地看出救必应与同属近缘种植物之间的差异，其中救必应各部位药材样品归为一类，另外两个同属药材归为一类。

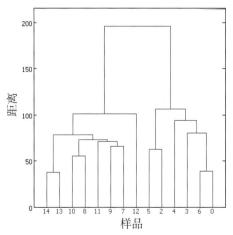

图 5-201　救必应及同属药材聚类树状图

4. 小结

①《中华人民共和国药典》（2010年版）一部救必应鉴定项下的薄层色谱鉴别项以丁香苷和对照药材作对照、三氯甲烷–甲醇–无水甲酸（16∶4∶1）为展开剂展开，但其展开效果分离度有待提高。本研究对救必应药材成分的指纹图谱鉴别方法进行了系统的考察和优化，建立了最佳的薄层色谱条件：以丁香苷、具栖冬青苷和铁冬青酸3种化学成分作对照品，再以三氯甲烷–乙酸乙酯–甲醇–水–甲酸（8∶24∶5∶2∶2）为展开剂，在温度25～30℃、湿度47%的条件下展开，展距约8.5 cm，取出，挥干溶剂，喷以10%硫酸乙醇溶液，105℃加热至斑点显色清晰，立即置日光灯及紫外（365 nm）灯下检视。优化后的方法重现性好、斑点清晰、方法可行、背影干扰较小。同时考察了多个成分的斑点，且增加了与多个对照的比较鉴别，对多组分的中药来说更科学。

②构建了救必应药材薄层色谱指纹图谱共有模式，共鉴定了11个共有色谱峰。其中3个对照品均得到指认，其 R_f 值分别为：丁香苷 $R_f \approx 0.25$、具栖冬青苷 $R_f \approx 0.57$、铁冬青酸 $R_f \approx 0.93$。

③对不同来源救必应药材的高效薄层色谱图进行相似度评价，与共有模式相比，除A13号样品相似度较低之外，其他样品均在0.9以上，说明相似度良好，所建模式适合应用于救必应药材的质量评价中。

④不同茎皮厚度的救必应药材对化学成分的影响较大。茎皮厚度在0.5～2 mm范围内的救必应药材色谱图与对照药材样品相比相似度最高，而厚度在9 mm以上的药材样品相似度最低。且随着厚度的增加，丁香苷所对应的斑点亮度呈逐渐减弱现象，说明救必应药材的厚度对化学成分的含量有一定的影响。

⑤救必应不同部位之间化学成分有较大差异。与薄层色谱指纹图谱得出的共有模式相比较，茎皮部位的化学成分和现有商品成分更为相似，而经常与茎皮混用的根皮部位丁香苷含量明显较低，在薄层色谱上所对应的斑点颜色暗淡不清晰；木心部位的色谱图所示斑点与茎皮部位相比较，所在位置相差不大，但亮度均较暗，但木心及叶片部位的薄层色谱图与对照样品比较差异较明显，其中叶片部位的差异甚为明显，斑点所在位置及亮度均有较大差异。

⑥救必应与其同属近缘种植物的薄层色谱行为差异明显。运用聚类树状图分析，可以直观地看到救必应药材与其同属药用植物之间的差别，说明它们之间的化学成分存在明显差异，不能将其混用之。

本研究建立的救必应药材高效薄层色谱指纹图谱分析方法，可为救必应药材的质量评价提供一个较为系统的研究手段。

参考文献

[1] 国家中药管理局编委会. 中华本草：第五册[M]. 上海科学技术出版社，1999：163-164.

[2] 蒋涛滔，张榕文，范庆亚. 救必应研究进展[J]. 中医药导报，2007，13（2）：82-84.

[3] 广东中药志编辑委员会．广东中药志：第一卷[M]．广州：广东科技出版社.1994：356.

[4] 扈芷怡，唐梅，张谦华，等．救必应化学成分和药理作用研究进展[J]．长春师范大学学报，2018，37（4）：69-74.

[5] 彭喻嫄，梁敬钰，冯锋．救必应的研究进展[J]．海峡药学，2014，26（12）：4-8.

[6] 孙辉，张晓琦，蔡艳，等．救必应的化学成分研究[J]．林产化学与工业，2009，29（1）：111-114.

[7] 许睿，高幼衡，魏志雄，等．救必应化学成分研究（Ⅰ）[J]．中草药，2011，42（12）：2389-2393.

[8] 王振辉．铁冬青总皂苷心血管作用化学成分研究[D]．长春：吉林农业大学，2011.

[9] 代蕾．救必应高效薄层色谱指纹图谱及组织化学研究[D]．广州中医药大学，2012.

罗汉果

Luohanguo

SIRAITIAE FRUCTUS

【别名】

拉汉果、假苦瓜、光果木鳖、苦人参、罗晃子、金不换等[1]。

【来源】

本品为葫芦科植物罗汉果*Siraitia grosvenorii*（Swingle）C. Jeffrey ex A. M. Lu et Z. Y. Zhang的干燥果实。秋季果实由嫩绿色变深绿色时采收，晾数天后，低温干燥。

始载于《岭南采药录》，云："理痰火咳嗽"。有清肺、化痰、止咳、润肠等功效[2]。在广西民间已有300多年的用药历史[3]。

【主产及栽培地】

罗汉果在港澳地区、东南亚、欧美国家久负盛名，被称为"东方神果"和"长寿之果"，是中国传统出口商品之一。分布于我国广西、广东、江西、湖南等地区[4]，其中广西永福县为正宗的罗汉果的发源地和主产地。

【化学成分】

罗汉果药材中化学成分复杂，主要化学成分具体如下：

1. 三萜类化合物

目前，已从罗汉果中分离鉴定出26种葫芦烷型三萜皂苷、3种三萜烯苯甲酸酯和2种五环三萜醇，其中葫芦烷三萜类化合物是罗汉果主要的有效成分。主要有罗汉果苷Ⅳ、罗汉果苷Ⅴ、罗汉果苷Ⅲ、11-氧-罗汉果苷Ⅴ、罗汉果苷ⅡE、罗汉果苷ⅢE、赛门苷Ⅰ、罗汉果二醇苯甲酸、光果木鳖皂苷Ⅰ、罗汉果苷Ⅵ、罗汉果苷A、罗汉果新苷、罗汉果苷元-3，24-二氧-葡萄糖苷（罗汉果苦苷A）、20-hydroxy-11-oxomogroside IA1、β，19-epoxy-29-nor-3，11-dioxocucurbit-24-ene-27- oic acid -27-*O*-β-*D*-glucopyranosyl-（1→6）-β-*D*-glucopyranoside、19，29-nor-3，11-dioxo-cucurbit-4，24-diene-27-oic acid 27-*O*-β-*D*-glucopyranosyl-（1→6）-β-*D*-glucopyranoside、，siraitic acid F、siraitic acid C等[3, 5~7]。

2. 黄酮类化合物

罗汉果中的黄酮多以苷元的形式存在，其基本单元或主要成分以槲皮素和山奈酚为主。主要有罗汉果黄素、山奈酚-3，7-*O*-α-*L*-二鼠李糖苷、山奈酚-7-*O*-α-*L*-鼠李糖苷、山奈酚等[8, 9]。

3. 脂肪酸类化合物

罗汉果籽油中不饱和脂肪酸占82.56%，多不饱和脂肪酸占总脂肪酸组成的71.73%。

主要有角鲨烯、[*Z*，*Z*]-9，12-十八碳二烯酸、3-羟基-1，6，10，14，18，22-二十四碳六烯、亚油酸、油酸、棕榈酸、硬脂酸、棕榈油酸、肉豆蔻酸、月桂酸、癸酸、亚麻酸等[7，10]。

4. 多糖类化合物

罗汉果多糖是由 *D*-葡萄糖、*D*-半乳糖、*D*-木糖、*L*-阿拉伯糖、*L*-鼠李糖和葡萄糖醛酸组成。目前已分离出2种多糖 SGPS1 和 SGPS2[11]。

5. 蛋白质、氨基酸类

罗汉果的干果中含7.1%～7.8%的蛋白质和18种氨基酸，其中包括人体必需的8种氨基酸[12]。

6. 无机元素、维生素

罗汉果的成熟果实中约含有24种无机元素，含量较高的有钾、钙、镁、硒等，同时也富含维生素C和维生素E[13]。

其中葫芦素烷三萜类皂苷成分是罗汉果最主要活性成分，其次为黄酮类。现代药理研究表明，罗汉果具有抑菌消炎、抗氧化、调节免疫功能、抗癌的功效及对糖尿病的治疗作用和其并发症的预防作用[14～16]。其主要成分为罗汉果皂苷Ⅴ和罗汉果黄素，结构见图5-202。

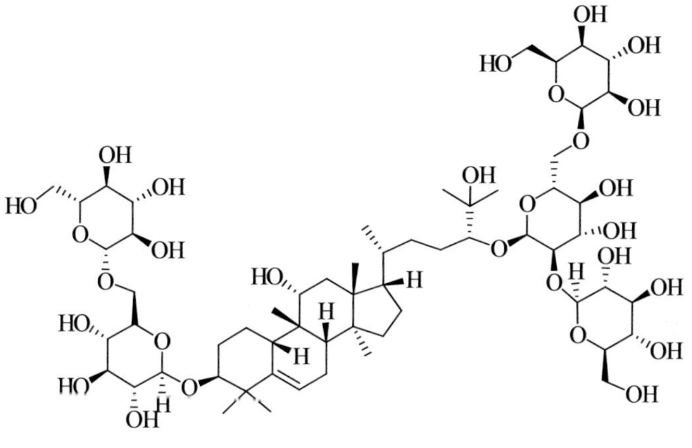

（a）罗汉果皂苷Ⅴ

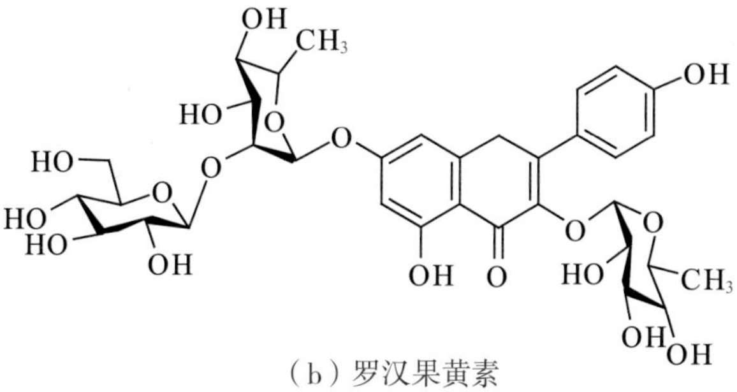

（b）罗汉果黄素

图 5-202　罗汉果中主要化学成分结构式

【植物形态】

攀援草本。根多年生，肥大，纺锤形或近球形。茎、枝稍粗壮，有棱沟，初被黄褐色柔毛和黑色疣状腺鳞，后毛渐脱落变近无毛。叶柄长3～10 cm，被同枝条一样的毛和腺鳞；叶片膜质，卵形、心形、三角状卵形或阔卵状心形，长12～23 cm，宽5～17 cm，先端渐尖或长渐尖，基部心形，弯缺半圆形或近圆形，深2～3 cm，宽3～4 cm，边缘微波状，由于小脉伸出而有小齿，有缘毛，叶面绿色，被稀疏柔毛和黑色疣状腺鳞，老后毛渐脱落变近无毛，叶背淡绿，被短柔毛和混生黑色疣状腺鳞；卷须稍粗壮，初时被短柔毛后渐变近无毛，2歧，在分叉点上下同时旋卷。雌雄异株。雄花序总状，6～10朵花生于花序轴上部，花序轴长7～13 cm，像花梗、花萼一样被短柔毛和黑色疣状腺鳞；花梗稍细，长5～15 mm；花萼筒宽钟状，长4～5 mm，上部径8 mm，喉部常具3枚长圆形、长约3 mm的膜质鳞片，花萼裂片5，三角形，长约4.5 mm，基部宽3 mm，先端钻状尾尖，具3脉，脉稍隆起；花冠黄色，被黑色腺点，裂片5，长圆形，长1～1.5 cm，宽7～8 mm，先端锐尖，常具5脉；雄蕊5，插生于筒的近基部，两两基部靠合，1枚分离，花丝基部膨大，被短柔毛，长约4 mm，花药1室，长约3 mm，药室S形折曲。雌花单生或2～5朵集生于6～8 cm长的总梗顶端，总梗粗壮；花萼和花冠比雄花大；退化雄蕊5枚，长2～2.5 mm，成对基部合生，1枚离生；子房长圆形，长10～12 mm，径5～6 mm，基部钝圆，顶端稍缢缩，密生黄褐色茸毛，花柱短粗，长2.5 mm，柱头3，膨大，镰形2裂，长1.5 mm。果实初密生黄褐色茸毛和混生黑色腺鳞，老后渐脱落而仅在果梗着生处残存一圈茸毛，果皮较薄，干后易脆。花期5～7月；果期7～9月。罗汉果植物形态见图5-203。

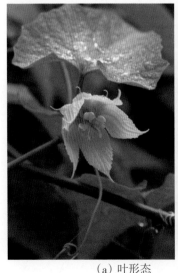

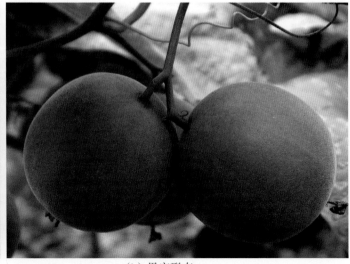

(a) 叶形态　　　　　　　　　　　(b) 果实形态

图5-203　罗汉果植物形态图

【药材特征】

本品呈卵形、椭圆形或球形，长4.5～8.5 cm，直径3.5～6 cm。表面褐色、黄褐色或绿褐色，有深色斑块及黄色柔毛，有的有6～11条纵纹。顶端有花柱残痕，基部有果梗痕。体轻，质脆，果皮薄，易破。果瓤（中、内果皮）海绵状，浅棕色。种子扁圆形，多数，长约1.5 cm，宽约1.2 cm；浅红色至棕红色，两面中间微凹陷，四周有放射状沟纹，边缘有槽。气微，味甜。罗汉果药材特征见图5-204。

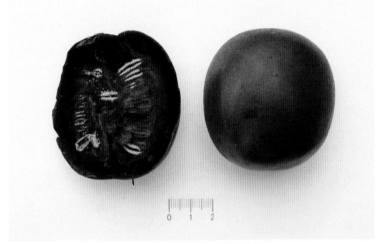

图 5-204　罗汉果药材图

【薄层色谱及特征指纹图谱】

1. 仪器与试药

仪器：硅胶GF$_{254}$高效预制薄层板（20 cm×10 cm，德国Merck公司）、SP-20E型全自动点样仪（上海科哲生化科技有限公司）、双槽展开缸、HWS24型电热恒温水浴锅、TH-Ⅱ型薄层加热器（上海科哲生化科技有限公司）、WFH-201B紫外透射反射仪（上海精科实业有限公司）、IX-US50型数码相机（Canon公司）、CHROMAP1.5色谱指纹图谱系统解决方案软件（珠海科曼中药研究有限公司）、分析天平（sartoius公司）、高速万能粉碎机（天津市泰斯特仪器有限公司）、超声提取器（CQ-200型，上海音波声电科技公司）。

对照品：罗汉果皂苷Ⅴ（上海源叶生物科技有限公司，CAS：88901-36～4，纯度≥98%）。

试剂：正丁醇、乙酸乙酯、甲醇、氯仿、甲酸均为分析纯，水为去离子水（Research超纯水机，ChingYu Dauer公司）。

样品：11批罗汉果药材经广州中医药大学丁平教授鉴定为葫芦科植物罗汉果*Siraitia grosvenorii*（Swingle）C. Jeffrey ex A. M. Lu et Z. Y. Zhang的干燥果实，药材来源于广东、广西两省，收集时间及地点等详情见表5-21。样品凭证标本存放于广州中医药大学中药资源教研室。

表5-21 罗汉果来源信息表品名

编号	品名	产地或购买地	购买日期	性状（果囊）
1	罗汉果	广西，广州东兴堂大药房	2015.7	褐色
2	罗汉果	广西，广州老百姓大药房	2015.7	白色
3	罗汉果	广西，广州明月健康药房	2015.7	浅褐色
4	罗汉果	广东，广州采芝林药业连锁药店大学城店	2014.6	褐色
5	罗汉果	广东，广州济和堂药业连锁有限公司	2015.7	深褐色
6	罗汉果	广西，广州金康连锁药店	2015.7	浅褐色
7	罗汉果	广西，广州康好大药房	2015.7	褐色
8	罗汉果	广东，广州二天堂大药房连锁有限公司	2015.7	红褐色
9	罗汉果	广东，广州杏林药店	2015.7	黄褐色
10	罗汉果	广西，百和堂大药房	2015.7	浅褐色
11	罗汉果	广西，慈谷馨药房小谷围街店	2017.4	褐色

2. 方法

（1）**对照品溶液的制备**　称取罗汉果皂苷Ⅴ对照品适量，加甲醇溶液制成每1 mL含1 mg的溶液，作为对照品溶液。

（2）**三萜皂苷供试品溶液的制备**　取在50~60℃下烘至完全干燥的罗汉果药材粉末（过40目筛）2.0 g，精密称定，置于圆底烧瓶中，加入50%乙醇100 mL，加热至沸腾后回流2 h，抽滤，滤液减压蒸干，残渣加甲醇使溶解，定容至10 mL，作为三萜皂苷供试品溶液。

（3）**黄酮供试品溶液的制备**　取样品粉末2.0 g，精密称定，置于50 mL锥形瓶中，按设定液料比15∶1，加入体积分数70%的乙醇溶液30 mL在超声提取44 min。抽滤，滤液减压蒸干，残渣加甲醇使溶解，定容至10 mL，作为黄酮供试品溶液。

（4）**薄层色谱条件**

①**三萜皂苷类成分色谱条件**。依照薄层色谱法（中华人民共和国药典，通则0502）试验，吸取罗汉果皂苷Ⅴ对照品溶液1 μL、罗汉果三萜皂苷供试品溶液6 μL，分别点于同一硅胶GF$_{254}$高效预制薄层板上。以[正丁醇-乙酸乙酯-水（4∶1∶5）上层]-甲醇（10∶1）为展开剂，在室温下预饱和20 min，展开，展距8 cm，取出，挥干溶剂，喷以2%香草醛硫酸溶液，105℃加热至斑点清晰。供试品色谱中，在与对照品色谱相应的位置上，显相同颜色的斑点。

②**黄酮类成分色谱条件**。依照薄层色谱法（中华人民共和国药典，通则0502）试验，吸取罗汉果对照药材溶液、黄酮供试品溶液各5 μL，分别点于同一硅胶GF$_{254}$高效预制薄层板上。以氯仿-甲醇-乙酸乙酯-甲酸（8∶1∶1.5∶0.5）为展开剂，在室温下预饱和20 min，展开，展距4 cm，取出，挥干溶剂，再以乙酸乙酯-甲醇-水-甲酸（10∶1.5∶1∶0.5）为展开剂，二次展开，展距4 cm，取出，挥干溶剂，喷以5%氯化铝乙醇溶液，105℃加热8 min，置于紫外灯（365 nm）下检视。供试品色谱中，在与对照

药材色谱相应的位置上，显相同颜色的荧光斑点。

（5）方法学考察

高效薄层色谱指纹图谱条件的优化方式如下。

提取方法优化。实验考察了乙醇回流、乙醇超声提取以及石油醚回流、石油醚超声提取等方法，对罗汉果果实中不同极性的化学成分进行研究，其中发现罗汉果中小极性的物质含量极少。观察所得薄层色谱图，以50%乙醇回流（三萜皂苷）和70%乙醇超声提取（黄酮）所得溶液展开斑点丰富和清晰。

三萜皂苷类成分薄层色谱条件优化。实验首先参考了《中国药典》2015版收载的方法，考察了正丁醇－乙醇－水（8∶2∶3）的展开效果，分离效果不佳。经过筛选，最终采用[正丁醇－乙酸乙酯－水（4∶1∶5）上层]－甲醇（10∶1）为展开系统，在薄层色谱图上得到丰富且分离度好的斑点。

黄酮类成分薄层色谱条件优化实验考察了乙酸乙酯－甲酸－水系统，但展开效果不太理想。后加入甲醇溶液，采用乙酸乙酯－甲醇－水－甲酸（10∶1.5∶1∶0.5）为展开系统，但该展开系统极性仍偏大，所以考虑二次展开，先用极性相对较小的氯仿－甲醇－乙酸乙酯－甲酸（8∶1∶1.5∶0.5）为展开剂，展开；后以乙酸乙酯－甲醇－水－甲酸（10∶1.5∶1∶0.5）二次展开，结果所得薄层色谱在紫外灯（365 nm）下检视，色谱条带丰富、清晰、分离度良好。

3. 结果

（1）不同商品来源罗汉果三萜皂苷薄层色谱指纹图谱共有模式的建立　将10批不同商品来源的罗汉果药材按2.（2）项制成供试品溶液并在2.（4）①项薄层条件下进行展开，获得罗汉果的三萜皂苷成分的高效薄层色谱图（图5-205）。将色谱图导入CHROMAFINGER 2005色谱指纹图谱系统解决方案软件，生成灰度扫描图并积分，将罗汉果三萜皂苷的代表性样本数据采用中位数法确定特征峰，共鉴定了8个特征色谱峰，构建了罗汉果三萜皂苷薄层色谱指纹图谱共有模式（图5-206），并指认罗汉果皂苷 V 为3号峰（$R_f \approx 0.32$）。

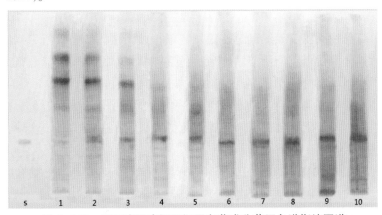

图 5-205　不同商品来源罗汉果皂苷成分薄层色谱指纹图谱

S—罗汉果皂苷 V 对照品；1—罗汉果对照药材；2～10—不同批次的商品罗汉果

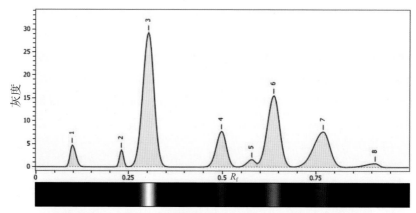

图5-206　不同商品来源罗汉果三萜皂苷指纹图谱共有模式

（2）**不同商品来源罗汉果三萜皂苷的薄层色谱指纹图谱相似度评价**　将10批不同商品来源罗汉果药材三萜皂苷成分的薄层色谱指纹图谱数据与共有模式相比较，计算夹角余弦相似度（图5-207），三萜皂苷成分相似度均大于0.8，4号、5号、6号、8号、9号、10号样品相似度大于0.9，1号、2号、3号、7号样品相似度低于0.9；结合色谱观察分析，说明市售罗汉果质量上存在一定差异。

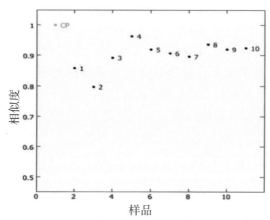

图5-207　不同商品来源罗汉果三萜皂苷类成分相似度比较

（3）**不同商品来源罗汉果三萜皂苷薄层色谱指纹图谱比较与分析**　水浴加热法提取的罗汉果三萜皂苷为黄褐色澄清溶液，薄层色谱图喷香草醛浓硫酸显色剂后加热，于可见光下观察，均显示出与罗汉果皂苷Ⅴ相同的绿色斑点，从斑点的大小和颜色深浅可以看出不同商品来源的三萜皂苷类成分含量有一定的差别。其中4号、5号、8号、9号样品产地来自广东，其三萜皂苷类成分与对照药材的相似度在0.9以上，2号、3号、7号产地来自广西，其相似度在0.8～0.9。

而在聚类树状图（图5-208）中可看出，1号、2号、3号、6号、7号、10号样品的矩阵分布较为接近，同理，4号、5号、8号、9号样品的的矩阵分布较为接近。可见，不同产地的罗汉果存在一定的差距，相对而言，广西本地产出的罗汉果质量更为优良，这可能是导致不同商品来源的罗汉果三萜皂苷类成分间差异较大的原因之一。

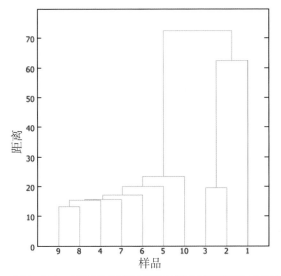

图 5-208 罗汉果类药用植物三萜皂苷类聚类树状图

对比对照药材（1号样品）和不同来源的罗汉果三萜皂苷样品的薄层图谱（图5-209）可分析出，不同商品来源的罗汉果三萜皂苷类成分差异性较为明显。其中罗汉果皂苷 V 相应的位置均有明显的峰形，而其余成分的谱峰位置存在明显差异。2号样品和对照药材的产地均来源于广西，谱峰成像情况基本相同，属于优质罗汉果产品，但7号样品的产地是广西，但于对照药材的相对比仍存在较大的差异性，和4号样品（产地广东）谱峰的差异性较小，不排除市售所谓"道地"罗汉果可能存在欺诈消费者行为。

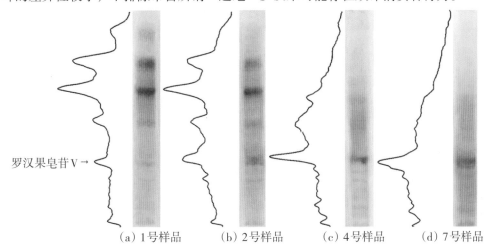

罗汉果皂苷 V →

(a) 1号样品   (b) 2号样品   (c) 4号样品   (d) 7号样品

图 5-209 部分罗汉果三萜皂苷类成分样品图谱比较

（4）不同商品来源罗汉果黄酮薄层色谱指纹图谱共有模式的建立 将11批不同商品来源的罗汉果药材按2.（3）项制成供试品溶液并在2.（4）②项薄层条件下进行展开，获得罗汉果的黄酮类成分的高效薄层色谱图（图5-210）。将色谱图导入CHROMAFINGER 2005色谱指纹图谱系统解决方案软件，生成灰度扫描图并积分，将罗汉果黄酮类的代表性样本数据采用中位数法确定特征峰，共鉴定了8个特征色谱峰，构建了罗汉果黄酮薄层色谱指纹图谱共有模式（图5-211）。

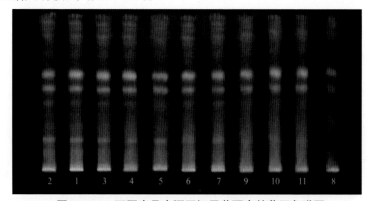

图5-210　不同商品来源罗汉果黄酮高效薄层色谱图

2—罗汉果对照药材；样品1、3～11与表5-21中样品编号相对应

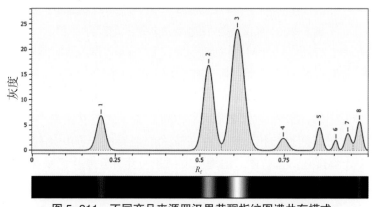

图5-211　不同商品来源罗汉果黄酮指纹图谱共有模式

2—罗汉果对照药材；样品1、3～11与表5-21中样品编号相对应

（5）**不同商品来源罗汉果黄酮的薄层色谱指纹图谱相似度评价**　将11批不同商品来源罗汉果药材黄酮苷成分的薄层色谱指纹图谱数据与共有模式相比较，计算夹角余弦相似度（图5-212），黄酮类成分相似度均大于0.95，说明市售罗汉果黄酮类成分含量差异不大。

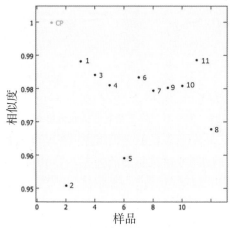

图5-212　不同商品来源罗汉果黄酮类成分相似度比较

（6）**不同商品来源罗汉果黄酮薄层色谱指纹图谱比较与分析**　超声提取所得的罗汉果黄酮为橙黄色澄清溶液，薄层色谱图喷氯化铝乙醇溶液显色剂后加热，于紫外灯（365 nm）下观察，均显示出黄酮类特有的荧光斑点（R_f=0.65），从斑点的大小和颜色深浅可以看出不同商品来源的黄酮类成分含量差异性不大。11批样品中除2号、5号、8号以外，与共有模式之间相似度均在0.98之上，说明罗汉果黄酮类成分各样品间相似度很高。由此可以推断出，市售罗汉果中黄酮类物质含量相差不大，受产地的影响不大。

对比对照药材（2号样品）和不同来源的罗汉果黄酮样品的薄层图谱（图5-213）可见，黄酮样品图谱峰形差异性较小，其中对照药材（2号样品）和1号、7号样品产地均为广西，4号样品产地为广东，可见市售的罗汉果黄酮类成分差异性不大。所以罗汉果果实中黄酮类成分的质量，与产地相关性较小，不适合作为是否为道地药材的判断指标。

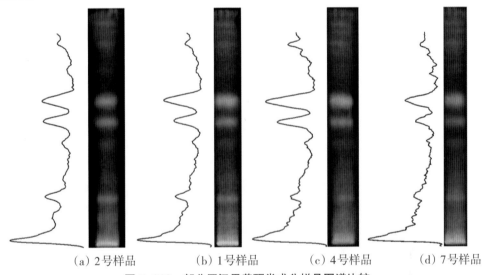

（a）2号样品	（b）1号样品	（c）4号样品	（d）7号样品

图5-213　部分罗汉果黄酮类成分样品图谱比较

1. 小结

①《中华人民共和国药典》（2015年版）一部罗汉果鉴定项下的薄层色谱法中对罗汉果药材的干燥温度没有明确规定，通过文献调研，烘干、先蒸后烘干、微波中火烘以及真空冷冻干燥等多种方式对罗汉果品质的影响，发现烘烤温度太高会造成罗汉果皂苷Ⅴ含量的损失，50℃直接烘干和500 W微波干燥可以获得最佳的干燥效果。故本研究选取在50～60℃下烘至完全干燥的罗汉果药材粉末进行实验。

②构建了罗汉果三萜成分薄层色谱指纹图谱共有模式，共鉴定了8个共有色谱峰，指认了3号峰为特征性成分罗汉果皂苷Ⅴ（$R_f \approx 0.32$）。与共有模式相比，不同市售罗汉果药材的三萜皂苷类成分差异性较明显，且高效薄层色谱特征色谱峰的比例或含量上也有不同程度的差异，说明市售罗汉果质量上存在一定差异。通过聚类分析和薄层色谱图比较知，广西本地产出的罗汉果质量更为优良，这可能是导致市售罗汉果三萜皂苷类成分间差异较大的原因之一，说明产地对药材质量的重要性。

③构建了罗汉果黄酮成分薄层色谱指纹图谱共有模式，共鉴定了8个共有色谱峰。结合聚类分析和不同市售罗汉果黄酮成分薄层色谱图可知，市售的罗汉果黄酮类成分差异性不大，与产地相关性较小，不适合作为罗汉果道地药材判断的指标性成分。

本研究建立的HPTLC指纹图谱不仅能反映罗汉果三萜皂苷和黄酮特征成分，也可以反映出不同产地罗汉果三萜皂苷和黄酮含量差异，同时也反映了药材干燥温度、产地等对药材质量的重要性，可用于对罗汉果药材的质量评价。

参考文献

[1] 赵秀玲. 罗汉果生理活性成分研究进展[J]. 包装与食品机械，2015，33（03）：54−57.

[2] 南京中医药大学. 中药大辞典[M]. 上海：上海科学技术出版社，2006：1907−1908.

[3] 曹建平，汤杰，刘合生，等. 罗汉果皂苷生物活性研究进展[J]. 食品工业科技，2014，35（24）：384−388+395.

[4] 全国中草药汇编编写组. 全国中草药汇编：下册[M]. 第二版. 北京：人民卫生出版社，1996：375−376.

[5] Jin J S, Lee J H. Phytochemical and pharmacological aspects of *Siraitia grosvenorii*, luo han guo [J]. *Oriental Pharmacy and Experimental Medicine*. 2012，12（4）：233−239.

[6] Si J Y, Chen D H, Tu G Z. Siraitic Acid F, a new nor-cucurbitacin with novel skeleton, from the roots of *Siraitia grosvenorii*[J]. Journal of Asian Natural Products Research，2005，7（1）：37−41.

[7] 刘丽华. 罗汉果研究进展[C]. 中国药学会、湖南省人民政府. 2009年中国药学大会暨第九届中国药师周论文集. 中国药学会、湖南省人民政府：中国药学会，2009：180−187.

[8] 斯建勇，陈迪华，常琪，等. 鲜罗汉果中黄酮甙的分离及结构测定[J]. 药学学报，1994，29（2）：158−160.

[9] 廖日权，李俊，黄锡山，等. 罗汉果化学成分的研究[J]. 西北植物学报，2008，28（6）：1250−1254.

[10] 王海波，李昌宝，吴雪辉，等. 响应面方法优化罗汉果籽油提取工艺及脂肪酸组成分析[J]. 中国粮油学报，2013，28（7）：46−49.

[11] 陈全斌，陈海燕，李俊，等. HPLC法测定罗汉果多糖的相对分子质量[J]. 中草药，2003，34（12）：1075−1076.

[12] 李典鹏，张厚瑞. 广西特产植物罗汉果的研究与应用[J]. 广西植物，2000，20（3）：269−275.

[13] 张宏，李啸红. 罗汉果化学成分研究进展[J]. 安徽农业科学，2011，39（8）：4555−4556+4559.

[14] 张维，王斌，周丽，等. 罗汉果成分及药理研究进展[J]. 食品工业科技，2014，35（12）：393−397.

[15] 符毓夏，王磊，李典鹏. 罗汉果醇抗肿瘤活性及其作用机制研究[J]. 广西植物，2016，36（11）：1369-1375.

[16] Suzuki Y A, Tomoda M, Murata Y, et al. Antidiabetic effect of long-term supplementation with *Siraitia grosvenori* on the spontaneously diabetic Goto-Kakizaki rat.[J]. British Journal of Nutrition, 2007, 97（4）：770-775.

毛冬青

Maodongqing

PUBESCENS HOLLY ROOT

【别名】

乌尾丁、细叶冬青、山熊胆、酸味木、喉毒药、茶叶冬青、毛披树等[1]。

【来源】

本品为冬青科冬青属植物毛冬青 Ilex pubescens Hook. et Arn.，以根及叶入药。全年可采，根切片晒干备用，叶鲜用。

《广西中草药》《本草纲目》《中药大辞典》《新编中医学概要》《广西中草药》《广西实用中草药新选》《浙江民间常用草药》《福建药物志》等均有记载，亦曾被1977年版中国药典一部收载[2, 3]。

【主产及栽培地】

常生长于海拔180～500 m的山坡灌丛中和荒山草丛中，除四川、湖北外，广布于长江以南各地，主产于广东、广西、福建、江西等地，以广东、福建产量较大，销全国[2]。

【化学成分】

毛冬青药材中含有60多种化合物[3]，主要成分具体如下：

1. 三萜类化合物

主要存在于毛冬青的根中，部分存在于叶中。主要有熊果酸、齐墩果酸、毛冬青酸、毛冬青三萜苷甲、冬青素 A、冬青素 A_1、毛冬青皂苷 A_1、毛冬青皂苷 B_1、毛冬青皂苷 B_2、毛冬青皂苷 B_3、毛冬青皂苷 B、Pedunculoside、冬青苷 A、冬青苷 O、$6'-O-$乙酰-毛冬青皂苷 A_1、$3-O-\beta-D-$吡喃木糖-3β，19α，24-三羟基齐墩果酸-28-β-D-吡喃葡萄糖酯苷、Ilexpublesnin A、Ilexpublesnin B、mussaendoside R、ziyu-glycoside I、Lucyoside H、$3-O-\beta-D-$吡喃木糖基-3β，19α，24-三羟基齐墩果酸、毛冬青皂D、chaenomeloside A、23-Aldehydepolomic acid、ChaenomelogeninA、taraxerol等[4]。

2. 黄酮类化合

主要有大豆苷元、染料木苷、山奈酚-3-O-β-龙胆二糖苷、山奈酚-3-O-β-刺槐双糖苷、山奈酚-3-O-β-半乳糖苷和槲皮素-3-O-β-龙胆二糖苷等[5]。

3. 木脂素类化合物

主要有liriodendrin、(+)-环合橄榄树脂素、tortoside A、(−)-橄榄树脂素、(7S, 8R)-dihydrodehydrodiconiferyl alcohol4-O-β-D-glucopyranoside、(+)-cyclo -olivil-6-O-β-D-glucopyranoside(−)-olivil-4'-O-β-D-glucopyranoside、(+)-pinoresinol-4，4'-O-bisglucopyranoside、毛冬青L1、丁香脂素-4-O-β-D-葡萄糖苷、(+)-medioresinoldi-O-D-glucopyranoside、伞形花内酯、Ilexngnan A、β-D-mudanoside-A、(7S, 8R)-

dehydrodiconiferyl alcohol 4-O-β-D-glucopyranoside、毛冬青L6等[6-7]。

4. 酚酸类化合物

该类化合物主要有pubescenodides A 和 B、丁香苷、IlexpubsideA、Ilexpubside B、sinapic aldehyde-4-O-β-D-glucopyranoside、对羟基苯乙醇、对苯二酚、丁二酸、咖啡酸、毛冬青L2、毛冬青L3、毛冬青L4、毛冬青L5、原儿茶醛、丁香脂素、5-O-咖啡酰基-奎宁酸、1-羟基松脂醇1-β-D-葡萄糖苷、对羟基苯酚、4，5-di-O-caffeoylquinic acid、3，4-二羟基苯甲醛、decumbicacid、富马酸、3，4-二咖啡酰鸡纳酸、琥珀酸、2-羟甲基-3-咖啡酰氧-1-丁烯-4-O-β-D-吡喃葡萄糖苷、2-咖啡酰甲基-3-羟基-1-丁烯-4-O-β-D-吡喃葡萄糖苷、3，4-O-二咖啡酰基奎宁酸、3，5-O-二咖啡酰基奎宁酸、1，5-O-二咖啡酰基奎宁酸、4，5-O-二咖啡酰基奎宁酸、Pentadecanoic acid等[8, 9]。

5. 环烯醚萜类化合物

主要有橄榄苦苷、木犀榄苷-11-甲酯、oleoacteoside、(R)-β-羟基橄榄苦苷、(8E)-女贞子苷、(8Z)-ligstroside、2'-(3'，4'-二羟基苯基)乙基-(6"-O-木犀榄苷-11-甲酯)-β-D-吡喃葡萄糖苷等[10]。

6. 其他类化合物

毛冬青药材中还含有甾体、氨基酸、鞣质、还原糖类等成分[3]。

其中三萜皂苷类和黄酮类是其主要两大活性成分。现代药理研究表明，毛冬青三萜皂苷具有治疗心血管疾病、抗菌、消炎等药理作用[11]。其主要成分有冬青素 A、毛冬青皂苷 A_1、毛冬青皂苷 B_1、毛冬青皂苷 B_2，结构见图5-214。

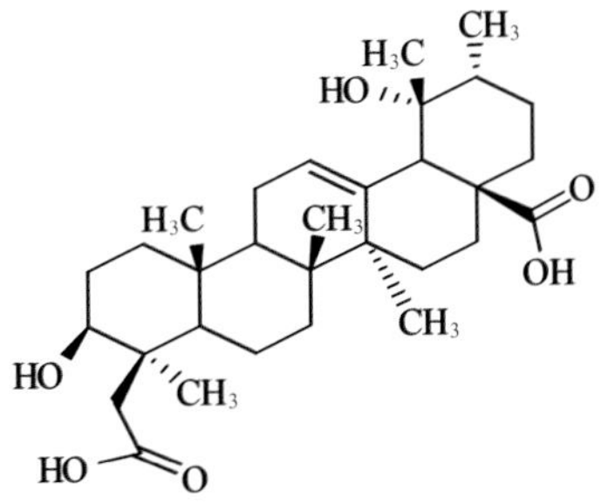

（a）冬青素 A 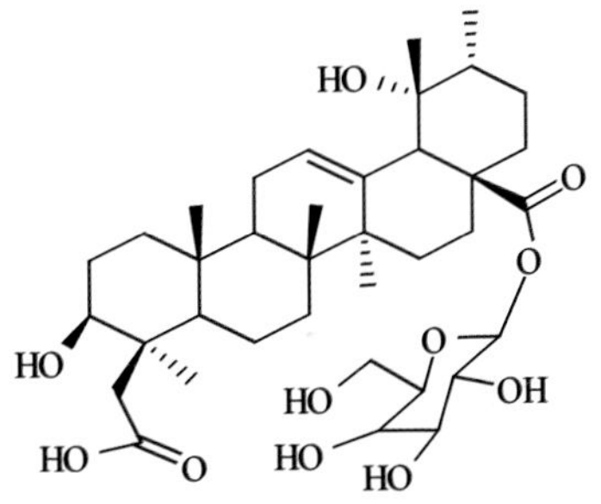 （b）冬青素 A_1 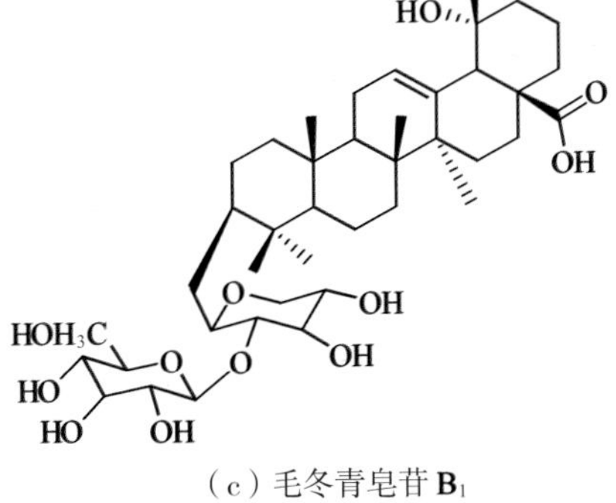 （c）毛冬青皂苷 B_1 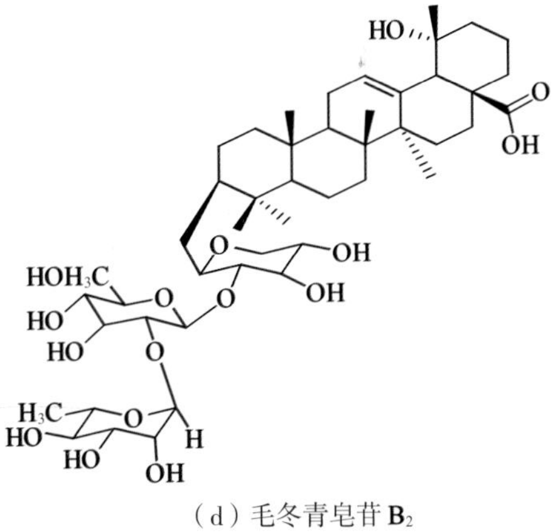 （d）毛冬青皂苷 B_2

图5-214　毛冬青中主要化学成分结构式

【植物形态】

常绿灌木，高约3 m。小枝具棱，被粗毛，干后黑褐色。单叶互生；纸质或膜质；椭圆形或倒卵状椭圆形，长3～4 cm，宽1.5～2 cm，先端尖，通常有小凸尖，基部阔楔形或略钝，下面被疏粗毛，边缘具稀疏的小尖齿或近全缘，中脉上面凹陷，被疏毛，侧脉每边4～5条；叶柄长3～4 mm。花淡紫色或白色，雌雄异株；花序簇生；雄花序：每枝有一花，很少为3花的聚伞花序；花梗长1～2 mm；小苞片2枚；萼5～6裂，裂片卵状三角形；花瓣4或6片，倒卵状长椭圆形，长2 mm；雄蕊长为花瓣长的3/4；雌花序：每枝1～3花；花梗长2～3 mm；萼深6～7裂，被短柔毛；花瓣5～8片，长椭圆形，长2 mm。浆果球形，径4 mm，熟时红色。花期夏季。毛冬青植物形态见图5-215。

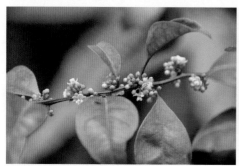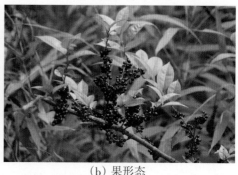

（a）花形态　　　　　　　　　　　（b）果形态

图5-215　毛冬青植物形态图

【药材特征】

根呈圆柱形，有的分枝，长短不一，直径1～4 cm。表面灰褐色至棕褐色，根头部具茎枝及茎残基；外皮稍粗糙，有纵向细皱纹及横向皮孔。质坚实，不易折断，断面皮部菲薄，木部发达，土黄色至灰白色，有致密的放射状纹理及环纹。气微，味苦，涩而后甜。毛冬青药材特征见图5-216。

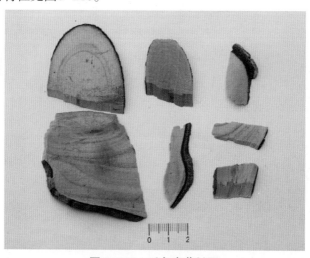

图5-216　毛冬青药材图

【薄层色谱及特征指纹图谱】

1.　仪器与试药

仪器：20 cm×10 cm硅胶 GF$_{254}$高效预制薄层板（Merck，型号：HX950570）、SP-20E型全自动点样仪（上海科哲生化科技有限公司）、双槽展开缸、数码照相机（佳能 IXUS70）、TB-Ⅱ型薄层加热器（上海科哲生化科技有限公司）、德国BS-124S Satorius 万分之一电子天平、WFH-101B紫外透射反射仪（上海精科实业有限公司）、CQ-200超声清洗仪（上海音波声带你科技有限公司）、CHROMAFINGERTM色谱指纹图谱系统解决方案软件（珠海科曼中药研究有限公司）。

试剂均为分析纯。

对照品：冬青素A、毛冬青皂苷 A$_1$、毛冬青皂苷 B$_1$、毛冬青皂苷 B$_2$，自制，经鉴定和HPLC-ELSD检测，其纯度均大于98%。

样品：药材收集于广东、广西、四川等省药材市场，其中部分为自采药材，经广州中医药大学丁平教授鉴定为毛冬青 *Ilex pubescens* Hook.et Arn、岗梅 *Ilex asprella*（Hook. et Arn.）Champ.ex Benth、救必应 *Ilex rotunda* Thunb.、冬青 *Ilex purpurea* Hassk.、枸骨 *Ilex cornuta* Lindl. et Paxt.，样品凭证存放于广州中医药大学中药资源教研室。样品信息见表5-22。

表5-22　毛冬青及其同属植物样品表

样品号	采购点	产地	植物名	采集时间
1	广东从化	广东	毛冬青（根）	2010-3-12
2	广东从化	广东	毛冬青（根）	2010-3-12
3	广东平远仁居镇	广东	毛冬青（根）	2010-5-12
4	广东平远仁居镇	广东	毛冬青（根）	2010-5-12
5	广东从化	广东	毛冬青（茎）	2011-3-12
6	广东从化	广东	毛冬青（茎）	2011-3-12
7	广东从化	广东	毛冬青（茎）	2011-3-12
8	广东从化	广东	毛冬青（茎）	2011-3-12
9	广东平远仁居镇	广东	毛冬青（茎）	2011-5-12
10	广东平远仁居镇	广东	毛冬青（茎）	2011-5-12
11	广州清平药材市场	广东	毛冬青	2011-6-16
12	广州清平药材市场	广东	毛冬青	2011-6-16
13	广州清平药材市场	广东	毛冬青	2011-6-16
14	广州清平药材市场	广西	毛冬青	2011-6-16
15	广州清平药材市场	广西	毛冬青	2011-6-16
16	广州清平药材市场	广东	毛冬青	2011-6-16
17	广州清平药材市场	广东	毛冬青	2011-6-16
18	广州致信中药饮片有限公司	广东	毛冬青	2009-4-9

样品号	采购点	产地	植物名	采集时间
19	四川成都荷花池药材市场	广西	毛冬青	2011-8-7
20	广西玉林药材市场	广西	毛冬青	2011-8-16
21	广州采芝林药店	广东	毛冬青	2011-10-29
22	广州杏园春药店	广东	毛冬青	2011-11-1
23	广东佛山市场	广东	毛冬青（叶）	2011-6-16
24	广州清平药材市场	广东	冬青（茎）	2011-8-16
25	广西玉林药材市场	广西	冬青（叶）	2011-8-16
26	广州中药药大学药王山	广东	救必应（茎）	2011-7-22
27	广州致信中药饮片有限公司	广东	救必应（茎皮）	2010-3-12
28	广东从化	广东	救必应（木心）	2010-3-12
29	广西玉林药材市场	广西	岗梅（根）	2011-8-16
30	广西玉林药材市场	广西	岗梅（茎）	2011-8-16
31	广州中药药大学药王山	广东	枸骨（茎）	2011-8-16

2. 方法

（1）**混合对照品溶液的制备**　分别称取冬青素A对照品、毛冬青皂苷A_1对照品、毛冬青皂苷B_1对照品、毛冬青皂苷B_2对照品适量，加甲醇溶解配制成每1mL含1mg的混合溶液，作为混合对照品溶液。

（2）**供试品溶液的制备**　取毛冬青药材粉末（过120目筛）约2.0g，置150mL具塞锥形瓶中，加甲醇50mL，称定重量，超声提取30min，取出，冷却后再称定重量，用甲醇补重。滤过，滤液置60℃水浴挥干溶剂，残渣加甲醇溶解，定容至2ml容量瓶中，摇匀，作为供试品溶液。

（3）**薄层色谱条件**　依照薄层色谱法（中华人民共和国药典，通则0502）试验，吸取混合对照品溶液2μL、供试品溶液1.5μL，分别点于硅胶GF_{254}高效预制薄层板上，在温度为25℃、相对湿度为47%条件下，以氯仿-乙酸乙酯-甲醇-水-甲酸（3∶22∶5∶2∶0.2）为展开剂，展开，展至约8.5cm，取出，晾干，喷以10%硫酸乙醇溶液，在105℃加热至斑点显色清晰，置紫外灯（365nm）下检视。供试品色谱中，在与对照品色谱相应的位置上，显相同颜色的荧光斑点。

（4）**高效薄层色谱指纹图谱条件的优化**

①**展开溶剂优化**。选用乙酸乙酯、甲醇、水、甲酸、三氯甲烷任意组合成三元、四元或五元的4种展开系统，分别选用A-1，氯仿（三氯甲烷）-甲醇-水（35∶15∶2）；A-2，乙酸乙酯-甲醇-水（35∶5∶1）；A-3，氯仿-乙酸乙酯-甲醇-水（4∶22∶5∶2）；A-4，氯仿-乙酸乙酯-甲醇-水-甲酸（3∶22∶5∶2∶0.2）4种不同展开系统（图5-217中A-1～A-4）进行展开。结果表明：以氯仿-乙酸乙酯-甲醇-水-甲酸展开的效果较佳，通过调节不同比例展开后，取出，晾干，喷以10%硫酸乙醇

溶液，在105℃加热至斑点显色清晰，于紫外（365nm）灯下检视。结果表明：以三氯甲烷-乙酸乙酯-甲醇-水-甲酸（3：22：5：2：0.2）为展开系统，展开，各斑点R_f值分布均匀且清晰，重复性高，效果见图5-217。

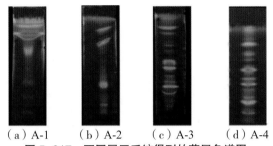

（a）A-1　　（b）A-2　　（c）A-3　　（d）A-4

图5-217　不同展开系统得到的薄层色谱图

②**点样量的优化**。取同一供试品分别点0.4μL、0.6μL、0.8μL、1.0μL、1.2μL、1.4μL、1.6μL、1.8μL，以氯仿-乙酸乙酯-甲醇-水-甲酸（3：22：5：2：0.2）作为展开剂，选取合适的点样量。薄层效果见图5-218。结果表明：点样量在1.2～1.6μL之间为佳，斑点分离度良好。

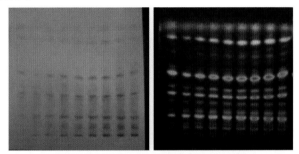

图5-218　不同点样量得到薄层色谱图

从左到右点样量分别：0.4μL，0.5μL，0.8μL，1.0μL，1.2μL，1.4μL，1.6μL，1.8μL

③**相对温度的优化**。取同一供试品，吸取1.5μL点条状于硅胶GF$_{254}$板中，以三氯甲烷-乙酸乙酯-甲醇-水-甲酸（3：22：5：2：0.2）为展开剂，分别于4℃、25℃、30℃下展开，考察温度的影响（见图5-219）。结果表明：当展开温度处于4℃时，斑点信息较少，且很多斑点不明显，效果差于25℃，比较25℃、30℃，两者差别并不明显，考虑在30℃条件下展开剂较容易挥发，影响试验结果。故选择常温25℃为最终展开条件。

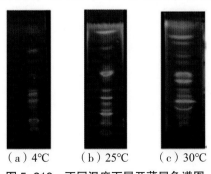

（a）4℃　　（b）25℃　　（c）30℃

图5-219　不同温度下展开薄层色谱图

④**相对湿度的优化**。吸取同一供试品溶液 1.5 μL 点条状于硅胶 GF$_{254}$ 板中，以浓硫酸、蒸馏水调节相对湿度，分别在湿度 18%、32%、42%、47%、67% 下进行展开，考察湿度对色谱行为的影响（见图 5-220）。结果表明：在相对湿度低于 32% 时，薄层板大极性化合物斑点不明显，且小极性化合物斑点扩散严重；相对湿度为 67% 时，整个薄层体系斑点偏移严重；相对湿度为 47% 时，斑点信息丰富且各主成分分离效果佳，因此选定 47% 为控湿条件。

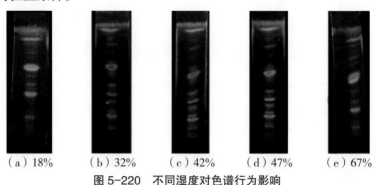

（a）18% （b）32% （c）42% （d）47% （e）67%

图 5-220 不同湿度对色谱行为影响

3. 结果

（1）**毛冬青根、茎及不同商品高效薄层色谱指纹图谱共有模式建立** 将 12 批不同部位与来源的毛冬青药材分别按 2.（2）项制成供试品溶液并按 2.（3）项薄层条件进行展开，获得毛冬青药材高效薄层色谱图（图 5-221）。将毛冬青样显色后获得的荧光（365 nm）薄层色谱图导入 CHROMAFINGER 2005 色谱指纹图谱系统及解决方案软件，生成灰度扫描图并积分。将毛冬青根代表性样本（1 号样品）数据采用中位数法确定特征峰、均数法计算特征值，共指认 13 个特征峰，其中 2 号峰为冬青素 A、9 号峰为毛冬青皂苷 A$_1$、5 号峰为毛冬青皂苷 B$_1$、13 号峰为毛冬青皂苷 B$_2$，共同构成了毛冬青根的薄层色谱指纹图谱共有模式（图 5-222）。而选择毛冬青茎代表样品（3 号样品）以相同方式指认 12 个特征峰（图 5-223），其中 2 号峰为冬青素 A、8 号峰为毛冬青皂苷 A$_1$、4 号峰为毛冬青皂苷 B$_1$、12 号峰为毛冬青皂苷 B$_2$。其中各化学对照品的 R_f 值分别为：冬青素 A $R_f \approx 0.91$、毛冬青皂苷 A$_1$ $R_f \approx 0.59$、毛冬青皂苷 B$_1$ $R_f \approx 0.41$、毛冬青皂苷 B$_2$ $R_f \approx 0.24$。样品数码轮廓图见（图 5-224）。

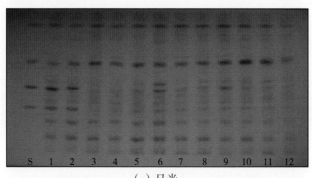

S 1 2 3 4 5 6 7 8 9 10 11 12

（a）日光

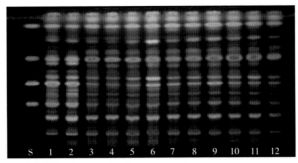

（b）紫外线 365 nm

图 5-221　毛冬青根、茎及不同商品的薄层色谱指纹图谱（10% 硫酸乙醇显色）

S—对照品（由上至下：冬青素 A、毛冬青皂苷 A_1、毛冬青皂苷 B_1、毛冬青皂苷 B_2）；1～12—毛冬青样品（1～2—毛冬青根；3～4—毛冬青茎；5～12—商品毛冬青）

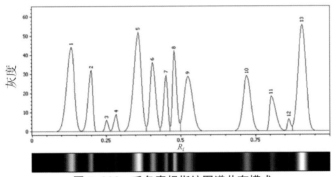

图 5-222　毛冬青根指纹图谱共有模式

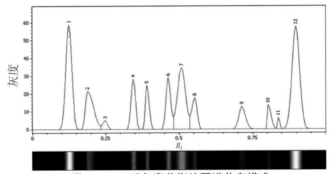

图 5-223　毛冬青茎指纹图谱共有模式

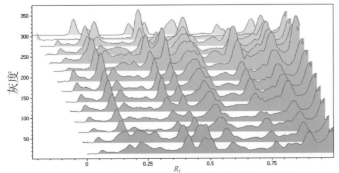

图 5-224　12 批毛冬青 HPTLC 指纹图谱数码轮廓图

（2）**毛冬青HPTLC指纹图谱评价**　将12批次毛冬青的薄层色谱指纹图谱数据与毛冬青根指纹图谱共有模式相比，计算夹角余弦相似度（图5-225），2号毛冬青根样品与标准根样品比较相似度较高为0.95左右，3号、4号样品为毛冬青茎样品，与根比较相似度较低，介于0.75与0.8之间，而5～12号商品毛冬青相似度介于于0.8～0.9，低于根样品，且从薄层指纹图上商品毛冬青与标准根样品色谱条带存在一定的差异，说明市售毛冬青药材质量不规范，混有较多茎枝。

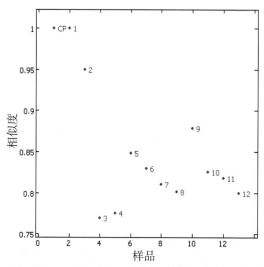

图 5-225　毛冬青根、茎及不同商品相似度比较

（3）**毛冬青及其常用同属药用植物HPTLC图谱的比较**　将11批毛冬青及其近缘植物的样本分别按2.（2）项制成供试品溶液并按2.（3）项薄层条件进行展开，获得毛冬青及常用同属药用植物对照图谱（见图5-226）。将毛冬青及常用同属药用植物样本显色后的荧光薄层色谱图导入CHROMAFINGER 2005色谱指纹图谱系统解决方案软件，生成灰度扫描图并积分，获得冬青属常用药用植物高效色谱比较图谱，样品数码轮廓图见图5-227。

　　结果表明：将常用冬青属药用植物的不同部位样本薄层指纹图谱数据与毛冬青共有模式比较，计算夹角余弦相似度（见图5-228），毛冬青根、茎、叶相似度高，与救必应不同部位相似度在0.2～0.4之间，与冬青、岗梅、枸骨并无显著相似性。这说明，常用冬青属药用植物彼此差别较大，不可混合使用。

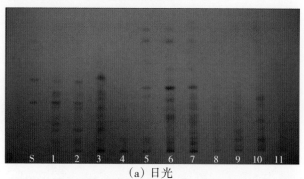

（a）日光

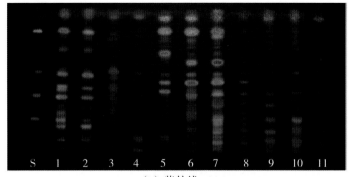

（b）紫外线365 nm

图5-226　毛冬青及其近缘植物高效薄层比较色谱图

S—对照品（由上至下：冬青素 A、毛冬青皂苷 A₁，毛冬青皂苷 B₁，毛冬青皂苷 B₂）；1—毛冬青茎，2—毛冬青根；3—毛冬青叶；4—冬青；5—冬青叶；6—救必应茎；7—救必应茎皮；8—救必应木心；9—岗梅茎；10—岗梅根；11—枸骨茎

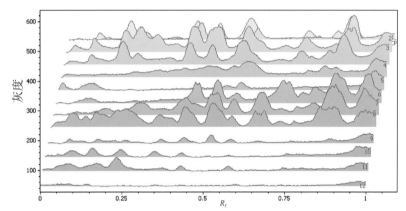

图5-227　毛冬青及其同属常用药用指纹图谱数码轮廓图

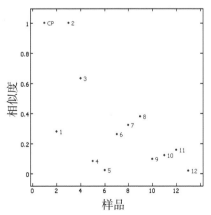

图5-228　毛冬青及其同属植物相似度比较

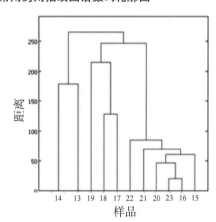

图5-229　常用冬青属药用植物聚类树状图

　　将冬青属11个药用植物样品分析中所得色谱峰采用聚类分析方法（见图5-229）。结果表明：毛冬青根和茎归为一类，但与叶差异较大。救必应茎皮与木心归为一类，与茎枝有一定差异性。岗梅根和茎归为一类，毛冬青与常见冬青属药用植物差异较大，均分

为不同的类，不能混用。

4. 小结

①本研究以冬青素 A、毛冬青皂苷 A_1、毛冬青皂苷 B_1、毛冬青皂苷 B_2 四种化学成分为对照品，分别考察了不同展开系统、不同温湿度和不同点样量对毛冬青药材薄层色谱行为的影响。结果表明：以三氯甲烷–乙酸乙酯–甲醇–水–甲酸（3:22:5:2:0.2）为展开剂，点样量 1.5 μL，在温度 25℃、相对湿度为 47% 下，展开效果较佳，分离度较好、图谱信息丰富、斑点清晰。

②构建了毛冬青药材薄层色谱指纹图谱共有模式，共鉴定了根中 13 个共有色谱峰，茎中 12 个共有色谱峰。4 个对照品均得到了指认，其 R_f 值分别为：冬青素 A $R_f \approx 0.91$、毛冬青皂苷 A_1 $R_f \approx 0.59$、毛冬青皂苷 B_1 $R_f \approx 0.41$、毛冬青皂苷 B_2 $R_f \approx 0.24$。

③比较毛冬青根与茎共有峰，得出毛冬青根和茎共有成分较多，但毛冬青根与茎的相似度只有 0.78 左右，且毛冬青根各个特征峰峰面积整体上比毛冬青茎要大，说明其各个成分在含量上有一定差异。比较毛冬青根样品与商品毛冬青薄层色谱图，其相似度不高，介于 0.8~0.9 之间，说明商品毛冬青中可能混有较多茎枝。

④比较毛冬青及其同属植物高效荧光图谱，得出同一种植物不同部位在化学成分及含量上存在一定差异，而同属植物间差异显著。

本研究在自制对照品的基础上增加了多个成分指标对毛冬青药材进行鉴别，所建立的方法可快速鉴别毛冬青的不同部位及同属常用药用植物，同时也为毛冬青药材的质量评价提供实验依据。

参考文献

[1] 全国中草药汇编编写组.《全国中草药汇编》：上册 [M]. 第二版. 人民卫生出版社，1996：449-450.

[2] 南京中医药大学. 中药大辞典：上册 [M]. 上海科学技术出版社，2006：1571.

[3] 焦爱军，王捷，张宏亮. 中药毛冬青的研究 [J]. 广西医科大学学报，2015，32（2）：322-325.

[4] 梅丽，牛瑞娟，蒋玲，等. 毛冬青化学成分及药理活性研究进展 [J]. 生物化工，2018，4（2）：129-131.

[5] 周渊，周思祥，姜勇，等. 毛冬青叶的化学成分研究 [J]. 中草药，2012，43（8）：1479-1483.

[6] 杨鑫，丁怡，张东明. 毛冬青中木质素苷类化学成分的研究 [J]. 中国中药杂志，2007，32（13）：1303-1305.

[7] Zhou Y B, Wang J H, Li X M, et al. A new lignan derivative from the root of *Ilex pubescens* [J]. Chinese Chemical Letters, 2008, 19（5）：550-552.

[8] 曾宪仪，李玉云，徐晓艳，等. 毛冬青酸性、酚性及皂苷类成分分离鉴定 [J]. 时珍国医国药，2010，21（8）：2002-2004.

[9] 尹文清，周中流，傅春燕，等. 毛冬青根中酚性成分的研究[J]. 中成药，2008（9）：1400-1402.

[10] 杨鑫，丁怡，张东明. 毛冬青中环烯醚萜苷类化合物的分离与鉴定[J]. 中国药物化学杂志，2007，17（3）：173-177.

[11] 应鸽. 毛冬青茎化学成分及其指纹图谱的研究[D]. 广州中医药大学，2012.

牛大力

Niudali

RADIX MILLETTIAE SPECIOSAE

【别名】

大口唇、扮山虎、山莲藕、坡莲藕、山藕、大力薯、倒吊金钟、大甘草薯等[1]。

【来源】

为豆科蝶形花亚科崖豆藤属植物美丽崖豆藤 *Millettia specisoa* Champ 的根，全年可采，以秋季挖根为佳。洗净，切片晒干或先蒸熟再晒。

始载于《生草药性备要》，在其下卷载有大力牛："味甜，性劫，壮筋骨，解热毒，理内伤，治跌打。浸酒滋肾。一名大口唇，一名扮山虎"，《岭南采药录》《广东中草药》等广东、广西地方药志均有收载，通过历代本草可知牛大力的功效主治一致[2]。为岭南地区著名的药食两用植物。

【生长与分布】

牛大力生长于海拔 1500 m 以下的灌丛、疏林和旷野中，主要分布于福建、湖南、广东、海南、广西、贵州、云南等地[2]。

【化学成分】

目前，已从牛大力的茎、藤叶和根中分离出多种化学成分，具体如下：

1. **黄酮类化合物**

牛大力中黄酮类成分比较丰富，类型多为异黄酮、黄酮、查尔酮。主要有高丽槐素、芒柄花素、异甘草素、补骨脂二氢黄酮、槲皮素、异槲皮苷、甘草查尔酮A、鸢尾黄酮、甘草素、硫黄菊素、阿曼托黄酮等[3]。

2. **生物碱类化合物**

《中药大辞典》《现代本草纲目》等书中均记载牛大力含有生物碱。目前分离出的主要有刺桐碱、*N*-甲基金雀花碱、6-甲氧基二氢血根碱等[4, 5]。

3. **脂溶性成分**

目前，已从牛大力叶子中鉴定出豆甾醇、维生素E、亚麻酸乙酯、γ-谷甾醇、棕榈酸乙酯、叶绿醇、亚麻酸甲酯、亚油酸乙酯、亚油酸等成分[6]。

4. **多糖类成分**

牛大力多糖对小鼠T淋巴细胞的增殖有双向调节作用，其主要是由鼠李糖、半乳糖、葡萄糖、甘露糖和果糖等单糖成分组成的[7]。

5. **无机元素**

牛大力中含有丰富的无机元素，主要有钙、镁、铁、锰、铜、锌、钯、镉、砷、硒等[8, 9]。

6. 苯丙素类、三萜类化合物及植物甾醇

谷甾-5-烯-3，7-二醇、紫檀素、美迪紫檀素、高紫檀素、圆齿火棘酸、(−)-丁香脂素、二氢去氢二愈创木基醇（dihydrodehydrodiconiferyl alcohol）、5-羟甲基糠醛、α-甲氧基-2，5-呋喃二甲醇、2，5-二羟基苯甲酸、7-羰基-β-谷甾醇、橙黄胡椒酰胺乙酸酯、紫菀酮、顺丁烯二酸、补骨脂素等[10~12]。

其中黄酮类成分是牛大力的主要活性成分。现代药理研究表明，黄酮类成分具有抗肿瘤、抗炎、抗雌激素等药理活性作用[3]。其主要成分为芒柄花素和槲皮素，结构见图5-230。

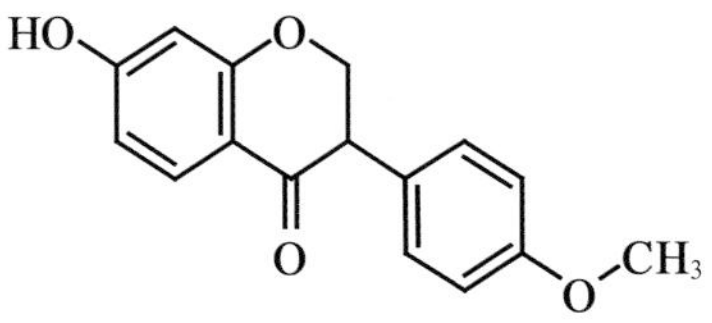

（a）芒柄花素 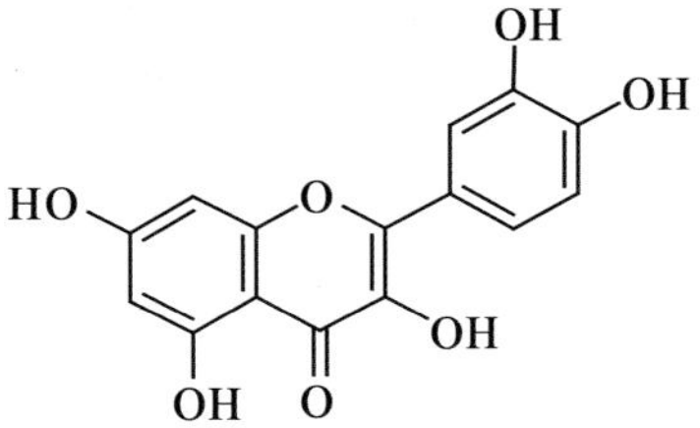　　　　　　　　　　（b）槲皮素

图 5-230　牛大力中主要化学成分结构式

【植物形态】

攀援灌木，长1~3m。根系向下直伸，长1m许。幼枝有棱角，被褐色柔毛，渐变无毛。叶互生；奇数羽状复叶，长15~25cm，叶柄长3~4cm，托叶披针形，宿存，小叶7~17片，具短柄，基部有针状托叶一对，宿存；叶片长椭圆形或长椭圆披针形，长4~8cm，宽1.5~3cm，先端钝短尖，基部钝圆，上面无毛，光亮，干时粉绿色，下面被柔毛或无毛，干时红褐色，边缘反卷。花两性，腋生，短总状花序稠密；花梗长1~1.5cm；花苞2裂；萼5裂，披针形，在最下面的一片最长；花冠略长于萼，粉红色，旗瓣秃净，圆形，基部白色，外有纵紫纹；翼瓣基部白色，有柄，前端紫色；龙骨瓣2片，基部浅白色，前部互相包着雌、雄蕊；雄蕊10，两体，花药黄色，圆形；雌蕊1，子房上位。荚果长8~10mm，径约5mm。种子2枚，圆形。花期8~9月；果期10月。牛大力植物形态见图5-231。

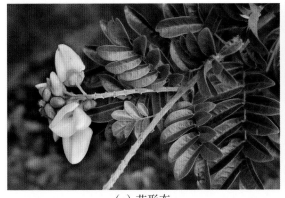

（a）花形态 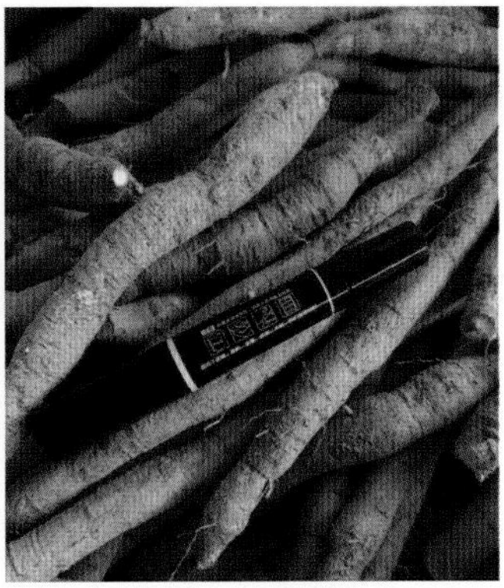　　　　　　　　　　（b）根形态

图 5-231　牛大力植物形态图

【药材特征】

本品呈圆柱形或似多个纺锤形连接在一起，长5～50 cm，直径1～4 cm。表面黄白色或褐黄色，粗糙，有环状横纹。质脆，难折断，断面皮部灰白色，放射状纹理明显，纤维性，中间灰白色而略松泡，富粉性。气微，味微甜。牛大力药材特征见图5-232。

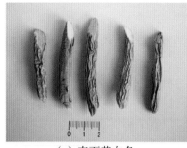 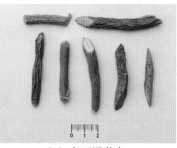

（a）表面黄白色　　　　　　　　（b）表面褐黄色

图 5-232　牛大力药材图

【薄层色谱及特征指纹图谱】

1. 仪器与试药

仪器：20 cm×10 cm硅胶GF$_{254}$高效预制薄层板（德国Merck公司，批号1.05554.0001）、SP-20E型全自动点样仪（上海科哲生化科技有限公司）、双槽展开缸、TB-Ⅱ型薄层加热器（上海科哲生化科技有限公司）、WFH-101B紫外透射反射仪（上海精科实业有限公司）、IX-US50型数码相机（佳能有限公司）、CHROMAP 1.5色谱指纹图谱系统解决方案软件（珠海科曼中药研究有限公司）、KDM型调温电热套（山东省鄄城光明仪器有限公司）。

对照品：芒柄花素（批号：PS130115～01，成都普思生物科技有限公司，纯度≥98.00%）。

试剂：石油醚（沸程60～90℃）、乙酸乙酯、冰乙酸等试剂皆为分析纯。

药材：10批牛大力药材经丁平研究员鉴定为豆科蝶形花亚科崖豆藤属植物美丽崖豆藤（*Millettia specisoa* Champ.）的干燥根，收集时间及地点见表5-23，样品凭证标本存放于广州中医药大学中药资源教研室。

表5-23　牛大力样品表

编号	样品名	收集地点	产地	收集时间
1	牛大力	广西玉林药材市场	广西	2014-12-21
2	牛大力	广西宁明	广西	2014-12-21
3	牛大力	广西玉林景森	广西	2014-12-21
4	牛大力	广州市大学城康好药店	广西	2015-7-15
5	牛大力	广州市天河区同仁堂药房	广西	2015-7-15
6	牛大力	广州市天河区东兴堂药店	广东	2015-7-15

编号	样品名	收集地点	产地	收集时间
7	牛大力	广州市大学城明月康桥药店	广西	2015-7-15
8	牛大力	广西凭祥	广西	2014-12-21
9	牛大力	广州市番禺区百和堂大药房	江西	2015-7-08
10	牛大力	广州市金康药房连锁有限公司	广东	2015-7-08

2. **方法**

（1）**对照品溶液的制备**　精密称取芒柄花素对照品适量，加甲醇制成每 1 mL 含 0.2 mg 的溶液，作为对照品溶液。

（2）**供试品溶液的制备**　取牛大力药材粉末（过 50 目筛）4 g，精密称定，置具塞锥形瓶中，加入甲醇 50 mL，超声提取 30 min，抽滤，滤液挥干溶剂，残渣用甲醇溶解，并定容至 5 mL 量瓶，作为供试品溶液。

（3）**薄层色谱条件**　依照薄层色谱法（中华人民共和国药典，通则 0502）试验，吸取芒柄花素对照品溶液 2 μL、供试品溶液 10 μL，分别点于同一块硅胶 GF$_{254}$ 高效预制薄层板（20 cm×10 cm）上，以石油醚-乙酸乙酯-冰乙酸（6∶3∶1）为展开剂，在室温条件下预饱和 30 min，室温下展开，展距为 8.5 cm，取出，挥干溶剂，喷以 10% 硫酸乙醇溶液，105℃加热至斑点显色清晰，置紫光灯（365 nm）下检视。供试品色谱中，在与对照品色谱相应的位置上，显相同颜色的荧光斑点。

3. **结果**

（1）**牛大力高效薄层色谱指纹图谱共有模式建立**　将 10 批不同商品来源的牛大力药材按 2.（2）项制成供试品溶液并在 2.（3）项薄层条件下进行展开，获得牛大力黄酮类成分高效薄层色谱指纹图谱（图 5-233）。将色谱图导入 CHROMAP 1.5 色谱指纹图谱系统解决方案软件，生成灰度扫描图并积分，将牛大力黄酮类成分的代表性样本数据采用中位数法确定特征峰、均数法计算特征值，共鉴定了 10 个共有特征峰，R_f 值分别为 0.19、0.24、0.46、0.64、0.67、0.76、0.80、0.83、0.90、0.95，构建了牛大力黄酮类成分的薄层色谱指纹图谱共有模式（图 5-234），并指认芒柄花素为 3 号峰（$R_f \approx 0.46$）。

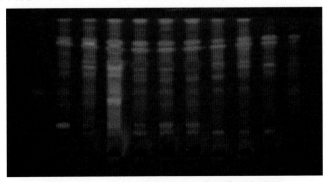

图 5-233　牛大力黄酮类成分高效薄层色谱图

S—芒柄花素；1～10—不同批次的商品牛大力，样品顺序见表 5-23

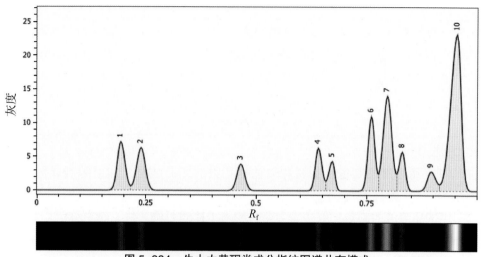

图 5-234　牛大力黄酮类成分指纹图谱共有模式

（2）**牛大力黄酮类高效薄层色谱指纹图谱评价**　将10批牛大力黄酮类成分的薄层色谱指纹图谱数据与牛大力黄酮类成分指纹图谱共有模式（CP）相比，计算夹角余弦相似度（图5-235），10批样品与共有模式之间的相似度分别为0.78、0.91、0.71、0.94、0.95、0.93、0.87、0.92、0.51、0.46。结合色谱图观察，9号、10号样品在$R_f \approx 0.46$、$R_f \approx 0.64$、$R_f \approx 0.67$、$R_f \approx 0.95$处样品条带不明显，导致其二者与共有模式相似度较低。1～8号样品与共有模式相似度在0.78～0.94之间。可见，多数样品相似度较高，不同商品牛大力中黄酮类成分差异不大。将10批牛大力黄酮类成分的HPTLC色谱峰采用聚类分析法，得到聚类树状图（图5-236），其中1～8号样品聚为一类，主要为收集自广西的样品，9号和10号聚为一类，可见，牛大力药材的质量与产地具有一定的相关性。

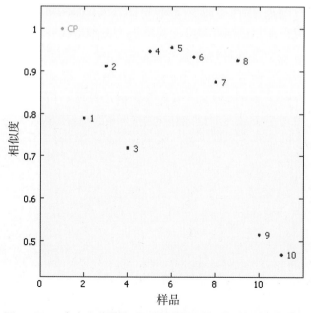

图 5-235　牛大力黄酮类成分不同商品的相似度评价直观图

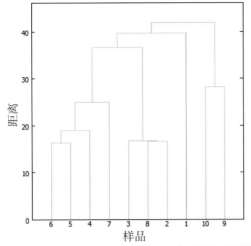

图 5-236　牛大力黄酮类成分不同商品的聚类树状图

4. 小结

①目前，2015年版《中国药典》一部未收载牛大力，仅少数地方中药材标准有收载，但也仅限部分理化鉴别等，不足以较好地控制牛大力的饮片质量。本研究构建了牛大力黄酮类样品指纹图谱共有模式，共鉴定了10个共有峰，指认了3号峰为芒柄花素（$R_f \approx 0.46$）。与共有模式相比，不同产地、不同商品的牛大力黄酮类化学成分的特征峰大致相同，但由于含量的差异，导致斑点荧光的亮度稍有不同。研究发现，芒柄花素作为本实验的对照品在牛大力药材中含量比较低，对其他成分造成较大干扰，从而影响实验结果。今后若能从牛大力中分离出更多有效成分作为对照品，将对其质量评价带来更大价值。

②实验采用高效薄层色谱法对广西、广东、江西3个不同产地的10批牛大力药材的质量进行评价，结果发现，在广西原产地收集的牛大力的条带较为清晰，而购于广州不同药店的样品条带相对模糊，体现出了样品间的差异性。通过对HPTLC指纹图谱的相似度评价和聚类分析，得出牛大力黄酮类成分与产地具有一定的相关性，广西牛大力的质量较好且相对稳定，表明产地对药材质量的重要性。

所建立的牛大力黄酮类成分高效薄层色谱法，可为全面评价牛大力药材的质量及建立相关的质量标准提供参考。

参考文献

[1] 曾聪彦，曹海丽，戴卫波，等.牛大力的本草考证[J].中药材，2019，42（6）：1433-1436.

[2] 莫火月，郑海，黄意成，等.南药牛大力本草考证及性状鉴别[J].时珍国医国药，2018，29（6）：1361-1362.

[3] 王呈文，陈光英，宋小平，等.牛大力中黄酮类成分[J].中成药，2014，36（10）：2111-2114.

[4] 王呈文，陈光英，宋小平，等.牛大力的化学成分研究[J].中草药，2014，45（11）：1515-1520.

[5] 张宏武，丁刚，李榕涛，等.牛大力中刺桐碱的分离鉴定和含量测定[J].药物分析杂志，2011，31（6）：1024-1026.

[6] 赖富丽，王祝年，王建荣，等.牛大力藤叶脂溶性成分的GC-MS分析[J].热带作物学报，2009，30（5）：714-717.

[7] 郑元升，蒲含林，麻建军.牛大力多糖对小鼠T淋巴细胞增殖的双向调节作用[J].广东药学院学报，2008，24（1）：58-61.

[8] 韦燕燕，石敏.电感耦合等离子体质谱法测定牛大力中8种金属元素含量[J].中国药学杂志，2019，54（16）：1328-1331.

[9] 李移，陈杰，李尚德.中药牛大力微量元素含量的测定[J].广东微量元素科学，2008，15（2）：56-58.

[10] Yin T, Liang H, Wang B, et al. A new flavonol glycoside from *Millettia speciosa* [J]. Fitoterapia，2010，81（4）：274-275.

[11] Yin T, Tu G Z, Zhang Q Y, et al. Three new phenolic glycolsides from the caulis of *Millettia speciosa* [J]. Magnetic Resonance in Chemistry，2008，46（4）：387-391.

[12] Zhang S Y, Yin T, Ling X M, et al.Interactions between thrombin and natural products of *Millettia speciosa* Champ.using capillary zone electrophoresis[J]. Electrophoresis，2008，29（16）：3391-3397.

灵芝

Lingzhi

GANODERMA

【别名】

赤芝，菌灵芝、灵芝草、万年蕈[1]。

【来源】

为多孔菌科真菌赤芝 *Ganoderma lucidum*（Leyss. ex Fr.）Karst.或紫芝 *Ganoderma sinense* Zhao，Xu et Zhang 的干燥子实体。全年采收，除去杂质，剪除附有朽木、泥沙或培养基质的下端菌柄，阴干或在40～50℃烘干。

始载于《神农本草经》，历代医书将其列为上品，具有补中益气、滋阴强壮、扶正固本、延年益寿等功效。是食药兼用的一种真菌[1]。

【主产及栽培地】

灵芝广泛分布于温带与亚热带，在我国主要分布于云南、四川、浙江、湖北等地[2]。目前，在我国许多地方均有栽培，如福建、浙江、广东、山东、河北、河南等地，栽培方式主要椴木栽培（图5-237）、袋装栽培和林下生态栽培等，近几年尚有工厂化栽培和室内栽培等新的模式[3]。

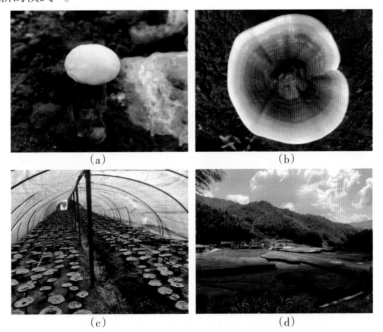

(a)　　　　　　　　　　(b)

(c)　　　　　　　　　　(d)

图 5-237　椴木栽培灵芝规范化种植基地

【化学成分】

灵芝药材的主要化学成分约有9类300多种，具体如下[4]：

1. 三萜类

从灵芝中分离到四环三萜类约220种，结构多为高度氧化的羊毛甾烷衍生物，按分子所含碳原子数可分为C30、C27、C24 三大类。主要成分有灵芝酸A、灵芝酸B、灵芝酸C1、灵芝酸H、灵芝酸C2；灵芝醇A、灵芝醇B、灵芝醇F，ganodermatriol、ganondermanontriol、ganoder-manondiol等[5]。

2. 核苷类

有尿嘧啶、尿嘧啶核苷、腺嘌呤、腺嘌呤核苷和灵芝嘌呤等[6]。

3. 呋喃类衍生物

灵芝中的呋喃类衍生物是从发酵的薄盖灵芝菌丝体乙醇提取物中分离得到的，分别为5-羟甲基呋喃甲醛、5-乙酰氧甲基呋喃甲醛、5-丁氧甲基呋喃甲醛、1，1′-二 a-糠醛基二甲醚[7]。

4. 甾醇类

灵芝中的甾醇含量较高，仅麦角甾醇含量就达3‰左右。已知从灵芝中分到的甾醇有近20种，其骨架分为麦角甾醇类和胆甾醇类两种类型。主要有麦角甾醇、麦角甾醇棕榈酸酯、β-谷甾醇、麦角甾7，22-二烯酮-3、24（S）-24-甲基5α-胆甾-7，16-二烯-3β-醇、异麦角甾等[8]。

5. 生物碱类

灵芝中的生物碱含量较低，从发酵的薄盖灵芝菌丝体和赤芝孢子粉中分离得到的生物碱有胆碱、甜菜碱及其盐酸盐、灵芝碱甲、灵芝碱乙和菸酸[6]。从紫芝中得到紫芝碱B、紫芝碱C、紫芝碱D、紫芝碱E等5个新的生物碱[9, 10]。

6. 氢醌类

德国学者Ramzi[11]从灵芝属真菌 *Ganodema pfeifferi* 得到两个法呢基氢醌类化合物，分别为 ganomycin A 和 ganomycin B。这两个化合物对格兰氏阳性菌和格兰氏阴性菌均有抑制作用。

7. 脑苷及多肽、氨基酸类

日本学者Yoshiyuki[12]从赤芝子实体中得到对 DNA 聚合酶复制有抑制活性的脑苷类化合物（4*E*，8*E*）-*N*-D-2-hydroxypalmitoyl-1-*O*-β-D-glucopyranosyl-9-methyl-4，8-sphingadienine 和（4*E*，8*E*）-*N*-D-2′-hydroxystearoyl-1-*O*-β-D-glucopyranosyl-9-methyl-4，8-sphingadienine。

8. 多糖、糖肽类

从灵芝中分离得到近20种多糖和糖肽类化合物，并证明灵芝多糖是抗衰老、扶正固本的有效成分之一[13]。

9. 有机酸、长链烷烃类

从灵芝中还得到大量的脂肪酸类等其他化合物，包括硬脂酸、棕榈酸、花生酸、二十二烷酸、二十三烷酸、二十四烷酸，以及甘露糖和海藻糖等。

　　其中三萜和多糖是灵芝最主要的两大活性成分。现代药理研究表明，灵芝三萜类化合物具有保肝、抗肿瘤、抗 HIV-1 及 HIV-1 蛋白酶活性、抗组织胺释放、抑制血管紧张素、抗氧化等作用[5]，其主要成分有灵芝酸A、灵芝酸B、灵芝酸C、灵芝酸G、赤芝酸A和灵芝酸E，结构见图5-238。

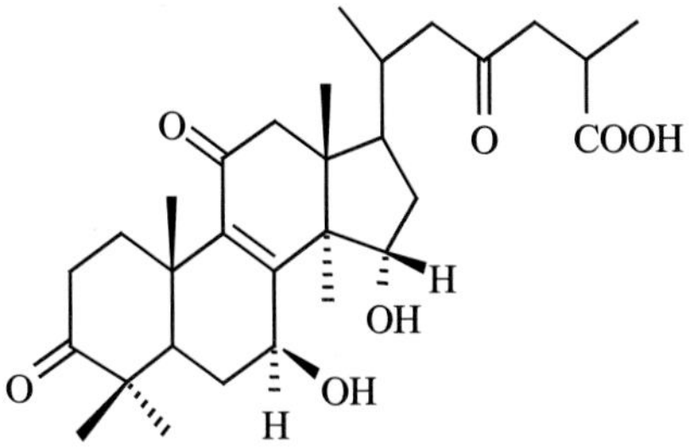

（a）灵芝酸A 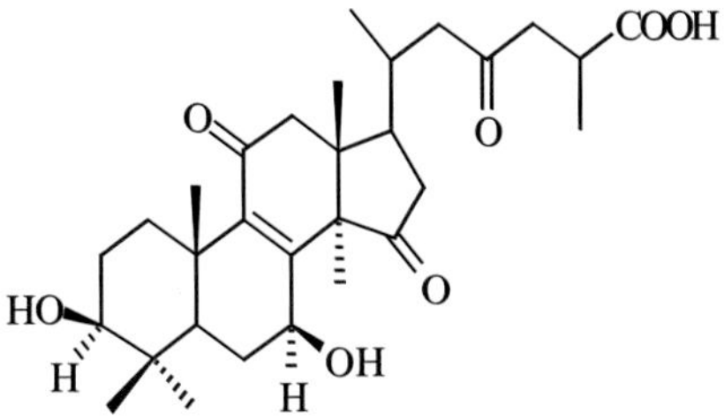　　　　　　　　　　　　（b）灵芝酸B

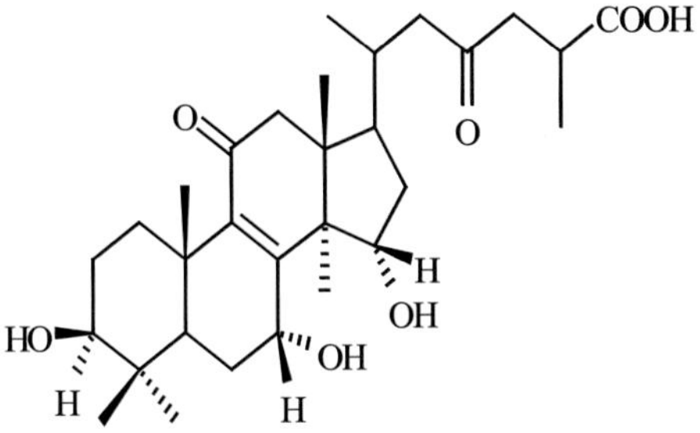

（c）灵芝酸C2 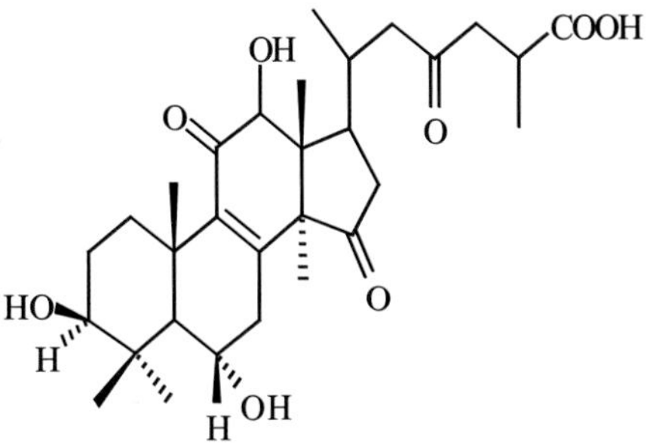　　　　　　　　　　　　（d）灵芝酸G

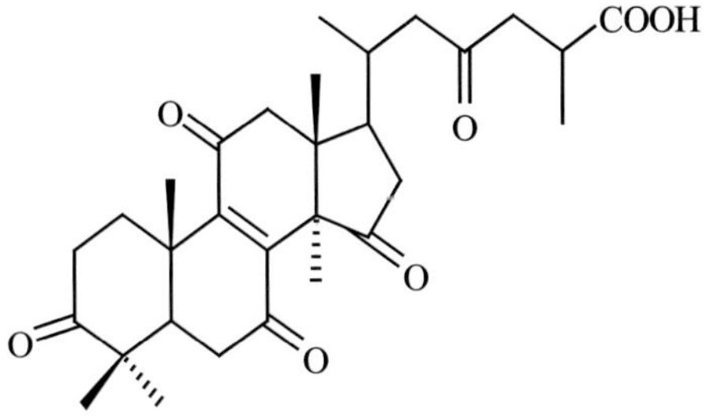

（e）灵芝酸E 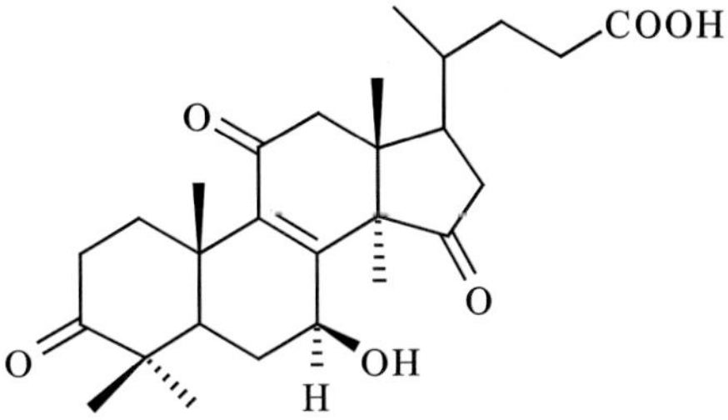　　　　　　　　　　　　（f）赤芝酸A

图 5-238　灵芝中主要化学成分结构式

【植物形态】

1. 赤芝

　　外形呈伞状，菌盖半圆形肾形或近圆形，宽10～18 cm，厚1～2 cm。皮壳坚硬，黄褐色至红褐色，有光泽，具环状棱纹和辐射状皱纹，边缘薄而平截，常稍内卷。菌盖下菌肉白色至浅棕色，由无数菌管构成。菌柄侧生，少偏生，长7～15 cm，直径

1～3.5 cm，红褐色至紫褐色，光亮。菌管内有多数孢子，孢子细小，黄褐色。气微香，味苦涩。

2. 紫芝

皮壳紫黑色，有漆样光泽。菌肉锈褐色。菌柄长17～23 cm。

3. 栽培灵芝

子实体较粗壮、肥厚，直径12～22 cm，厚1.5～4 cm。皮壳外有时被有大量粉尘样黄褐色孢子。灵芝植物形态见图5-239。

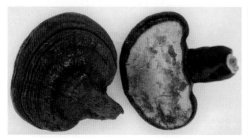 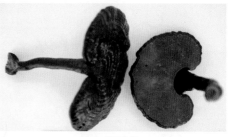

（a）赤灵芝　　　　　　　　　　（b）紫灵芝

图 5-239　赤灵芝和紫灵芝植物形态

【药材特征】

1. 赤芝

外形呈伞状，菌盖肾形、半圆形或近圆形，直径10～18 cm，厚1～2 cm。皮壳坚硬，黄褐色至红褐色，有光泽，具环状棱纹和辐射状皱纹，边缘薄而平截，常稍内卷。菌肉白色至淡棕色。菌柄圆柱形，侧生，少偏生，长7～15 cm，直径1～3.5 cm，红褐色至紫褐色，光亮。孢子细小，黄褐色。气微香，味苦涩。

2. 紫芝

皮壳紫黑色，有漆样光泽。菌肉锈褐色。菌柄长17～23 cm。

3. 栽培品

子实体较粗壮、肥厚，直径12～22 cm，厚5～4 cm。皮壳外常被有大量粉尘样的黄褐色孢子。灵芝药材特征见图5-240。

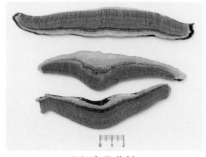

（a）赤芝药材　　　　　　　　　　（b）紫芝药材

图 5-240　赤芝和紫芝药材图

【薄层色谱及特征指纹图谱】

1. 仪器与试药

仪器：硅胶GF$_{254}$高效预制薄层板（Merck公司，20 cm×10 cm，No.74023375）、ATS4全自动薄层色谱点样仪（瑞士CAMAG）、双槽展开缸（瑞士CAMAG）、REPROSTAR3薄层色谱摄像仪（瑞士CAMAG）、SCANNER薄层色谱扫描仪（瑞士CAMAG）、TLC加热板（瑞士CAMAG）、AB204-N电子天平（瑞士METTLER TOLEDO）、TW-20电热恒温水浴锅（德国JULABO）、A-3S真空泵（托普仪器有限公司）、T660/H超声波清洗器（瑞士ELMA）。应用CHROMAFINGER 2005色谱扫描指纹图谱系统解决方案软件（珠海科曼中药研究有限公司提供）进行数据分析。

试剂：正己烷、乙酸乙酯、甲醇、三氯甲烷、甲酸等试剂均为分析纯，水为去离子水。

对照品：灵芝酸A、灵芝酸B、灵芝酸C2、灵芝酸G、灵芝酸E自制，经高效液相检测，纯度>98%；灵芝总三萜酸自制，经高效液相检测，纯度>80%。

样品：灵芝药材来源于灵芝栽培基地或购于广东省的不同药房和药材市场，并经作者鉴定，各样品见表5-24。

表5-24　灵芝药材和孢子油的样品表

序号	产地	名称	拉丁学名	批号
1	广西	黑芝	*Amauroderma ruda*（Berk.）Pat.	0710001
2	广西	血芝	待定	0710002
3	山东	赤芝	*Ganoderma lucidum*（Leyss. ex Fr.）Karst.	0710003
4	山东	粉芝	待定	0710004
5	广西	赤芝	*Ganoderma lucidum*（Leyss. ex Fr.）Karst.	0710005
6	贵州	云芝	*Coriolus versicolor*（L. ex Fr.）Quel.	0710006
7	广西	紫芝	*Ganoderma sinense* Zhao，Xu et Zhang	0710007
8	安徽	赤芝	*Ganoderma lucidum*（Leyss. ex Fr.）Karst.	0710008
9	广西	赤芝	*Ganoderma lucidum*（Leyss. ex Fr.）Karst.	0710009
10	广西	赤芝	*Ganoderma lucidum*（Leyss. ex Fr.）Karst.	0710010
11	云南	薄树芝	*Ganoderma capense*（Lloyd）Teng	0710011
12	广西	云芝	*Coriolus versicolor*（L. ex Fr.）Quel.	0710012
13	湖南	黑芝	*Amauroderma ruda*（Berk.）Pat.	0710013
14	云南	黑芝	*Amauroderma ruda*（Berk.）Pat.	0710014
15	云南	桑黄灵芝	*Phellinus baumii* Pilát	0710015
16	云南	松针	*Ganoderma tsugae* Murrill	0710016
17	云南	马蹄	*Ganoderma ungulatum* J.D.Zhao, et X.Q.Zhang	0710017
18	广西	平盖灵芝	*Ganoderma.capecse*（Lloyd）D.A.Peid	0710018

序号	产地	名称	拉丁学名	批号
19	广西	黑芝	*Amauroderma ruda*（Berk.）Pat.	0710019
20	云南	无柄灵芝	*Ganoderma resinaceum* Boud.	0710020
21	广东德庆	石山灵芝	待定	0710021
22	广东德庆	紫芝（野生）	*Ganoderma sinense* Zhao，Xu et Zhang	0710022
23	广东德庆	紫芝	*Ganoderma sinense* Zhao，Xu et Zhang	0710023
24	广东凤村	赤芝	*Ganoderma lucidum*（Leyss. ex Fr.）Karst.	0710024
25	广东从化	云芝（野生）	*Coriolus versicolor*（L. ex Fr.）Quel.	0710025
26	广东德庆	商品灵芝	待定	0710026
27	广东GAP基地	紫芝菌柄	*Ganoderma sinense* Zhao，Xu et Zhang	0710027
28	广东GAP基地	赤芝菌柄	*Ganoderma lucidum*（Leyss. ex Fr.）Karst.	0710028
29	自制	灵芝总三萜酸		0710029
30	广东GAP基地	赤芝（10批）	*Ganoderma lucidum*（Leyss. ex Fr.）Karst.	0710030～0710039
31	广东GAP基地	紫芝（10批）	*Ganoderma sinense* Zhao，Xu et Zhang	0710040～0710049
32	香港	灵芝孢子油（6批）		0710050～0710055

2. 方法

（1）**对照品溶液的制备**　灵芝总三萜酸对照品溶液：精密称取灵芝总三萜酸对照品适量，加甲醇配置成2 mg·mL^{-1}的对照品溶液。

灵芝酸A等混合对照品溶液：精密称取灵芝酸A、灵芝酸B、灵芝酸C2、灵芝酸G、灵芝酸E和赤芝酸A对照品适量，加甲醇配置1.2 mg·mL^{-1}的混合对照品溶液。

（2）**供试品溶液的制备**　取灵芝药材粗粉（过40目筛）约2 g，精密称定，置具塞锥形瓶中，加石油醚（30～60℃）50 mL，超声处理（220 W，55 kHz）15 min，滤过，滤渣置60℃水浴上挥干，加三氯甲烷80 mL，超声处理（220 W，55 kHz）30 min，滤过，滤液置60℃水浴蒸干，残渣加甲醇2 mL使溶解，作为供试品溶液。

（3）**薄层色谱条件**　依照薄层色谱法（中华人民共和国药典，通则0502）试验，吸取灵芝总三萜酸对照品溶液2 μL、灵芝酸A等混合对照品溶液5 μL、供试品溶液2 μL，分别点于硅胶GF$_{254}$高效预制薄层板上，在相对湿度32%的条件下，以正己烷-乙酸乙酯-甲醇-甲酸（30：30：2：0.2）展开，展至约5 cm，取出，晾干，再用正己烷-乙酸乙酯-甲醇-甲酸（30：30：1：0.2）进行二次展开，展至约8 cm，取出，晾干，置紫外灯（254 nm）下检视；然后喷以10%硫酸乙醇溶液，在105℃加热至斑点显色清晰，置紫外灯（365 nm）下检视。供试品色谱中，在与对照品色谱相应的位置上，显相同颜色的荧光斑点。

（4）方法学考察

①**仪器精密度的考察**。取同一来源的供试品溶液，在同块薄层板上连续点样5次，色谱结果基本一致，比较色谱斑点的R_f值，主要色谱斑点R_f值的RSD在0.51%～1.35%，表明本研究所用仪器精密度良好。

②**重复性考察**。取同一商品来源的药材样品5份，按2.（2）项制备供试品溶液，色谱结果基本一致，比较色谱斑点的R_f值，灵芝三萜类化学成分主要色谱斑点R_f值的RSD在1.95%～4.38%，表明本研究建立的方法具有良好的重复性。

③**稳定性考察**。取同一商品来源的供试品溶液，分别于0h、6h、12h、24h、48h点样，色谱结果基本一致，比较色谱斑点R_f值，灵芝三萜类化学成分主要色谱斑点R_f值的RSD在3.10%～3.57%，表明供试品溶液在48h内具有良好的稳定性。

④**高效薄层色谱指纹图谱条件的优化**

展开剂的优化。选用正己烷、丙酮、三氯甲烷、乙酸乙酯、甲醇、石油醚、甲酸任意组合成三元、四元的展开剂，结果表明：以正己烷-乙酸乙酯-甲醇-甲酸展开的效果较佳，通过调节不同比例展开后，取出，晾干，喷以10%硫酸乙醇溶液，在105℃加热至斑点显色清晰，分别于显色前和显色后检测。结果表明：先以正己烷-乙酸乙酯-甲醇-甲酸（30∶30∶2∶0.2）展开，展距5cm，取出挥干溶剂，再用正己烷-乙酸乙酯-甲醇-甲酸（30∶30∶1∶0.2）展开，展距8cm，各斑点R_f值分布合理。结果表明：灵芝三萜类化学成分在薄层展开时以二次展开，结果较为理想。

相对湿度的优化。以浓硫酸、蒸馏水调节相对湿度，比较不同湿度下的斑点（图5-241，从左到右分别为相对湿度为18%、32%、47%、56%、72%、88%下的薄层色谱图谱）。结果表明：展开条件在相对湿度为32%时最优，斑点分离度最佳。

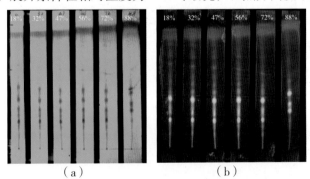

（a）　　　　　　　　（b）

图5-241　灵芝展开条件相对湿度的考察

3. 结果

（1）**赤芝高效薄层色谱指纹图谱共有模式建立**　将10批赤芝规范化种植基地来源的灵芝分别按2.（2）项制成供试品溶液并按2.（3）项薄层条件进行展开，获得赤芝三萜类化学成分高效薄层色谱图（图5-242、图5-243）。将色谱图导入CHROMAP1.5色谱指纹图谱系统解决方案软件，生成灰度扫描图并积分，将灵芝代表性样本数据采用中位数法确定特征峰、均数法计算其特征值，共鉴定了9个特征色谱峰，构建了赤芝薄层色谱指纹图谱标准共有模式（图5-244，表5-25）。并指认2号峰为灵芝酸C2（R_f约为0.23）、3号峰为灵芝酸A（R_f约为0.26）、4号峰为灵芝酸B（R_f约为0.32）、5号峰为灵芝酸G（R_f约为0.37）、6号峰为赤芝酸A（R_f约为0.56）。灵芝酸E在紫外灯254 nm下显示，斑点位置约R_f约为0.46。

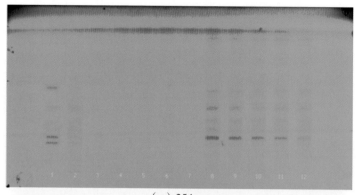

（a）254 nm

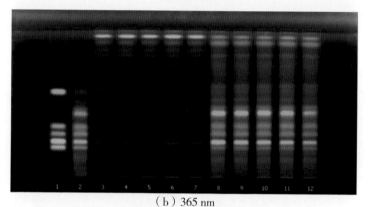

（b）365 nm

图5-242　赤芝与紫芝药材典型薄层色谱图谱

1—灵芝酸A等混合对照品［自下而上，分别为灵芝酸C2、灵芝酸A、灵芝酸B、灵芝酸G、灵芝酸E（仅在254 nm时出现）、赤芝酸A］；2—灵芝总三萜酸对照品；3～7—紫芝；8～12—赤芝

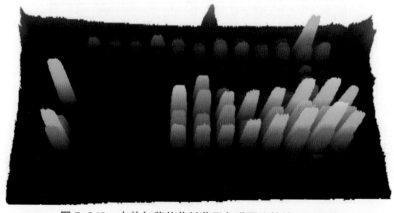

图5-243　赤芝与紫芝药材薄层色谱图比较的 3D 图谱

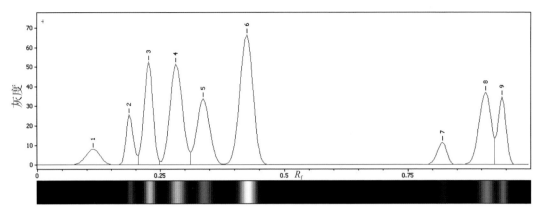

图5-244 赤芝高效薄层色谱指纹图谱共有模式

表5-25 灵芝酸A等六种单体化学成分与共有模式中的特征峰的对照

共有峰峰号	R_f	对应的成分
1	0.15	—
2	0.23	灵芝酸C2
3	0.26	灵芝酸A
4	0.32	灵芝酸B
5	0.37	灵芝酸G
	0.43	—
	0.45	灵芝酸E
6	0.56	赤芝酸A
7	0.82	—
8	0.91	—
9	0.95	—

（2）赤芝与紫芝的高效薄层色谱指纹图谱的对比　将表5-24中规范化种植基地的赤芝和紫芝样品各10批，分别制成高效薄层色谱指纹图谱，其数据与赤芝指纹图谱共有模式（图5-244）相比，计算其相关性和相似度（图5-245），结果显示，赤芝样本相关性相似度平均为0.9927，表明不同批次的赤芝样品所含主要成分比较稳定；而紫芝样品与赤芝指纹图谱的相关性相似度小于0。

由上述分析可看出，赤芝与紫芝在三萜类化学成分上具有明显的差异，从化学成分分类学上分析两者完全为两个类群。

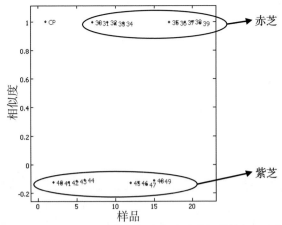

图 5-245　赤芝与紫芝薄层色谱指纹图谱相关性相似度图

（3）**灵芝菌盖与菌柄薄层色谱图谱的比较**　取赤芝和紫芝药材菌盖和菌柄，分别按2.（2）项制成供试品溶液并按2.（3）项薄层条件进行展开，获得薄层色谱指纹图谱（图5-246）。

赤芝菌柄与菌盖的高效薄层色谱指纹图谱表明，赤芝菌盖与菌柄均具有灵芝酸A、灵芝酸B、灵芝酸C2和灵芝酸G，仅存在含量的差别，从节省资源利用和资源充分利用上考虑可以利用赤芝菌柄进行灵芝三萜类化学成分的提取和入药。

紫芝菌柄与菌盖的高效薄层色谱指纹图谱表明，紫芝菌柄和菌盖均不含有赤芝中的灵芝酸A等六种三萜类化学成分，紫芝菌柄中也含有与紫芝菌盖中类似的化学成分。

紫芝与赤芝指纹图谱共有模式相比较可知：无论是菌柄还是菌盖，赤芝与紫芝的在三萜类化学成分上均具有极显著的差别。

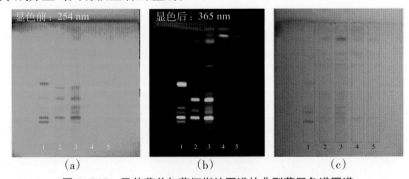

图 5-246　灵芝菌盖与菌柄指纹图谱的典型薄层色谱图谱

1—灵芝酸A等混合对照品（自下而上，分别为灵芝酸C2、灵芝酸A、灵芝酸B、灵芝酸G、灵芝酸E（仅在254nm时出现）、赤芝酸A）；2—赤芝菌柄（0710028）；3—赤芝菌盖（0710031）；4—紫芝菌柄（0710027）；5—紫芝菌盖（0710041）

（4）**灵芝孢子油与灵芝子实体薄层色谱图谱的对比**　取灵芝孢子油（表5-24中0710050～0710055样品）、赤芝和紫芝药材，分别按2.（2）项制成供试品溶液并按2.（3）项薄层条件进行展开，获得灵芝孢子油（0710050～0710055）、赤芝和紫芝药材的薄层色谱指纹图谱（图5-247）。

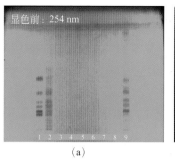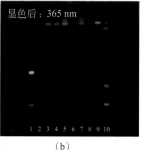

(a)   (b)

图5-247 灵芝孢子油薄层色谱指纹图谱

1—灵芝酸A等混合对照品［自下而上，分别为灵芝酸C2、灵芝酸A、灵芝酸B、灵芝酸G、灵芝酸E（仅在254nm时出现）、赤芝酸A］；2—灵芝总三萜酸对照品；3～8—为不同批次的灵芝孢子油（0710053、0710054、0710050、0710055、0710052、0710051）；9—紫芝（0710041）；10—赤芝（0710031）

灵芝孢子油薄层色谱指纹图谱与赤芝、紫芝指纹图谱对比，灵芝孢子油中基本不含或很少赤芝中灵芝三萜酸类化合物。

（5）**商品灵芝与赤芝薄层色谱指纹图谱的比较** 取表5-24中商品灵芝（市场上购买的不同来源的灵芝），分别按2.（2）项制成供试品溶液并按2.（3）项薄层条件进行展开，获得商品赤芝和紫芝药材的薄层色谱指纹图谱（图5-248），并与赤芝高效薄层色谱指纹图谱共有模式（图5-244）对比并进行聚类分析（图5-249）。

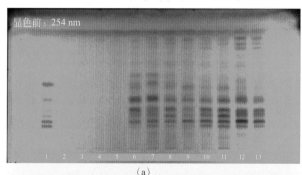

(a)

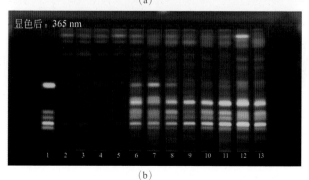

(b)

图5-248 商品赤芝与紫芝药材典型薄层色谱图谱

1—灵芝酸A等六种单体化学成分（自下而上依次为灵芝酸C2、灵芝酸A、灵芝酸B、灵芝酸G、灵芝酸E、赤芝酸A）；2—紫芝（0710022）；3—紫芝（0710023）；4—紫芝（0710007）；5—紫芝（07100041）；6—赤芝（0710024）；7—赤芝（0710005）；8—赤芝（0710010）；9—赤芝（0710031）；10—赤芝（0710019）；11—赤芝（0710009）；12—赤芝（0710003）；13—赤芝（0710008）

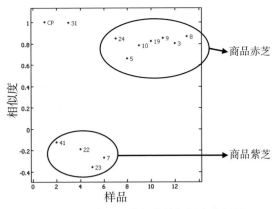

图5-249　商品灵芝相关性相似度分析图

　　结果表明：商品来源的赤芝均与模式赤芝聚在一起，商品来源的紫芝与模式紫芝聚在一起，商品来源的赤芝和紫芝从三萜化学成分上仍然分为两大类，与3.（2）规范化种植基地的赤芝和紫芝结果一致。

　　（6）**灵芝近缘属菌类与赤芝薄层色谱指纹图谱的比较**　取表5-24中灵芝近缘属菌类与赤芝、紫药药材，分别按2.（2）项制成供试品溶液并按2.（3）项薄层条件进行展开，获得薄层色谱指纹图谱（图5-250），并与赤芝高效薄层色谱指纹图谱共有模式（图5-244）对比并进行聚类分析，得到状聚类图（图5-251）。

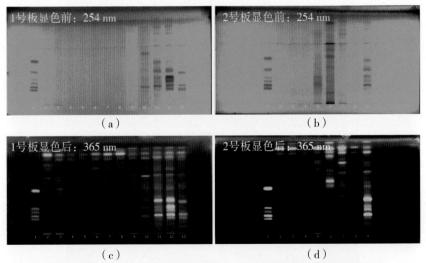

图5—250　灵芝近缘属菌类与赤芝、紫芝典型薄层色谱指纹图谱

　　1号板：1—灵芝酸A等混合对照品［自下而上，分别为灵芝酸C2、灵芝酸A、灵芝酸B、灵芝酸G、灵芝酸E（仅在254nm时出现）、赤芝酸A］；2—血芝（010002）；3—黑芝（0710001）；4—云芝（0710006）；5—松衫灵芝（0710016）；6—桑黄（0710015）；7—紫芝（0710041）；8—马蹄（0710017）；9—平盖灵芝（0710018）；10—薄树芝（0710011）；11—赤芝（0710031）；12—粉芝（0710004）；13—无柄灵芝（0710020）

　　2号板：1—灵芝酸A等混合对照品［自下而上，分别为灵芝酸C2、灵芝酸A、灵芝酸B、灵芝酸G、灵芝酸E（仅在254nm时出现）、赤芝酸A］；2—黑芝（0710013）；3—GAP基地紫芝（0710041）；4—云芝（0710012）；5—云芝（0710025）；6—商品灵芝（0710026）；7—石山灵芝（0710021）；8—黑芝（0710014）；9—GAP基地赤芝（0710031）

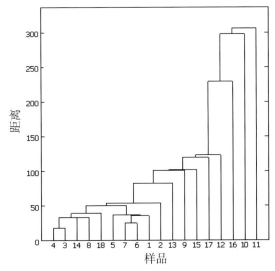

图 5-251　灵芝近缘属药材高效薄层色谱指纹图谱的聚类分析树状图

1—血芝（010002）；2—黑芝（0710001）；3—云芝（0710006）；4—松衫灵芝（0710016）；5—桑黄（0710015）；6—紫芝（0710041）；7—马蹄（0710017）；8—平盖灵芝（0710018）；9—薄树芝（0710011）；10—赤芝（0710031）；11—粉芝（0710004）；12—无柄灵芝（0710020）；13—黑芝（0710013）；14—云芝（0710012）；15—野生云芝（0710025）；16—商品灵芝（0710026）；17—石山灵芝（0710021）；18—黑芝（0710014）

灵芝近缘属药材高效薄层色谱指纹图谱的聚类分析（图5-250）表明：与赤芝（0710031）种缘最接近的是粉芝（0710004）和商品灵芝（0710026），之后为无柄灵芝（0710020）、马蹄（0710017）、野生云芝（0710025）、薄树芝（0710011）、黑芝（0710013）和黑芝（0710001），而云芝（0710006）、松衫灵芝（0710016）、云芝（0710012）、平盖灵芝（0710018）和黑芝（0710014）为一类，桑黄（0710015）、马蹄（0710017）、血芝（010002）和紫芝（0710041）为另一大类，距赤芝（0710031）种缘均较远，与外观形态鉴别一致；结合高效薄层色谱指纹图谱主成分分析可以得知粉芝均含有灵芝酸A等六种单体化学成分，符合了粉芝为赤芝一变种的说法。

不同产区对灵芝近缘属药材质量的影响：如0710001（广西）、0710014（云南）和0710013（湖南）均为黑芝，其在成分上具有较大的区别，0710013不含有任何一个赤芝薄层色谱指纹图谱共有模式的9个共有峰，071001与0710014由于地区相近，在成分上具有一定的相似性。

野生与栽培品对灵芝近缘属药材质量的影响：野生云芝（0710025）在$R_f \approx 0.4$处有一明显的蓝色荧光色斑，而栽培云芝0710012和0710006栽培云芝均无此色斑，可以此色斑作为野生云芝与栽培品的区别。

灵芝近缘属不同种药材高效薄层色谱指纹图谱差异：灵芝近缘属不同品种药材在成分上均与赤芝有较大区别，且各自在主成分上又有差异，如薄树芝（0710011）在与2号、3号、5号、6号和7号共有峰处具有色谱峰，而无柄灵芝（0710020）在与1号、2号、3号、8号和9号共有峰处具有色谱峰，两者在与2号和3号共有色谱峰上具有色谱峰。但是通过无柄灵芝和薄树芝高效薄层色谱指纹图谱峰可以看出，薄树芝（0710011）3号峰呈黄色；而无柄灵芝（0710020）2号峰呈色、3号峰呈红色。由于灵芝近缘属不同品种灵芝在其高效薄层色谱特征色谱峰的比例或含量上均有不同程度的差异，构成了各自不同的高效薄层色谱指纹图谱。

4. 小结

①《中华人民共和国药典》（2005年版）一部灵芝鉴定项下的薄层色谱以石油醚（60～90℃）－甲酸乙酯－甲酸（15∶5∶1）的上层溶液展开，与对照药材色谱相应位置上显相同的颜色的荧光斑点，该方法并无针对性考察其中的斑点。根据精简、高效、合理、准确的实验原则，本研究优化了药典的展开条件，建立了最佳的薄层色谱条件：调节相对湿度为32%，先以正己烷－乙酸乙酯－甲醇－甲酸（30∶30∶2∶0.2）展开，展距5 cm，取出挥干溶剂，再用正己烷－乙酸乙酯－甲醇－甲酸（30∶30∶1∶0.2）展开，展距8 cm，取出，挥干溶剂，喷10%硫酸乙醇溶液，105℃加热至斑点明显，于显色前（254 nm）、显色后（365 nm，日光灯）检测，并以自制的灵芝酸A等六种单体化合物作为对照品，增加了对照品鉴别，优化后的方法重现性好、斑点清晰、方法可行、背影干扰较小。同时考察了多个成分的斑点，且增加了与多个对照品的比较鉴别，对多组分的中药来说更科学。

②构建了赤芝薄层色谱指纹图谱共有模式，共鉴定了9个共有色谱峰。9个共有色谱峰与对照品的R_f值分别为，1号峰：$R_f \approx 0.15$；2号峰：$R_f \approx 0.23$，灵芝酸A；3号峰：$R_f \approx 0.26$，灵芝酸B；4号峰：$R_f \approx 0.32$，灵芝酸C2；5号峰：$R_f \approx 0.45$，灵芝酸G；6号峰：$R_f \approx 0.82$；7号峰：$R_f \approx 0.82$；8号峰：$R_f \approx 0.91$；9号峰：$R_f \approx 0.95$，灵芝酸E：$R_f \approx 0.43$；赤芝酸A：$R_f \approx 0.56$；

③灵芝酸A、灵芝酸B、灵芝酸C2和灵芝酸G四种灵芝三萜类化学成分在各批次赤芝药材中均存在，仅含量上有差别，可以将灵芝酸A、灵芝酸B、灵芝酸C2和灵芝酸G作为赤芝特有的高效薄层色谱指纹特征峰，进行赤芝的直观鉴别；$R_f \approx 0.25$的蓝色斑点存在GAP基地和商品紫芝的高效薄层色谱指纹图谱中，可用其作为紫芝特有的高效薄层色谱指纹特征峰，进行紫芝的特征鉴别；不同批号的孢子油高效指纹图谱均在$R_f \approx 0.6$左右具有一蓝色的色谱带，可将此峰作为灵芝孢子油的特征峰，开发评价灵芝孢子油质量评价的标准。

④灵芝近缘属不同品种药材在成分上均与赤芝有较大区别，且各自在主成分上又有差异，在其高效薄层色谱特征色谱峰的比例或含量上均有不同程度的差异，构成了各自不同的高效薄层色谱指纹图谱。

⑤紫芝与赤芝共有模式的高效薄层色谱指纹图谱比较：赤芝与紫芝三萜酸部位的高效薄层色谱图存在明显差别，且紫芝样品与赤芝指纹图谱共有模式呈负相关性，说明紫芝与赤芝指纹图谱共有模式在化学成分的组成和含量上存在较大的区别，构成了各自不同的高效薄层色谱指纹特征图谱。

本研究系统地对赤芝和紫芝的薄层色谱指纹图谱进行了对比，为制定灵芝（包括赤芝和紫芝）标准提供了科学的依据。建议以后《中国药典》再版修订时可以将紫芝与赤芝分开收录，以及采纳此展开剂方法作为灵芝定性鉴别的有效手段。

参考文献

[1] 吴兴亮，宋斌，赵友兴，等．中国药用灵芝及名称使用商榷[J]．贵州科学，2013，31（1）：1-17．

[2] 戴玉成，曹云，周丽伟，等．中国灵芝学名之管见[J]．菌物学报，2013，32（6）：947-952．

[3] 周州，余梦瑶，江南，等．我国灵芝栽培研究近况及其未来发展趋势探讨[J]．2017，36（4）：5-7．

[4] 陈若芸．中国食用药用真菌化学[M]．上海科学技术文献出版社，2016．

[5] 李晔，朱忠敏，姚渭溪，等．灵芝三萜类化合物的研究进展[J]．中国中药杂志，2012，37（2）：165-171．

[6] 余竟光，陈若芸，姚志熙，等．薄盖灵芝化学成分的研究Ⅳ．灵芝碱甲、灵芝碱乙和灵芝嘌呤的化学结构[J]．药学学报，1990，25（8）：612-616．

[7] 余竟光，陈若芸，姚志熙．薄盖灵芝深层发酵菌丝体化学成分的研究（Ⅲ）[J]．中草药，1983，14（10）：6-7+5．

[8] 刘超，陈若芸．紫芝中的一个新甾醇[J]．中国药学杂志，2010，45（6）：413-415．

[9] Lin C，Zhao F，Chen R Y. A novel alkaloid from the bodies of *Ganoderma sinense* Zhao，Xu et Zhang[J]. Chinese Chemical Letters, 2010, 21（2）：197-199.

[10] Lin J Q，Wang C F，Peng X R, et al. New alkaloids from the fruiting bodies of *Ganoderma sinense*[J]. Nat. Prod. Bioprospect., 2011, 1（2）：93-96.

[11] Mothana R A A，Jansen R，Julich W D, et al. Ganomycins A and B, new antimicrobrial farnesyl hydroquinoncs from thc basidiomycete *Ganoderma pfeifferi*[J]. J. Nat. Prod., 2000, 63（3）：416-418.

[12] Mizushina Y，Hanashima L，Yamaguchi T, et al. A mushroom fruiting body-inducing substance inhibits activities of reploicative DNA polymerases[J]. Biochemical And Biophysical Research Communications, 1998, 249（1）：17-22.

[13] 李晓冰，谢忠礼，朱艳琴，等．灵芝多糖抗肿瘤机制研究进展[J]．中国药学杂志，2013，48（16）：1329-1332．

肉豆蔻

Roudoukou

MYRISTICAE SEMEN

【别名】

肉果、玉果、顶头肉、迦拘勒、扎地（藏名）、麻尖（傣语）等[1]。

【来源】

肉豆蔻为肉豆蔻科植物肉豆蔻 *Myristica fragrans* Houtt. 的干燥种仁。

始载于唐《本草拾遗》，有温中行气、涩肠、止泻之效。国外多用作香料、化妆品和药品，并多用其假种皮，即肉豆蔻衣（mace），俗称玉果花；国内以用仁为主[2]。

【主产及栽培地】

肉豆蔻原产印度尼西亚的马鲁加群岛，主要产于马来西亚、印度、巴西等处，以新加坡、香港为集散地，热带广为栽培[3]。我国主要靠进口，现四川、广东、广西和台湾等省已有分布[4]。

【化学成分】

肉豆蔻含多种化学成分，主要活性成分具体如下：

1. 脂肪油类

肉豆蔻种仁含脂肪油 25%～46%，主要为二芳基壬酮类。主要成分有三肉豆蔻酸甘油酯、固体的肉豆蔻酸甘油酯、液体的油酸甘油酯和少量的三油酸甘油酯等[1, 5]。

2. 挥发油类

肉豆蔻中含有 8%～15% 的挥发油，主要为单萜烃类、倍半萜烯类、芳香醚类、单萜醇类、酯类等。主要成分有香桧烯、α-蒎烯及 β-蒎烯、松油-4-烯醇、肉豆蔻醚、γ-松油烯、柠檬烯、冰片烯、β-水芹烯、对聚伞花素、α-异松油烯、α-松油醇、δ-荜澄茄烯、榄香脂素、樟烯、月桂烯、α-水芹烯、3，4-二甲基苏合香烯、芳樟醇、顺式辣薄荷醇、反式辣薄荷醇、龙脑、顺式丁香烯、香茅醇、对聚伞花素-α-醇、黄樟醚、橙花醇、β-澄茄油烯、乙酸牻牛儿醇酯、丁香油酚、甲基丁香油酚、异榄香脂素等[1, 5~7]。

3. 木脂素类

肉豆蔻种子富含木脂素，主要成分有去氢二异丁香酚、1-（3，4-亚甲二氧基苯基）-2-（4-烯丙基-2，6-二甲氧基苯氧基）-1-丙醇、1-（3-甲氧基-4-乙酰氧基苯基）-2-（4-烯丙基，6-二甲氧苯氧基）-1-丙醇乙酸酯、1-（3，4-亚甲二氧苯基）-2-（4-烯丙基-2，6-二甲氧基苯氧基）-1-丙醇乙酸酯、1-（3，4，5-三甲氧基苯基）-2-（4-烯丙基-2，6-二甲氧基苯氧基）丙烷、去氢二异丁香油酚（即利卡灵）、5′-甲氧基去氢二异丁香油酚、2-（3，4-亚甲二氧基苯基）-2，3-二氢-7-甲氧基-3-甲基-5-

（*E*-丙烯基）苯并呋喃（即利卡灵B）、2-（3，4-亚甲二氧基-5-甲氧基苯基）-2，3-二氢-7-甲氧基-3-甲基-5-（*E*-丙烯基）苯并呋喃、1-（3，4-二甲氧基苯基）-2-（4-烯丙基-2，6-二甲氧基苯氧基）-1-丙醇、1-（3，4-二甲氧基苯基）-2-（4-烯丙基-2，6-二甲氧基苯氧基）-1-丙醇等[1，5]。

4. 其他成分

肉豆蔻中含有约4%的毒性成分肉豆蔻醚、23%～32%的淀粉、蛋白质、蔗糖、多聚木糖、戊聚糖、色素、果胶等[1，5]。

其中挥发油是肉豆蔻最主要的活性成分。现代药理研究表明，肉豆蔻挥发油具有抗菌消炎、镇痛、止泻、抗肿瘤等作用[8]。其主要活性成分为去氢二异丁香酚、毒性成分为肉豆蔻醚[9]，结构见图5-252。

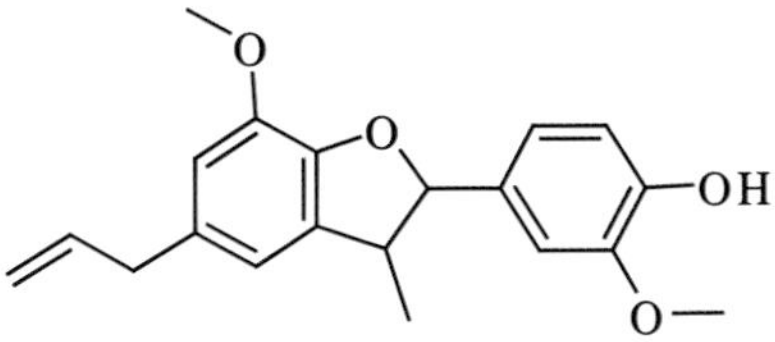

（a）去氢二异丁香酚 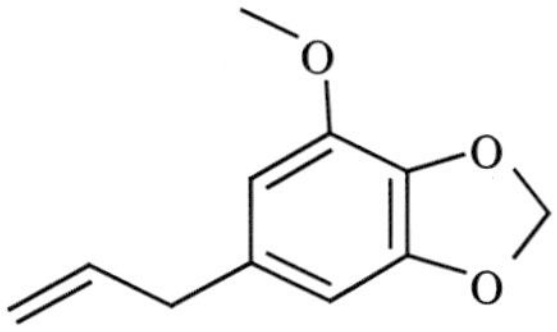　　　　　　　　　　（b）肉豆蔻醚

图 5-252　肉豆蔻中主要化学成分结构式

【植物形态】

小乔木；幼枝细长。叶近革质，椭圆形或椭圆状披针形，先端短渐尖，基部宽楔形或近圆形，两面无毛；侧脉8～10对；叶柄长7～10 mm。雄花序长1～3 cm，无毛，着花3～20，稀1～2，小花长4～5 mm；花被裂片3（～4），三角状卵形，外面密被灰褐色茸毛；花药9～12枚，线形，长约雄蕊柱的一半；雌花序较雄花序为长；总梗粗壮、着花1～2朵；花长6 mm，直径约4 mm；花被裂片3，外面密被微茸毛；花梗长于雌花；小苞片着生在花被基部，脱落后残存通常为环形的疤痕；子房椭圆形，外面密被锈色茸毛，花柱极短，柱头先端2裂。果通常单生，具短柄，有时具残存的花被片；假种皮红色，至基部撕裂；种子卵珠形；子叶短，蜷曲，基部连合。肉豆蔻植物形态见图5-253。

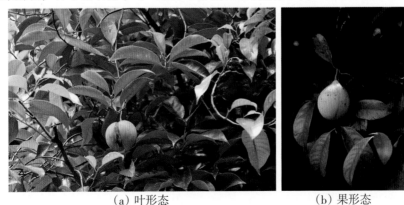

（a）叶形态　　　　　　　　　　　（b）果形态

图 5-253　肉豆蔻植物形态图

【药材特征】

药材呈卵形或椭圆形，长2～3 cm，直径1.5～2.5 cm，表面灰色或灰黄色，或被有白色石灰粉，表面有网状沟纹，一侧有明显的纵沟（种脊的位置），较宽的一端有浅色的圆形隆起（种脐的位置），在狭端有暗色凹陷（合点的位置）。质坚实，难破碎，断面不平坦，纵剖面可见外面有一层暗棕色的外胚乳向内伸入，与类白色的内胚乳交错，形成类似槟榔样纹理。气芳香而强烈，味辛辣而微苦。以个大、体重、坚实、表面光滑、油足、破开后香气强烈者为佳。肉豆蔻药材特征见图5-254。

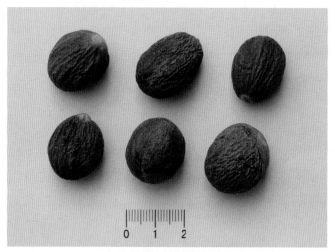

图 5-254　肉豆蔻药材

【薄层色谱及特征指纹图谱】

1. 仪器与试药

仪器：SP-20E型全自动点样仪（上海科哲生化科技有限公司）、硅胶GF$_{254}$高效预制薄层板（20 cm×10 cm，Merck公司）、TH-Ⅱ型薄层加热器（上海科哲生化科技有限公司）、WFH-201B紫外透射反射仪（上海精科实业有限公司）、双槽展开缸、高速万能粉碎机（天津市泰斯特仪器有限公司）、KDM型调温电热套（山东省鄄城光明仪器有限公司）、IX-US50型数码相机（Canon公司）、分析天平（sartoius公司）、高速万能打粉机（天津市泰斯特仪器有限公司）、CHROMAP1.5色谱指纹图谱系统解决方案软件（珠海科曼中药研究有限公司）。

对照品：肉豆蔻醚（批号：Y07S6H3076，上海源叶生物科技有限公司纯度≥98%）、去氢二异丁香酚（批号：PS14040301，成都普思生物科技有限公司，纯度≥98%）。

试剂：无水乙醇、石油醚（60～90℃）、乙酸乙酯、甲醇、浓硫酸等均为分析纯，水为去离子水（Research超纯水机，ChingYu Dauer公司）。

样品：10批肉豆蔻药材经广州中医药大学丁平教授鉴定为肉豆蔻科植物肉豆蔻 *Myristica fragrans* Houtt.的干燥种仁，样品凭证标本存放于广州中医药大学中药资源教研室，具体信息见表5-26。

表5-26 肉豆蔻药材信息表

编号	名称	采集地或购买地	药用部位	产地	采集或购买日期
1	肉豆蔻	广州市多宝路同健医药连锁	种仁		2015年7月
2	肉豆蔻	广州天河区东圃大马路东兴堂药房	种仁	广东	2015年7月
3	肉豆蔻	广州天河区东圃镇棠下村金康药房	种仁	广东	2015年7月
4	肉豆蔻	广州市多宝路老百姓大药房	种仁	广东	2015年7月
5	肉豆蔻	广州番禺区大学城百和堂药房	种仁	云南	2015年7月
6	肉豆蔻	广州番禺区大学城明月药房	种仁	湖南	2015年7月
7	肉豆蔻	广州二天堂药房	种仁	云南	2015年7月
8	肉豆蔻	广州天河区东圃大马路康好药房	种仁	广东	2015年7月
9	肉豆蔻	广州市多宝路大参林药房	种仁	云南	2015年7月
10	肉豆蔻	广州东圃镇前进石溪村济和堂药房	种仁	广东	2015年7月

2. 方法

（1）对照品溶液的制备

肉豆蔻醚对照品溶液：吸取肉豆蔻醚对照品适量，加乙酸乙酯分别制成浓度为每1 mL含1 mg的溶液，作为对照品溶液。

去氢二异丁香酚对照品溶液：称取去氢二异丁香酚对照品适量，加乙酸乙酯制备成1 mL含1 mg的溶液，作为对照品溶液。

（2）供试品溶液的制备

取肉豆蔻种仁药材粉末（过20目筛）约12 g，按《中国药典》（2015年版）一部附录XD挥发油测定法甲法提取挥发油[7]，收集上层透明澄清油状液体，加入无水硫酸钠干燥。精密量取挥发油50 μL加乙酸乙酯制备成500 μL供试品溶液，得肉豆蔻挥发油成分。

再取肉豆蔻种仁药材粉末（过20目筛）2 g，加入80%乙醇超声（200 W，40 kHz）处理30 min，滤过，得肉豆蔻醇提成分。

（3）薄层色谱条件

①肉豆蔻挥发油薄层色谱条件。依照薄层色谱法（中华人民共和国药典，通则0502）试验，吸取肉豆蔻醚对照品溶液6 μL、供试品溶液2 μL，分别点于同一硅胶GF$_{254}$高效预制玻璃薄层板上。以石油醚（60～90℃）-乙酸乙酯（9∶1.5）为展开剂，室温下饱和15 min，置于冰箱内展开，展距8.5 cm，取出，挥干溶剂，喷以5%香草醛硫酸溶液，晾干，105℃加热至斑点显色清晰。供试品色谱中，在与对照品色谱相应的位置上，显相同颜色的斑点。

②肉豆蔻醇提取成分薄层色谱条件。依照薄层色谱法（中华人民共和国药典，通则0502）试验，吸取去氢二异丁香酚对照品溶液2 μL、供试品溶液5 μL，分别点于同一硅胶GF$_{254}$高效预制玻璃薄层板上。以石油醚（60～90℃）-乙酸乙酯（9∶1.5）为展开剂，室温下饱和15 min，置于冰箱内展开，展距8.5 cm，取出，挥干溶剂，喷以5%香草醛硫酸溶液，晾干，105℃加热至斑点显色清晰。供试品色谱中，在与对照品色谱相应的位

置上，显相同颜色的斑点。

3. 结果

（1）**不同商品来源肉豆蔻高效薄层色谱指纹图谱共有模式的建立**　将10批不同商品来源的肉豆蔻药材按2.（2）项制成供试品溶液并分别在2.（3）项薄层条件下进行展开，获得肉豆蔻的挥发油成分和醇提取成分的高效薄层色谱图（图5-255和图5-256）。将肉豆蔻挥发油和醇提成分薄层色谱图导入CHROMAFINGER 2005色谱指纹图谱系统解决方案软件，生成灰度扫描图并积分，生成肉豆蔻挥发油成分和醇提成分HPTLC指纹图谱的共有模式。挥发油成分共有8个特征峰，1～8号峰的相对位移值分别为：0.21、0.29、0.40、0.46、0.60、0.72、0.87、0.92（图5-257），并指认肉豆蔻醚为5号峰（$R_f \approx 0.60$）。醇提成分共有9个特征峰，1～9号峰的相对位移值分别为：0.03、0.09、0.18、0.37、0.42、0.49、0.64、0.79、0.86（图5-258），并指认去氢二异丁香酚为3号峰（$R_f \approx 0.18$）。

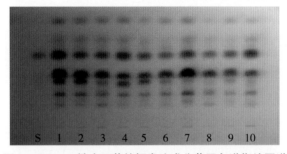

图5-255　10批肉豆蔻的挥发油成分薄层色谱指纹图谱
S—肉豆蔻醚；1～10—表5-26中的1～10号肉豆蔻样品

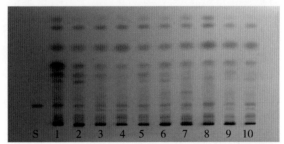

图5-256　10批肉豆蔻的醇提取成分薄层色谱指纹图谱
S—去氢二异丁香酚；1～10—表5-26中的1～10号肉豆蔻样品

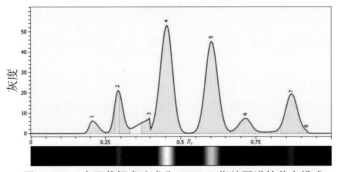

图5-257　肉豆蔻挥发油成分 HPTLC 指纹图谱的共有模式

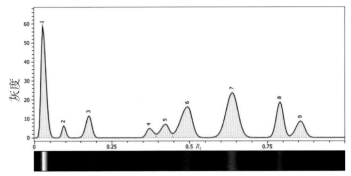

图 5-258　肉豆蔻醇提成分 HPTLC 指纹图谱的共有模式

（2）**不同商品来源肉豆蔻挥发油和醇提成分的薄层色谱指纹图谱相似度评价**　将10批不同商品来源肉豆蔻药材挥发油和醇提成分的薄层色谱指纹图谱数据分别与各自共有模式相比较，计算余弦相似度（分别见图5-259、图5-260）。10批样品挥发油成分与共有模式之间的余弦相似度分别为0.98、0.98、0.99、0.94、0.96、0.98、0.97、0.96、0.99、0.98；10批样品醇提取成分与共有模式之间的余弦相似度分别为0.91、0.97、0.97、0.95、0.97、0.98、0.98、0.97、0.98、0.96。以上数据可以看出，肉豆蔻样品相似度均大于0.90，说明不同来源市售的肉豆蔻药材质量稳定、均一。

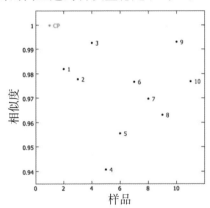

图 5-259　10 批药材肉豆蔻挥发油成分余弦相似度评价直观图

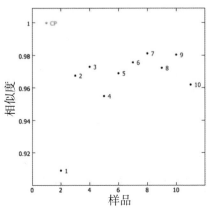

图 5-260　10 批药材肉豆蔻醇提取成分余弦相似度评价直观图

4. 小结

①《中国药典》（2015年版）一部肉豆蔻鉴定项下的薄层鉴定以石油醚（60～90℃）：乙酸乙酯（体积比9：1）作为展开剂，与对照药材色谱相应位置上显相同的颜色的斑点，该方法并无针对性考察其中的斑点。根据精简、高效、合理、准确的实验原则，本研究对展开剂进行了优化，分别比较了石油醚（60～90℃）-乙酸乙酯（9：1.5）、氯仿-环己烷（7：3）和石油醚-丙酮（3：1）为展开剂的展开效果，最后得出石油醚（60～90℃）-乙酸乙酯（9：1.5）最佳。实验还分别试用了65%乙醇、无水乙醇、甲醇、石油醚、乙酸乙酯等不同溶剂进行超声提取，最后总结得出80%乙醇提取出来的去氢二异丁香酚含量最高、相对成本较低、安全系数更高。

②研究以挥发油中的去氢二异丁香酚和毒性成分肉豆蔻醚2种化学成分作为对照品，经同一展开条件同一显色剂的薄层显色后发现，在自然光下肉豆蔻醚呈红褐色，去氢二异丁香酚呈粉红色。分别构建了10批肉豆蔻药材中挥发油和醇提成分指纹图谱的共有模式，鉴定了挥发油中8个共有峰和醇提成分中9个共有峰，并对药材质量进行了评价。

本研究以肉豆蔻醚和去氢二异丁香酚为指标性成分分别构建了肉豆蔻挥发油及醇提成分的高效薄层色谱指纹图谱，不仅为挥发油成分中毒性成分的质量监控提供依据，而且，也为肉豆蔻中部分挥发油和非挥发性成分的综合评价提供了参考，可为肉豆蔻药材质量的进一步规范化奠定基础。

参考文献

[1] 南京中医药大学. 中药大辞典[M]. 上海科学技术出版社，2006：1227-1228.

[2] 贾天柱. 肉豆蔻的研究进展[J]. 中草药，1996，27（11）：690-693.

[3] 全国中草药汇编编写组. 全国中草药汇编：下册[M]. 第二版. 北京：人民卫生出版社，1996：375-376.

[4] 吴勇波，翁雪萍. 肉豆蔻的现代研究进展[J]. 广东药学，1997（04）：5-7.

[5] 张爱武，刘乐乐，何学敏，等. 肉豆蔻化学成分与药理活性的研究进展[J]. 内蒙古医科大学学报，2014，36（1）：85-88.

[6] 黄鑫，杨秀伟. 不同炮制品肉豆蔻挥发油成分的GC-MS分析[J]. 中国中药杂志，2007，32（16）：1669-1675.

[7] 王莹，杨秀伟. 印度尼西亚产肉豆蔻挥发油成分的GC-MS分析[J]. 中华中医药杂志，2007，2（9）：603-606.

[8] 方爱娟，徐凯节. 肉豆蔻的化学成分及生物活性研究进展[J]. 中国药业，2013，22（15）：113-115.

[9] 弓宝，冯锦东，魏建和，等. 肉豆蔻及其炮制品的药理学研究进展[J]. 中国药学杂志，2010，45（18）：1365-1367.

肉桂

Rougui

CINNAMOMI CORTEX

【别名】

玉桂、牡桂、菌桂、简桂、桂树等[1]。

【来源】

本品为樟科植物肉桂 *Cinnamomum cassia* Presl 的干燥树皮。多于秋季剥取，阴干。

始载于《神农本草经》，列为上品，称其为牧桂、菌桂，"味辛温，主百病，养精神，和颜色，利关节，补中益气。为诸药先聘通使，久服通神，轻身不老。面生光华，眉好常如童子"[2]。后在《唐本草》中最早发现肉桂这一名称，其性大热，味辛、甘，归肾、脾、心、肝经，具有活血通经、补火助阳、引火归元、散寒止痛、温通经脉的功效，是我国传统中药材[3]。

【主产及栽培地】

肉桂原产地为斯里兰卡，中国、越南、印度、印尼等国家及其他许多热带地区都有栽培，我国肉桂主要种植于广西、广东、云南、福建等湿热地区[4, 5]。

【化学成分】

肉桂中的化学成分分为挥发性和非挥发性成分，主要成分具体如下：

1. 挥发油类成分

肉桂中含有大量挥发油类成分，国内外学者已从肉桂中分析鉴定出139种化学成分，包括醛酮类29种、醇类28种、烯类41种、酸和酯类22种、烷烃类8种、其他类11种。肉桂叶挥发油以肉桂醛为主，相对含量在50%～90%，此外，含量在1%以上的主要有苯丙醛、邻甲氧基肉桂醛、乙酸肉桂酯、香豆素等[6]。

2. 黄酮类成分

肉桂中含有较多的黄酮类化合物，其主要是黄烷醇及其多聚体。主要有儿茶素、表儿茶精、芹菜素、山奈酚、槲皮素、芫花素、山奈酚、山奈酚-3-*O*-α-*L*-鼠李糖苷、山奈酚-3-*O*-芦丁苷、异鼠李亭3-*O*-芦丁、荭草苷等[7]。

3. 多酚类成分

肉桂中的多酚类化合物主要有儿茶素、5，7，4′-三甲基-右旋-儿茶精、左旋-表儿茶精-3-*O*-β-葡萄糖苷、肉桂多酚A2、肉桂多酚A3、肉桂多酚A4，原花青素A、原花青素B、木脂素等[3]。

4. 多糖类成分

肉桂的糖类是由 *D*-木糖、*D*-核糖、*D*-阿拉伯糖、半乳糖、*D*-呋喃葡萄糖、α-*D*-吡喃葡萄糖等成分组成，其中以 *D*-呋喃葡萄糖的比例为最大，占38.64%[8, 9]。

5. 倍半萜、二萜及其糖苷类化合物

主要有肉桂苷、桂皮醇、肉桂醇C_2、肉桂醇C_3、肉桂醇D_3、肉桂醇E与肉桂醇A、肉桂醇B、肉桂醇C_1、肉桂醇D_1各自的-19-O-β-D-葡萄糖苷等[3]。

6. 无机元素

含多种无机元素主要有钙、铜、铁、镁、锌、锶、钒、镉、钴、铝、锰、钼、镍、磷、铅、砷、硒等[10]。

7. 其他类化合物

肉桂中尚含有三萜类皂苷、香豆素、脂类、酰胺类等化合物[6]，其中脂类成分以脂肪酸类为主，约占肉桂脂类成分的72.68%[9]。

其中挥发性成分（挥发油）为其主要的活性成分。现代药理研究表明，肉桂挥发油具有抗氧化、抗炎、抗肿瘤、抗菌、降糖、抗肥胖、保护神经等药理作用[11]，其主要成分有肉桂醛和β-丁香烯，结构见图5-261。

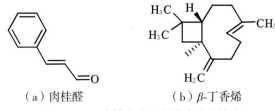

（a）肉桂醛 　　　　　　　　（b）β-丁香烯

图 5-261　肉桂中主要化学成分结构式

【植物形态】

常绿乔木，高12～17 m。树皮灰褐色，幼枝略呈四棱，被褐色短茸毛，全株有芳香气。叶互生或近对生，革质，长椭圆形或近广披针形，长8～16 cm，宽3～6 cm，全缘，上面绿色，平滑而有光泽，下面粉绿色，微被柔毛，三出脉于下面隆起，细脉横向平行。圆锥花序被短柔毛，花小，两性，黄绿色，花托肉质。浆果椭圆形，直径9 mm，熟时黑紫色，基部有浅杯状宿存花被。花期6～7月；果期至次年2～3月。肉桂植物形态见图5-262。

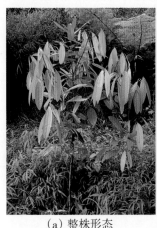 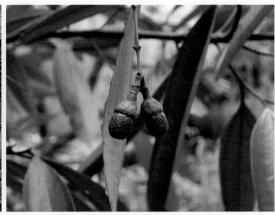

（a）整株形态 　　　　　　　　（b）果形态

图 5-262　肉桂植物形态图

【药材特征】

本品呈槽状或卷筒状，长30~40 cm，宽或直径3~10 cm，厚0.2~0.8 cm。外表面灰棕色，稍粗糙，有不规则的细皱纹及横向突起的皮孔，有的可见灰白色的斑纹；内表面红棕色，略平坦，有细纵纹，划之显油痕。质硬而脆，易折断，断面不平坦，外层棕色而较粗糙，内层红棕色而油润，两层间有1条黄棕色的线纹。气香浓烈，味甜、辣。以不破碎、体重、外皮细、肉厚、断面色紫、油性大、香气浓厚、味甜辣、嚼之沙少者为佳。肉桂药材特征见图5-263。

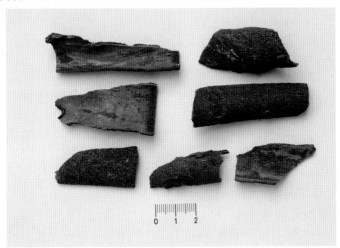

图5-263　肉桂药材图

【薄层色谱及特征指纹图谱】

1. 仪器与试药

仪器：硅胶GF$_{254}$高效预制薄层板（德国Merck公司，20 cm×10 cm）、HWS24型电热恒温水浴锅（上海一恒科技有限公司）、高速万能粉碎机（天津市泰斯特仪器有限公司）、BS-124-S电子分析天平（Sartorius公司）、SP-20E型全自动点样仪（上海科哲生化科技有限公司）、TB-Ⅱ型薄层加热器（上海科哲生化科技有限公司）、CHROMAP 1.5色谱指纹图谱系统解决方案软件（珠海科曼中药研究有限公司）、IX-US50型数码相机（Canon公司）、WFH-201B紫外透射反射仪（上海精科实业有限公司）、KDM型调温电热套（山东省鄄城光明仪器有限公司）、双槽展开缸。

对照品：肉桂醛（成都普思生物科技股份有限公司）、β-丁香烯（上海源叶生物科技有限公司），纯度均大于98%。

试剂：甲酸、乙醚、乙酸乙酯、正己烷、甲醇、乙醇、浓硫酸均为分析纯，水为去离子水。

样品：采自广东、广西各种植基地，各采购10批肉桂药材，经广州中医药大学丁平研究员鉴定为樟科植物肉桂 *Cinnamomum cassia* Presl的干燥树皮，样品凭证存放于广州中医药大学中药资源教研室，样品信息见表5-27。

表5-27　肉桂药材样品表

序号	样品批号	样品产地	序号	样品批号	样品产地
1	RG-003	广东肇庆市德庆县高良镇	11	RG-019	广西防城港市那梭镇东山村
2	RG-004	广东肇庆市德庆县高良镇	12	RG-022	广西防城港市那梭镇那梭村
3	RG-005	广东肇庆市莫村镇	13	RG-038	广西防城港市峒中镇板八村
4	RG-006	广东肇庆市水南镇高楼村	14	RG-041	广西东兴市马路镇滩散村
5	RG-010	广东肇庆市武垄镇	15	RG-042	广西东兴市马路镇滩散村
6	RG-103	广东罗定市附城镇康任村	16	RG-059	广西北流市民乐镇桃冲村
7	RG-107	广东罗定市黎少镇黄沙口	17	RG-060	广西北流市民乐镇桃冲村
8	RG-109	广东罗定市围底镇龙涌林厂	18	RG-062	广西桂平市罗秀镇和衷村
9	RG-112	广东罗定市新乐镇	19	RG-063	广西桂平市罗秀镇良石村
10	RG-118	广东罗定市㙉滨镇潮岭	20	RG-064	广西玉林市松山镇

2. 方法

（1）**对照品溶液的制备**　分别精密吸取25 μL的β-丁香烯和肉桂醛，至1 mL量瓶中，加入甲醇溶解并定容至刻度，摇匀，作为混合对照品溶液。

（2）**供试品溶液的制备**　取肉桂药材粉末（过50目筛）30 g，精密称定，置于1000 mL圆底烧瓶中，加入去离子水500 mL，连接挥发油提取器，提取2 h即得挥发油，将所得挥发油加入适量无水硫酸钠脱水密封保存。取0.2 mL挥发油于小烧杯中，加入2 mL饱和$NaHSO_3$，将小烧杯置于冰水中，在微波炉中中火加热反应2次，取出小烧杯，将样品用乙醚萃取2次，每次10 mL，取乙醚层，水浴蒸干，用甲醇溶解并定容至1 mL，作为供试品溶液。

（3）**薄层色谱条件**　依照薄层色谱法（中华人民共和国药典，通则0502）试验，分别吸取混合对照品溶液1 μL、供试品溶液各10 μL，分别点于同一块硅胶GF_{254}高效预制薄层板上，以正己烷-乙酸乙酯-甲酸（7.5∶1∶0.1）为展开剂，展开，展距为5.5 cm，取出，晾干；再以正己烷-乙酸乙酯（7∶0.4）为展开剂，二次展开，展距为8.5 cm，取出，挥干溶剂。喷以5%浓硫酸香草醛试液，在105℃加热至斑点显色清晰，置于日光灯下检视。供试品色谱中，在与对照品色谱相应的位置上，显相同颜色的斑点。

（4）**方法学考察**

①重复性考察。取同一肉桂药材样品5份，按2.（2）项方法分别制备供试品溶液，点样量均为10 μL，分别在同块薄层板上进行点样，色谱斑点基本相同，见图5-264（a），主要色谱斑点峰面积的RSD在2.71%~3.05%之间，表明制样方法具有良好的重复性。

②稳定性考察。取按2.（2）项方法制备的同一供试品溶液，点样量10 μL，分别于0 h、6 h、12 h、24 h、48 h点样，色谱斑点基本相同，见图5-264（b），主要色谱斑点峰面积的RSD在2.25%~2.98%之间，表明肉桂挥发油供试品溶液在48 h内具有良好的稳定性。

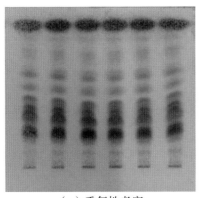

（a）重复性考察　　　　　　　　（b）稳定性考察

图 5-264　肉桂药材挥发油成分方法学考察

（3）高效薄层色谱指纹图谱条件的优化

①**肉桂醛的分离条件优化**。取 0.2 mL 肉桂挥发油 9 份，加入饱和 $NaHSO_3$ 量分别为 2 mL、4 mL、6 mL，微波炉中旋转反应时间分别为每次 30 s、60 s、90 s，反应后的样品分别用乙醚萃取 2 次，每次 10 mL，取乙醚层，水浴蒸干，用甲醇溶解并定容至 1 mL；同时取 0.2 mL 肉桂挥发油，用甲醇溶解并定容至 1 mL。将上述的 10 份供试品溶液分别点于硅胶 GF_{254} 高效预制薄层板上，点样量 10 μL，点样条带宽 7 mm，点样速度为 5 μL·min^{-1}。以正己烷-乙酸乙酯-甲酸（7.5∶1∶0.1）一次展开，展距为 5.5 cm；正己烷-乙酸乙酯（7∶0.4）二次展开，展距为 8.5 cm，以此考察饱和 $NaHSO_3$ 纯化方法对肉桂药材挥发油成分色谱行为的影响（见图 5-265）。结果 2 号样品整体分离度较好，故最终选择加入饱和 $NaHSO_3$ 量为 2 mL、微波炉中旋转反应两次、时间为每次 60 s 作为肉桂醛的分离条件，以此条件制备供试品溶液。

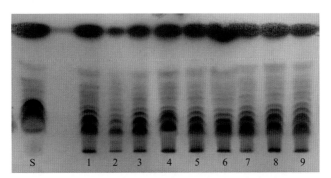

图 5-265　不同条件去除肉桂醛的肉桂挥发油展开薄层色谱图

S—肉桂原油；1～9—去掉肉桂醛的肉桂挥发油

②**相对温度的优化**。选取不同展开温度：4℃、25℃、40℃，以此考察温度对肉桂挥发油类成分色谱行为的影响，比较不同温度下的斑点（图 5-266）。结果表明：展开条件在温度为 4℃时最优，斑点分离度较好且清晰。

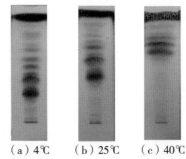

（a）4℃　　（b）25℃　　（c）40℃

图 5-266　肉桂挥发油不同温度下展开薄层色谱图

③**相对湿度的优化。**以浓硫酸与蒸馏水的不同比例来调节展开系统的相对湿度，比较不同湿度下的斑点（图5-267）。结果表明：展开条件在相对湿度为65%时最优，斑点分离度最佳。

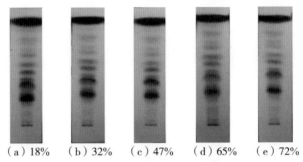

（a）18%　　（b）32%　　（c）47%　　（d）65%　　（e）72%

图 5-267　挥发油不同湿度下展开薄层色谱图

3.　**结果**

（1）**肉桂药材高效薄层色谱指纹图谱共有模式建立**　将2个产地不同批次的肉桂药材按2.（2）项制备供试品溶液并在2.（4）项薄层条件下进行展开，获得肉桂药材的挥发油成分的高效薄层色谱图（图5-268、图5-269）。将所得色谱图导入CHROMAP1.5色谱指纹图谱系统解决方案软件，生成灰度扫描图并积分，将肉桂代表性样本数据采用中位数法确定特征峰，获得了由10个特征峰共同构成的广东肉桂药材挥发油薄层色谱指纹图谱共有模式（图5-270），并指认肉桂醛为3号峰（$R_f \approx 0.32$）、β-丁香烯为10号峰（$R_f \approx 0.94$）；由10个特征峰构成的广西肉桂药材挥发油薄层色谱指纹图谱共有模式（图5-271），并指认肉桂醛为3号峰（$R_f \approx 0.32$）、β-丁香烯为10号峰（$R_f \approx 0.91$）。

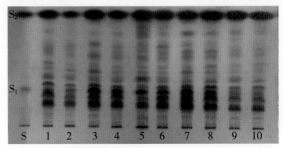

图 5-268　广东各种植基地肉桂主要挥发油类成分的薄层色谱指纹图谱

S_1—肉桂醛；S_2—β-丁香烯；1～10—广东各种植基地肉桂药材

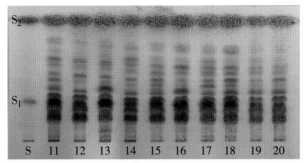

图 5-269　广西各种植基地肉桂主要挥发油类成分的薄层色谱指纹图谱

S₁—肉桂醛；S₂—β-丁香烯；11～20—广西各种植基地的肉桂药材

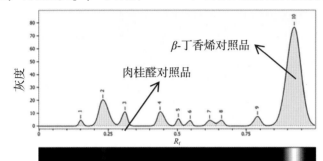

图 5-270　广东肉桂药材挥发油成分的 HPTLC 指纹图谱共有模式（R）

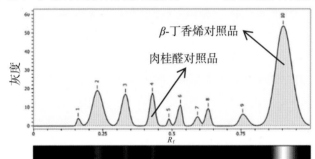

图 5-271　广西肉桂药材挥发油成分的 HPTLC 指纹图谱共有模式（R）

（2）不同产地肉桂的薄层色谱指纹图谱测定及相似度评价　将两个产地不同批次肉桂药材的薄层色谱指纹图谱数据与共有模式相比较，计算夹角余弦相似度，广东各批次药材挥发油成分的相似度均大于0.975，3号样品、5号样品和7号样品相似度为0.975～0.985，其余样品均大于0.99；广西各批次药材挥发油成分的相似度均大于0.90，2号样品、3号样品、5号样品和8号样品相似度为0.90～0.96，其余样品均大于0.96。分析结果表明两个产地不同批次肉桂药材质量较为稳定，差异不明显。

4．小结

①本研究考察了多个展开系统，比较了不同温、湿度下的薄层色谱图行为。建立了最佳的薄层色谱条件：在温度为4℃、展开湿度为65%的条件下，先以正己烷-乙酸乙酯-甲酸（7.5∶1∶0.1）展开，展距5.5 cm，取出挥干溶剂，再用正己烷-乙酸乙酯（7∶0.4）展开，展距8.5 cm，取出，挥干溶剂，喷5%浓硫酸香草醛试液，105℃加热至

斑点明显，置于日光灯检视，并以β-丁香烯和肉桂醛对照品为鉴别指标，建立的方法重现性好、斑点清晰、方法可行、背影干扰较小。增加了与多个对照品的比较鉴别，对多组分的中药来说更科学。

②本研究将肉桂挥发油中的肉桂醛去掉一部分，从而使肉桂挥发油中其他含量较少的成分在薄层图谱中显示出来，该方法既能完整地反映肉桂药材的整体图谱情况，又避免了肉桂醛过多而影响其他成分的斑点，可作为肉桂药材质量评价的补充。

③构建了不同产地肉桂药材中挥发油的HPTLC指纹图谱及其共有模式，共鉴定了10个共有特征峰。并对不同批次肉桂药材与共有模式之间进行相似度评价，以此比较不同批次肉桂药材之间的质量差异，结果表明：各批次药材相似度均大于0.90，广东、广西各个产地的肉桂质量较为均一，各批次之间并无明显差异。

本研究建立的HPTLC法可以有效、快速地对肉桂药材进行鉴别和质量评价，同时为评价肉桂的内在质量补充依据。

参考文献

[1] 全国中草药汇编编写组. 全国中草药汇编：上册[M]. 第二版. 北京：人民卫生出版社，1996：366-367.

[2] 张登本. 神农本草经[M]. 新世界出版社，2009：50.

[3] 黄丽涛，杨向宏，许育佳，等. 肉桂的研究进展[J]. 大众科技，2018，20（1）：77-79.

[4] 侯小涛，郝二伟，秦健峰，等. 肉桂的化学成分、药理作用及质量标志物（Q-marker）的预测分析[J]. 中草药，2018，49（1）：20-34.

[5] 李艳，苗明三. 肉桂的化学、药理及应用特点[J]. 中医学报，2015，30（9）：1335-1337.

[6] 张筌晦，童永清，黄广智，等. 肉桂叶化学成分及药理作用研究进展[J]. 广州化工，2019，47（1）：20-22.

[7] 梅文莉，瞿书华，陈昌祥，等. 锡兰肉桂中的黄酮类化合物[J]. 云南植物研究，2001（3）：394-396.

[8] Kanari M，Tomoda M，Gonda R，et al. A reticuloentheliocl system-activating arabinoxylam from the bark of *Cinnamomum cassia*[J]. Chem. Pharm. Bull.，1989，37（12）：3191-3194.

[9] 李莉，石俊英. 气相色谱-质谱联用分析肉桂多糖及脂类成分[J]. 中药材，2013，36（4）：578-580.

[10] 李宝国，李峰. 肉桂中18种无机元素的含量测定[J]. 山东中医杂志，2009，28（12）：873-874.

[11] 陈旭，刘畅，马宁辉，等. 肉桂的化学成分、药理作用及综合应用研究进展[J]. 中国药房，2018，29（18）：2581-2584.

佩兰

Peilan

EUPATORII HERBA

【别名】

兰草、兰泽、女兰、泽兰、香草、泽草、石瓣、水香、燕尾香、都梁香、香水兰、大泽兰、孩儿菊、千金草、省头草、针尾凤、圆梗泽兰[1]。

【来源】

为菊科植物佩兰*Eupatorium fortunei* Turcz.的干燥地上部分。夏、秋二季分两次采割,除去杂质,晒干。

始载于《本草再新》,具有芳香化湿、醒脾开胃、发表解暑等功效,常用于治疗湿浊中阻、脘痞呕恶、口中甜腻、口臭、多涎、暑湿表证、湿温初起、发热倦怠、胸闷不舒等症[2]。

【主产及栽培地】

佩兰喜湿润温暖气候,主产于华南、华东、中南、西南,如陕西、山东、湖北、河北等地。福建闽东、闽南地区气候、土壤非常适合佩兰的生长,有大量野生,并有较大面积的栽培[3]。

【化学成分】

佩兰药材的主要化学成分约有2类,具体如下:

1. 挥发油类

佩兰挥发油由β-石竹烯、α-律草烯、棕榈酸、油酸、亚油酸、白里香酚等多种成分组成,其中含量较高的是石竹烯[4, 5]。

2. 生物碱类化合物

包括仰卧天芥菜碱、宁德洛非碱和兰草素等[6, 7]。

其中挥发油是佩兰最主要的活性成分。现代药理研究表明,佩兰挥发油具有抗炎、祛痰、抑菌、增强免疫力等作用[8~12]。其主要成分为β-石竹烯、α-律草烯,结构见图5-272。

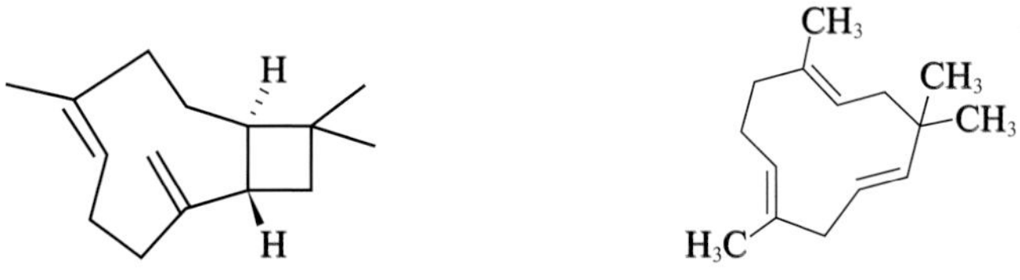

（a）β-石竹烯　　　　　　　　　（b）α-律草烯

图5-272　佩兰中主要化学成分结构式

【植物形态】

多年生草本，高40～100 cm。根茎横走，淡红褐色。茎直立，绿色或红紫色，基部茎达0.5 cm，分枝少或仅在茎顶有伞房状花序分枝。全部茎枝被稀疏的短柔毛，花序分枝及花序梗上的毛较密。中部茎叶较大，三全裂或三深裂，总叶柄长0.7～1 cm；中裂片较大，长椭圆形或长椭圆状披针形或倒披针形，长5～10 cm，宽1.5～2.5 cm，顶端渐尖，侧生裂片与中裂片同形但较小，上部的茎叶常不分裂；或全部茎叶不裂，披针形或长椭圆状披针形或长椭圆形，长6～12 cm，宽2.5～4.5 cm，叶柄长1～1.5 cm。全部茎叶两面光滑，无毛无腺点，羽状脉，边缘有粗齿或不规则的细齿。中部以下茎叶渐小，基部叶花期枯萎。头状花序多数在茎顶及枝端排成复伞房花序，花序径3～6（10）cm。总苞钟状，长6～7 mm；总苞片2～3层，覆瓦状排列，外层短，卵状披针形，中内层苞片渐长，长约7 mm，长椭圆形；全部苞片紫红色，外面无毛无腺点，顶端钝。花白色或带微红色，花冠长约5 mm，外面无腺点。瘦果黑褐色，长椭圆形，5棱，长3～4 mm，无毛无腺点；冠毛白色，长约5 mm。花果期7～11月。佩兰植物形态见图5-273。

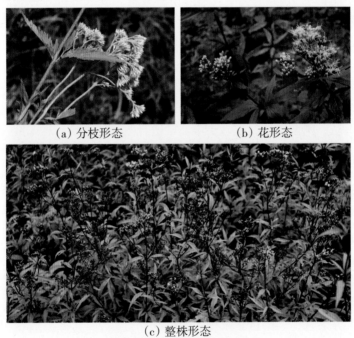

（a）分枝形态　　　　　　（b）花形态

（c）整株形态

图5-273　佩兰植物形态图

【药材特征】

本品茎呈圆柱形，长30～100 cm，直径0.2～0.5 cm；表面黄棕色或黄绿色，有的带紫色，有明显的节和纵棱线；质脆，断面髓部白色或中空。叶对生，有柄，叶片多皱缩、破碎，绿褐色；完整叶片3裂或不分裂，分裂者中间裂片较大，展平后呈披针形或长圆状披针形，基部狭窄，边缘有锯齿；不分裂者展平后呈卵圆形、卵状披针形或椭圆形。气芳香，味微苦。佩兰药材特征见图5-274。

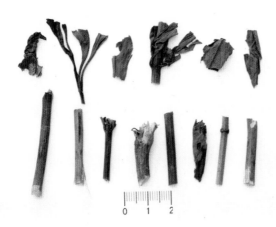

图 5-274　佩兰药材图

【薄层色谱及特征指纹图谱】

1. 仪器与试药

仪器：SP-20E型全自动薄层色谱点样仪（上海科哲生化科技有限公司）、硅胶GF$_{254}$高效预制薄层板（Merck）、双槽层析缸、TH-Ⅱ型薄层加热器（上海科哲生化科技有限公司）、IX-US50型数码相机（Canon公司）、CHROMAP 1.5色谱指纹图谱系统解决方案软件（珠海科曼中药研究有限公司）。

试剂：甲苯、乙酸乙酯、浓硫酸、甲醇、去离子水。

对照品：β-石竹烯（上海源叶生物科技有限公司），纯度大于98%。

样品：佩兰药材均购于广州的不同药房和药材市场，经广州中医药大学丁平研究员鉴定为菊科植物佩兰*Eupatorium fortunei* Turcz.的干燥地上部分，样品保存于广州中医药大学中药资源教研室，样品信息见表5-28。

表5-28　佩兰样品信息表

样品编号	样品名称	样品购买地	样品产地
1	佩兰	柏恩医药	河北
2	佩兰	金康药店	河北
3	佩兰	明济林药房	河北
4	佩兰	灵丹草药店	河北
5	佩兰	丹仁大药房	河北
6	佩兰	采芝林	江苏
7	佩兰	慈谷馨药房	江苏
8	佩兰	百和堂大药房	江苏
9	佩兰	集和堂大药房	广西
10	佩兰	君康药店	河南

2. 方法

（1）**对照品溶液的制备**　精密吸取β-石竹烯25 μL，加甲醇定容至1 mL，制成每1 mL含25 μL的β-石竹烯溶液，作为对照品备用。

（2）**供试品溶液的制备**　提取方法按照《中华人民共和国药典》（2015版）一部附录挥发油测定法进行，即取适量佩兰药材进行粉碎，过20目筛，精密称取药材粉末50.0 g，加入去离子水500 mL，浸泡30 min，保持微沸2 h，收集佩兰挥发油。佩兰挥发油经无水硫酸钠吸水干燥后，取100 μL用甲醇定容至1 mL，即得佩兰药材挥发油供试品溶液。

（3）**薄层色谱条件**　精密取按2.（1）项方法制备的β-石竹烯对照品溶液1 μL和按2.（2）项方法制备的佩兰挥发油供试品溶液2 μL点于硅胶GF$_{254}$高效预制薄层板上。点样条带宽度设为7 mm，点样速度设为5 μL·min^{-1}，以甲苯-乙酸乙酯（9:1）及甲苯-乙酸乙酯（14:0.5）为展开系统，在温度为4℃、相对湿度47%条件下进行二次展开，第一次展距3 cm，第二次展距8.1 cm，取出后在通风橱将溶剂挥干，并以5%的香草醛硫酸溶液对其进行显色，105℃加热至斑点清晰即可，日光下观察并拍照。

（4）**方法学考察**　同灵芝。

（5）**高效薄层色谱指纹图谱条件的优化**

温度的优化。取按2.（2）项方法制备的同一佩兰药材挥发油供试品溶液，点样量2 μL，于Merck GF$_{254}$薄层板上进行点样，以甲苯-乙酸乙酯（9:1）及甲苯-乙酸乙酯（14:0.5）为展开系统进行二次展开，第一次展距3 cm，第二次展距8.1 cm，展开温度分别为：4℃、25℃、40℃，以此考察温度对佩兰挥发油色谱行为的影响。展开效果如图5-275所示，从图中可知当展开温度为40℃时，薄层斑点有明显的横向扩散现象，展开温度为4℃时，斑点较为清晰，无扩散现象，故最终选择4℃作为佩兰挥发油成分的薄层展开温度。

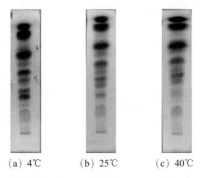

(a) 4℃　　(b) 25℃　　(c) 40℃

图5-275　佩兰挥发油不同温度下展开薄层色谱图

相对湿度的优化。取按2.（2）项方法制备的同一佩兰挥发油供试品溶液，点样量2 μL，于Merck GF$_{254}$薄层板上进行点样，以甲苯-乙酸乙酯（9:1）及甲苯-乙酸乙酯（14:0.5）为展开系统进行二次展开，第一次展距3 cm，第二次展距8.1 cm，以浓硫酸与蒸馏水的不同比例来调节展开系统的相对湿度，展开湿度分别为：18%、32%、47%、65%、72%，以此考察湿度对佩兰挥发油色谱行为的影响。展开效果如图5-276所示，从图中可知当展开湿度为47%时，色谱图斑点清晰、分离度加好，效果略优于其他湿度，故选择47%作为佩兰挥发油成分的薄层最终展开湿度。

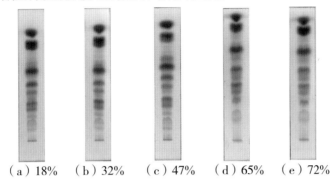

（a）18%　（b）32%　（c）47%　（d）65%　（e）72%

图 5-276　佩兰挥发油不同湿度下展开薄层色谱图

3. 结果

（1）**佩兰高效薄层色谱指纹图谱共有模式建立**　将10批不同商品来源的佩兰药材按2.（2）项制成供试品溶液并在2.（4）项薄层条件下进行展开，获得佩兰的挥发油成分的高效薄层色谱图（图5-277）。利用CHROMAP1.5色谱指纹图谱系统解决方案软件对该色谱图进行扫描图积分，并采用中位数法对佩兰药材挥发油的代表性样本数据进行分析以确定其特征峰，由此获得了由13个特征峰共同构成的佩兰挥发油薄层色谱指纹图谱共有模式（图5-278），并指认β-石竹烯为13号峰（$R_f \approx 0.96$）。

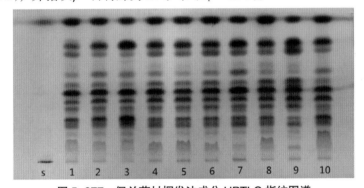

图 5-277　佩兰药材挥发油成分 HPTLC 指纹图谱

S—β-石竹烯对照品；1～10—不同商品来源的佩兰药材

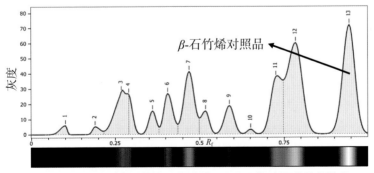

图 5-278　佩兰药材挥发油成分的 HPTLC 指纹图谱共有模式

（2）**不同商品来源佩兰的薄层色谱指纹图谱的比较** 将10批不同商品来源佩兰药材的薄层色谱指纹图谱数据与其共有模式相比较，计算夹角余弦相似度（图5-279），其中9号样品相似度小于0.86，4号、5号、8号、10号样品相似度均大于0.98，其他样品相似度为0.94～0.98。

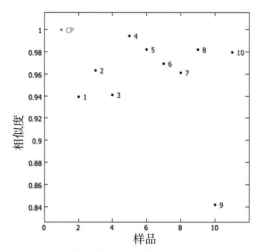

图 5-279 不同商品来源佩兰药材挥发油成分相似度评价

4. 小结

①本实验对多个不同的展开系统进行了考察，最终以甲苯-乙酸乙酯（9：1）及甲苯-乙酸乙酯（14：0.5）为展开系统进行二次展开，第一次展距3 cm，第二次展距8.1 cm。本文还对不同展开温度（4℃、25℃、40℃）、不同展开湿度（18%、32%、47%、65%、72%）下的色谱图进行了比较，最终确定展开温度为4℃、展开湿度为47%。在上述薄层色谱条件下展开得到的佩兰色谱图斑点丰富且清晰度较佳。

②用CHROMAP1.5色谱指纹图谱系统解决方案软件对佩兰挥发油成分色谱图进行分析处理，获得了10个不同商品来源佩兰药材的共有模式图。通过软件分析，对不同批次的佩兰药材与共有模式分别进行了相似度的评价，除9号样品外，其他样品相似度均大于0.94，9号样品与共有模式的相似度约为0.84。从薄层斑点分析，10批不同商品来源的佩兰药材的斑点数目并不存在显著差异，9号样品较其他样品斑点略多，推测是其相似度较低的原因。结果说明市面上的佩兰药材质量较为稳定、均一。

本研究系统地对不同产地佩兰挥发油的薄层色谱指纹图谱进行了对比，可全面评价佩兰药材的质量，为制定佩兰标准提供了科学依据。建议以后《中国药典》再版修订时，可以采纳此展开方法作为佩兰定性鉴别的有效手段。

参考文献

[1] 李文瑞，李秋贵. 中药别名辞典[M]. 北京：中国科学技术出版社，1994：576.

[2] 国家药典委员会. 中华人民共和国药典：一部[S]. 北京：中国医药科技出版社，2015：附录34，29，91-92，149-160，182，216-243.

[3] 魏道智，宁书菊，林文雄. 佩兰的研究进展[J]. 时珍国医国药，2007，18（7）：1782-1783.

[4] 吴文理，王秋玲. 佩兰的应用及研究进展[J]. 海峡药学，2019，31（6）：28-30.

[5] 杨再波，钟才宁，孙成斌，等. 佩兰挥发性化学成分的固相微萃取研究[J]. 分析试验室，2008，27（1）：84-87.

[6] 傅立国，陈潭清，郎楷永，等. 中国高等植物：第四卷[M]. 青岛出版社，2000：533.

[7] 石俊英. 中药鉴定学[M]. 北京：中国医药科技出版社，2006：378.

[8] 孙绍美，宋玉梅，刘俭，等. 佩兰挥发油药理作用的研究[J]. 西北药学杂志，1995，10（1）：24-26.

[9] 蔡定国，王英贞，卢涌泉. 佩兰祛痰有效成分的研究[J]. 中药通报，1983，29（6）：30-31.

[10] 赵静，马蔷薇，徐汉卿. 佩兰汤合转移因子治疗血管炎的临床观察[J]. 中国皮肤性病学杂志1993，7（2）：100-101.

[11] Groer M，Davis M，Steele K. Associations be tween human milk SigA and maternal immune，infectious，endo- crine，and stress variables[J]. Journal of Human Lactation，2004，20（2）：153-158.

[12] 唐裕芳，张妙玲，刘忠义等. 佩兰超临界CO_2萃取物的抑菌活性研究[J]. 食品研究与开发，2004，25（4）：104-105.

砂仁

Sharen

AMOMI FRUCTUS

【别名】

春砂仁、缩砂、缩砂密、西砂仁、壳砂[1]。

【来源】

为姜科豆蔻属阳春砂 *Amomum villosum* Lour.、绿壳砂 *Amomum villosum* Lour. var. *xanthioides* T.L.Wu et Senjen 或海南砂 *Amomum longiligulare* T.L. Wu 的干燥成熟果实。夏、秋二季果实成熟时采收，晒干或低温干燥。

始载于《药性论》，具有化湿开胃、温脾止泻、理气安胎之效[2]，是药食兼用的一种中药材。

【主产及栽培地】

砂仁主产于广东、广西、海南、云南等省区，其中广东阳春产砂仁质量最佳，素有道地药材之称，绿壳砂主产于越南、缅甸，海南砂主产于海南。除了阳春，在广东高州、信宜、广宁、罗岗、佛冈一带均有栽培阳春砂，但产量不大。广宁亦有栽培绿壳砂。广东南部的湛江、徐闻、雷州半岛一带有引种栽培海南砂[3]。

【化学成分】

砂仁药材的主要化学成分约有5类，具体如下[4]：

1. 挥发油类

砂仁种子含挥发油[5]1.7%～3%。其中含量1%以上的有乙酸龙脑酯、樟脑、龙脑、月桂烯、α-蒎烯、柠檬烯、樟烯、3-蒈烯和α-松油醇等[6]。阳春砂挥发油中主要成分是乙酸龙脑酯、樟烯、樟脑、龙脑、柠檬烯及α-蒎烯等[7]。海南砂挥发油中主要成分是α-蒎烯、β-蒎烯、桉叶醇、对-聚花伞素、柠檬烯、樟烯、乙酸龙脑酯及樟脑等[8]。绿壳砂所含挥发油中主要成分是樟脑、橙花叔醇、乙酸龙脑酯、龙脑、柠檬烯及α-蒎烯等。

2. 皂苷类

砂仁含皂苷约0.69%。

3. 黄酮苷类

槲皮苷和异槲皮苷。

4. 有机酸类

香草酸、硬脂酸、棕榈酸。

5. 无机成分

锌、锰、钴、镍、铜、硼、磷、铁、钾、镁、银、氮、铅、钴[9]。其中锌和锰的含量最高，且其含量与砂仁质量呈正相关。

挥发油是砂仁主要的药效物质基础，现代药理研究表明，砂仁挥发油具有抗炎、镇痛、抗氧化、调节免疫系统等作用[4]。其主要成分有乙酸龙脑酯、樟脑、龙脑、月桂烯、α-蒎烯，结构见图5-280。

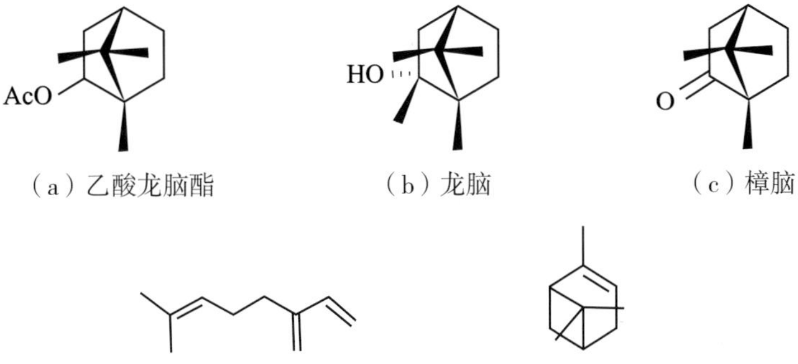

（a）乙酸龙脑酯　　　　　（b）龙脑　　　　　　　　（c）樟脑

（d）月桂烯　　　　　　（e）α-蒎烯

图 5-280　砂仁中主要化学成分结构式

【植物形态】

1. 阳春砂

多年生直立草本，高1.2～2 m或更高。根状茎匍匐于地面，节上具鞘状膜质鳞片，芽鲜红色。叶2列，叶片长披针形，长20～40 cm，宽2～5 cm，上面无毛，下面被微毛；叶鞘开放，抱茎，叶舌半圆形，短小。花茎由根状茎上抽出；穗状花序类球形，总苞片1枚，长椭圆形，小苞片管状，顶端2裂；花萼管状，顶端3浅裂；花冠管细长，先端3裂，白色，裂片长圆形，先端兜状，唇瓣倒卵形，白色，中部有淡黄色及红色斑点，先端2齿裂，反卷；发育雄蕊1，药隔顶端的附属物半圆形，花瓣状，两侧裂片细小；雌蕊花柱细长，先端嵌生于2药室之中，柱头漏斗状，高于花药；子房下位，3室，被白色柔毛。蒴果近球形，不开裂，直径约1.5 cm，具不分枝的软刺，成熟时棕红色。种子多数，相聚成团。花期3～6月；果期6～9月。

2. 海南砂

果实具明显钝3棱，果皮厚硬，被片状、分裂的柔刺，结实率较砂仁为高。

3. 绿壳砂

蒴果成熟时绿色，果皮上的柔刺较扁。花期5～6月；果期8～9月。植物形态见图5-281。

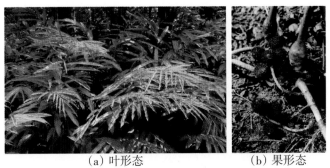

（a）叶形态　　　　　　（b）果形态

图 5-281　阳春砂、海南砂和绿壳砂植物形态

【药材特征】

1. 阳春砂

果实呈椭圆形或卵圆形，有不明显的三棱，长1.5～2 cm，直径1～1.5 cm。表面棕褐色，密生刺状突起，顶端有花被残基，基部常有果梗。果皮薄而软。种子集结成团，具三钝棱，中有白色隔膜，将种子团分成3瓣，每瓣有种子5～26粒。种子为不规则多面体，直径2～3 mm；表面棕红色或暗褐色，有细皱纹，外被淡棕色膜质假种皮；质硬，胚乳灰白色。气芳香而浓烈，味辛凉、微苦。以个大、饱满、坚实、种子棕红色、香气浓、搓之果皮不易脱落者为佳。阳春砂药材特征见图5-282。

2. 海南砂

果实呈卵圆形或长椭圆形，具明显的钝三棱，长1.5～2.5 cm，直径1.2～1.5 cm。果皮棕褐色或淡棕色，被片状分枝的短软刺状突起，果皮比阳春砂仁略厚，且与种子团不紧贴。种予团三棱形较明显，比阳春砂瘦瘪，分成三瓣，每瓣有种子5～17粒。种子黑褐色或紫褐色，气微香，味辛凉微苦。

3. 绿壳砂

果实多数为单个，一般不带果柄。果皮较厚，与种子团不紧贴。种子气微香，味辛凉、微苦。

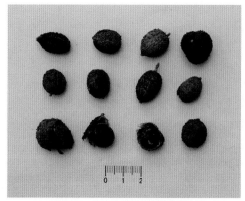

图 5-282　阳春砂药材图

【薄层色谱及特征指纹图谱】

1. 仪器与试药

仪器：硅胶GF_{254}高效预制薄层板（20 cm×10 cm，德国Merck公司）、SP-20E型全自动薄层色谱点样仪、TB-Ⅱ型薄层加热器（上海科哲生化科技有限公司）、超声清洗机（上海浦波声电科技有限公司）、IX-US50型数码相机（Canon公司）、双槽展开缸。

对照品：乙酸龙脑酯（批号：A0154172，上海源叶生物科技有限公司，纯度＞95%）。

试剂：乙醇、石油醚（60～90℃）、环己烷、氯仿、乙酸乙酯均为分析纯，水为去离子水（Research超纯水机，ChingYu Dauer公司）。

样品：砂仁药材分别产于广东阳春、云南、海南、广西、缅甸及越南，砂仁近缘植物药材草果（*Amomum tsaoko* Crevost et Lemarie，果实）、白豆蔻（*Amomum Kravanh* Pierre ex Gagnep.，果实）、草豆蔻（*Alpinia Katsumadai* Hayata，果实）、益智（*Alpinia oxyphylla* Miq.，种子）、高良姜（*Alpinia officinarum* Hance，根茎）、姜（*Zingiber officinale* Rosc.，根茎）、姜黄（*Curcuma longa* L.，根茎）、莪术（*Curcuma zedoaria* (Christm.) Rosc.，根茎）、郁金（*Curcuma aromatic* Salisb，块根）购自广州采芝林药业有限公司，均经广州中医药大学资源教研室丁平研究员鉴定，凭证标本存放于广州中医药大学中药资源教研室。

2. 方法

（1）**对照品溶液的制备**　精密吸取乙酸龙脑酯50 μL，加无水乙醇定容至5 mL，制成每1 mL含10 μL的溶液，作为对照品备用。

（2）**供试品溶液的制备**　分别取药材适量进行粉碎（入药部位为干燥成熟果实的则去壳取种子团），过3号筛，精密称取样品粉末2.5 g，置具塞锥形瓶中，精密加入3 mL体积分数为70%的乙醇润湿药材，再加石油醚（60~90℃）7.5 mL，密塞，称定重量，超声处理30 min（100 W，28 KHz，加冰控制水温），放冷，用石油醚（60~90℃）补足减失重量，摇匀，抽滤，取滤液，即得砂仁及其近缘种药材供试液。

（3）**薄层色谱条件**　将对照品和供试液各7 μL点于高效薄层硅胶GF$_{254}$铝板上，条带长7 mm，间距8 mm，点样速度为5 μL·min^{-1}，在相对湿度67%及室温条件下，以环己烷-氯仿-乙酸乙酯（13:2:2）为展开剂，一次展开，展距均为8.5 cm，取出，晾干，喷以5%香草醛硫酸溶液，105℃加热至条斑显色清晰，立即于日光下检视。

3. 结果

（1）**砂仁挥发油指纹图谱共有模式的建立**　将10批采自广东阳春的砂仁（*Amomum villosum* Lour.，20131008）按2.（3）方法获得高效薄层色谱图（图5-283），共有9个明显的斑点组成，将色谱图导入CHROMAP 1.5指纹图谱解决方案软件，生成灰度扫描图并积分，将砂仁代表性样本数据采用中位数法确定特征峰，计算特征值，获得由9个特征峰构成的砂仁挥发油薄层色谱指纹图谱共有模式（图5-284），并指认了其中的乙酸龙脑酯（$R_f \approx 0.78$）。

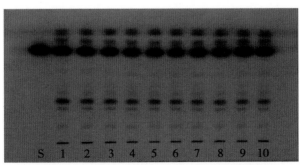

图5-283　砂仁标准药材的 HPTLC 指纹图谱

S—对照品（乙酸龙脑酯）；1~10—阳春砂（20131008）

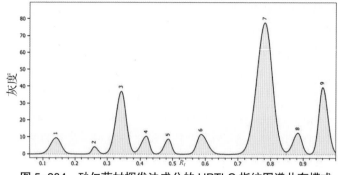

图 5-284　砂仁药材挥发油成分的 HPTLC 指纹图谱共有模式

（2）砂仁不同规格商品的薄层色谱指纹图谱的对比　　10批不同贮藏时间、不同产地的砂仁药材供试液按2.（3）薄层条件进行展开，获得不同规格商品砂仁的薄层色谱指纹图谱（图5-285），其中不同贮藏时间的阳春砂在薄层上显示的成分斑点深浅不一，说明其挥发油含量高低有别；不同产地如海南、缅甸、越南及广西1号砂仁的薄层图谱于R_f=0.59处的斑点比较明显，而乙酸龙脑酯的成分斑点颜色较淡。将各商品的图谱数据与共有模式相比，计算夹角余弦相似度（图5-286），云南产砂仁和阳春砂与标准样品比较相似度高于0.90；缅甸、越南及海南产砂仁质量相近，但与标准药材比较相似度均较低，小于0.82；广西产砂仁的质量差异较大，有的和海南产或进口砂仁质量相近，有的和阳春砂的质量相近。

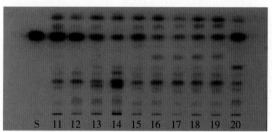

图5-285　不同批次砂仁药材的HPTLC指纹图谱

S—对照品（乙酸龙脑酯）；11—砂仁（阳春，20131008）；12—砂仁（阳春，201308）；13—砂仁（阳春，201209）；14—砂仁（云南，20120902）；15—砂仁（云南，20120901）；16—砂仁（海南，201209）；17—砂仁（缅甸，201209）；18—砂仁（越南，201209）；19—砂仁（广西，20120901）；20—砂仁（广西，20120902）

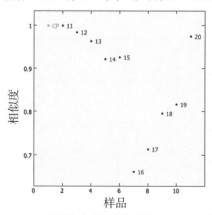

图 5-286　不同批次砂仁药材的相似度评价直观图

（3）**砂仁近缘药用植物的薄层色谱指纹图谱的比较** 10批常用姜科药用植物（包括豆蔻属、山姜属、姜属及姜黄属）的样本按2.（3）薄层条件进行展开，获得砂仁近缘植物的薄层色谱指纹图谱（图5-287），图谱显示它们的挥发油成分组成迥异。

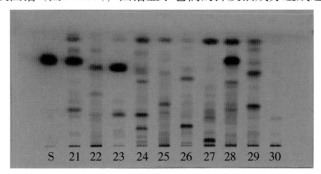

图5-287 砂仁及其近缘种药材的HPTLC指纹图谱

S—对照品（乙酸龙脑酯）；21—阳春砂仁（20131008）；22—草果；23—白豆蔻；24—草豆蔻；
25—益智；26—高良姜；27—干姜；28—姜黄；29—莪术；30—郁金

4. **小结**

①本文建立的HPTLC指纹图谱不仅能通过指纹图谱的特性有效分辨不同来源药材的差异，还能通过特征峰的含量或比例制定有效控制砂仁药材的质量，同时也可为其他砂仁近缘药用植物的薄层色谱鉴别提供参考依据。该方法简单易行、便于推广，可用于生产和采购中的快速检验。

②HPTLC分析结果表明阳春砂中含有的乙酸龙脑酯远远高于其他成分，在挥发油中的相对含量达40%～50%，这与GC-MS分析结果一致[10]。本实验中比较了"水蒸汽蒸馏"与吴垠等[10]报导的挥发油提取方法，后者得到的样品薄层图谱斑点数目与前者一致，且耗时短、药材用量少、操作简便、斑点不易出现扩散的情况，因此加70%乙醇润湿后再加石油醚（60～90℃）超声处理30 min的样品提取方法更为理想。

③不同来源的砂仁挥发油成分明显存在质与量的差别。贮藏时间越久，主要成分乙酸龙脑酯的含量越低，因此需要妥善保管。在商品应用中，由于正品砂仁货缺价高，市场上以劣充优、以假充真的现象长期存在，传统的外观形态鉴别较难区分，而HPTLC指纹图谱可以有效、客观地辨别真伪。由于各品种的指纹图谱各具特点，与共有模式相比，相似系数除阳春砂、云南砂仁及广西2号砂仁外（相似系数大于0.9），其余均小于0.82。相似度较近的海南、缅甸、越南、广西1号砂仁的果实长度均为2 cm左右，HPTLC图谱更直观地显示出其特征性，相对而言，它们所含乙酸龙脑酯的含量较低，与正品砂仁相差甚远，这与丁平等[11]研究结果一致。广西2号砂仁和阳春砂仁的果实长度约为1.6 cm，云南2号砂仁果实长度为1.3 cm，这些短果型砂仁的乙酸龙脑酯含量较高，薄层图谱更接近于标准药材，与相似度分析结果一致，因此将云南及广东产的阳春砂作为主流商品是科学的。

④薄层色谱图能定性地反映不同种所含化学成分的差异，而化学成分的差异正是导致药材功效和质量有别的原因。本文建立的HPTLC方法能很好地将姜科常用药用植物相

区分，并且能清晰地显示不同药材的特征斑点，各自的HPTLC色谱面貌构成其"指纹特征"的唯一性，因此，该方法能快速、清晰地将砂仁与其近缘药用植物分辨开。此外，草果、白豆蔻、益智等常见的砂仁混伪品所含挥发油成分与砂仁差别明显，且功用各不相同，因此不能混用。

本文系统地对砂仁及其近缘种挥发油的薄层色谱指纹图谱进行了对比，可以有效地鉴别砂仁，并评价其质量，为制定砂仁标准提供了科学依据。建议以后《中国药典》再版修订时，可以采纳此展开方法作为砂仁定性鉴别的有效手段。

参考文献

[1] 李光，李学兰，唐德英，等. 砂仁药材质量现状分析[J]. 中国中药杂志，2016，41（9）：1608-1616.

[2] 中华人民共和国国家药典委员会. 中国药典[S]. 北京：中国医药科技出版社，2015：253.

[3] 陈军，丁平，徐新春，等. 砂仁的药源调查和商品鉴定[J]. 中药材，2001，24（1）：18-19.

[4] 胡玉兰，张忠义，林敬明. 中药砂仁的化学成分和药理活性研究进展[J]. 中药材，2005，28（1）：72-74.

[5] 林敬明，郑玉华，陈飞龙，吴忠，夏平光. 超临界CO_2流体萃取砂仁挥发油成分分析[J]. 中药材，2000，23（1）：37-39.

[6] 余竞光，孙兰，等. 中药砂仁化学成分研究[J]. 中国中药杂志，1997，22（4）：39-40+63.

[7] 王迎春，林励，魏刚. 阳春砂果实、种子团及果皮挥发油成分分析[J]. 中药材，2000，23（8）：462-463.

[8] 吴忠，许寅超. 超临界CO_2流体萃取海南砂有效成分的研究[J]. 中药材，2000，23（3）：157-158.

[9] 吴忠，林敬明，黄镇光. 砂仁及其混伪品宏量与微量元素特征的模糊聚类分析[J]. 中药材，2000，23（4）：208-210.

[10] 吴垠，赖宇红，陈丽仪. 砂仁药材的薄层色谱鉴别[J]. 中药材，2007，30（8）：937-938.

[11] 丁平，杜景峰，魏刚，等. 砂仁与长序砂仁挥发油化学成分的研究[J]. 中国药学杂志，2001，36（4）：235-237.

山奈

Shannai

KAEMPFERIAE RHIZOMA

【别名】

沙姜、山辣、三奈[1]。

【来源】

为姜科植物山奈 *Kaempferia galanga* L.的干燥根茎。冬季采挖，洗净，除去须根，切片，晒干。

始载于《本草品汇精要》，具有行气温中、消食、止痛的功效，常用于治疗胸膈胀满、饮食不消、脘腹冷痛等症[2]，是食药兼用的一种药材。

【主产及栽培地】

山奈主产于广东、广西等地。目前，在我国台湾、福建、广东、广西和云南等省区有栽培，印度和东南亚地区亦有分布[3]。

【化学成分】

山奈药材的主要化学成分约有2类，具体如下：

1. **挥发油类**

有对甲氧基肉桂酸乙酯、反式肉桂酸乙酯、正十五烷、龙脑、3-蒈烯、8-十七碳烯、十七烷、莎草烯、桉油精、蓝桉醇、对甲氧基苏合香烯等成分[4~6]。

2. **黄酮类化合物**

山奈酚、山奈素等[7]。

其中挥发油是山奈的主要活性成分，现代药理研究表明，山奈挥发油有抑制Hela细胞集落形成、免疫激发等药理活性[8]，并且具有镇静、镇痛、抗癌和抗促癌作用[9~13]。其主要成分为对甲氧基肉桂酸乙酯、反式肉桂酸乙酯，结构见图5-288。

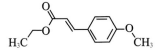 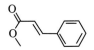

（a）对甲氧基肉桂酸乙酯　　　　（b）反式肉桂酸乙酯

图5-288　山奈中主要化学成分结构式

【植物形态】

多年生宿根草本植物。块状根茎，单生或数枚连接，淡绿色或绿白色，芳香，根粗壮。无地上茎。叶2～4枚，几无柄，平卧于地面上，圆形或阔卵形，质薄，绿色，有时叶缘及尖端有紫色渲染，无毛或下面被稀疏长柔毛，干时于上面可见红色小点；叶脉10～12条。穗状花序自叶鞘中生出，具花4～12朵，芳香，易凋；苞片披针形，绿色，花萼与苞片等长；花冠管细长；花冠裂片狭披针形，白色，长1.2～1.5 cm，唇瓣阔大，径约2.5 cm，中部深裂，2裂瓣顶端各微凹，白色，喉部紫红色，侧生的退化雄蕊花瓣状，无花丝，倒卵形，白色，长约1.2 cm，顶部与方形冠筒连生。子房下位，3室，花柱细长；果实为蒴果。山奈植物形态见图5-289。

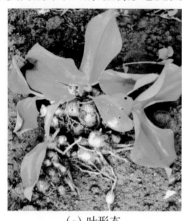 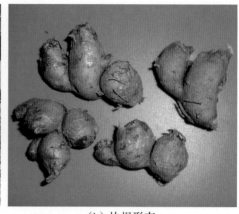

（a）叶形态　　　　　　　　　　　　　（b）块根形态

图 5-289　山奈植物形态图

【药材特征】

呈扁平圆形或近圆形的薄片，直径1.5～2.5 cm，厚3～4 mm。表面棕红色至黄褐色，皱缩不平，有时可见根痕、鳞叶残痕及环纹。切面灰白色，富于粉质，光滑而细腻，略凸起，外皮皱缩，习称"缩皮白肉"。质坚脆，易折断。折断面颗粒状。气芳香，略同樟脑，味辛辣（但与姜味不同）。以白色，粉性足、饱满、气浓厚而辛辣味强者为佳。山奈药材特征见图5-290。

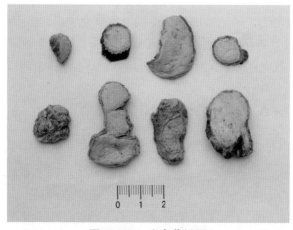

图 5-290　山奈药材图

【薄层色谱及特征指纹图谱】

1. 仪器与试药

仪器：SP-20E型全自动薄层色谱点样仪（上海科哲生化科技有限公司）、硅胶GF$_{254}$高效预制薄层板（Merck）、IX-US50型数码相机（Canon公司）、TH-Ⅱ型薄层加热器（上海科哲生化科技有限公司）、双槽层析缸、CHROMAP 1.5色谱指纹图谱系统解决方案软件（珠海科曼中药研究有限公司）。

试剂：甲醇、石油醚、环己烷、氯仿、乙酸乙酯、去离子水。

对照品：对甲氧基肉桂酸乙酯（成都普思生物科技有限公司），纯度大于98%。

样品：山奈药材均购于广州市的不同药房和药材市场，经广州中医药大学丁平研究员鉴定为姜科植物山奈 *Kaempferia galanga* L.的干燥根茎，样品保存于广州中医药大学中药资源教研室，样品信息见表5-29。

表5-29　山奈样品信息表

样品编号	样品名称	样品购买地	样品产地
1	山奈	清平药材市场（H2056）	广西
2	山奈	杏培堂大药房	广西
3	山奈	清平药材市场（黎明59档）	广西
4	山奈	百和堂大药房	广西
5	山奈	壹号大药房	广东
6	山奈	清平药材市场（东横街5号）	广东揭阳
7	山奈	清平药材市场（黎明59档）	广东阳春
8	山奈	裕德大药房	河南
9	山奈	清平药材市场（东横街5号）	缅甸
10	山奈	清平药材市场（黎明59档）	越南

2. 方法

（1）**对照品溶液的制备**　精密吸取对甲氧基肉桂酸乙酯100 μL，加入甲醇1 mL，制备成每1 mL含100 μL的对甲氧基肉桂酸乙酯对照品溶液，即得。

（2）**供试品溶液的制备**　取适量山奈药材，粉碎，药粉过60目筛，精密称取药材粉末2.5 g，置具塞锥形瓶中，精密量取并加入石油醚（60～90℃）7.5 mL，塞紧，称定重量，浸泡10 min，超声处理30 min，放冷后用石油醚（60～90℃）补重，摇匀后抽滤，取滤液，即得山奈药材挥发油成分供试品溶液。

（3）**薄层色谱条件**　精密取6 μL按 2.（1）项方法制备的对甲氧基肉桂酸乙酯对照品溶液和24 μL按 2.（2）项方法制备的山奈挥发油供试品溶液点于硅胶GF$_{254}$高效预制薄层板上。点样条带宽度设为7 mm，点样速度设为5 μL·min^{-1}，以环己烷-氯仿-乙酸乙酯（6.5∶1∶1）作为展开剂，在温度4℃、相对湿度47%条件下进行二次展开，第一次展距3 cm，第二次展距8.5 cm，取出，在通风橱中将溶剂挥干，并喷以5%的香草醛硫酸溶液使其显色，105℃加热至斑点清晰即可，日光下观察并拍照。

（4）**方法学考察**　同灵芝。

（5）**高效薄层色谱指纹图谱条件的优化**

温度的优化。取按2.（2）项方法制备的同一供试品溶液，点样量24 μL，于Merck GF$_{254}$薄层板上进行点样，展开系统为环己烷–氯仿–乙酸乙酯（6.5∶1∶1）进行二次展开，展距分别为3 cm和8.5 cm，展开温度分别为：4℃、25℃、40℃，以此考察温度对山奈挥发油色谱行为的影响（图5-291）。可知当展开温度为4℃时，斑点较清晰，无明显扩散现象，故最终选择4℃作为山奈挥发油成分的薄层展开温度。

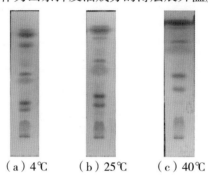

（a）4℃　　（b）25℃　　（c）40℃

图5-291　山奈挥发油不同温度下展开薄层色谱图

相对湿度的优化。取按2.（2）项方法制备的同一供试品溶液，点样量24 μL，于Merck GF$_{254}$薄层板上进行点样，以环己烷–氯仿–乙酸乙酯（6.5∶1∶1）作为展开系统二次展开，展距分别为3 cm和8.5 cm，以浓硫酸与蒸馏水的不同比例来调节展开系统的相对湿度，展开湿度分别为：18%、32%、47%、65%、72%，观察5个不同湿度下的色谱图中山奈挥发油斑点的色谱行为，从而考察湿度对山奈挥发油色谱行为的影响（图5-292）。可知当展开湿度为47%时，色谱图斑点丰富、分离度较好，效果略优于其他湿度，故选择47%作为山奈挥发油成分的薄层最终展开湿度。

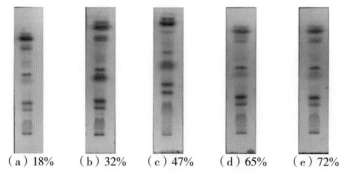

（a）18%　　（b）32%　　（c）47%　　（d）65%　　（e）72%

图5-292　山奈挥发油不同湿度下展开薄层色谱图

3. 结果

（1）**山奈高效薄层色谱指纹图谱共有模式建立**　将10批不同商品来源的山奈药材按2.（2）项制成供试品溶液并在2.（4）项薄层条件下进行展开，获得山奈药材的挥发油成分的高效薄层色谱图（图5-293）。利用CHROMAP1.5色谱指纹图谱系统解决方案软件对该色谱图进行扫描图积分，并采用中位数法对山奈药材挥发油的代表性样本数据进行分析以确定其特征峰，由此获得了由6个特征峰共同构成的山奈药材挥发油薄层色谱指纹图谱共有模式（图5-294），并指认对甲氧基肉桂酸乙酯为4号峰（$R_f \approx 0.49$）。

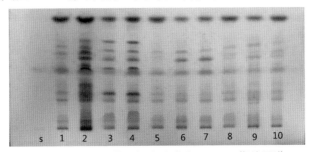

图 5-293　山奈药材挥发油成分 HPTLC 指纹图谱
S—对甲氧基肉桂酸乙酯对照品；1～10—不同商品来源的山奈药材

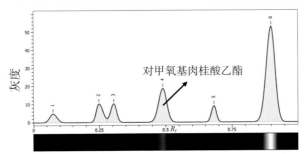

图 5-294　山奈药材挥发油成分 HPTLC 指纹图谱共有模式

（2）**不同商品来源山奈的薄层色谱指纹图谱的比较**　将10批不同商品来源山奈药材的薄层色谱指纹图谱数据与共有模式相比较，计算夹角余弦相似度（图5-295），挥发油成分相似度均大于0.82，其中3号、6号、7号样品相似度均小于0.9，1号、5号、8号、10号样品相似度大于0.98，其余样品相似度为0.90～0.98。说明市售山奈药材不同批次之间挥发油成分差异较明显，质量不稳定、参差不齐。

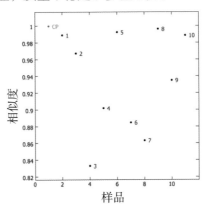

图 5-295　不同商品来源山奈药材挥发油成分相似度评价

4.　小结

①本实验对多个不同的展开系统进行了考察，最终以环己烷-氯仿-乙酸乙酯

（6.5∶1∶1）作为展开系统进行二次展开，第一次展距3cm，第二次展距为8.5cm。本文还对不同展开温度（4℃、25℃、40℃）、不同展开湿度（18%、32%、47%、65%、72%）下的色谱图进行了比较，最终确定展开温度为4℃、展开湿度为47%。在上述薄层色谱条件下展开得到的山奈色谱图斑点丰富、分离度好。

②用CHROMAP1.5色谱指纹图谱系统解决方案软件对山奈挥发油成分色谱图进行分析处理，获得了10个不同商品来源山奈药材的共有模式图，通过软件分析，对不同批次的山奈药材与共有模式分别进行了相似度的评价，10批不同商品来源山奈药材与共有模式之间相似度为0.82~0.99，差异较大。结果说明各大药房和药材市场上售卖的山奈药材差异显著、质量参差不齐。从HPTLC图谱中还可以发现广西产的山奈药材斑点丰富且明显，这说明广西产的山奈药材质量较佳。

本研究系统地对不同产地山奈挥发油的薄层色谱指纹图谱进行了对比，可全面地评价山奈药材的质量，为制定山奈标准提供了科学依据。建议以后《中国药典》再版修订时，可以采纳此展开方法作为山奈定性鉴别的有效手段。

参考文献

[1] 何嵋，王锐，周云，等．山奈研究进展综述[J]．安徽农业科学，2010，38（26）：14345+14436.

[2] 国家药典委员会．中华人民共和国药典：一部[S]．北京：中国医药科技出版社，2015：附录34，29，91-92，149-160，182，216-243.

[3] Kaempferia galanga L. SP. P1. 1：2, 1753；K. Schum. in Engl. Pflanzenr. 20；（IV.46）77, 1904；药物研究所等，中药志1：311，图241，1979；吴德邻等，中国植物志16（2）：41，图版13-4.

[4] 张桂芝，顾玲燕，孟庆华，等．山奈饮片挥发油的GC-MS特征成分和指纹图谱研究[J]．中成药，2009，31（7）：985-988.

[5] 崔炳权，郭晓玲，林元藻．海南产山奈挥发油化学成分分析[J]．中国药房，2008，19（3）：215-217.

[6] 郑公铭．山奈抗氧化物的应用性能研究[J]．食品科学，2003，24（1）：64-66.

[7] 张岩，徐玉娟，王萍．沙姜类黄酮物质的功能研究进展[J]．广东农业科学，2009（1）：73-74.

[8] 邱琴，杨厚玲，陈士恒，等．超临界CO_2流体萃取法和水蒸气蒸馏法提取山奈挥发油化学成分的研究[J]．山东大学学报（理学版），2006，41（6）：119-123+128.

[9] Kosuge T，Yokota M，Sugiyama K，et al. Studies on anticancer principles in Chinese medicines[J]. Chem. pharm. Bull., 1985, 33（12）：5565-5567.

[10] 尔川秀治．印度尼西亚产药用植物的抗肿瘤活性[J]．生药学杂志，1990，44（1）：58-62.

[11] 刘彦芳，魏品康.山奈挥发油提取物对裸鼠原位移植人胃癌细胞增殖和凋亡的影响
[J].辽宁中医药大学学报，2005，7（4）：339-340.

[12] Huang L F，To R Y，Chen S L.Sedative activityofhexane extract of Keampferia galanga
L.and its active compounds[J]. Journal of Ethnopharmacology，2008，120（1）：123-125.

[13] Ridtitid W，Sae-Wong C，Reanmongkol W，et al.Antinociceptiveactivity of the
methanolic extract of *Kaempferia galanga* L.in experimental animals[J].Journal of
Ethnopharmacology，2008，118（2）：225-230.

石菖蒲

Shichangpu

ACORI TATARINOWII RHIZOMA

【别名】

昌本、菖蒲、昌阳、尧韭、尧时韭、水剑草[1]。

【来源】

为天南星科植物石菖蒲 *Acorus tatarinowii* Schott 的干燥根茎。秋、冬二季采挖，除去须根和泥沙，晒干。

始载于《神农本草经》，具有开窍豁痰、醒神益智、化湿开胃的功效，常用于治疗神昏癫痫、健忘失眠、脘痞不饥、耳鸣耳聋、噤口下痢等症[2]。

【主产及栽培地】

石菖蒲主要产于四川、江苏、浙江、福建等省，其资源分布较广，全国许多地方均产石菖蒲[3]。

【化学成分】

石菖蒲药材的主要化学成分约有7类，具体如下：

1. 挥发油类

成分较为复杂，主要含有 β-细辛醚、α-细辛醚、甲基异丁香酚、榄香素、α-甜没药萜醇等[4]。

2. 黄酮类化合物

野漆树苷、紫云英苷、草质素苷、山奈酚-3-O-芸香糖苷、5-羟基-3，7，4′-三甲氧基黄酮等[5]。

3. 醌类化合物

2，5-二甲氧基苯醌、大黄素等[6]。

4. 生物碱类

菖蒲碱甲、菖蒲碱乙、菖蒲碱丙等[7]。

5. 苯丙素类

异紫花前胡内酯、香柑内酯（又名佛手柑内酯）、异茴香内酯、阿魏酸等[8]。

6. 三萜皂苷

谷甾醇、环阿屯醇、胡萝卜苷、羽扇豆醇、豆甾醇等[9]。

7. 有机酸

原儿茶酸、咖啡酸、隐绿原酸、肉豆蔻酸、香草酸、烟酸、对羟基苯甲酸、反式桂皮酸、苯甲酸、反式丁烯二酸、辛二酸等[10]。

其中挥发油是石菖蒲的主要药效成分，含量较高，具有镇静、催眠、抗惊厥、保护心血管系统、抗菌等广泛的药理作用[11，12]。其主要成分为β-细辛醚和α-细辛醚，结构见图5-296。

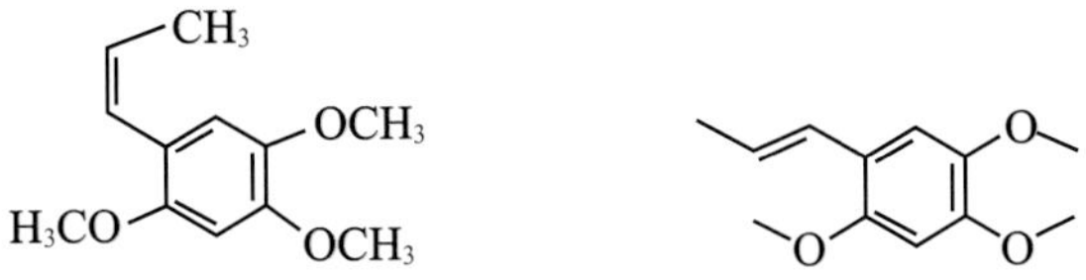

（a）β-细辛醚　　　　　　　　（b）α-细辛醚

图 5-296　石菖蒲中主要化学成分结构式

【植物形态】

多年生草本。根茎芳香，粗2～5 mm，外部淡褐色，节间长3～5 mm，根肉质，具多数须根，根茎上部分枝甚密，植株因而成丛生状，分枝常被纤维状宿存叶基。叶无柄，叶片薄，基部两侧膜质叶鞘宽可达5 mm，上延几达叶片中部，渐狭，脱落；叶片暗绿色，线形，长20～30（50）cm，基部对折，中部以上平展，宽7～13 mm，先端渐狭，无中肋，平行脉多数，稍隆起。花序柄腋生，长4～15 cm，三棱形。叶状佛焰苞长13～25 cm，为肉穗花序长的2～5倍或更长，稀近等长；肉穗花序圆柱状，长（2.5）4～6.5（8.5）cm，粗4～7 mm，上部渐尖，直立或稍弯。花白色。成熟果序长7～8 cm，粗可达1 cm。幼果绿色，成熟时黄绿色或黄白色。花果期2～6月。石菖蒲植物形态见图5-297。

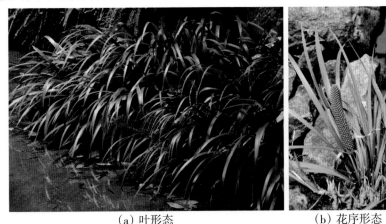

（a）叶形态　　　　　　　　　　（b）花序形态

图 5-297　石菖蒲植物形态

【药材特征】

本品呈扁圆柱形，多弯曲，常有分枝，长3～20 cm，直径0.3～1 cm。表面棕褐色或灰棕色，粗糙，有疏密不均的环节，节间长0.2～0.8 cm，具细纵纹，一面残留须根或圆点状根痕；叶痕呈三角形，左右交互排列，有的其上有毛鳞状的叶基残余。质硬，断面纤维性，类白色或微红色，内皮层环明显，可见多数维管束小点及棕色油细胞。气芳香，味苦、微辛。石菖蒲药材特征见图5-298。

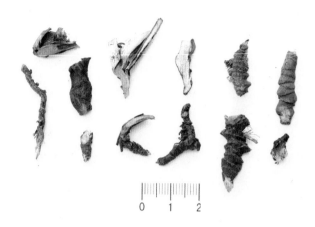

图 5-298　石菖蒲药材图

【薄层色谱及特征指纹图谱】

1. 仪器与试药

仪器：SP-20E型全自动薄层色谱点样仪（上海科哲生化科技有限公司）、硅胶GF_{254}高效预制薄层板（Merck）、双槽层析缸、TH-Ⅱ型薄层加热器（上海科哲生化科技有限公司）、IX-US50型数码相机（Canon公司）、CHROMAP 1.5色谱指纹图谱系统解决方案软件（珠海科曼中药研究有限公司）。

试剂：甲苯、乙酸乙酯、浓硫酸、甲醇、去离子水。

对照品：β-细辛醚（上海源叶生物科技有限公司），纯度大于98%。

样品：石菖蒲药材均购于广州的不同药房和药材市场，经鉴定为天南星科植物石菖蒲 *Acorus tatarinowii* Schott的干燥根茎，样品保存于广州中医药大学中药资源教研室，样品信息见表5-30。

表5-30　石菖蒲样品信息表

样品编号	样品名称	样品购买地	样品产地
1	石菖蒲	采芝林	广西
2	石菖蒲	明济林药房	广西
3	石菖蒲	君康药店	广西
4	石菖蒲	百和堂大药房	四川
5	石菖蒲	集和堂大药房	四川
6	石菖蒲	丹仁大药房	四川
7	石菖蒲	柏恩医药	贵州
8	石菖蒲	金康药店	贵州
9	石菖蒲	慈谷馨药店	贵州
10	石菖蒲	灵丹草药店	江苏

2. 方法

（1）**对照品溶液的制备** 精密吸取β-细辛醚$100\,\mu L$，加甲醇定容至$1\,mL$，制成每$1\,mL$含$100\,\mu L$的β-细辛醚溶液，作为对照品备用。

（2）**供试品溶液的制备** 提取方法按照《中华人民共和国药典》（2015版）一部附录挥发油测定法进行，即取适量石菖蒲药材进行粉碎，过20目筛，精密称取药材粉末$50.0\,g$，加入去离子水$500\,mL$，浸泡$30\,min$，保持微沸$2\,h$，收集石菖蒲挥发油。石菖蒲挥发油经无水硫酸钠吸水干燥后，取$100\,\mu L$用甲醇定容至$1\,mL$，即得供试品溶液。

（3）**薄层色谱条件** 精密取按2.（1）项方法制备的β-细辛醚对照品溶液$2\,\mu L$和按2.（2）项方法制备的供试品溶液$2\,\mu L$点于硅胶GF_{254}高效预制薄层板上。点样条带宽度为$7\,mm$，点样速度为$5\,\mu L \cdot min^{-1}$，以甲苯-乙酸乙酯（9:1）为展开系统，在温度为$4\,℃$、相对湿度47%条件下二次展开，展距分别为$3\,cm$、$8.1\,cm$，取出后挥干溶剂，并以5%的香草醛硫酸溶液进行显色，$105\,℃$加热至斑点清晰，日光下观察并拍照。

（4）**方法学考察** 同灵芝。

（5）**高效薄层色谱指纹图谱条件的优化**

温度的优化。取按2.（2）项方法制备的同一石菖蒲药材挥发油供试品溶液，点样量$2\,\mu L$，于Merck GF_{254}薄层板上进行点样，以甲苯-乙酸乙酯（9:1）为展开系统二次展开，第一次展距$3\,cm$，第二次展距$8.1\,cm$，展开温度分别为：$4\,℃$、$25\,℃$、$40\,℃$，以此考察温度对石菖蒲挥发油色谱行为的影响（图5-299）。可知当展开温度为$4\,℃$时，斑点较为丰富且清晰，故最终选择$4\,℃$作为石菖蒲挥发油成分的薄层展开温度。

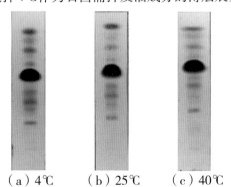

（a）4℃　　（b）25℃　　（c）40℃

图5-299 石菖蒲挥发油不同温度下展开薄层色谱图

相对湿度的优化。取按2.（2）项方法制备的同一石菖蒲挥发油供试品溶液，点样量$2\,\mu L$，于Merck GF_{254}薄层板上进行点样，以甲苯-乙酸乙酯（9:1）为展开系统进行二次展开，第一次展距$3\,cm$，第二次展距$8.1\,cm$，以浓硫酸与蒸馏水的不同比例来调节展开系统的相对湿度，展开湿度分别为：18%、32%、47%、65%、72%，以此考察湿度对石菖蒲挥发油色谱行为的影响。展开效果如图5-300所示，从图中可知当展开湿度为47%时，色谱图斑点清晰、分离度好，效果略优于其他湿度，故选择47%作为石菖蒲挥发油成分的薄层最终展开湿度。

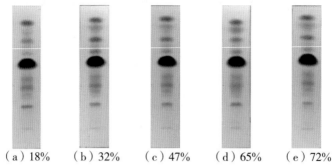

（a）18%　　（b）32%　　（c）47%　　（d）65%　　（e）72%

图 5-300　石菖蒲挥发油不同湿度下展开薄层色谱图

3.　结果

（1）**赤芝高效薄层色谱指纹图谱共有模式建立**　将10批不同商品来源的石菖蒲药材按2.（2）项制成供试品溶液并在2.（4）项薄层条件下进行展开，获得石菖蒲的挥发油成分的高效薄层色谱图（图5-301）。利用CHROMAP1.5色谱指纹图谱系统解决方案软件对该色谱图进行扫描图积分，并采用中位数法对石菖蒲药材挥发油的代表性样本数据进行分析以确定其特征峰，由此获得了由8个特征峰共同构成的石菖蒲挥发油薄层色谱指纹图谱共有模式（图5-302），并指认β-细辛醚为4号峰（$R_f \approx 0.55$）。

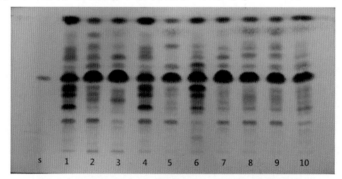

图 5-301　石菖蒲药材挥发油成分 HPTLC 指纹图谱

S—β-细辛醚对照品；1～10—不同商品来源的石菖蒲药材

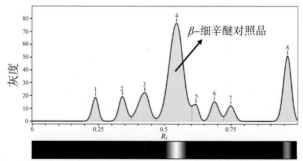

图 5-302　石菖蒲药材挥发油成分的 HPTLC 指纹图谱共有模式

（2）**不同商品来源石菖蒲的薄层色谱指纹图谱的比较**　将10批不同商品来源石菖蒲药材的薄层色谱指纹图谱数据与其共有模式相比较，计算夹角余弦相似度（图5-303），其中1号、4号、6号样品相似度为0.8～0.85，其余样品相似度均为0.93～0.97。

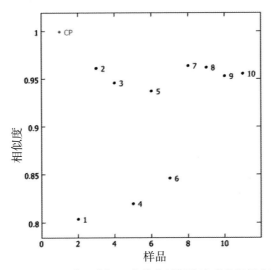

图 5-303　不同商品来源石菖蒲药材挥发油成分相似度评价

4. 小结

①本实验对多个不同的展开系统进行了考察，最终以甲苯-乙酸乙酯（9∶1）为展开系统进行二次展开，第一次展距3 cm，第二次展距8.1 cm。本文还对不同展开温度（4℃、25℃、40℃）、不同展开湿度（18%、32%、47%、65%、72%）下的色谱图进行了比较，最终确定展开温度为4℃、展开湿度为47%。在上述薄层色谱条件下展开得到的石菖蒲色谱图斑点丰富分离度好。

②用CHROMAP1.5色谱指纹图谱系统解决方案软件对石菖蒲挥发油成分色谱图进行分析处理，获得了10个不同商品来源石菖蒲药材的共有模式图，通过软件分析，对不同批次的石菖蒲药材与共有模式分别进行了相似度的评价，其中1号、4号、6号样品相似度低于0.85，从薄层斑点分析，10批不同商品来源的石菖蒲药材薄层斑点的数目及颜色深浅均有一定程度的差异，其中，β-细辛醚的含量也有较显著的差别。说明市面上售卖的石菖蒲药材质量差别较大、质量参差不齐。

本研究系统地对不同产地石菖蒲挥发油的薄层色谱指纹图谱进行了对比，可全面地评价石菖蒲药材的质量，为制定石菖蒲标准提供了科学依据。建议以后《中国药典》再版修订时，可以采纳此展开方法作为石菖蒲定性鉴别的有效手段。

参考文献

[1] 尚志钧. 吴氏本草经[M]. 北京：中医古籍出版社，2005：19.

[2] 国家药典委员会. 中华人民共和国药典：一部[S]. 北京：中国医药科技出版社，2015：附录34，29，91-92，149-160，182，216-243.

[3] 吴淑英. 石菖蒲的资源调查及品质评价[D]. 福州：福建中医药大学，2017.

[4] 刘春海，刘西京，杨华生. 石菖蒲挥发油的GC-MS分析[J]. 中医药学刊，2006，24（7）：1280-1281.

[5] 仝晓刚，程永现. 石菖蒲的化学成分研究[J]. 天然产物研究与开发，2011，23（3）：404-409.

[6] 杨晓燕. 石菖蒲水煎液化学成分的研究[J]. 中草药，1998，29（11）：730-731.

[7] vLao Aina，Tang Xican，Wang Hongcheng，et al. Extraction of Tatarine- sA，B and C from *Acorus* calamus for Therapeutic Use. Faming Zhuanli Shengqing Gongkai Shuomingshu，1999：15.

[8] 董玉，石任兵，刘斌. 石菖蒲非挥发性部位化学成分研究[J]. 中国药业，2008，17（20）：18-20.

[9] 陶宏，朱恩圆，王峥涛. 石菖蒲的化学成分[J]. 中国天然药物，2006，4（2）：159-160.

[10] 李广志，陈峰，沈连钢，等. 石菖蒲根茎的化学成分研究[J]. 中草药，2013，44（7）：808-811.

[11] 胡锦官，顾健，王志旺. 石菖蒲及其有效成分对中枢神经系统作用的实验研究[J]. 中药药理与临床，1999，15（3）：19-21.

[12] 金虹，徐国波，黄毅. 石菖蒲抑酶活性的实验研究[J]. 时珍国医国药，2009，20（9）：2241-2242.

檀香

Tanxiang

SANTALI ALBI LIGNUM

【别名】

白檀、旃檀、真檀[1]。

【来源】

为檀香科植物檀香 *Santalum album* L. 树干的干燥心材。始载于《名医别录》，具有理气温中、开胃止痛的功效，可用于寒凝气滞、胸膈不舒、胸痹心痛、脘腹疼痛、呕吐食少等症[2]。

【主产及栽培地】

檀香主产于印度、印度尼西亚、马来西亚、越南、菲律宾、澳洲等国，我国的台湾、广东、海南、云南等地有引种[3]。

【化学成分】

檀香药材的主要化学成分约有2类，具体如下：

1. 挥发油类

檀香油中主要成分为α-檀香醇与β-檀香醇，此外还含α-檀香烯、β-檀香烯、α-檀香醛、β-檀香醛、α-芳姜黄烯、三环檀香醛、反式柠檬烯、甜没药烯醇-A、甜没药烯醇-C、甜没药烯醇-D、甜没药烯醇-E、9（10）-顺α-反式香柠烯醇、*epi*-β-檀香醇、荷叶醇、顺式-澳白檀醇等[4~6]。

2. 氨基酸类化合物

$2s$，$4s$-4-羟脯氨酸等[7]。

其中檀香油是檀香中最主要的活性成分。现代药理研究表明，檀香油具有镇静安神、提高学习记忆能力、抗菌、抗肿瘤等作用[8~12]，其主要成分为α-檀香醇与β-檀香醇，结构见图5-304。

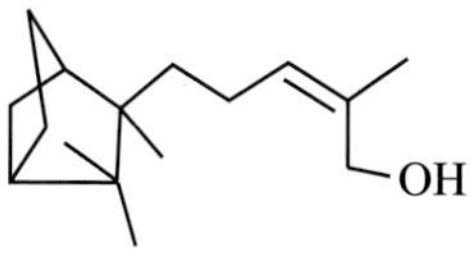

（a）α-檀香醇 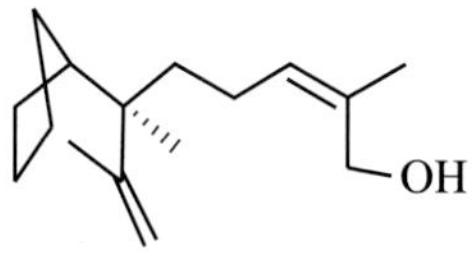　　　　　　　　（b）β-檀香醇

图5-304　檀香中主要化学成分结构式

【植物形态】

常绿小乔木，高约10 m；树皮褐色，粗糙或有纵裂；枝圆柱状，带灰褐色，具条

纹，有多数皮孔和半圆形的叶痕；多分枝，幼枝光滑无毛；小枝细长，淡绿色，节间稍肿大。叶对生，叶椭圆状卵形，膜质，长4～8 cm，宽2～4 cm，先端急尖或近急尖，基部楔形或阔楔形，多少下延，边缘波状，稍外折，背面有白粉，无毛；中脉在背面凸起，侧脉约10对，网脉不明显；叶柄细长，长1～1.5 cm。三歧聚伞式圆锥花序腋生或顶生，长2.5～4 cm；苞片2枚，微小，位于花序的基部，钻状披针形，长2.5～3 mm，早落；总花梗长2～5 cm；花梗长2～4 mm，花梗对生，长约与花被管相等，有细条纹；花长4～4.5 mm，直径5～6 mm，花多数，最初为淡黄色，后变为深锈紫色；花被管钟状，长约2 mm，淡绿色；花被4裂，裂片卵状三角形，长2～2.5 mm，内部初时绿黄色，后呈深棕红色；蜜腺4枚，略呈圆形；雄蕊4枚，长约2.5 mm，外伸；花盘裂片卵圆形，长约1 mm；花柱长3 mm，深红色，柱头浅3（～4）裂。核果长1～1.2 cm，直径约1 cm，外果皮肉质多汁，成熟时深紫红色至紫黑色，顶端稍平坦，花被残痕直径5～6 mm，宿存花柱基多少隆起，内果皮具纵棱3～4条。花期5～6月；果期7～9月。檀香植物形态见图5-305。

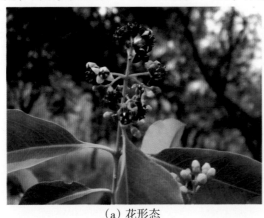 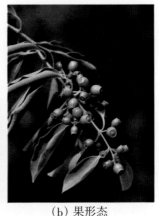

（a）花形态　　　　　　　　　　　　　（b）果形态

图 5-305　檀香植物形态图

【药材特征】

本品为长短不一的圆柱形木段，有的略弯曲，一般长约1 m，直径10～30 cm。外表面灰黄色或黄褐色，光滑细腻，有的具疤节或纵裂，横截面呈棕黄色，显油迹；棕色年轮明显或不明显，纵向劈开纹理顺直。质坚实，不易折断。气清香，燃烧时香气更浓；味淡，嚼之微有辛辣感。檀香药材特征见图5-306。

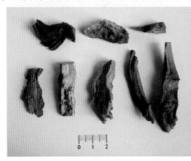 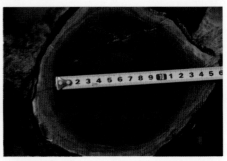

图 5-306　檀香药材图

【薄层色谱及特征指纹图谱】

1. 仪器与试药

仪器：20 cm×10 cm硅胶GF$_{254}$高效预制薄层板（德国Merck公司）、双槽展开缸、索氏提取器、电热套、冷凝管、500 mL圆底烧瓶、IX-US50数码相机（Canon公司）、TB-Ⅱ型薄层加热器（上海科哲生化科技有限公司）、SP-20E型全自动点样仪（上海科哲生化科技有限公司）、CHROMAP 1.5色谱指纹图谱系统解决方案软件（珠海科曼中药研究有限公司）。

试剂：石油醚、乙酸乙酯、香草醛、浓硫酸、甲醇。

对照品：檀香油（批号：110789～200005，中国药品生物制品检定所）

样品：药材收集于广东清平中药材市场，经广州中医药大学丁平研究员鉴定其种类详见表5-31，凭证标本存放于广州中医药大学中药资源教研室。

表5-31　檀香样品信息表

编号	样品名	产地
1	檀香	越南
2	檀香	印度
3	檀香	印度尼西亚
4	檀香	澳大利亚
5	檀香	中国云南
6	檀香	泰国
7	黄檀	印度
8	檀香	马来西亚
9	檀香	菲律宾
10	檀香	中国海南

2. 方法

（1）**对照品溶液的制备**　取檀香油对照品，加甲醇稀释至50倍量溶液。

（2）**供试品溶液的制备**　按照《中国药典》（2015年版）一部附录ⅩD的方法提取，取样品粉末约30 g，置500 mL的圆底烧瓶中，加蒸馏水300 mL，浸泡30 min，用水蒸气蒸馏法，保持溶液微沸，提取4小时。吸出上层挥发油，加300 μL甲醇溶解，加入适量无水硫酸钠干燥，即得供试品溶液。

（3）**薄层色谱条件**　将供试品溶液15 μL与对照品溶液10 μL点于同一硅胶GF$_{254}$高效预制薄层板上，以石油醚-乙酸乙酯（18∶2）为展开剂，在温度25℃、相对湿度为58%条件下展开，展距为8.5 cm，取出，挥干溶剂，喷以5%香草醛浓硫酸溶液，加热至斑点显色清晰。

3. 结果

（1）**檀香高效薄层色谱指纹图谱共有模式建立**　将10批样本供试液按2.（3）薄层条件进行展开，获得檀香薄层指纹图谱（图5-307）。将显色后获得的薄层色谱图导入CHROMAP 1.5色谱指纹图谱系统解决方案软件，生成灰度扫描图并积分。将檀香代表性样本数据采用中位数法确定特征峰、均数法计算特征值，共指认9个特征峰，共同构成了檀香的薄层色谱指纹图谱共有模式（图5-308）。

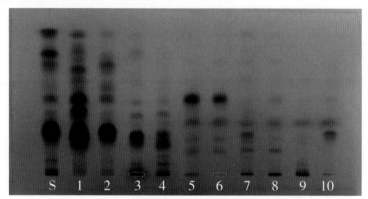

图 5-307　不同商品檀香的薄层色谱指纹图谱

S—对照品；1～10—檀香样品（1—越南檀香；2—印度檀香；3—印尼檀香；4—澳洲檀香；
5—云南檀香；6—泰国檀香；7—印度黄檀；8—马来西亚檀香；9—菲律宾檀香；10—海南檀香）

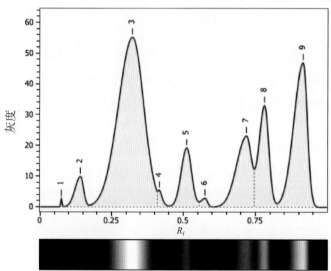

图 5-308　檀香挥发油指纹图谱共有模式

（2）**不同商品来源檀香的薄层色谱指纹图谱的比较**　将10批檀香的薄层色谱指纹图谱数据与檀香指纹图谱共有模式相比，计算夹角余弦相似度（图5-309）。2号檀香样品与共有模式比较相似度最高为0.92，1号、8号、9号样品与共有模式比较相似度分别为0.87、0.81和0.86，3号、4号、6号、7号、10号样品与共有模式的相似度介于0.57到0.72之间，5号样品相似度为0.13。从薄层指纹图上看出样品与檀香油对照品之间存在一定差异，说明市售檀香质量不规范，品质差异较大。

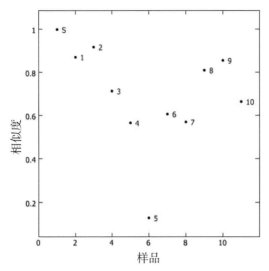

图 5-309　不同产地檀香的相似度比较直观图

4. 小结

①本实验所选的薄层展开系统，能较好地将檀香所含的主要成分在薄层图谱上得到分离，图谱信息丰富、清晰。实验中得到的檀香样品指纹图谱有 9 个共有峰，此 9 个共有峰可作为檀香的共有特征，但并未造成不可共识，它们的整体轮廓由于个体差异而有所不同，可用于辨认檀香。

②檀香木一般呈黄褐色或者深褐色，纹理通直或呈微波形，质地坚硬、细腻、光滑，气味醇厚，经久不散。市售檀香品质层次不齐，印尼檀香、菲律宾檀香与檀香挥发油对照品相似度较高，但是出油率很低；而印度檀香出油率相对较高，与挥发油对照品的相似度高，综合考虑质量最好的为印度檀香。檀香混伪品多用人工香精浸泡或喷洒檀香的其他木材，或用不同科属但外表近似檀香木的木材来冒充檀香木，香味一般带有明显的药水味且不持久。因此，建立快速有效的鉴别方法，对临床用药安全有着重要作用。

本研究系统地对不同产地檀香的薄层色谱指纹图谱进行了对比，能快速有效地对檀香药材的质量进行鉴别和评价，为制定檀香标准提供了科学依据。建议以后《中国药典》再版修订时，可以采纳此展开方法作为檀香定性鉴别的有效手段。

参考文献

[1] 周亮，黄自云，黄建平. 热带芳香植物——檀香 [J]. 园林，2014（04）：73.

[2] 国家药典委员会. 中华人民共和国药典：一部 [S]. 北京：中国医药科技出版社，2015：380-381.

[3] 李锦开，李振纪. 中国木本药材与广东特产药材 [M]. 北京：中国医药科技出版社，1994：171.

[4] 余竞光，丛浦珠，林级田，等. 国产檀香油化学成分和五个新化合物的初步结构研究 [J]. 药学学报，1988（11）：868-872.

[5] 余竞光, 丛浦珠, 林级田, 等. 国产檀香中 α-反式香柠烯醇化学结构研究[J]. 药学学报, 1993, 28 (11): 840-844.

[6] 陈志霞, 林励. 不同提取方法对檀香挥发油含量及成分的影响[J]. 广州中医药大学学报, 2001, 18 (2): 174-177.

[7] 颜仁梁, 刘志刚, 林励. 檀香化学成分研究[J]. 中药材, 2006, 29 (4): 337-338.

[8] Hongratanaworakit T, Heuberger E, Buchbauer G.Evaluation of the effects of East Indian sandalwood oil and alpha-santalol on humans after transdermal absorption[J]. Planta Medica, 2004, 70 (1): 3-7.

[9] Biradar S S, Rasal V P, Ashok P.Sandalwood oil treatment during growth spurt period improves learning and enhances memory[J].Pharmacology Online, 2009, 3 (9): 142-155.

[10] Bakkiyaraj S, Pandiyaraj S.Evaluation of potential antimicrobial activity of some medicinal plants against common food-borne pathogenic microorganism[J].International Journal of Pharma and Bio Science, 2011, 2 (2): 484-491.

[11] Chourasia OP. Antibacterial activity of the essential oils of *Santalum album* and *Glossogyne pinnatifida*[J].Indian Perfumer, 1978, 22: 205-206.

[12] Zhang X, Dwivedi C.Skin cancer chemoprevention by α-santalol[J]. Frontiers in Bioscience (Scholar Edition), 2011, 3: 777-787.

五指毛桃

Wuzhimaotao

HISPID FIG ROOT

【别名】

南芪、五爪龙、五指牛奶、土北芪[1]。

【来源】

为桑科榕属植物粗叶榕 *Ficus hirta* Vahl. 的干燥根。全年可采，洗净晒干。始载于清何克谏《生草药性备要》，为岭南习用草药，具有健脾利湿、益肺止咳、舒筋通络的功效，用于肺虚痰喘、脾胃气虚、肢倦无力、食少腹胀、水肿、带下、风湿痹痛、腰腿痛等症[2]，是食药同源的一种植物。

【主产及栽培地】

五指毛桃主产于广西、广东和云南等地。目前五指毛桃多为野生分布，还没有大规模的人工栽培。近年来，由于五指毛桃被滥采滥挖，其资源逐渐枯竭，市场上供不应求[3]。

【化学成分】

五指毛桃药材的主要化学成分约有7类，具体如下：

1. 苯丙素类

有佛手柑内酯、补骨脂素、异补骨脂内酯、伞形花内酯、甲基肉桂苷A、阿魏醛、反式对羟基肉桂酸等[4]。

2. 黄酮类

有5，3′，4′-三羟基-3，7-二甲氧基黄酮、5，7，2′，4′四羟基黄酮、5-羟基-3，7，4′-三甲氧基黄酮、紫云英苷、山萘酚等[4]。

3. 萜类

有 β-香树脂醇、齐墩果酸、齐墩果-12-烯-11α-甲氧基-3β-乙酸、α-香树脂醇、熊果酸、去氢催吐萝芙木醇、淫羊藿苷 B_2 等[5, 6]。

4. 甾醇类

有（24S）-24-乙基胆甾-3β，5α，6β-三醇、β-谷甾醇、β-胡萝卜苷、24-亚甲基环戊醇、豆甾-5，22-二烯-3β，7α-二醇等[6]。

5. 挥发油类

有十六酸、油酸、亚油酸等[7]。

6. 酚类

有香草醛、香草酸、对羟基苯甲酸、丁香酸等[6]。

7. 其他类

五指毛桃中不仅含有钙、镁、铜、锰、铁等微量矿物质元素，还含有氨基酸、糖类等成分[8]。

其中苯丙素类是五指毛桃最主要的活性成分。现代药理研究表明，五指毛桃水提液具有镇咳平喘、保护胃黏膜、抑菌、抗炎、护肝、抗氧化等作用[9~13]，主要成分为补骨脂素与佛手柑内酯，结构见图5-310。

（a）补骨脂素　　　　　　（b）佛手柑内酯

图5-310　五指毛桃中主要化学成分结构式

【植物形态】

灌木或小乔木。嫩枝中空，全株被灰色茸毛。单叶互生，纸质，多型，长椭圆状披针形、狭或广卵形，长8~25 cm，宽4~18 cm，先端急尖或渐尖，基部圆形或心形，常具3~5深裂，边缘有锯齿或呈波状，有时全缘；托叶卵状披针形，长8~20 mm。花序成对腋生，球形，基部苞片卵状披针形；花黄绿色；雄花生于花序内壁近顶部，具梗；萼片4，紫色，线状披针形；雄蕊2或1枚；瘿花的萼片与雄花的相似；子房球形或卵形，花柱侧生，柱头漏斗形；雌花生于另一花序内，具梗或近无梗；萼片与雄花的相似，但较狭，颜色也较淡。瘦果椭圆形，有小瘤状凸体。五指毛桃植物形态见图5-311。

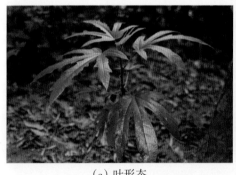 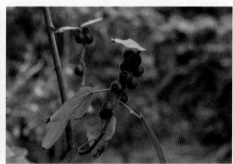

（a）叶形态　　　　　　　　　（b）果形态

图5-311　五指毛桃植物形态图

【药材特征】

呈圆柱形，常切成短段或不规则块片，段长2~4 cm，直径1~4 cm；片厚0.5~1 cm。表面灰黄色或黄棕色，有红棕色斑纹及细密纵皱纹，可见横长皮孔。质坚硬，不易折断。断面皮部薄而韧，易剥离，富纤维性；木部宽广，淡黄白色，有较密的同心性环纹。气微香特异，味微甘。五指毛桃药材特征见图5-312。

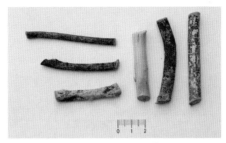

图 5-312　五指毛桃药材图

【薄层色谱及特征指纹图谱】

1. 仪器与试药

仪器：万分之一电子天平（赛多利斯科学仪器有限公司）、高速万能打粉机（天津市泰斯特仪器有限公司）、超声波清洗器（上海音波声电科技公司）、WFH-201B紫外透射反射仪（上海精科实业有限公司）、TH-Ⅱ型薄层加热器（上海科哲生化科技有限公司）、双槽展开缸、ATS全自动薄层色谱点样仪（上海科哲生化科技有限公司）、硅胶GF$_{254}$高效预制薄层板（德国，Merck公司）、CHROMAP 1.5色谱指纹图谱系统解决方案软件（珠海科曼中药研究有限公司）

试剂：乙醚、甲醇、乙醇、环己烷、三氯甲烷、乙酸乙酯、甲酸、浓硫酸均为分析纯，水为去离子水（Research超纯水机，ChingYu Dauer公司）。

对照品：补骨脂素（批号：ZB1112BB13，上海源叶生物科技有限公司，纯度≥98%）

样品：10批药材经广州中医药大学丁平研究员鉴定为桑科榕属植物粗叶榕 *Ficus hirta* Vahl. 的干燥根，收集时间及地点见表5-32，样品凭证标本存放于广州中医药大学中药资源教研室。

表5-32　五指毛桃样品收集表

编号	部位	收集地点	产地	收集时间
1	根	广州采芝林药店（北京路）	广东	2014-7-22
2	根	广州清平药材市场	广西	2014-7-22
3	根	广州清平药材市场	广东	2014-7-22
4	根	广州清平药材市场	广西	2014-7-22
5	根	广州健民药店	广东	2014-7-22
6	根	广州清平药材市场	广西	2014-7-22
7	根	广州清平药材市场	广东	2014-7-22
8	根	广州清平药材市场	广西	2014-7-22
9	根	广州清平药材市场	广西	2014-7-22
10	根	广州清平药材市场	广西	2014-7-22

2. 方法

（1）**对照品溶液的制备** 精密称取补骨脂素对照品适量，加入甲醇溶解配制成每1 mL含1 mg的溶液，作为对照品溶液。

（2）**供试品溶液的制备** 取五指毛桃阴干样品（粉碎，过60目筛）1 g，加入乙醚40 mL，密闭，超声30 min（40 Hz，70%，冰水超声，防止溶液乙醚挥发），滤过，滤液挥去乙醚，残渣加乙醇0.5 mL，即得供试品溶液。

（3）**薄层色谱条件** 采用自动点样仪，将对照品及各供试液（对照品2 μL、样品各7 μL）点于同一块硅胶GF$_{254}$高效预制薄层板（20 cm×10 cm）上，条带长8 mm、间距8 mm，点样速度为5 μL/min。以环己烷-三氯甲烷-乙酸乙酯-甲酸（10∶1∶1.5∶0.35）为展开剂，在相对湿度47%，室温下展开，展距8.5 cm，取出挥干后置于紫外灯下（365 nm）下检视，获得未显色五指毛桃乙醚提取物荧光薄层色谱图谱（图5-313）。后喷以10%硫酸乙醇溶液，105℃下加热至斑点显色清晰（图5-314），立即置于紫外灯下（365 nm）下检视，获得显色后五指毛桃乙醚提取物荧光薄层色谱图谱（图5-315）。

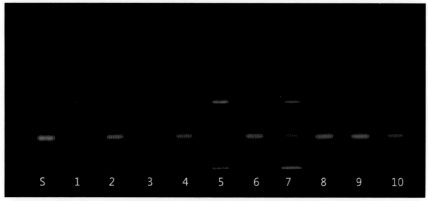

图5-313 五指毛桃乙醚提取物薄层色谱指纹图谱（未显色）

S—补骨脂素；1～10—表5-32中1～10号样品

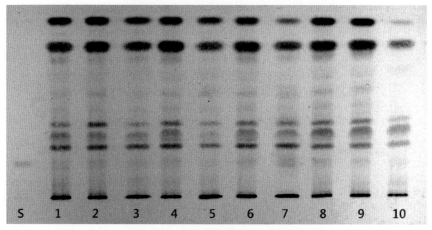

图5-314 五指毛桃乙醚提取物薄层色谱指纹图谱（日光下）

S—补骨脂素；1～10—表5-32中1～10号样品

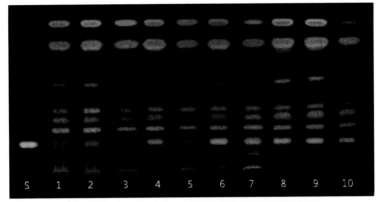

图 5-315 五指毛桃乙醚提取物薄层色谱指纹图谱

S—补骨脂素；1~10—表5-32中1~10号样品

3. 结果

（1）**五指毛桃高效薄层色谱指纹图谱共有模式建立** 将五指毛桃乙醚提取物显色后荧光薄层色谱图导入CHROMAP 1.5色谱指纹图谱系统解决方案软件，生成灰度扫描图并积分。将各代表性样本数据采用中位数法确定特征峰、均数法计算特征值，其中乙醚提取物共指认12个共有峰，R_f值分别为0.14、0.21、0.29、0.35、0.41、0.45、0.49、0.56、0.59、0.74、0.80、0.94，其中2号峰为补骨脂素，共同构成了五指毛桃乙醚提取物的薄层色谱指纹图谱共有模式（图5-316）。

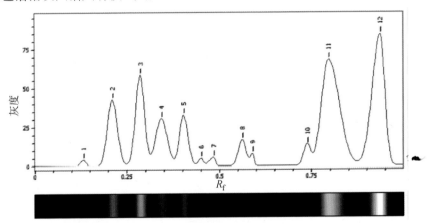

图 5-316 五指毛桃乙醚提取物 HPTLC 指纹图谱共有模式

（2）**五指毛桃乙醚提取物薄层色谱指纹图谱的比较** 将10批五指毛桃乙醚提取物的薄层色谱指纹图谱数据与五指毛桃乙醚提取物共有模式（CP）相比，计算夹角余弦相似度（图5-317）。1~9号样品与共有模式相似度为0.94~0.99之间，10号样品与共有模式相似度为0.82，从HPTLC图上可看出，10号样品在$R_f \approx 0.35$和$R_f \approx 0.41$处条带丰度较其他样品高，导致其与共有模式相似度较低，其他各样品条带相似，可见，多数样品相似度较高，样品质量较为稳定，且广东、广西两地的样品差异不明显。将10批五指毛桃乙醚提取物的HPTLC色谱峰采用聚类分析法，得到聚类树状图（图5-318），其中9号样品聚为一类，其他9个样品聚为一类。广东、广西两地样品并无明显分类。

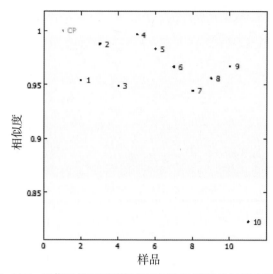

图 5-317 五指毛桃乙醚提取物不同产地样品的相似度评价直观图

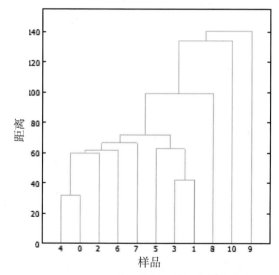

图 5-318 五指毛桃乙醚提取物聚类树状图

4. 小结

通过高效薄层指纹图谱分析可知，广东、广西产地的五指毛桃商品相似度较高，在0.94～0.99之间，说明不同产地之间主要成分差异较小。五指毛桃乙醚提取物在 $R_f \approx 0.21$ 补骨脂素特征条带处广西产地条带相对较广东产地丰满、荧光强度较强，说明五指毛桃中补骨脂素含量广西产地可能比广东产地较高。

本研究系统地对不同产地五指毛桃的薄层色谱指纹图谱进行了对比，优化了五指毛桃的薄层色谱条件[14]，建立了五指毛桃乙醚提取物的HPTLC指纹图谱。优化的展开系统能较好地分离五指毛桃乙醚提取物的主要成分，为制定五指毛桃标准提供了科学依据。建议以后《中国药典》再版修订时，可以采纳此展开方法作为五指毛桃定性鉴别的有效手段。

参考文献

[1] 陈蔚文.岭南本草（1）[M].广州：广东科技出版社，2010：163.

[2] 宋立人.现代中药学大辞典[M].北京：人民卫生出版社，2001：1891-1893.

[3] 劳景莉，方艺，杜明，等.五指毛桃繁殖技术的研究进展[J].热带农业科学，2017，37（7）：80-84.

[4] 叶童，石瑞娟，吴易武，等.五指毛桃的化学成分和药理活性研究进展[J].广东药科大学学报，2019，35（4）：591-596.

[5] Wan C P, Chen C Y, Li M X, et al.Chemical constituents and antifungal activity of *Ficus hirta* Vahl.Fruits[J].Plants, 2017, 6（4）：44-53.

[6] 程俊.五指毛桃活性成分研究[D].广州：广东药科大学，2017.

[7] 林励，钟小清，魏刚.五指毛桃挥发性成分的GC-MS分析[J].中药材，2000，23（4）：206-207.

[8] 李南薇，黄燕珍.五指毛桃功能性成分抗氧化活性研究[J].食品工业，2013，34（6）：127-130.

[9] 周添浓，唐立海，黄诗冲，等.五指毛桃镇咳及平喘作用研究[J].中药材，2009，32（4）：571-574.

[10] 王艳，叶木荣，唐立海，等.五指毛桃水提液保护胃黏膜及改善微循环的实验研究[J].时珍国医国药，2011，22（5）：1181-1182.

[11] 陈琼，叶思霞.微量显色法测定五指毛桃抑菌活性[J].安徽农业科学，2012，40（15）：8452-8454+8461.

[12] 吕镇城，陈康，彭永宏.五指毛桃抗炎活性成分的分离及鉴定[J].热带作物学报，2017，38（6）：1134-1137.

[13] 王敏，何蓉蓉，李怡芳，等.五指毛桃水提物对拘束应激性肝损伤的保护作用[J].中国医院药学杂志，2015，35（6）：522-525.

[14] 陈慕媛，罗骞，席萍，等.河源产五指毛桃TLC鉴别和HPLC指纹图谱研究[J].中国药导报.2013，19（9）：76-78.

溪黄草

Xihuangcao
LINEARSTRIPE RABDOSIA HERB

【别名】

山熊胆、风血草、香茶菜、黄汁草[1]。

【来源】

唇形科香茶菜属植物线纹香茶菜 *Isodon striatus*（Benth.）Kudo 或溪黄草 *Isodon sorra*（Maxim.）Kudo 的全草。夏秋采收，晒干；鲜品随时可采。

首载于《常用中草药手册》，具有清热、利尿、退黄、去积、止痛、消炎等功效，用于湿热黄疸、湿热泻痢、跌打瘀肿、急性黄疸型肝炎、急性胆囊炎等疾病[2]。

【主产及栽培地】

溪黄草主要分布于广东、湖南、湖北、广西、云南、贵州、四川、江西、福建、浙江、河南等地，野生或家种；喜生于溪谷湿地、材落附近、田边、山坡、草地、水沟边、沼泽地或林中潮湿处[3]。

【化学成分】

溪黄草的化学成分较多，药效成分复杂，主要如下：

1. 二萜类化合物

可以将溪黄草中的二萜类化合物分成5类，包括20位被氧化型－对映－贝壳杉烷、20位未被氧化型－对映－贝壳杉烷、松香烷型和对映－松香烷型、6，7－断裂－对映－贝壳杉烷，以及三环和二环二萜类。包括有 lophanthodin G、16-acetoxy-7-*O*-acetylhorminone、macrocalyxoformin B、sodoponin、effusanin A、shikokianidin、excisanin A、16-hydroxyhorminone、horminone 等[4~8]。

2. 三萜类化合物

溪黄草中主要含有 β-谷甾醇、胡萝卜苷、豆甾醇和熊果酸[7, 9]。其他还包括有 2α-羟基熊果酸、α-香树精、齐墩果酸等[9]。

3. 多酚类

溪黄草中的多酚类化合物主要包括迷迭香酸、迷迭香酸甲酯、咖啡酸、槲皮素、阿魏酸、芦丁等[6, 10, 11]

4. 活性多糖

溪黄草多糖对羟自由基有较好的清除作用，对金黄色葡萄球菌和枯草杆菌也有一定的抑制生长效果[12]。

其中，迷迭香酸为溪黄草中含量最高的化合物，现代药理研究表明，多酚类化合物具有良好的抗氧化活性及较强的抑菌活性，溪黄草中的迷迭香酸、咖啡酸以及槲皮素具有较强的抗氧化作用[13, 14]。同时迷迭香酸和槲皮素还有一定的抗肿瘤活性和抗炎作用[15, 16]。溪黄草中的熊果酸是一个五环三萜类的羧酸，具有一系列的生理活性，例如抗氧化，抗炎症和抗肿瘤活性。此外，熊果酸能有效地保护化学物质导致的肝损伤。由于其相对无毒，已经被用于化妆品和保健品[17, 18]。溪黄草主要成分的结构见图5-319。

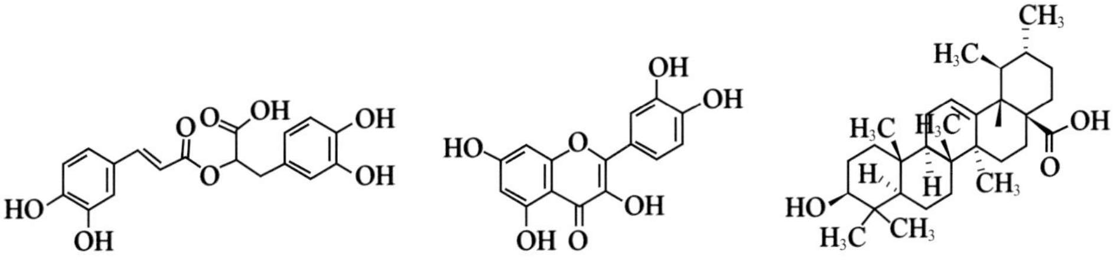

（a）迷迭香酸　　（b）槲皮素　　（c）熊果酸

图 5-319　溪黄草中主要化学成分结构式

【植物形态】

多年生草本。根茎肥大、粗壮，有时呈疙瘩状，向下密生纤细的须根。

茎直立，高达1.5～2 m，钝四棱形，具四浅槽，有细条纹，带紫色，基部木质，近无毛，向上密被倒向微柔毛；上部多分枝。

茎叶对生，卵圆形或卵圆状披针形或披针形，长3.5～10 cm，宽1.5～4.5 cm，先端近渐尖，基部楔形，边缘具粗大内弯的锯齿，草质，上面暗绿色，下面淡绿色，两面仅脉上密被微柔毛，余部无毛，散布淡黄色腺点，侧脉每侧4～55条且与中脉在两面微隆起，在边缘之内网结，其间平行细脉多少明显；叶柄长0.5～3.5 cm，上部具渐宽大的翅，腹凹背凸，密被微柔毛。

圆锥花序生于茎及分枝顶上，长10～20 cm，下部常分枝，因而植株上部全体组成庞大疏松的圆锥花序，圆锥花序由具5至多花的聚伞花序组成，聚伞花序具梗，总梗长0.5～1.5 cm，花梗长1～3 mm，总梗、花梗与序轴均密被微柔毛；苞叶在下部者叶状，具短柄，长超过聚伞花序，向上渐变小呈苞片状，披针形至线状披针形，长约与总梗相等，苞片及小苞片细小，长1～3 mm，被微柔毛。花萼钟形，长约1.5 mm，外密被灰白微柔毛，其间夹有腺点，内面无毛，萼齿5，长三角形，近等大，长约为萼长之半，果时花萼增大，呈阔钟形，基部多少呈壶状，长约3 mm，脉纹明显。花冠紫色，长达6 mm，外被短柔毛，内面无毛，冠筒长约3 mm，基部上方浅囊状，至喉部宽约1.2 mm，冠檐二唇形，上唇外反，长约2 mm，先端具相等4圆裂，下唇阔卵圆形，长约3 mm，内凹。雄蕊4，内藏。花柱丝状，内藏，先端相等2浅裂。花盘环状。成熟小坚果阔卵圆形，长1.5 mm，顶端圆，具腺点及白色髯毛。花、果期8～9月。溪黄草植物形态见图5-320。

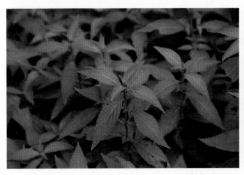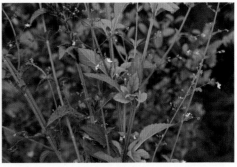

（a）叶形态　　　　　　　　　　　（b）茎形态

图 5-320　溪黄草植物形态图

【药材特征】

茎呈方柱形，有对生分枝，表面棕褐色，具柔毛及腺点；质脆，断面黄白色，髓部有时中空。叶对生，多皱缩，纸质，易破碎，完整者展开后呈卵圆形或阔卵形，长3～8 cm，宽2～5 cm；顶端尖，基部楔形，边缘具圆锯齿。上下表面灰绿色被短毛及红褐色腺点；有柄。有时可见圆锥花序顶生或侧生。水浸后以手揉之，有明显棕黄色液汁。气微，味微甘、微苦。溪黄草药材特征见图5-321。

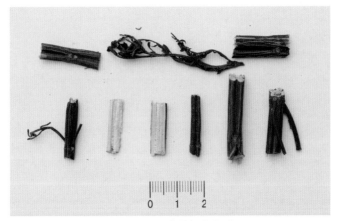

图 5-321　溪黄草药材图

【薄层色谱及特征指纹图谱】

1.　仪器与试药

仪器：20 cm×10 cm硅胶GF$_{254}$高效预制薄层板（德国Merck公司，批号1.05554.0001），SP-20E型全自动点样仪（上海科哲生化科技有限公司）、双槽展开缸、TB-Ⅱ型薄层加热器（上海科哲生化科技有限公司）、WFH-101B紫外透射反射仪（上海精科实业有限公司）、IX-US50型数码相机（佳能有限公司）、CHROMAP 1.5色谱指纹图谱系统解决方案软件（珠海科曼中药研究有限公司）、数显恒温水浴锅（上海一恒科学仪器有限公司）。

对照品：迷迭香酸（批号：YY90004，上海源叶生物科技有限公司，纯度≥98%）。

试剂：甲醇、环己烷、乙酸乙酯、甲酸等试剂为分析纯，水为去离子水（Research 超纯水机，ChingYu Dauer公司）。

药材：10批溪黄草药材经丁平研究员鉴定为线纹香茶菜 *Isodon striatus*（Benth.）Kudo、溪黄草 *Isodon sorra*（Maxim.）Kudo的干燥地上部分，收集时间及地点见表5-33，样品凭证标本存放于广州中医药大学中药资源教研室。

表5-33　溪黄草样品信息表

编号	产地	收集地点	收集时间
1	广东	广州生源堂药店	2014-06-27
2	广东	广州大参林连锁药店	2014-06-27
3	广东	广州慈德堂医药第十甫路店	2014-06-27
4	广东	广州慈德堂医药和平西分店	2014-06-27
5	广东	广州采芝林连锁药店（大学城店）	2014-06-20
6	广东	广州采芝林连锁药店（上下九店）	2014-06-27
7	广东	广东康之家连锁药店	2014-06-27
8	四川	广州如意爱心大药房	2014-06-28
9	广西	广州明和药店	2014-06-27
10	广西	广州仲正中药饮片公司	

2. 方法

（1）对照品溶液的制备

精密称取迷迭香酸适量，加甲醇溶解并定容，配制成1 mg·mL⁻¹的对照品溶液。

（2）供试品溶液的制备

取溪黄草药材粉末1 g（过4号筛），精密称定，置于100 mL锥形瓶中，加入甲醇25 mL，超声提取30 min。抽滤，滤液挥干溶剂，残渣以甲醇定容至2 mL，作为溪黄草甲醇提取物供试品溶液。

（3）薄层色谱条件

将供试品溶液3 μL与对照品溶液2 μL点于同一块硅胶GF$_{254}$高效预制薄层板（20 cm×10 cm）上，条带长9 mm，间距7 mm，点样速度5 μL·min⁻¹，以环己烷-乙酸乙酯-甲酸（5∶5∶1）为展开剂，在室温、相对湿度47%条件下展开，展距8.5 cm，取出，挥干溶剂，喷以10%硫酸乙醇溶液，105℃加热至斑点显色清晰，于紫外灯（365 nm）下检视。

（4）薄层色谱指纹图谱的测定

10批样品甲醇提取物供试品溶液按照2.（3）薄层条件进行展开，获得溪黄草药材甲醇提取物的薄层色谱指纹图谱（代表性薄层色谱图见图5-322），化学对照品迷迭香酸

$R_f \approx 0.26$。

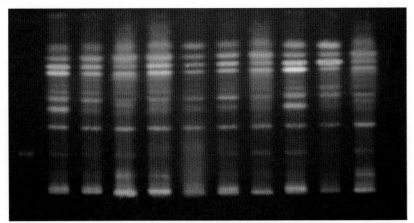

图 5-322　溪黄草甲醇提取物高效薄层色谱图
S—迷迭香酸；1～10—不同批次商品溪黄草，样品顺序见表5-33

（5）**方法学考察**　同灵芝。

3. **结果**

（1）**溪黄草指纹图谱共有模式的建立**　将溪黄草甲醇提取物显色后的荧光薄层色谱图导入CHROMAP 1.5色谱指纹图谱系统解决方案软件，生成灰度扫描图并积分。将各代表性样本数据采用中位数法确定特征峰、均数法计算特征值，共指认10个共有峰，R_f值分别为0.26、0.43、0.54、0.60、0.64、0.68、0.75、0.79、0.84、0.90，1号峰为迷迭香酸，共同构成了溪黄草甲醇提取物的薄层色谱指纹图谱共有模式（图5-323）。

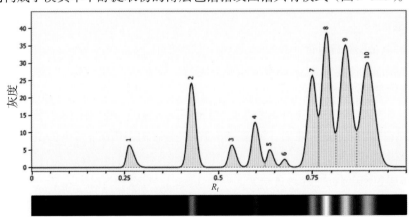

图 5-323　溪黄草甲醇提取物 HPTLC 指纹图谱共有模式

（2）**溪黄草甲醇提取物薄层色谱指纹图谱的相似度分析**　将10批溪黄草甲醇提取物的薄层色谱指纹图谱数据与溪黄草甲醇提取物共有模式相比，计算夹角余弦相似度（图5-324），各样品与共有模式相似度分别为0.93、0.99、0.92、0.93、0.98、0.98、0.95、0.78、0.67、0.74。1～7号样品与共有模式相似度在0.92～0.99之间，8～10号样品与共有模式相似度在0.67～0.78之间。从HPTLC图可看出，8～10号样品因$R_f \approx 0.75～0.90$处条带丰度和亮度都比其他样品略高，导致其与共有模式相似度较低，其他各样品条带相似。

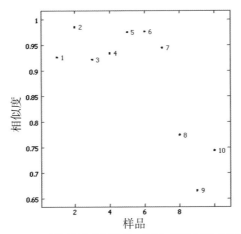

图 5-324　溪黄草甲醇提取物不同商品的相似度评价直观图

（3）溪黄草甲醇提取物薄层色谱指纹图谱的聚类分析　将10批溪黄草甲醇提取物的HPTLC色谱峰采用聚类分析法，得到聚类树状图（图5-325），其中2~7号样品聚为一类，再分别与10号、1号、9号、8号样品聚为一类。1~7号样品产自广东，8号样品产于四川，9~10号样品产自广西，可认为溪黄草根据产地不同各自聚为一类。

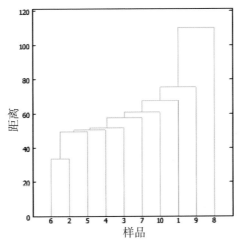

图 5-325　溪黄草甲醇提取物不同商品聚类树状图

4. 小结

①广州市售溪黄草药材来源于不同产地，本实验所收集的药材大部分来源于广东，部分样品来源于广西、四川。通过高效薄层指纹图谱分析可知，来源于广东的商品1~7号相似度较高，在0.92~0.99之间，但各样品间仍有差异，可能原因是不同药店商品的入药部位不完全一致，有些药店溪黄草药材以茎为主，有些则以叶居多，研究表明，溪黄草不同部位的主要成分含量不同[19]。同时，溪黄草的采收时期以及加工方法的不同也可能是造成此等差异的原因[20]。8~10号样品来源于四川和广西，因$R_f \approx 0.75 \sim 0.90$处条带丰度和亮度都比其他样品略高，导致其与共有模式相似度较低，且与广东各样品的距

离较远，可见，产地对溪黄草质量有较大的影响。

②中药材化学成分复杂，以薄层色谱指纹图谱对其进行分析，具有分析快速、简便、结果直观等优点，具有较强的实用性。本文优化了溪黄草的薄层色谱条件，建立了溪黄草甲醇提取物的HPTLC指纹图谱，优化的展开系统能较好地分离溪黄草的甲醇提取物的主要成分，图谱信息丰富、清晰，重现性强，可为溪黄草的质量控制提供参考。

本研究针对溪黄草药材的薄层色谱指纹图谱进行了系统的分析，运用相似度评价软件比较不同商品间溪黄草的成分差异，为溪黄草药材的质量控制提供依据。建议以后《中国药典》再版修订时，可以采纳此展开方法作为溪黄草定性鉴别的有效手段。

参考文献

[1] 戴斌. 中国现代瑶药[M]. 南宁：广西科学技术出版社，2010：638−639.

[2] 吴剑峰. 溪黄草的研究综述[J]. 时珍国医国药，2003，14（8）：498−500.

[3] 邓乔华. 溪黄草资源现状及产业化发展的策略[C]. 中国药学会. 2013年中国药学大会暨第十三届中国药师周论文集. 中国药学会：中国药学会，2013：2020−2023.

[4] Liu Y H, Huang S X, Zhao Q S, et al. A new ent-kauranoid from Isodon lophanthoides var. geradianus[J]. Natural Product Research，2008，22（10）：860−864.

[5] Xu Y，Ma Y，Zhou L，et al. Abietane quinones from *Rabdosia lophanthoides*[J]. Phytochemistry，1988，27（11）：3681−3682.

[6] Liu P，Du Y，Zhang X，et al. rapid Analysis of 27 Components of *Isodon serra* by LC-ESI-MS-MS [J]. Chromatographia，2010，72（3−4）：265−73.

[7] 金人玲，程培元，徐光漪. 溪黄草甲素的结构研究[J]. 药学学报，1985，20（5）：366−371.

[8] Chen X，Liao R，Xie Q L. Abietane diterpenes from *Rabdosia serra*（Maxim）Hara[J]. Journal of Chemical Research，2001，2001（4）：148−149.

[9] 陈兴良，杨秀萍，侯爱君，等. 贵州产线纹香茶菜的化学成分[J]. 云南植物研究，1998，20（2）：116−118.

[10] 张龙，周光雄，李茜，等. 狭基线纹香茶菜的化学成分[J]. 沈阳药科大学学报，2006，23（12）：768−770+787.

[11] 赵洁. 溪黄草黄酮类成分的HPLC-MS-MS分析[J]. 中药材，2009，32（1）：70−72.

[12] 段志芳. 溪黄草多糖含量测定与活性研究[J]. 时珍国医国药，2007，18（4）：802−803.

[13] Chen J H, Ho C T. Antioxidant activities of caffeic acid and its related hydroxycinnamic acid conpounds [J]. Journal of Agricultural and Food Chemistry，1997，45（7）：2374−2378.

[14] Iacopini P.，Baldi M.，Storchi P.，et al. Catechin, epicatechin, quercetin, rutin and resveratrol in red grape：Content, in vitro antioxidant activity and interactions [J].

Journal of Food Composition and Analysis，2008，21（8）：589-598.

[15] Swarup V，Ghosh J，Ghosh S，et al. Antiviral and anti-inflammatory effects of rosmarinic acid in an experimental murine model of Japanese encephalitis[J]. Antimicrobial Agents and Chemotherapy，2007，51（9）：3367-3370.

[16] Mahmoud N N，Carothers A M，Grunberger D，et al. Plant phenolics decrease intestinal tumors in an animal model of familial adenomatous polyposis[J]. Carcinogenesis，2000，21（5）：921-927.

[17] Liu J. Pharmacology of oleanolic acid and ursolic acid [J]. Journal of Ethnopharmacology，1995，49：57-68.

[18] Ikeda Y，Murakami A，Ohigashi H. Ursolic acid：an anti- and pro-inflammatory triterpenoid[J]. Molecular Nutrition & Food Research，2008，52（1）：26-42.

[19] 黄冬兰，陈小康，徐永群，等. 溪黄草不同部位的红外光谱分析与评价[J]. 中成药，2013，35（1）：113-117.

[20] 冯泓瑞，朱德全，黄松，等. 不同采收期、加工方法对溪黄草中咖啡酸和迷迭香酸含量的影响[J]. 中国实验方剂学杂志，2013，19（22）：71-73.

细辛

Xixin

ASARI RADIX ET RHIZOMA

【别名】

细参、烟袋锅花、独叶草、细草[1]。

【来源】

本品为马兜铃科植物北细辛 *Asarum heterotropoides* Fr. Schmidt var. *mandshuricum* (Maxim.) Kitag.、汉城细辛 *Asarum sieboldii* Miq. var. *seoulense* Nakai 或华细辛 *Asarum sieboldii* Miq.的干燥根和根茎。前两种习称"辽细辛"。夏季果熟期或初秋采挖,除净地上部分和泥沙,阴干。

始载于《神农本草经》,《神农本草经》将其列为上品。具有解表散寒、温肺化饮、祛风止痛、通窍等功效,常用于治疗风寒感冒、鼻塞流涕、头痛、牙痛、鼻渊、鼻衄、痰饮喘咳、风湿痹痛等症[2]。

【主产及栽培地】

细辛在我国分布较广泛,南起云南,西至西藏,北至陕西、吉林、黑龙江。

【化学成分】

细辛的主要化学成分分为两大类,即挥发性成分以及非挥发性成分,主要有:

1. 挥发油

其主要成分为甲基丁香酚、β-石竹烯、黄樟醚、3,5-二甲氧基甲苯、榄香素、优香芹酮、β-蒎烯、α-蒎烯、细辛醚等多种成分[3,4]。

2. 非挥发性成分

包括卡枯醇甲醚、卡枯醇、左旋细辛脂素、左旋芝麻脂素、硬脂酸、β-谷甾醇、十四碳烷和胡萝卜苷、去甲乌药碱等,其中卡枯醇、左旋细辛脂素、左旋芝麻脂素含量较高[5,6]。

细辛挥发油含量较大,《中国药典》(2015版)规定细辛药材中挥发油含量不得低于2.0%,其中甲基丁香酚在挥发油中含量较高[7]。现代药理研究表明,细辛挥发油主要有镇痛、镇静、解热、抗炎、中枢抑制、局部麻醉等药理作用[8~10]。其中甲基丁香酚和榄香素有麻醉和镇痛的作用,而挥发油中的黄樟醚为广谱抗菌成分[11]。而在非挥发性成分中,左旋芝麻脂素具有抗病毒、抗气管炎作用;卡枯醇有镇咳、降血脂作用[12]。结构见图5-326。

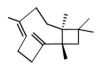 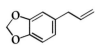 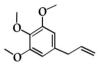

（a）β-石竹烯　　　（b）甲基丁香酚　　　（c）黄樟醚　　　（d）榄香素

图 5-326　细辛主要成分化学结构式

【植物形态】

多年生草本；根状茎直立或横走，直径2～3 mm，节间长1～2 cm，有多条须根。

叶通常2枚，叶片心形或卵状心形，长4～11 cm，宽4.5～13.5 cm，先端渐尖或急尖，基部深心形，两侧裂片长1.5～4 cm，宽2～5.5 cm，顶端圆形，叶面疏生短毛，脉上较密，叶背仅脉上被毛；叶柄长8～18 cm，光滑无毛；芽苞叶肾圆形，长与宽各约13 mm，边缘疏被柔毛。

花紫黑色；花梗长2～4 cm；花被管钟状，直径1～1.5 cm，内壁有疏离纵行脊皱；花被裂片三角状卵形，长约7 mm，宽约10 mm，直立或近平展；雄蕊着生子房中部，花丝与花药近等长或稍长，药隔突出，短锥形；子房半下位或几近上位，球状，花柱6，较短，顶端2裂，柱头侧生。

果近球状，直径约1.5 cm，棕黄色。花期4～5月。北细辛植物形态见图5-327。

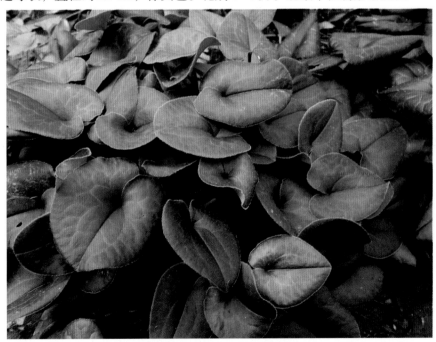

图 5-327　北细辛植物形态图

【药材特征】

常卷曲成团。根茎横生呈不规则圆柱状，具短分枝，长1～10 cm，直径0.2～0.4 cm；

表面灰棕色，粗糙，有环形的节，节间长 0.2～0.3 cm，分枝顶端有碗状的茎痕。根细长，密生节上，长 10～20 cm，直径 0.1 cm；表面灰黄色，平滑或具纵皱纹；有须根和须根痕；质脆，易折断，断面平坦，黄白色或白色。气辛香，味辛辣、麻舌。以根灰黄、干燥、味辛辣而麻舌者为佳。北细辛药材特征见图 5-328。

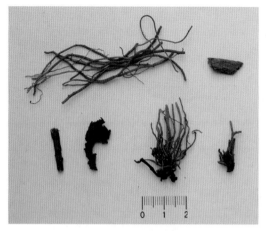

图 5-328　细辛药材图

【薄层色谱及特征指纹图谱】

1. 仪器与试药

仪器：SP-20E 型全自动薄层色谱点样仪（上海科哲生化科技有限公司）、硅胶 GF$_{254}$ 高效预制薄层板（Merck）、双槽层析缸、TH-Ⅱ型薄层加热器（上海科哲生化科技有限公司）、IX-US50 型数码相机（Canon 公司）、CHROMAP 1.5 色谱指纹图谱系统解决方案软件（珠海科曼中药研究有限公司）。

试剂：甲苯、乙酸乙酯、浓硫酸、甲醇、去离子水。

对照品：β-石竹烯（上海源叶生物科技有限公司），纯度大于 98%。

样品：细辛药材均购于广州的不同药房和药材市场，经丁平研究员鉴定为马兜铃科药材细辛，样品保存于广州中医药大学中药资源教研室，样品编号见表 5-34。

表 5-34　细辛样品信息表

样品编号	样品名称	样品购买地	样品产地
1	细辛	采芝林	辽宁
2	细辛	集和堂大药房	辽宁
3	细辛	明济林药房	辽宁
4	细辛	丹仁大药房	辽宁
5	细辛	百合堂大药房	辽宁
6	细辛	君康药店	辽宁
7	细辛	灵丹草药店	辽宁

续表

样品编号	样品名称	样品购买地	样品产地
8	细辛	金康药店	辽宁
9	细辛	柏恩医药	辽宁
10	细辛	慈谷馨药房	辽宁

2. 方法

（1）**对照品溶液的制备**　精密吸取β-石竹烯25 μL，加甲醇定容至1 mL，制成每1 mL含25 μL的β-石竹烯溶液，作为对照品备用。

（2）**供试品溶液的制备**　提取方法按照《中华人民共和国药典》（2015版）一部附录挥发油测定法进行，即取适量细辛药材进行粉碎，精密称取药材粉末50.0 g，加入去离子水500 mL，浸泡30 min，保持微沸2 h，收集细辛挥发油。细辛挥发油经无水硫酸钠吸水干燥后，取100 μL用甲醇定容至1 mL，即得细辛药材挥发油供试品溶液。

（3）**薄层色谱条件**　精密取按2.（1）项方法制备的β-石竹烯对照品溶液1 μL和按2.（2）项方法制备的细辛挥发油供试品溶液2 μL点于硅胶GF$_{254}$高效预制薄层板上。点样条带宽度设为7 mm，点样速度设为5 μL·min^{-1}，以甲苯-乙酸乙酯（9:1）及甲苯-乙酸乙酯（13:0.5）为展开系统，在温度为4℃、相对湿度47%条件下进行二次展开，第一次展距为3 cm，第二次展距8.1 cm，取出后在通风橱将溶剂挥干，并以5%的香草醛硫酸溶液对其进行显色，105℃加热至斑点清晰，日光下观察并拍照。

（4）**方法学考察**　同灵芝。

（5）**高效薄层色谱指纹图谱条件的优化**

温度考察。取按2.（2）项方法制备的同一细辛药材挥发油供试品溶液，点样量2 μL，于Merck GF$_{254}$薄层板上进行点样，以甲苯-乙酸乙酯（9:1）及甲苯-乙酸乙酯（13:0.5）为展开系统进行二次展开，第一次展距为3 cm，第二次展距8.1 cm，展开温度分别为：4℃、25℃、40℃，以此考察温度对细辛挥发油成分色谱行为的影响。展开效果如图5-329所示，从图中可知当展开温度为4℃时，斑点丰富，分离度较好，且无横向扩散现象，故最终选择4℃作为细辛挥发油成分的薄层展开温度。

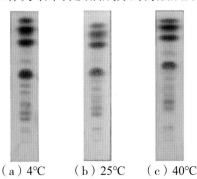

（a）4℃　（b）25℃　（c）40℃

图5-329　细辛挥发油不同温度下展开薄层色谱图

湿度考察。取按2.（2）项方法制备的同一细辛挥发油供试品溶液，点样量2 μL，于Merck GF$_{254}$薄层板上进行点样，以甲苯-乙酸乙酯（9∶1）及甲苯-乙酸乙酯（13∶0.5）为展开系统二次展开，第一次展距为3 cm，第二次展距8.1 cm，以浓硫酸与蒸馏水的不同比例来调节展开系统的相对湿度，展开湿度分别为：18%、32%、47%、65%、72%，以此考察湿度对细辛挥发油色谱行为的影响。展开效果如图5-330所示，从图中可知5个湿度下的薄层色谱图差别不明显，展开湿度为47%时，色谱图斑点略好于其他湿度，故选择47%作为细辛挥发油成分的薄层最终展开湿度。

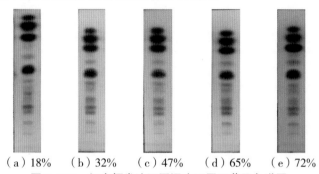

（a）18%　（b）32%　（c）47%　（d）65%　（e）72%

图 5-330　细辛挥发油不同湿度下展开薄层色谱图

3. 结果

（1）**细辛指纹图谱共有模式建立**　将10批不同商品来源的细辛药材按2.（2）项制成供试品溶液并在2.（3）项薄层条件下进行展开，获得细辛的挥发油成分的高效薄层色谱图（图5-331）。利用CHROMAP 1.5色谱指纹图谱系统解决方案软件对该色谱图进行扫描图积分，并采用中位数法对细辛药材挥发油的代表性样本数据进行分析以确定其特征峰，由此获得了由12个特征峰共同构成的细辛挥发油薄层色谱指纹图谱共有模式（图5-332），并指认 β-石竹烯为12号峰（$R_f \approx 0.96$）。

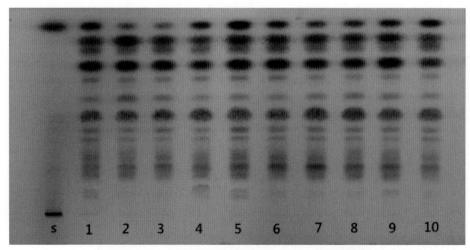

图 5-331　细辛药材挥发油成分 HPTLC 指纹图谱

S—β-石竹烯对照品；1～10—不同商品来源的细辛药材

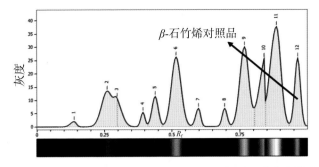

图 5-332　细辛药材挥发油成分的 HPTLC 指纹图谱共有模式

（2）**不同商品来源细辛的薄层色谱指纹图谱测定及相似度评价**　将10批不同商品来源细辛药材的薄层色谱指纹图谱数据与其共有模式相比较，计算夹角余弦相似度（图5-333），7号、8号样品相似度小于0.6，其余样品相似度为0.9～0.96。

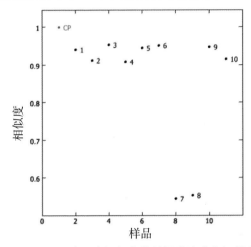

图 5-333　不同商品来源细辛药材挥发油成分相似度评价

4. 小结

①本实验对多个不同的展开系统进行了考察，最终以甲苯-乙酸乙酯（9∶1）及甲苯-乙酸乙酯（13∶0.5）为展开系统进行二次展开，第一次展距为3 cm，第二次展距8.1 cm。本文还对不同展开温度（4℃、25℃、40℃）、不同展开湿度（18%、32%、47%、65%、72%）下的色谱图进行了比较，最终确定展开温度为4℃、展开湿度为47%。在上述薄层色谱条件下展开得到的细辛挥发油成分色谱图斑点丰富分离度好。

②用CHROMAP 1.5色谱指纹图谱系统解决方案软件对细辛挥发油成分色谱图进行分析处理，获得了10个不同商品来源细辛药材的共有模式图，通过软件分析，对不同批次的细辛药材与共有模式分别进行了相似度的评价，7号、8号样品相似度小于0.6，其余样品相似度为0.90～0.96。从HPTLC图谱分析，7号、8号样品跟其他样品相比，斑点差异并不明显，软件分析结果有待考证。不考虑7号、8号样品，其他样品的分析结果表明市面上售卖的细辛药材质量较为稳定，不存在显著性差别。

本研究采用高效薄层色谱指纹图谱（HPTLC）对不同产地的细辛挥发油化学成分进

行比较分析，可全面地评价细辛药材的质量并建立相关的质量标准，为细辛药材的质量检测提供一定的方法学依据。建议以后《中国药典》再版修订时，可以采纳此展开方法作为细辛定性鉴别的有效手段。

参考文献

[1] 韩俊艳，孙川力，纪明山. 中药细辛的研究进展[J]. 中国农学通报，2011，27（9）：46-50.

[2] 国家药典委员会. 中华人民共和国药典：一部[S]. 北京：中国医药科技出版社，2015：附录34，29，91-92，149-160，182，216-243.

[3] 刘东吉，刘春生. 不同产地栽培辽细辛的挥发油研究[J]. 中国实验方剂学杂志，2010，16（9）：79-82.

[4] 杨厚玲，邱琴，陈婷婷，等. 不同方法提取的北细辛挥发油的气质联用成分分析[J]. 中国医疗前沿，2007，42（13）：1031-1033.

[5] 蔡少青，王禾，陈世忠. 北细辛非挥发性化学成分的研究[J]. 北京医科大学学报，1996，28（3）：228-230.

[6] 吕帅，吴迪，吴兆华，等. 辽细辛地下部分的化学成分（Ⅱ）[J]. 沈阳药科大学学报，2010，27（9）：707-710.

[7] 韩俊艳，孙川力，纪明山. 中药细辛的研究进展[J]. 中国农学通报，2011，27（9）：46-50.

[8] 唐一上. 细辛药理研究的综述[J]. 中医药研究，1990（5）：27-28.

[9] Wang B X. Modern pharmacology and clinic of Chinese traditional medicine[M]. Tianjin：Tianjin Science & Technology Translation Publishing，2004：982.

[10] Zang Y，Song Z Y，Wang L L. Pharmacological effects and clinical application of Herba Asari[J]. China Pharm，2007，16（14）：62-63.

[11] 谢伟，陆满文. 细辛挥发油的化学与药理作用[J]. 宁夏医学杂志，1995，17（2）：121-124.

[12] 郭增军，刘辉. HPLC法测定不同品种商品细辛中细辛脂素和芝麻脂素的含量[J]. 中药材，2001，24（4）：273-274.

小茴香

Xiaohuixiang

FOENICULI FRUCTUS

【别名】

怀香、怀香子、茴香子、小茴、茴香苗、香菜丝、谷香[1]。

【来源】

本品为伞形科植物茴香*Foeniculum vulgare* Mill.的干燥成熟果实。秋季果实初熟时采割植株，晒干，打下果实，除去杂质。

始载于《新修本草》，具有散寒止痛、理气和胃的功效，常用于治疗寒疝腹痛、痛经、睾丸偏坠、少腹冷痛、食少吐泻、脘腹胀痛等症。小茴香为药食同源植物，其嫩叶可食用，成熟果实可作香料使用[2]。

【主产及栽培地】

小茴香原产于地中海地区，在我国主产于甘肃、宁夏、新疆和内蒙古等省区[3]。

【化学成分】

小茴香药材中含有挥发油、有机酸、甾醇、黄酮、生物碱、维生素、无机元素等成分[1]。具体如下：

1. 挥发油

挥发油是小茴香的主要有效成分，将不同产地小茴香品种，在海原种植后，提取小茴香中挥发油，所得挥发油成分相同，均含有反式茴香脑、α-蒎烯、β-月桂烯、柠檬烯、反式-β-罗勒烯、葑酮、爱草脑、香芹酮、茴香醛、α-古巴烯、对甲氧苯基丙酮、反式甲基异丁子香酚，其中反式茴香脑含量最高[4]。

2. 有机酸

（1）**脂肪酸**　小茴香果实中含脂肪酸约18%，其中洋芫荽子酸占总脂肪酸的60%、油酸占22%、亚油酸占5.4%、棕榈酸占4%，还含有十八碳烯-5-酸、十八碳烯-10-酸、花生酸、十八碳-烯酸、十八碳-二烯酸等不饱和脂肪酸[5, 6]。

（2）**氨基酸**　小茴香果实中含有谷氨酸、谷酰胺、脯氨酸、精氨酸、天门冬氨酸、天门冬酸、丙氨酸及γ-氨基丁酸、赖氨酸、缬氨酸等氨基酸。

3. 甾醇

小茴香中主要含豆甾醇、菜油甾醇、Δ^7-豆甾烯醇、β-谷甾醇、豆甾醇-β-D-吡喃葡萄糖苷，茎叶中含植物甾醇基-β-呋喃果糖苷。

4. 黄酮类

小茴香茎叶中含茴香苷、山奈酚、芦丁、山奈酚-3-*O*-鼠李糖苷、木犀草素、异鼠李素、麦黄酮、槲皮素[7]。

5. 生物碱

小茴香中生物碱的含量为2.9%，主要为胆碱和乙酰胆碱。

6. 其他

无机元素钾，钠，钙，镁等，维生素E、维生素B_1、维生素B_2、核黄素及胡萝卜素。

其中，挥发油是小茴香的主要药效成分之一，现代研究表明，茴香挥发油具有抗氧化[8]、护肝[9]、抑菌杀虫[10]、调节肠胃机能[11]和增强免疫[12]等功效。反式茴香脑作为茴香挥发油的主要成分，相对含量为65%～80%[13]，其次是茴香醚和小茴香酮。结构见图5-334。

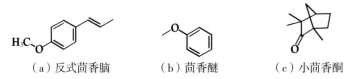

（a）反式茴香脑　　　　（b）茴香醚　　　　（c）小茴香酮

图 5-334　小茴香主要成分结构图

【植物形态】

草本，高0.4～2 m。茎直立，光滑，灰绿色或苍白色，多分枝。较下部的茎生叶柄长5～15 cm，中部或上部的叶柄部分或全部成鞘状，叶鞘边缘膜质；叶片轮廓为阔三角形，长4～30 cm，宽5～40 cm，4～5回羽状全裂，末回裂片线形，长1～6 cm，宽约1 mm。

复伞形花序顶生与侧生，花序梗长2～25 cm；伞辐6～29，不等长，长1.5～10 cm；小伞形花序有花14～39；花柄纤细，不等长；无萼齿；花瓣黄色，倒卵形或近倒卵圆形，长约1 mm，先端有内折的小舌片，中脉1条；花丝略长于花瓣，花药卵圆形，淡黄色；花柱基圆锥形，花柱极短，向外叉开或贴伏在花柱基上。

果实长圆形，长4～6 mm，宽1.5～2.2 mm，主棱5条，尖锐；每棱槽内有油管1，合生面油管2；胚乳腹面近平直或微凹。花期5～6月；果期7～9月。小茴香植物形态见图5-335。

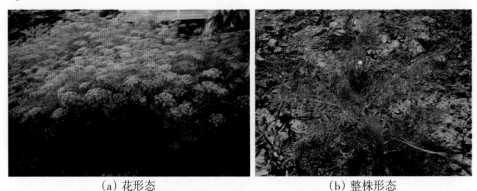

（a）花形态　　　　　　　　　　　　　（b）整株形态

图 5-335　小茴香植物形态图

【药材特征】

本品为双悬果，呈圆柱形，有的稍弯曲，长4～8 mm，直径1.5～2.5 mm。表面黄绿色或淡黄色，两端略尖，顶端残留有黄棕色突起的柱基，基部有时有细小的果梗。分果呈长椭圆形，背面有纵棱5条，接合面平坦而较宽。横切面略呈五边形，背面的四边约等长。有特异香气，味微甜、辛。小茴香药材特征见图5-336。

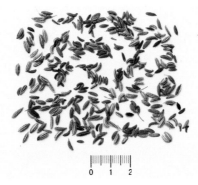

图 5-336　小茴香药材图

【薄层色谱及特征指纹图谱】

1. 仪器与试药

仪器：SP-20E型全自动薄层色谱点样仪（上海科哲生化科技有限公司）、硅胶GF$_{254}$高效预制薄层板（Merck）、IX-US50型数码相机（Canon公司）、TH-II型薄层加热器（上海科哲生化科技有限公司）、双槽层析缸、CHROMAP 1.5色谱指纹图谱系统解决方案软件（珠海科曼中药研究有限公司）。

试剂：甲醇、甲苯、乙酸乙酯、去离子水。

对照品：反式茴香脑（成都普思生物科技有限公司），纯度大于98%。

样品：小茴香药材均购于广州市的不同药房和药材市场，经丁平研究员鉴定为伞形科药材小茴香 *Foeniculum vulgare Mill*，样品保存于广州中医药大学中药资源教研室，样品编号见表5-35，药材图见图5-336。

表5-35　小茴香样品信息表

样品编号	样品名称	样品购买地	样品产地
1	小茴香	慈谷馨药店	山西
2	小茴香	丹仁大药房	山西
3	小茴香	金康药店	山西
4	小茴香	城又康药店	山西
5	小茴香	灵丹草药店	山西
6	小茴香	明济林药房	山西
7	小茴香	柏恩医药	山西

续表

样品编号	样品名称	样品购买地	样品产地
8	小茴香	叮当智慧药房	山西
9	小茴香	集和堂大药房	山西
10	小茴香	百合堂大药房	山西

2. 方法

（1）**对照品溶液的制备**　精密吸取反式茴香脑100 μL，加甲醇定容至1 mL，制成每1 mL含100 μL的反式茴香脑溶液，作为对照品备用。

（2）**供试品溶液的制备**　提取方法按照《中华人名共和国药典》(2015版)一部附录挥发油测定法，即取适量小茴香药材进行粉碎，过20目筛，精密称取药材粉末50.0 g，加入去离子水500 mL，浸泡30 min，保持微沸2 h，收集小茴香挥发油。小茴香挥发油经无水硫酸钠吸水干燥后，取100 μL用甲醇定容至1 mL，即得小茴香药材挥发油供试品溶液。

（3）**薄层色谱条件**　精密取6 μL按2.（1）项方法制备的对反式茴香脑对照品溶液和6 μL按2.（2）项方法制备的小茴香挥发油供试品溶液点于硅胶GF$_{254}$高效预制薄层板上。点样条带宽度设为7 mm，点样速度设为5 μL·min^{-1}，以甲苯-乙酸乙酯（8∶1）作为展开剂，在温度4℃、相对湿度18%条件下进行二次展开，第一次展距4.5 cm，第二次展距8.5 cm，取出，在通风橱中将溶剂挥干，并对其喷以5%的香草醛硫酸溶液使其显色，105℃加热至斑点清晰即可，日光下观察并拍照。

（4）**方法学考察**。同灵芝。

（5）**薄层色谱条件的选择与优化**

温度考察。取按2.（2）项制备的同一小茴香挥发油供试品溶液，点样量4 μL，于Merck GF$_{254}$薄层板上进行点板，展开系统为甲苯-乙酸乙酯（8∶1）进行二次展开，第一次展距4.5 cm，第二次展距8.5 cm，展开温度分别为：4℃、25℃、40℃，以此考察温度对小茴香挥发油色谱行为的影响。展开效果如图5-337所示，从图中可知当展开温度为40℃时，斑点扩散最严重，当展开温度为4℃时，斑点最清晰，且无扩散现象，故最终选择4℃作为小茴香挥发油成分的薄层展开温度。

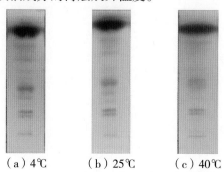

（a）4℃　　　（b）25℃　　　（c）40℃

图5-337　小茴香挥发油不同温度下展开薄层色谱图

湿度考察。取按2.（2）项方法制备的同一小茴香挥发油供试品溶液，点样量4 μL，于

Merck GF$_{254}$薄层板上进行点样，展开系统为甲苯-乙酸乙酯（8∶1）进行二次展开，第一次展距4.5 cm，第二次展距8.5 cm，以浓硫酸与蒸馏水的不同比例来调节展开系统的相对湿度，展开效果分别如图5-338所示，从图中可知由于反式茴香脑含量大，斑点均有一定程度的扩散现象，当展开湿度为18%时，色谱图斑点丰富、分离度较好，且扩散现象不明显，效果略优于其他湿度，故选择18%作为小茴香挥发油成分的薄层最终展开湿度。

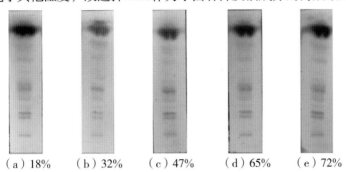

（a）18%　　（b）32%　　（c）47%　　（d）65%　　（e）72%

图5-338　小茴香挥发油不同湿度下展开薄层色谱图

3. 结果

（1）**小茴香指纹图谱共有模式建立**　将10批不同商品来源的小茴香药材按2.（2）项制成供试品溶液并在2.（3）项薄层条件下进行展开，获得小茴香药材的挥发油成分的高效薄层色谱图（图5-339）。利用CHROMAP 1.5色谱指纹图谱系统解决方案软件对该色谱图进行扫描图积分，并采用中位数法对小茴香药材挥发油的代表性样本数据进行分析以确定其特征峰，由此获得了由8个特征峰共同构成的小茴香药材挥发油薄层色谱指纹图谱共有模式（图5-340），并指认对照品反式茴香脑为8号峰（$R_f \approx 0.88$）。

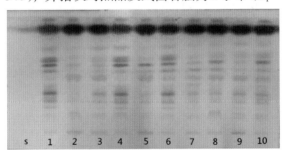

图5-339　小茴香药材挥发油成分HPTLC指纹图谱

S—反式茴香脑对照品；1～10—不同商品来源的小茴香药材

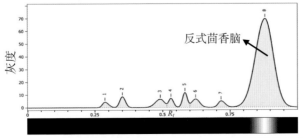

图5-340　小茴香药材挥发油成分的HPTLC指纹图谱共有模式

（2）**不同商品来源小茴香的薄层色谱指纹图谱测定及相似度评价**　将10批不同批次小茴香药材的薄层色谱指纹图谱数据与共有模式比较，计算夹角余弦相似度（图5-341），挥发油成分相似度均大于0.98，其中3号、7号、8号、9号样品相似度均大于0.995，其余样品相似度为0.980～0.995。说明市售小茴香药材各批次之间成分差异不明显，质量较为均一、稳定。

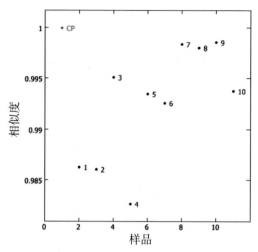

图5-341　不同商品来源小茴香药材挥发油成分相似度评价

4. 小结

①本实验对多个不同的展开系统进行了考察，最终以甲苯–乙酸乙酯（8∶1）作为最终展开系统进行二次展开，第一次展距4.5 cm，第二次展距为8.5 cm。本文还对不同展开温度（4℃、25℃、40℃）、不同展开湿度（18%、32%、47%、65%、72%）下的小茴香挥发油薄层色谱图进行了比较，最终确定展开温度为4℃、展开湿度为18%。在该薄层色谱条件下展开得到的色谱图斑点丰富且分离度较好。

②将色谱图导入CHROMAP 1.5色谱指纹图谱系统解决方案软件，获得了10个不同商品来源小茴香药材的共有模式图，通过软件分析，对不同批次的小茴香药材与共有模式分别进行了相似度的评价，结果表明不同商品来源的小茴香药材之间斑点差异不明显。10批不同商品来源小茴香药材与共有模式之间相似度为0.980～0.999。说明各大药房和药材市场上售卖的小茴香药材斑点差别较小，质量稳定、均一。

本研究采用高效薄层色谱指纹图谱（HPTLC）对不同产地的小茴香挥发油化学成分进行比较分析，可全面地评价小茴香药材的质量并建立相关的质量标准，为小茴香药材的质量检测提供一定的方法学依据。建议以后《中国药典》再版修订时，可以采纳此展开方法作为小茴香定性鉴别的有效手段。

参考文献

[1] 董思敏，张晶．小茴香化学成分及药理活性研究进展[J]．中国调味品，2015，40（4）：121-124.

[2] 国家药典委员会. 中华人民共和国药典：一部 [S]. 北京：中国医药科技出版社，2015：附录34, 29, 91−92, 149−160, 182, 216−243.

[3] 何金明，肖艳辉，王羽梅，等. 钾浓度对茴香植株生长发育、精油含量和组分的影响 [J]. 生态环境学报，2013，22（3）：417−422.

[4] 朱金霞，郭生虎，李苗，等. 海原小茴香优良品种筛选及挥发油化学成分比较研究 [J]. 种子，2009，28（9）：47−49.

[5] Charvet A S, Commeau L C, Gaydon E M. New preparation of pure petroselinic acid from fennel oil[J].Journal of American Oil Chemists Society, 1991, 68（6）：604−607.

[6] 彭洪，郭振德，张镜澄，等. 小茴香超临界CO_2萃取产物的成分研究[J]. 中国药学杂志，1997，32（6）：337−339.

[7] 贺伟平. 中药小茴香的化学成分和生物活性研究[D]. 福州：福建中医药大学，2012.

[8] Shahat A A, Ibrahim A Y, Hendawy S F, et al. Chemical composition, antimicrobial and antioxidant activities of essential oils from organically cultivated fennel cultivars [J]. Molecules, 2011, 16（2）：1366−1377.

[9] Rabeh N M, A boraya A O. Hepatoprotrctive effect of dill (*Anethum graveolens* L.) and fennel (*Foeniculum vulgare*) oil on hepatotoxic rats [J]. Pakistan Journal of Nutrition, 2014, 13（6）：303−309.

[10] Anwar F, Ali M, Hussain A I, et al. Antioxidant and antimicrobial activities of essential oil and extracts of fennel (*Foeniculum vulgare* Mill.) seeds from Pakistan[J]. Flavour &. Fragrance Journal, 2010, 24（4）：170−176.

[11] Rather M A, Dar B A, Sofi S N, et al. *Foeniculum vulgare*：a comprehensive review of its traditional use, phytochemistry, pharmacology, and safety[J]. Arabian Journal of Chemistr, 2012（9）：1574−1583.

[12] 董华泽，王艳苹，袁新松，等. 小茴香对小鼠免疫功能的影响[J]. 安徽农业科学，2009，37（27）：13419−13420.

[13] 肖艳辉. 茴香精油的研究进展[J]. 中国调味品，2016，41（10）：133−139+145.

辛夷

Xinyi

MAGNOLIAE FLOS

【别名】

木笔花、望春花[1]。

【来源】

本品为木兰科植物望春花 *Magnolia biondii* Pamp.、玉兰 *Magnolia denudata* Desr.或武当玉兰 *Magnolia sprengeri* Pamp.的干燥花蕾。冬末春初花未开放时采收,除去枝梗,阴干。

始载于《神农本草经》。

【主产及栽培地】

主要分布于我国河南南召、浙江昌化、湖北五峰、陕西留坝、安徽怀宁等地区。

【化学成分】

辛夷的主要成分为挥发油、生物碱、木脂素类、酚酸、香豆素等,具体如下[2]:

1. **挥发油**

主要含有桉油精,其次还包括α-杜松醇、香叶醇、α-松油醇,等萜醇类成分还有α-荜澄茄油烯、α-蒎烯、β-蒎烯、β-月桂烯等倍半萜烯类成分,以及樟脑、金合欢醇、大叶香根烯B、异松油烯、α-依兰油烯等[3,4]。

2. **木脂素**

主要含有木兰脂素、辛夷脂素、立卡灵B、木兰脂素B、Kobusin、Aschantin、Syringresinol、*Epi*-magnolin A、Yangambin、Magnolin等成分[5~8]。

3. **生物碱**

主要含有木兰碱、柳叶木兰胺等成分。

4. **酯类**

邻苯二甲酸二乙酯、乙酸龙脑酯、乙酸金合酯、丙酸芳樟酯、乙酸二氢松油酯,a-佛手柑内酯等。

5. **其他**

还含有苷类、酸类等。

辛夷的主要化学成分存在于挥发油中,《中国药典》(2015版)规定其药材的挥发油含量不得低于1.0%。现代药理研究表明,辛夷的挥发油具有抗炎[9]、抗过敏[10]、抗菌[11]及平喘[12]的作用。还有研究证明,辛夷中的木脂素和新木脂素等,有抗炎、抗过敏、抗变态、抗组胺和乙酰胆碱、抗氧化、抗癌等广泛的药理作用[13, 14]，结构见图5-342。

（a）桉油精　　　　　（b）辛夷脂素　　　　　　（c）木兰脂素

图 5-342　辛夷中主要成分化学结构式

【植物形态】

落叶灌木，高达3 m，常丛生，树皮灰褐色，小枝绿紫色或淡褐紫色。

叶椭圆状倒卵形或倒卵形，长8～18 cm，宽3～10 cm，先端急尖或渐尖，基部渐狭沿叶柄下延至托叶痕，上面深绿色，幼嫩时疏生短柔毛，下面灰绿色，沿脉有短柔毛；侧脉每边8～10条，叶柄长8～20 mm，托叶痕约为叶柄长之半。

花蕾卵圆形，被淡黄色绢毛；花叶同时开放，瓶形，直立于粗壮、被毛的花梗上，稍有香气；花被片9～12，外轮3片萼片状，紫绿色，披针形长2～3.5 cm，常早落，内两轮肉质，外面紫色或紫红色，内面带白色，花瓣状，椭圆状倒卵形，长8～10 cm，宽3～4.5 cm；雄蕊紫红色，长8～10 mm，花药长约7 mm，侧向开裂，药隔伸出成短尖头；雌蕊群长约1.5 cm，淡紫色，无毛。

聚合果深紫褐色，变褐色，圆柱形，长7～10 cm；成熟蓇葖近圆球形，顶端具短喙。花期3～4月；果期8～9月。望春花植物形态见图5-343。

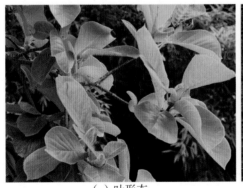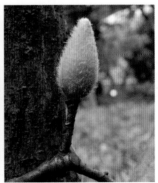

（a）叶形态　　　　　　　　　　（b）花蕾形态

图 5-343　望春花植物形态图

【药材特征】

本品呈长卵形，似毛笔头，长1.2～2.5 cm，直径0.8～1.5 cm。基部常具短梗，长约5 mm，梗上有类白色点状皮孔。苞片2～3层，每层2片，两层苞片间有小鳞芽，苞片外表面密被灰白色或灰绿色有光泽的长茸毛，内表面紫棕色，无毛。花被片9，类棕色，外轮花被片3，条形，约为内两轮的1/4，呈尊片状，内两轮花被片6，每轮3，轮状排列。除去花被，有雄蕊和雌蕊多数，呈螺旋状排列。体轻，质脆。气芳香，味辛、凉而稍苦。以完整、内瓣紧密、无枝梗、香气浓者为佳。辛夷药材特征见图5-344。

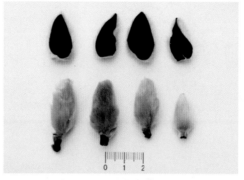

图 5-344 辛夷药材图

【薄层色谱及特征指纹图谱】

1. 仪器与试药

仪器：SP-20E型全自动薄层色谱点样仪（上海科哲生化科技有限公司）、硅胶GF$_{254}$高效预制薄层板（Merck）、双槽层析缸、TH-Ⅱ型薄层加热器（上海科哲生化科技有限公司）、IX-US50型数码相机（Canon公司）、CHROMAP 1.5色谱指纹图谱系统解决方案软件（珠海科曼中药研究有限公司）。

试剂：甲苯、乙酸乙酯、浓硫酸、甲醇、去离子水。

对照品：桉油精（上海源叶生物科技有限公司），纯度大于98%。

样品：辛夷药材均购于广州的不同药房和药材市场，经丁平研究员鉴定为木兰科药材辛夷，样品保存于广州中医药大学中药资源教研室，样品信息见表5-36。

表5-36 辛夷样品信息表

样品编号	样品名称	样品购买地	样品产地
1	辛夷	采芝林	河南
2	辛夷	柏恩医药	河南
3	辛夷	金康药店	河南
4	辛夷	明济林药房	河南
5	辛夷	灵丹草药店	河南
6	辛夷	集和堂大药房	河南
7	辛夷	慈谷馨药店	河南
8	辛夷	丹仁大药房	河南
9	辛夷	百合堂大药房	河北
10	辛夷	君康药店	湖南

2．方法

（1）**对照品溶液的制备**　精密吸取桉油精25 μL，加甲醇定容至1 mL，制成每1 mL含25 μL的桉油精溶液，作为对照品备用。

（2）**供试品溶液的制备**　提取方法按照《中华人民共和国药典》（2015版）一部附录挥发油测定法进行，即取适量辛夷药材进行粉碎，精密称取药材粉末30.0 g，加入去离子水300 mL，浸泡30 min，保持微沸2 h，收集辛夷挥发油。辛夷挥发油经无水硫酸钠吸水干燥后，取100 μL用甲醇定容至1 mL，即得辛夷药材挥发油供试品溶液。

（3）**薄层色谱条件**　精密取按2.（1）项方法制备的桉油精对照品溶液1 μL和按2.（2）项方法制备的供试品溶液2 μL点于硅胶GF$_{254}$高效预制薄层板上。点样条带宽度为7 mm，点样速度为5 μL·min^{-1}，以甲苯–乙酸乙酯（8∶0.25）为展开系统，在温度为4℃、相对湿度47%条件下二次展开，展距均为8.1 cm，取出后挥干溶剂，并以5%的香草醛硫酸溶液对其进行显色，105℃加热至斑点清晰即可，日光下观察并拍照。

（4）**方法学考察**　同灵芝。

（5）**高效薄层色谱指纹图谱条件的优化**

温度考察。取按2.（2）项方法制备的同一辛夷药材挥发油供试品溶液，点样量2 μL，于Merck GF$_{254}$薄层板上进行点样，以甲苯–乙酸乙酯（8∶0.25）为展开系统进行二次展开，两次展距均为8.1 cm，展开温度分别为：4℃、25℃、40℃，以此考察温度对辛夷挥发油成分色谱行为的影响。展开效果如图5-345所示，从图中可知当展开温度为4℃时，斑点分离度较好、较清晰，无横向扩散现象，故最终选择4℃作为辛夷挥发油成分的薄层展开温度。

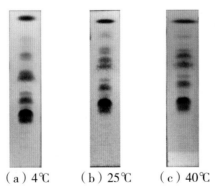

（a）4℃　　　（b）25℃　　　（c）40℃

图5-345　辛夷挥发油不同温度下展开薄层色谱图

湿度考察。取按2.（2）项方法制备的同一辛夷挥发油供试品溶液，点样量2 μL，于Merck GF$_{254}$薄层板上进行点样，以甲苯–乙酸乙酯（8∶0.25）为展开系统进行二次展开，两次展距均为8.1 cm，以浓硫酸与蒸馏水的不同比例来调节展开系统的相对湿度，展开湿度分别为：18%、32%、47%、65%、72%，以此考察湿度对辛夷挥发油色谱行为的影响。展开效果如图5-346所示，从图中可知当展开湿度为47%时，色谱图斑点清晰、无明显扩散现象，效果略优于其他湿度，故选择47%作为辛夷挥发油成分的薄层最终展开湿度。

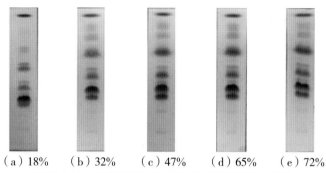

(a) 18%　　(b) 32%　　(c) 47%　　(d) 65%　　(e) 72%

图 5-346　辛夷挥发油不同湿度下展开薄层色谱图

3. 结果

（1）**辛夷指纹图谱共有模式建立**　将10批不同批次的辛夷药材按2.（2）项制成供试品溶液并在2.（3）项薄层条件下进行展开，获得辛夷的挥发油成分的高效薄层色谱图（图5-347）。利用CHROMAP 1.5色谱指纹图谱系统解决方案软件对该色谱图进行扫描图积分，并采用中位数法对辛夷药材挥发油的代表性样本数据进行分析以确定其特征峰，获得了由11个特征峰构成的辛夷挥发油薄层色谱指纹图谱共有模式（图5-348），并指认桉油精6号峰（$R_f \approx 0.51$）。

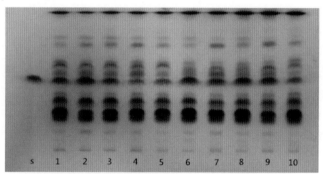

图 5-347　辛夷药材挥发油成分 HPTLC 指纹图谱

S—桉油精对照品；1～10—不同商品来源的辛夷药材

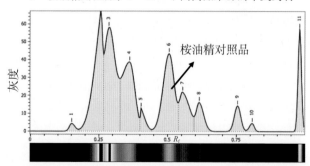

图 5-348　辛夷药材挥发油成分的 HPTLC 指纹图谱共有模式

（2）**不同商品来源辛夷的薄层色谱指纹图谱测定及相似度评价**　将10批不同商品来源辛夷药材的薄层色谱指纹图谱数据与其共有模式相比较，计算夹角余弦相似度（图5-349），所有样品相似度均大于0.9，其中1号、3号、6号、7号、8号样品相似度为

0.96～0.98，其余样品相似度均为0.90～0.96。

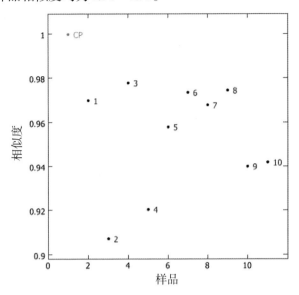

图 5-349　不同商品来源辛夷药材挥发油成分相似度评价

4. 小结

①本实验对多个不同的展开系统进行了考察，最终以甲苯-乙酸乙酯（8∶0.25）为展开系统进行二次展开，两次展距均为8.1 cm。本文还对不同展开温度（4℃、25℃、40℃）、不同展开湿度（18%、32%、47%、65%、72%）下的色谱图进行了比较，最终确定展开温度为4℃、展开湿度为47%。在上述薄层色谱条件下展开得到的辛夷挥发油成分色谱图斑点丰富分离度好。

②用CHROMAP 1.5色谱指纹图谱系统解决方案软件对辛夷挥发油成分色谱图进行分析处理，获得了10个不同商品来源辛夷药材的共有模式图，通过软件分析，对不同批次的辛夷药材与共有模式分别进行了相似度的评价，所有样品相似度均大于0.9，其中1号、3号、6号、7号、8号样品相似度为0.96～0.98，其余样品相似度均为0.9～0.96。说明市面上售卖的辛夷药材质量差别不显著、较稳定。

本研究采用高效薄层色谱指纹图谱（HPTLC）对不同产地的辛夷挥发油化学成分进行比较分析，寻找其共性成分，比较其主要差异，可全面地评价辛夷药材的质量并建立相关的质量标准，为辛夷药材的质量检测提供一定的方法学依据。建议以后《中国药典》再版修订时，可以采纳此展开方法作为辛夷定性鉴别的有效手段。

参考文献

[1] 冯卫生，王建超，何玉环，等 . 辛夷化学成分的研究[J]. 中国药学杂志，2015，50（24）：2103-2106.

[2] 王甜甜，曹赟，蒋运斌，等 . 中药辛夷研究进展[J]. 亚太传统医药，2017，13（18）：74-78.

[3] 邱琴，刘延礼，崔兆杰，等．GC/MS法测定辛夷挥发油成分[J]．中药材．2001，24（4）：269-270．

[4] 陈联邦．辛夷挥发油不同提取工艺的优化及成分比较[D]．吉林：吉林大学，2007．

[5] 马玉良，韩桂秋．辛夷中木脂素成分的研究[J]．中国中药杂志，1995，20（2）：102-104+127．

[6] Lu Y H, Gao Y, Wang Z T, et al. A benzofuranoid neolignan from *Magnolia biondii* Pamp. [J]. Journal of Chinese Pharmaceutical Sciences, 2005, 14（3）: 137-139.

[7] Li J, Tanaka M, Kurasawa K, et al. Lignan and neolignan derivatives from *Magnolia denudate* [J]. Chem. Parna. Bull., 2005, 53（2）: 235-237.

[8] 郭群，方红，苏伟．望春花中的木脂素类化学成分研究．中草药．2004，35（8）：849-852．

[9] 曾蔚欣，刘淑娟，王弘，等．标准望春花油的抗炎作用研究[J]，中国药学杂志．2013.48（5）：349-354．

[10] 李小莉，张永忠.辛夷挥发油的抗过敏实验研究[J].中国医院药学杂志，2002，22（9）：520-521．

[11] 张婷婷，郭夏丽，黄学勇，等．辛夷挥发油GC-MS分析及其抗氧化抗菌活性[J]．食品科学，2016，37（10）：144-150．

[12] 李寅超，赵宜红，薛敬礼，等．辛夷挥发油对哮喘豚鼠嗜酸性粒细胞影响的实验研究[J]．现代预防医学，2006.33（8）：1338-1341．

[13] 张永忠，李小莉，牟光敏．辛夷二氯甲烷提取物抗炎、抗过敏作用研究[J]．中草药，2001，32（9）：811-813．

[14] Lee J, Seo E K, Jang D S, et al. Two new stereoisomers of neolignan and lignan from the flower buds of *Magnolia fargesii*[J]. Chemical and Pharmaceutical Bulletin, 2009, 57（3）: 298-301.

益智

Yizhi

ALPINIAE OXYPHYLLAE FRUCTUS

【别名】

益智仁、益智子、摘芋子[1]。

【来源】

本品为姜科植物益智 *Alpinia oxyphylla* Miq. 的干燥成熟果实。夏、秋间果实由绿变红时采收，晒干或低温干燥。

始载于《本草拾遗》，具有暖肾、固精、缩尿、温脾、止泻、摄唾的功效，常用于治疗肾虚遗尿、小便频数、遗精白浊、脾寒泄泻、腹中冷痛、口多唾涎[2]。是药食同源的一种中药。

【主产及栽培地】

益智为中国著名的"四大南药"之一，主产于广东、海南等地[3, 4]。

【化学成分】

益智仁的主要成分有挥发油类、黄酮类、二芳基庚烷类、甾醇及其他类[5]，具体如下[6]：

1. **挥发油类**

挥发油类成分复杂，以萜类成分多见，主要为桉油精、姜烯、姜醇等成分、还包括聚伞花烃香橙烯、香橙烯、芳樟醇、桃金娘醛、β-蒎烯、α-蒎烯、天竺葵酮、松油醇-4、nootkatol、nootkatone、圆柚酮、圆柚醇、oxyphyllol A、oxyphyllol B、oxyphyllol C、selinll-en-4α-ol、isocyperol、oxyphyllenodiol A、oxyphyllenodiol B、oxyphyllenone A、oxyphyllenone B、(E) -labda-8（17）、12diene-15、16-dial等[7~10]。

2. **黄酮类**

主要含有杨芽黄酮[11]、白杨素[12]、izalpiin[10]等。

3. **甾醇类**

益智仁中富含甾醇类化合物，目前分离得到的有β-谷甾醇、谷甾醇棕榈酸酯、豆甾醇、β-胡萝卜苷和胡萝卜苷棕榈酸酯等[13]。

4. **二苯庚烷类**

目前从益智仁中分离得到的二苯庚烷类化合物有益智酮甲、益智酮乙、益智新醇、益智醇、1-（3′，5′-二羟基-4′-甲氧基苯基）-7-苯基-3-庚酮、1-（2′，4′-二羟基-3′-甲氧基苯基）-7-（4′-甲氧基苯基）-3-庚酮等[13]。

5. 酚类及醚类化合物

异香草醛、原儿茶酸、细辛醚。

现代药理学研究表明益智具有抗癌、强心、舒张血管、镇静、镇痛、抗过敏、抗衰老、抗氧化、提高免疫力、神经保护等多方面的药理活性[14]。其中黄酮类成分主要表现出抗氧化、抗肿瘤、杀菌消毒的作用，而黄酮类中的杨芽黄酮和白杨素具有良好的抗癌活性[15, 16]。益智中的圆柚酮也具有一定的药理作用，它有抑制大鼠胃溃疡的形成、血小板凝聚、乙酰胆碱酯酶和细胞色素P450酶活性等作用[17]，结构见图5-350。

（a）β-丁香烯　　　　　（b）迷迭香酸　　　　　（c）紫苏醛

图 5-350　益智主要成分化学结构图

【植物形态】

株高1～3 m；茎丛生；根茎短，长3～5 cm。

叶片披针形，长25～35 cm，宽3～6 cm，顶端渐狭，具尾尖，基部近圆形，边缘具脱落性小刚毛；叶柄短；叶舌膜质，2裂；长1～2 cm，稀更长，被淡棕色疏柔毛。

总状花序在花蕾时全部包藏于一帽状总苞片中，花时整个脱落，花序轴被极短的柔毛；小花梗长1～2 mm；大苞片极短，膜质，棕色；花萼筒状，长1.2 cm，一侧开裂至中部，先端具3齿裂，外被短柔毛；花冠管长8～10 mm，花冠裂片长圆形，长约1.8 cm，后方的1枚稍大，白色，外被疏柔毛；侧生退化雄蕊钻状，长约2 mm；唇瓣倒卵形，长约2 cm，粉白色而具红色脉纹，先端边缘皱波状；花丝长1.2 cm，花药长约7 mm；子房密被茸毛。

蒴果鲜时球形，干时纺锤形，长1.5～2 cm，宽约1 cm，被短柔毛，果皮上有隆起的维管束线条，顶端有花萼管的残迹；种子不规则扁圆形，被淡黄色假种皮。花期：3～5月；果期：4～9月。益智植物形态见图5-351。

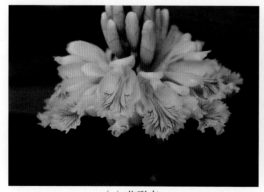 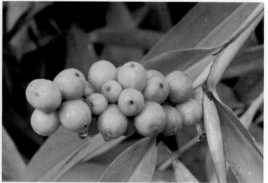

（a）花形态　　　　　　　　　　（b）果形态

图 5-351　益智植物形态图

【药材特征】

药材呈椭圆形，两端略尖，长1.2～2 cm，直径1～1.3 cm。表面棕色或灰棕色，有纵向凹凸不平的突起棱线13～20条，顶端有花被残基，基部常残留果梗。果皮薄而稍韧，与种子紧贴。种子团中央有隔膜，分为3瓣，每瓣有种子6～11粒。种子呈不规则扁圆形，略有钝棱，直径约3 mm，表面灰褐色或灰黄色，外被淡棕色膜质假种皮；质硬，胚乳白色。具特异香气，味辛、微苦。以粒大饱满、气味浓者为佳。益智药材特征见图5-352。

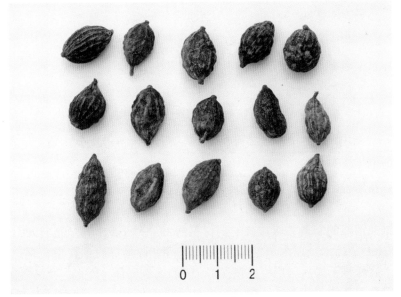

图 5-352　益智药材图

【薄层色谱及特征指纹图谱】

1. 仪器与试药

仪器：20 cm×10 cm硅胶GF$_{254}$高效预制薄层板（德国Merck公司，批号1.05554.0001)，SP-20E型全自动点样仪（上海科哲生化科技有限公司）、双槽展开缸，TB-Ⅱ型薄层加热器（上海科哲生化科技有限公司）、WFH-101B紫外透射反射仪（上海精科实业有限公司）、IX-US50型数码相机（佳能有限公司）、CHROMAP 1.5色谱指纹图谱系统解决方案软件（珠海科曼中药研究有限公司）、数显恒温水浴锅（上海一恒科学仪器有限公司）。

对照品：圆柚酮（批号：10112423，美国Sigma-Aldrich公司，纯度≥98%）。

试剂：石油醚（沸程60～90℃）、甲醇、乙酸乙酯等试剂为分析纯，水为去离子水（Research超纯水机，ChingYu Dauer公司）。

药材：10批益智仁药材经广州中医药大学丁平教授鉴定为益智*Alpinia oxyphylla* Miq.的干燥成熟果实，收集时间及地点见表5-37，样品凭证标本存放于广州中医药大学中药资源教研室。

表5-37 益智仁药材样品信息表

编号	产地	收集地点	收集时间
1	广东	广州采芝林连锁药店	2015-7-22
2	广东	广东济和堂药业连锁有限公司	2015-7-22
3	广东	广州大参林连锁药店	2015-7-22
4	海南	广东金康药房连锁有限公司	2015-7-22
5	广东阳春	广州老百姓大药房	2015-7-22
6	海南	广州百和堂大药房	2015-7-22
7	海南	广州康好大药房	2015-7-22
8	广东	广东湘雅大药房	2015-7-22
9	广东	广州大学城明月康桥药店	2015-7-22
10	广西	广州二天堂大药房连锁有限公司	2015-7-22

2．方法

（1）**对照品溶液的制备**　精密称取圆柚酮适量，加甲醇溶解，配制成 1 mg·mL^{-1} 的对照品溶液。

（2）**供试品溶液的制备**　取益智仁药材粗粉 20 g，精密称定，置于 500 mL 圆底烧瓶中，加入 200 mL 蒸馏水，以水蒸气蒸馏法提取 3 h，收集挥发油，呈黄色透明状。所得挥发油经无水硫酸钠干燥后，用甲醇按照 1∶10 的比例稀释，即得。

（3）**薄层色谱条件**　将供试品溶液 3 μL 与对照品溶液 2 μL 点于同一块硅胶 GF$_{254}$ 高效预制薄层板（20 cm×10 cm）上，条带长 7 mm，点样速度 5 μL·min^{-1}，以石油醚-乙酸乙酯（10∶2）为展开剂，在室温、相对湿度 47% 条件下展开，展距 8.5 cm，取出，挥干溶剂，喷以 2% 香草醛硫酸溶液，105℃加热至斑点显色清晰，于日光下检视。

（4）**薄层色谱指纹图谱的测定**　10批样品挥发油供试品溶液按照 2.（3）薄层条件进行展开，获得益智仁挥发油薄层色谱指纹图谱，代表性薄层色谱图见图5-353。其中化学对照品圆柚酮的 R_f≈0.41。

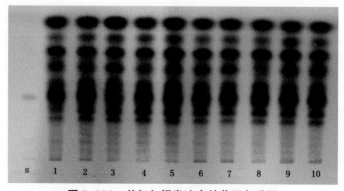

图 5-353 益智仁挥发油高效薄层色谱图

S—圆柚酮；1～10—不同批次商品益智仁，样品顺序见表5-37

（5）**益智仁指纹图谱共有模式的建立** 将显色后的日光薄层色谱图导入CHROMAP 1.5色谱指纹图谱系统解决方案软件，生成灰度扫描图并积分。将各代表性样本数据采用中位数法确定特征峰、均数法计算特征值，共指认10个共有峰，R_f值分别为0.09、0.15、0.19、0.28、0.34、0.43、0.62、0.71、0.81、0.90，其中6号峰为圆柚酮，共同构成益智仁挥发油薄层色谱指纹图谱共有模式（图5-354）。

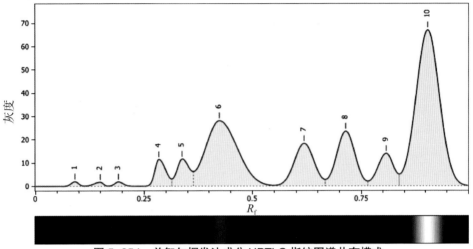

图5-354 益智仁挥发油成分 HPTLC 指纹图谱共有模式

3. 结果

不同商品益智仁薄层色谱指纹图谱相似度评价 将10批益智仁挥发油薄层色谱指纹图谱数据与益智仁挥发油共有模式相比，计算夹角余弦相似度（图5-355），各样品与共有模式相似度均大于0.96，说明市售益智仁不同批次之间质量比较稳定，挥发油类成分无明显的差异。

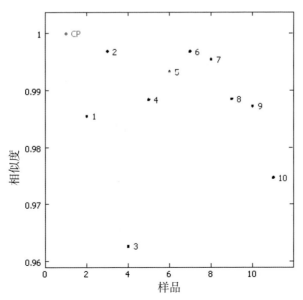

图5-355 不同商品益智仁挥发油成分相似度评价直观图

4. 小结

①益智仁的主要成分为倍半萜类挥发油，结合文献[18]，本实验以圆柚酮作为对照品。本实验所用的展开剂经过筛选，最终采用石油醚-乙酸乙酯（10∶2）展开系统，在薄层色谱图上得到丰富且分离度较好的斑点。

②从薄层图谱分析，来源于广东、广西和海南的10批益智仁药材均含有圆柚酮成分，且相似度极高。各批次益智仁药材所含有的挥发油在成分和含量上均无较大差异，说明市面上益智仁的质量比较稳定、均一。文中建立的HPTLC指纹图谱可以反应益智仁药材的特征成分，且该方法简单易于操作、便于推广，可用于益智仁采购和生产中的快速检验。

本研究系统地对不同产地、批次的益智仁挥发油的薄层色谱指纹图谱进行了对比分析，为益智仁质量评价提供科学依据。建议以后《中国药典》再版修订时，可以采纳此展开方法作为益智仁定性鉴别的有效手段。

参考文献

[1] 侯蕾. 益智化学成分的研究[D]. 北京协和医学院，2013.

[2] 国家药典委员会：一部. 中国药典[S]. 北京：中国医药科技出版社，2015：291.

[3] 中国科学院中国植物志编辑委员会. 中国植物志：第6卷第2分册[M]. 北京：科学出版社，1981：67.

[4] 江苏新医学院. 中药大辞典：下册[M]. 上海：上海科技出版社. 1986：1957.

[5] 张俊清，王勇，陈峰，等. 益智的化学成分与药理作用研究进展[J]. 天然产物研究与开发，2013，25（2）：280-287.

[6] 冯淑香，刘耀明，董俊兴. 中药益智仁化学成分与药理研究进展[J]. 现代中药研究与实践，2003，17（5）：58-61.

[7] 罗秀珍，余竞光，徐丽珍，等. 中药益智挥发油化学成分[J]. 中国中药杂志，2001，26（4）：262-264.

[8] Shoji N, Umeyama A, Takemoto T, et al. Isolation of a cardiotonic principle from *Alpinia oxyphylla*[J]. Planta Med., 1984, 50（2）：186-187.

[9] Yamahara J, Li Y H, Tamai Y. Anti-ulcer effect in rats of bitter cardamon constituents[J]. Chem. Pharm. Bull., 1990, 38（11）：3053-3054.

[10] Morikawa T, Mastuda H, Tog uchida I, et al. Absolute stereostructures of three new sesquiterpenes from the fruit of *Alpinia oxyphylla* with inhibito ry effects on nitric oxide production and degranulation in RBL-2H3 cells[J]. J. Nat. Prod., 2002, 65(10)：1468-1474.

[11] 张起凤，罗仕德，王惠英，等. 中药益智仁化学成分的研究[J]. 中草药，1997，28（3）：131-133.

[12] 罗秀珍，余竞光，徐丽珍，等. 中药益智化学成分的研究[J]. 药学学报，2000，35
（3）：204-207.

[13] 陈萍，王培培，焦泽沼，等. 益智仁的化学成分及药理活性研究进展[J]. 现代药物
与临床，2013，28（4）：617-623.

[14] 李倩. 中药益智仁的化学成分研究[D]. 云南中医学院，2014.

[15] Zheng X, Meng W D, Xu Y Y, Synthesis and antieancer effect of chrysin derivatives[J].
Bioorganic &Medicinal Chemistry Letter, 2003，13（5）：881-884.

[16] Woo K J., Jeong Y J., Park J W., Chrysin-induced apoptosis is mediated through
Caspase activation and Akt inactivation in U937 leukemia cells[J]. Biochemical and
Biophysical Research Communications, 2004，325（4）：1215-1222.

[17] Morikawa T，Matsuda H，Toguchida I, et al. Absolute stereostructures of three news
sesquiterpenes from the fruit of *Alpinia oxyphylla* with inhibitory effects on nitric oxide
production and degranulation in RBL-2H3 cells[J]. J. Nat. Prod.，2002，65（10）：
1468-1474.

[18] 龙兰艳，胡昌江，李文兵，等. 益智仁挥发油薄层指纹图谱研究[J]. 成都中医药大
学学报，2012，35（1）：58-59+73.

紫苏
Zisu

紫苏叶
Zisuye
PERILLAE FOLIUM

紫苏梗
Zisugeng
PERILLAE CAULIS

【别名】

紫苏叶别名：苏叶、紫苏、皱苏、香苏叶；紫苏梗别名：紫苏茎、苏梗、紫苏杆[1]。

【来源】

紫苏叶来源于唇形科植物紫苏 *Perilla frutescens* (L.) Britt.的干燥叶（或带嫩枝）。夏季枝叶茂盛时采收，除去杂质，晒干。

紫苏梗来源于唇形科植物紫苏 *Perilla frutescens* (L.) Britt.的干燥茎。秋季果实成熟后采割，除去杂质，晒干，或趁鲜切片，晒干。

始载于《名医别录》，紫苏叶有解表散寒、行气和胃的功效。紫苏梗有理气宽中，止痛，安胎的功效[2]。为药食同源的一种中药。

【主产及栽培地】

紫苏原产于中国，紫苏叶子用于鲜食及泡菜等，属于药食两用的中药材[3]。

在我国的华北、华南以及我国的台湾省均有栽培。紫苏耐瘠薄、适应性强，一般情况下，只要有植物生长的地方紫苏就能生长，但是土质良好、温暖湿润适宜生长的土壤，紫苏生长旺盛、产量更高、品质更好。紫苏的前茬以种植蔬菜的地块为首选，果树、幼林下均可种植。

【化学成分】

现代研究表明，紫苏含多种化学成分，主要有挥发油、脂肪酸、酚酸类、黄酮类、三萜类、花青素类和苷类化合物，以及蛋白质及微量元素[4, 5]，具体如下[6]：

1. 挥发油

主要为萜类化合物，绝大多数为单萜。紫苏挥发油中主要含紫苏醛、柠檬烯、β-丁香烯、檀香烯等成分，其中含量最高的一般为紫苏醛和柠檬烯。

2. 酚酸类

酚酸类成分是紫苏梗的主要化学成分，具有良好的抗氧化能力，是人们日常膳食中对健康有利的微量成分。紫苏中的酚酸类主要包括迷迭香酸、咖啡酸等。

3. 黄酮类

紫苏叶内主要黄酮类物质为芹菜素、木犀草素、高黄芩素，以及三者的咖啡酰葡萄糖苷、葡萄糖苷酸、二葡萄糖苷酸。黄酮类化合物具有调节血脂、抗氧化和抑菌等作用[7]。

4. 苷类

紫苏叶中含有多样的苷类化合物，包括单萜苷（紫苏苷）、苯丙素苷（紫苏苷E和柑属苷C）、氰苷（苦杏仁苷异构体、野樱苷和接骨木苷）、醇苷（苯甲醇葡萄糖苷，苯戊酸-3-β-D-吡喃葡萄糖苷和胡萝卜苷）等[8]。

5. 其他

三萜类、花青素类、苷类等。

挥发油成分是紫苏叶的主要活性成分；酚酸类成分是紫苏梗的主要活性成分，具有良好的抗氧化能力。现代药理研究表明，紫苏叶挥发油有解热、抑菌、镇咳、平川、祛痰、促进肠道运动、改善记忆、抗血栓、降血压等药理作用[9~14]。还有研究表明，紫苏中发挥抗抑郁作用的成分为迷迭香酸[15]。主要成分的结构见图5-356。

（a）β-丁香烯　　　　（b）迷迭香酸　　　　（c）紫苏醛

图 5-356　紫苏主要成分化学结构图

【植物形态】

一年生草本，具特异香气。茎钝四棱形，绿色或绿紫色，密被长柔毛。

叶对生，叶片卵形至宽卵形，边缘有粗锯齿，两面绿色或紫色或仅下面紫色，具柔毛并有细腺点。

轮伞花序组成偏向一侧的顶生及腋生总状花序，密被长柔毛。花萼钟形，有黄色腺点，花冠白色至紫红色，二唇形。雄蕊4，二强，花柱基底着生，柱头2裂。

小坚果近球形，具网纹。花期6～7月；果期7～8月。紫苏植物形态见图5-357。

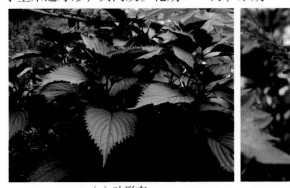 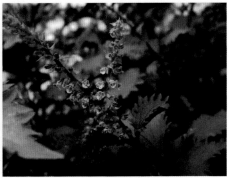

（a）叶形态　　　　　　　　　　（b）花形态

图 5-357　紫苏植物形态图

【药材特征】

本品叶片多皱缩卷曲、破碎，完整者展平后卵圆形，长4～11 cm，宽2.5～9 cm。先端长尖或急尖，基部圆形或宽楔形。两面紫色或上表面绿色，下表面紫色，疏生灰白色毛，下表面有多数凹点状的腺鳞。叶柄长2～7 cm，紫色或紫绿色。质脆。带嫩枝者，枝的直径2～5 mm，紫绿色，断面中部有髓。气清香，味微辛。紫苏药材特征见图5-358。

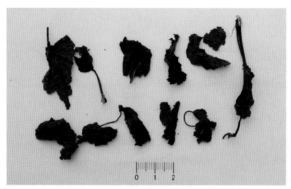

图 5-358　紫苏药材图

【薄层色谱及特征指纹图谱】

1. 仪器与试药

仪器：硅胶GF$_{254}$高效预制薄层板（批号：HX57820054，德国Merck公司）、HWS24型电热恒温水浴锅（上海一恒科技有限公司）、SHB-Ⅲ型循环水真空泵（广州星烁仪器有限公司）、GZX-9070MBE电热恒温鼓风干燥箱（上海博迅实业有限公司医疗设备厂）、高速万能粉碎机（天津市泰斯特仪器有限公司）、BS-124-S电子分析天平（Sartorius公司）、FGE-10（新）电暖器（珠海格力小家电有限公司）、SP-20E型全自动点样仪（上海科哲生化科技有限公司）、TB-Ⅱ型薄层加热器（上海科哲生化科技有限公司）、WFH-101B紫外透射反射仪（上海精科实业有限公司）、RX1型数码相机（Sony公司）、CHROMAP 1.5色谱指纹图谱系统解决方案软件（珠海科曼中药研究有限公司）。

对照品：β-丁香烯（批号：S22N7I25270，上海源叶生物科技有限公司，纯度大于98%）、迷迭香酸（批号：20140109，上海源叶生物科技有限公司，纯度大于98%）。

试剂：苯、乙酸乙酯、正己烷、甲酸为分析纯试剂，水为去离子水。

样品：于不同药店分别购买十批紫苏叶和紫苏梗药材。药材信息见表5-38。

表5-38　紫苏叶与紫苏梗来源信息表品名

样品编号	种类	购买地	产地	生产日期
1	紫苏叶	广州康之家药房	广东	2016.05
2	紫苏叶	广州宝芝林大药房	广东	2016.06
3	紫苏叶	广州百和堂药店	广东	2016.05

样品编号	种类	购买地	产地	生产日期
4	紫苏叶	广州博爱药店	广东	2015.10
5	紫苏叶	广州集和堂药店	广东	2016.01
6	紫苏叶	广州柏恩医药	广东	2016.06
7	紫苏叶	广州灵丹草	广东	2015.11
8	紫苏叶	广州采芝林药店	广东	2016.05
9	紫苏叶	广州智慧药房	广西	2015.11
10	紫苏叶	广州君康药店	广西	2015.12
11	紫苏梗	广州采芝林药店	广东	2016.07
12	紫苏梗	广州宝芝林大药房	广东	2016.06
13	紫苏梗	广州百和堂药店	广东	2016.04
14	紫苏梗	广州君康药店	广东	2014.10
15	紫苏梗	广州柏恩医药	广东	2015.11
16	紫苏梗	广州博爱药店	广东	2016.01
17	紫苏梗	广州灵丹草药店	广东	2016.11
18	紫苏梗	广州集和堂药店	广西	2015.12
19	紫苏梗	广州康之家药房	安徽	2015.11
20	紫苏梗	广州智慧药房	湖北	2013.01

2. 方法

（1）**对照品溶液的制备** 精密称取 β-丁香烯适量，加乙酸乙酯制成浓度为10%的对照品溶液；精密称取迷迭香酸适量，加甲醇制成0.2 mg/mL的对照品溶液。

（2）**供试品溶液的制备**

①**紫苏叶**。称取粗粉（过二号筛）100 g，置于2000 mL圆底烧瓶中，加入去离子水1500 mL，水蒸气蒸馏法提取5 h，放冷，吸取50 µL挥发油，溶于450 µL甲醇中，并在溶液中加入少量无水硫酸钠，摇匀，即得。

②**紫苏梗**。称取粗粉（过三号筛）1 g，置具塞锥形瓶中，加入甲醇25 mL，浸泡30 min后超声提取30 min，放冷，滤过。滤液置70℃水浴挥干，残渣加甲醇溶解，定容于5 mL容量瓶中，摇匀，即得。

（3）**薄层色谱展开系统的考察**

①**紫苏叶**。以石油醚-乙酸乙酯、石油醚-乙酸乙酯-甲酸、正己烷-乙酸乙酯、苯-乙酸乙酯、石油醚-乙酸乙酯-氯仿和甲苯-乙酸乙酯-氯仿作为摸索条件，分别进行比例调配并考察，比较展开所得图谱。

结果显示，以苯-乙酸乙酯（9.5∶0.25）为展开剂，能得到信息较丰富，斑点分离度较好的图谱，故选此为最佳展开剂。

②**紫苏梗**。以石油醚-乙酸乙酯、石油醚-乙酸乙酯-甲酸、正己烷-乙酸乙酯和正

己烷–乙酸乙酯–甲酸作为摸索条件，分别进行比例调配并考察，比较展开所得图谱。

结果显示，以正己烷–乙酸乙酯–甲酸（7∶4∶0.3）为展开剂，能得到信息较丰富、斑点分离度较好的图谱，故选此为最佳展开剂。

（4）**影响紫苏叶挥发油成分分离效果的考察**

①**温度**。共设置三个考察温度组：4℃、25℃（室温）以及40℃。在冰箱中进行4℃操作，在常温下进行25℃操作，在干燥箱中进行40℃的操作。结果显示，4℃组的斑点在低温下的分布位置有明显偏低的现象，而40℃组的斑点分布位置则有明显偏高的现象。25℃组的斑点分布位置介乎于4℃组和40℃组之间，斑点分布均匀且直观清晰，因此选取25℃作为最佳温度，即在常温下进行展开操作即可。见图5-359。

②**湿度**。共设置四个湿度考察组：18%、30%、47%、65%。各组展开操作在对应的湿度下进行。结果显示，四组不同湿度的实验组，其斑点分布情况几乎一致，没有明显差异。因此选取最方便的室内条件下进行操作即可。见图5-360。

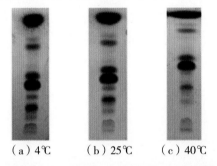

（a）4℃　　（b）25℃　　（c）40℃

图 5-359　紫苏叶在不同温度下的高效薄层色谱指纹图谱

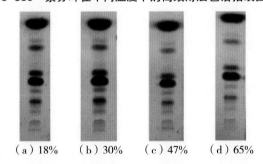

（a）18%　　（b）30%　　（c）47%　　（d）65%

图 5-360　紫苏叶在不同湿度下的高效薄层色谱指纹图谱

（5）**高效薄层色谱指纹图谱的建立**

①**紫苏叶高效薄层色谱指纹图谱的建立**。分别取2.（1）项制备的*β*–丁香烯对照品溶液2 μL、2.（2）项制备的紫苏叶供试品溶液2 μL，点于硅胶GF$_{254}$高效预制薄层板上，条带宽7 mm，点样速度5 μL/min。以苯–乙酸乙酯（9.5∶0.25）为展开剂，展至8.5 cm，取出，挥干溶剂，喷以5%硫酸香草醛溶液显色，105℃加热至斑点清晰，在日光下检视，见图5-361。

②**紫苏梗高效薄层色谱指纹图谱的建立**。分别取2.（1）项制备的迷迭香酸对照品溶

液2 μL、2.（2）项制备的紫苏梗供试品溶液10 μL，点于硅胶GF$_{254}$高效预制薄层板上，条带宽7 mm，点样速度5 μL/min。以正己烷-乙酸乙酯-甲酸（7：4：0.3）为展开剂，展至8.5 cm，取出，挥干溶剂，喷以10%硫酸乙醇溶液显色，105℃加热至斑点清晰，置紫外灯（365 nm）下检视，见图5-362。

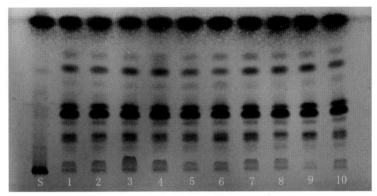

图 5-361　紫苏叶高效薄层色谱指纹图谱

S—对照品（β-丁香烯）；1～8— 来源不同药店广东紫苏叶；9～10— 来源不同药店广西紫苏叶

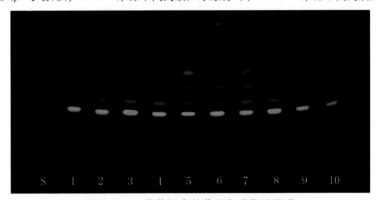

图5-362　紫苏梗高效薄层色谱指纹图谱

S—对照品（迷迭香酸）；1～7—来源不同药店广东紫苏梗；8—来源广西紫苏梗；9—来源安徽紫苏梗；
10—来源湖北紫苏梗

3. **结果**

（1）**薄层色谱指纹图谱的测定**　紫苏叶高效薄层色谱指纹图谱见图5-361，紫苏梗高效薄层色谱指纹图谱见图5-362。其中，对照品的R_f值分别为：β-丁香烯$R_f\approx0.95$、迷迭香酸$R_f\approx0.06$。

（2）**指纹图谱共有模式的建立**

①**紫苏叶高效薄层色谱指纹图谱共有模式的建立**。将获得的紫苏叶薄层色谱图分别导入CHROMAP1.5色谱指纹图谱系统解决方案软件，生成灰度扫描图并积分。以来源于广州康之家药店的紫苏叶作为对照药材（1号样品），其所得数据采用中位数法确定特征峰，共指认了10个特征峰，其中10号峰为β-丁香烯，得到紫苏叶的高效薄层色谱指纹图谱共有模式，见图5-363。

②**紫苏梗高效薄层色谱指纹图谱共有模式的建立。**将获得的紫苏梗薄层色谱图分别导入CHROMAP1.5色谱指纹图谱系统解决方案软件，生成灰度扫描图并积分。以来源于广州采芝林药店的紫苏梗作为对照药材（1号样品），其所得数据采用中位数法确定特征峰，共指认了12个特征峰，其中1号峰为迷迭香酸，得到紫苏梗的高效薄层色谱指纹图谱共有模式，见图5-364。

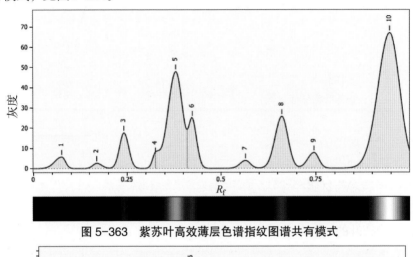

图 5-363　紫苏叶高效薄层色谱指纹图谱共有模式

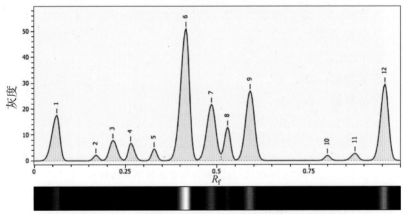

图 5-364　紫苏梗高效薄层色谱指纹图谱共有模式

（3）指纹图谱的分析

①**紫苏叶高效薄层色谱指纹图谱的分析。**将9批紫苏叶薄层色谱指纹图谱数据与紫苏叶对照药材相比，计算相似度，分别为：0.9960（对照药材）、0.9925、0.9825、0.9940、0.9930、0.9885、0.9960、0.99750、0.9920、0.9935。由此可见，市售的紫苏叶药材的质量差异不明显。见图5-365。

②**紫苏梗高效薄层色谱指纹图谱的分析**　将9批紫苏梗薄层色谱指纹图谱数据与紫苏梗对照药材相比，相似度分别为：0.975（对照药材）、0.995、0.990、0.940、0.845、0.950、0.985、0.995、0.930、0.965。除5号样品低于0.86外，其余样品相似度均大于0.9。排除5号样品在提取制备过程中可能出现的误差或者药材质量本身就存在问题，可以认为市售的紫苏梗药材的质量差异不明显。见图5-366。

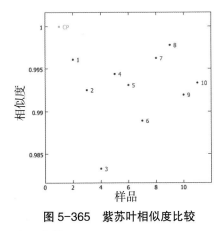

图 5-365　紫苏叶相似度比较

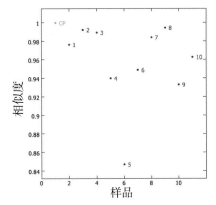

图 5-366　紫苏梗相似度比较

4. 小结

（1）**样品产生误差的分析**　紫苏梗 5 号样品的相似度与其他同产地紫苏梗相比低于 0.9 的原因，可能是样品在制备过程中操作不当，而使药材受到了污染，也有可能是售卖这批药材的药店对药材储存保管的工作不到位，而使药材发生了霉变等问题，造成药材质量出现差异。

（2）**关于紫苏叶的一些条件考察**

①**提取条件考察**。采用水蒸气蒸馏法提取紫苏叶挥发油，样品 50 g，提取 3 h，结果出油量并不高，后加大样品量至 100 g，提取 5 h，出油量约有 0.5 mL。而提取时间经过摸索后得出前 2 h 内出油量较少，后 3 h 出油量多的结论。

②**温度与湿度考察**。挥发油由于含有大多不饱和烯烃，具有不稳定性，受光照等因素会导致某些成分分解，这也就可能导致样品成分发生变化，产生差异。对于如何让挥发油跑出最好的条带，笔者尝试了控温和控湿的方法［详见 2.（4）项］，结果显示，对于紫苏叶挥发油高效薄层色谱实验，不需要特别地进行控温和控湿操作，在正常环境下进行即可。

③**对照品考察**。紫苏叶挥发油最主要的成分为紫苏醛，含量可达 50%，而 β- 石竹烯的含量只为 10%～15%[16, 17]。但实验中，尽管紫苏醛对照品的纯度高达 98%，跑出来的斑点却有很多，对照品无法与样品相对应。原因可能是紫苏醛对照品纯度是由气象色谱所测得，在薄层色谱上并不适用。最后，选取紫苏叶挥发油中含量相对较多的 β- 丁香烯，跑出来的斑点效果好，除了成分斑点外，没有其他斑点，因此选取 β- 丁香烯作为紫苏叶挥发油类成分的对照品。

（3）**关于实验结果的讨论与分析**。根据文献[18]，常常由于产地、品种、收获季节、提取方法以及贮运方式等因素的不同，导致紫苏茎叶精油组分及含量的分析有所差异。而本实验初步得出的结论显示市面售卖的紫苏叶药材和紫苏梗药材的成分差异并不大，原因可能是其成分本身的稳定性就比较好，同时药店人员也可能对药材的维护工作做得较好。

由于本实验研究的对象为紫苏叶和紫苏梗，产地来源主要为广东，其他省份的药材样品数量较少，所以实验对比的对象数量较单一、不均衡，可能会导致本研究在结论方面上存在着片面性的因素，缺乏了科学的严谨性。所以还应该要深入、严谨地对紫苏叶药材与紫苏梗药材做进一步研究。

（4）**不选用紫苏子作为研究对象的原因**。本实验预先选用的研究对象还包括了紫苏子，但提取紫苏子油所需要的仪器要求在实验室中较难满足，而且提取难度也较大[19]。试用了石油醚超声提取紫苏子油的方法，但效果不理想，试用水蒸气蒸馏提取法来提取，却能提取出紫苏子油，但油基本上都漂浮在圆底烧瓶内，收集起来极其不便，而且很容易混入杂质，特别是水。

之后，吸取了水蒸气蒸馏法提取出来的紫苏子油进行了初步研究。选用了多种展开系统对紫苏子油成分进行展开，但效果不理想，呈现出来的斑点数量少，而且形状奇怪，跑到最顶端的条带还出现了像油滴流动的形状，导致实验很难再进行下一步研究，最终放弃了对紫苏子的研究。

本研究以β-丁香烯作为紫苏叶挥发油类成分的对照品，以迷迭香酸作为紫苏梗酚酸类成分的对照品，分别建立了紫苏叶和紫苏梗的高效薄层色谱指纹图谱进行了比对，为评价紫苏叶和紫苏梗的内在质量补充依据。建议以后《中国药典》再版修订时，可以采纳此展开方法作为紫苏定性鉴别的有效手段。

参考文献

[1] 刘侠，阚玉文，孟庆贵，等．紫苏栽培管理技术[J]．现代农村科技，2019（01）：21.

[2] 国家药典委员会．中华人民共和国药典：一部[S]．北京：中国医药科技出版社，2015：338-340.

[3] Nitta M，Lee J K，Ohnishi O．Asian perilla crops and their weedy forms：their cultivation，utilization and genetic relationship[J]．Economic Botany，2003，57（2）：245-253.

[4] 刘秉和．要重视紫苏的利用和开发[J]．湖南中医药导报，2000，6（2）：16-17.

[5] 马松涛，赵继飚，党俊伟，等．用GC/MS联用技术分析香紫苏挥发油成分[J]．河南科学，2003，21（6）：725-727.

[6] 周美玲．紫苏挥发油及其主要成分紫苏醛和柠檬烯对小鼠生长和免疫功能的影响[D]．扬州大学，2014.

[7] Sanbonqi C Takano H，Osakabe N，et al．Rosmarinic acid inhibits lung injury induced by diesel exhaust particles [J]. Free Radic. Biol. Med.，2003，34（8）：1060-1069.

[8] 黄亮辉．紫苏化学成分药材质量分析研究[D]．西北大学，2011.

[9] 林梦南．紫苏芳香物质的提取、成分及其解热作用的研究[D]．杭州：浙江大学，2012.

[10] 罗天宇，柳华锋，史维翔，等．紫苏叶挥发性成分的提取及分析[J]．江苏农业科学，2015，43（8）：316-318.

[11] 朱伟，张丹，李志. 紫苏叶梗对小鼠胃排空和小肠推进功能的影响[J]. 陕西中医，2011，32（8）：1081-1083.

[12] 王亚萍，陈锴，符兆英，等. 紫苏子油对衰老小鼠记忆力和对正常小鼠镇静作用的影响[J]. 中国老年学杂志，2016，36（7）：1544-1546.

[13] 李英霞，张岩. 苏子油复方制剂对高脂血症模型大鼠血栓素B_2和6-酮-前列腺素F_{1A}的影响[J]. 中医药导报，2007，13（9）：17-18+34.

[14] 嵇志红，王钦富，王永奇，等. 植物提取剂紫苏油对大鼠血压及心率的影响[J]. 中国临床康复，2004，8（3）：464-465.

[15] Takeda H, Tsuji M, Matsumiya T, et al. Identification of rosmarinic acid as a novel antidepressive substance in the leaves of *Perilla frutescens* Britton var. acuta Kudo (Perillae Herba)[J]. Nihon Shinkei Seishin Yakurigaku Zasshi, 2002, 22（1）: 15-22.

[16] 唐英，陈欣，沈平孃. 紫苏叶中挥发油类成分的指纹图谱研究[J]. 上海中医药杂志，2013，47（9）：82-86.

[17] 罗天宇，柳华锋，史维翔，等. 紫苏叶挥发性成分的提取及分析[J]. 江苏农业科学，2015，43（8）：316-318.

[18] Ebrahimabadi A H, Ebrahimabadi E H, Djafari -Bidgoli Z, et al.Composition and antioxidant and antimicrobial activity of the essential oil and extracts of *Stachys inflata* Benth from Iran[J]. Food chemistry, 2010, 119（2）: 452-458.

[19] 庄云，马尧. 紫苏子油提取方法比较研究[J]. 安徽农业科学，2008，36（33）：14574+14586.